妇产与儿科疾病诊断与治疗

主 编 陈翠平 曹丽娟 姚海凤 夏小燕
夏 敏 邹君兰 杨秋花 王 娟

中国海洋大学出版社
·青岛·

图书在版编目(CIP)数据

妇产与儿科疾病诊断与治疗/陈翠平等主编. —青
岛:中国海洋大学出版社,2021.5
ISBN 978-7-5670-2798-5

Ⅰ.①妇… Ⅱ.①陈… Ⅲ.①妇产科病—诊疗②小儿
疾病—诊疗 Ⅳ.①R71②R72

中国版本图书馆 CIP 数据核字(2021)第 065750 号

出版发行	中国海洋大学出版社			
社　　址	青岛市香港东路 23 号	邮政编码	266071	
出 版 人	杨立敏			
网　　址	http://pub.ouc.edu.cn			
电子信箱	369839221@qq.com			
订购电话	0532—82032573(传真)			
策划编辑	韩玉堂			
责任编辑	韩玉堂	电　　话	0532—85902349	
印　　制	蓬莱利华印刷有限公司			
版　　次	2021 年 5 月第 1 版			
印　　次	2021 年 5 月第 1 次印刷			
成品尺寸	185 mm×260 mm			
印　　张	22			
字　　数	565 千			
印　　数	1～1000			
定　　价	119.00 元			

发现印装质量问题,请致电 0535—5651533,由印刷厂负责调换。

《妇产与儿科疾病诊断与治疗》编委会

前　言

　　妇产科学、儿科学是与内科学、外科学并驾齐驱的医学主干课程，是独立性较强、涉及面较广的学科。随着科学技术的飞速发展，医疗新技术、新方法不断涌现，诊疗仪器设备也时有更新，新药更是频频问世，治疗方案也是日新月异，广大妇产科及儿科医师急需更新知识，提高诊疗水平，迫切需要一部简明实用、体现现代诊疗水平的参考书，为此，我们组织编写了本书。

　　本书主要阐述妇科、产科及儿科常见病的病因、流行病学及诊断治疗方法，较全面论述了妇产科、儿科疾病的基础理论和临床实践，着重理论联系实际、基础结合临床，内容新颖、实用，重点突出，深入浅出，简明扼要，包括很多国内外研究的新进展及先进技术，可以反映目前该领域的新面貌。

　　本书在编写内容上，力求与实际工作思维接近，简明实用，便于读者掌握。由于编者水平有限，书中难免存在疏漏之处，敬请专家和读者批评指正。

编者

2021 年 3 月

目　录

第一章　妇科炎症

第一节　外阴、阴道念珠菌病

外阴、阴道念珠菌病(vulvovaginal candidiasis,VVC)又称真菌性阴道炎,80%~90%系白色念珠菌,余为其他念珠菌和球拟酵母菌属所致。

一、临床表现

主要症状是白带多,外阴及阴道瘙痒、灼热,排尿痛,外阴地图样红斑。典型的白带呈豆渣样的凝乳块,阴道黏膜红肿,剥下凝乳斑块,可见黏膜糜烂,甚至浅溃疡。妊娠期易发真菌感染,其主要症状是奇痒,多坐卧不宁,痛苦异常。

二、诊断

根据上述症状、体征,白带中找到真菌菌丝及芽孢,即可诊断。一般涂片即可发现。若在玻片上加一小滴等渗氯化钠溶液或10%~20%氢氧化钾溶液,加盖玻片,微加热镜检,红、白细胞及上皮细胞立即溶解,便于查找真菌菌丝及芽孢,或涂片后经革兰染色镜检,可靠性可提高80%,最可靠的方法当属真菌培养。此外,诊断时要注意有无相关发病诱因,如妊娠,使用广谱抗生素及大剂量甾体激素(糖皮质激素)史和糖尿病史等。

三、治疗

为了治疗的规范,将VVC分为单纯性VVC和复杂性VVC。单纯性VVC是指正常非孕宿主散发的由白色念珠菌所致的轻度VVC。单纯性VVC一般首选阴道用药,可任选一种。

1.局部用药

先用2%~4%碳酸氢钠溶液冲洗外阴和阴道,洗去阴道分泌物,利于药物发挥作用,碳酸氢钠溶液还能改变阴道酸碱度,使pH升高不利于真菌生长。用药期间禁性生活,内裤、浴巾煮沸消毒。阴道上药的种类甚多,目前有效、不良反应小的有制霉菌素、硝酸咪康唑、益康唑、克霉唑及曲古霉素等。

2.全身用药

全身用药主要是口服给药,用于未婚未有过性生活的妇女,以及不愿意接受局部用药和多次局部用药疗效不佳的患者。常用药物有酮康唑、氟康唑及伊曲康唑等,酮康唑因对肝毒性损害大,现已很少采用。

第二节　滴虫性阴道炎

滴虫性阴道炎是由阴道毛滴虫感染所致,是阴道炎症最为常见的一种。

一、临床表现

主要症状是白带增多,白带呈白色、绿色或黄绿色,带泡沫,有腥味,严重者可带血液;其次是外阴瘙痒,伴外阴、阴道烧灼感及性交痛。若伴尿道膀胱感染,可有尿频、尿急及血尿。检查可发现阴道黏膜红肿,点状出血,甚至呈草莓样突起。

二、诊断

依据典型上述表现,白带涂片镜检或培养找到阴道毛滴虫,即可诊断。

三、治疗

多种方法都有效,但多易复发,故治疗应彻底。治疗期间应避免性交,每天换内裤并用物理方法消毒,如晒、烫、煮等,性伴侣需同时治疗。

1. 局部治疗

(1)先用 0.5%～1% 乳酸或醋酸溶液或 1∶5 000 高锰酸钾溶液冲洗外阴、阴道,减少阴道分泌物,有利于药物作用。改变阴道酸碱度,抑制毛滴虫生长繁殖。

(2)主要抗滴虫药物为甲硝唑(甲硝哒唑)、乙酰胂胺(滴维净)、卡巴胂等,最常用者为甲硝唑栓剂(含甲硝唑 0.5 克/粒),1 粒阴道置入,每晚 1 次,连用 10 d。也可用甲硝唑 200～400 mg 片剂置入阴道,每晚 1 次,连用 10 d;卡巴胂(200 mg)或乙酰胂胺 1 片,阴道置入,每晚 1 次,连用 10 d。为防复发,应于第 2、3 次月经干净后同上方法继续治疗,并复查白带,连续 3 次阴性方为痊愈。

2. 全身治疗

(1)对反复发作病例,应检查性伴侣小便及前列腺液,发现滴虫应与患者同时全身治疗。甲硝唑 200 mg 口服,3 次/天,连用 7 d,同时阴道上药;或甲硝唑 0.5～1 g 口服,2 次/天,连用 7 d;或奥硝唑胶囊 500 mg 口服,2 次/天,连用 5 d,或 1500 mg 睡前单次口服;或替硝唑 1 000 mg 口服,2 次/天,连用 5 d。服药期间应注意不能服乙醇饮料。孕早期甲硝唑对胎儿有致畸可能,故孕 20 周前应避免口服治疗。

(2)若合并真菌感染或阿米巴感染,可服用曲古霉素 10 万～20 万单位,2 次/天,连用 5～7 d。

3. 中药治疗

(1)妇科止带片。每片 0.25 g,口服,每次 5 片,3 次/天。

(2)苦参栓。每粒重 1.2 g,含苦参碱为氧化苦参碱汁 100 mg,每晚 1 粒,塞入阴道深处。

(3)子宫丸。每粒 1.2 g,每晚 1 粒,塞入阴道深处。每周 1 次或 2 次,4 次为 1 个疗程,未愈者可继续用 2～3 个疗程。

(4)也可用蛇床子 200 g 或百部 50 g 加水煎煮,冲洗外阴部。

第三节 老年性阴道炎

老年性阴道炎或绝经后阴道炎是指绝经后,由于卵巢功能衰退,雌激素水平下降,阴道壁萎缩,上皮细胞糖原含量减少,局部 pH 上升,阴道抵抗力低下,细菌易于繁殖生长造成炎症所致。其阴道改变也可见于卵巢切除或放疗之后,或产后哺乳过久的妇女。

一、临床表现

临床表现主要为白带增多,白带呈脓性或黄水样,有臭味,或混有血液,阴道黏膜薄,充血发红,甚至点状出血。严重者可波及阴道前庭及尿道口,可出现尿频、尿痛症状。

二、诊断

根据上述表现,结合年龄、绝经情况,不难诊断,但应注意除外宫颈、宫体及输卵管癌的可能。

三、治疗

治疗原则是补充雌激素。即 HRT(雌激素替代疗法),改变全身及阴道局部因雌激素缺乏所造成的系列症状。其次是改善阴道局部的环境,保持清洁。

1.局部治疗

用 1% 乳酸或 1∶5 000 高锰酸钾溶液冲洗外阴、阴道,然后阴道放置甲硝唑栓或诺氟沙星(氟哌酸)栓剂(0.2 g),每晚 1 次,连用 7～10 d。也可配合使用欧维婷软膏(雌三醇软膏)涂外阴,每日 1～2 次局部使用,效果良好。

2.全身治疗

(1)补佳乐(戊酸雌二醇,1 mg/片)口服 1 粒,1 次/天,适用于切除子宫后单纯补充雌激素患者。

(2)克龄蒙(戊酸雌二醇片/雌二醇环丙黄体酮片复合包装)每板药片按序贯连续给药,适用于围绝经期妇女,保持规律周期性子宫出血。

(3)利维爱(7-甲基异诺酮)2.5 mg,口服,每日或隔日 1 次。

3.中药治疗

(1)治带片。每片 0.25 g,每次口服 5～8 片,每日 2～3 次。

(2)知柏地黄丸。每丸重 9 g,口服每次 1～2 丸,2 次/天。

第四节 细菌性阴道病

细菌性阴道病是一种以加德纳菌(Gardner)菌、各种厌氧菌、Mobiluncus 菌及支原体引起的阴道混合感染,局部炎症不明显,有 10%～50% 患者可无症状。1984 年瑞典专门国际会议认为命名为炎症(细菌性阴道炎,非特异性阴道炎)不妥,而定为细菌性阴道病。

一、临床表现

本病有症状者主要是白带增多,白带呈鱼腥臭味,阴道灼热、瘙痒。

二、诊断

阴道分泌物 pH＞4.5,涂片发现线索细胞(clue cell)或见到 Mobiluncus 菌,阴道分泌物氢氧化钾试验阳性,脯氨酸氨肽酶测定阳性等,即可诊断。

三、治疗

对无症状细菌性阴道病患者须常规治疗,但应对拟行的妇科手术及计划生育手术进行治疗;无须常规治疗患者性伴侣;对有早产史的细菌性阴道病患者及所有有症状的细菌性阴道病孕妇予以治疗。

1.阴道冲洗

用0.5％乳酸溶液或0.5％～1.0％醋酸溶液阴道冲洗,每晚1次。同时使用下列药物口服及阴道上药。

2.甲硝唑

0.2 g 口服,3 次/天或每次 0.4 g,每日 2 次或 3 次,连用 7 d,同时阴道 200 mg 上药,每晚1 次。也可用四环素或磺胺噻唑 0.5 g 做成栓剂,每晚 1 粒阴道上药,共 10 d。若有真菌同时感染,阴道内同时上咪康唑栓,每晚 1 次,连用 7～10 d。

3.克林霉素

300 mg 口服,2 次/天,连服 7 d。该药可用于孕妇,也可用氯林可霉素 1％～2％油膏涂于阴道,每晚 1 次。

4.氨苄西林

500 mg 口服,每 6 h 一次,连用 5～7 d。

5.匹氨西林

700 mg 口服,2 次/天,连用 7 d。

6.中药治疗

(1)当归龙荟丸。每粒重 6g,每袋重 12 g,口服 6～9 g,2 次/天。

(2)妇科止带片。每片 0.25 g,口服 5 片,3 次/天。

(3)四妙丸。每 15 粒重 1 g,每次口服 6 g,3 次/天。

(4)知柏地黄丸。每丸重 9 g,口服每次 1～2 丸,2 次/天。

第五节 急性宫颈炎

急性宫颈炎是指从子宫颈外口到子宫颈内口的宫颈黏膜、黏膜下组织发生急性感染。感染的病原体主要为淋病奈瑟菌及沙眼衣原体,其次为葡萄球菌、链球菌、肠球菌等。急性宫颈炎主要见于感染性流产、产褥期感染和阴道异物并发感染。

一、临床表现

急性宫颈炎的主要症状是白带过多、脓性,阴道分泌物的刺激可引起外阴瘙痒及灼热感,也可出现经间期出血,性交后出血。常有下泌尿道症状,如尿频、尿急、尿痛。妇科检查见宫颈充血、水肿、黏膜外翻,有脓性分泌物从宫颈流出,宫颈触痛,质脆,触之易出血。若为淋球菌感染,可见尿道口、阴道口黏膜充血、水肿以及多量脓性分泌物。

二、诊断

取宫颈分泌物涂片做革兰染色,若光镜下平均每个高倍视野有 30 个以上中性粒细胞,可诊断化脓性宫颈炎,同时应做淋病奈瑟菌及沙眼衣原体的检测,以明确病原体。

三、治疗

治疗主要针对病原体。对于单纯急性淋病奈瑟菌性宫颈炎主张大剂量、单次给药,如头孢曲松钠 250 mg,单次肌内注射,或头孢克肟 400 mg 单次口服;或大观霉素 4 g,单次肌内注射;或环丙沙星 500 mg 单次口服。治疗衣原体药物有四环素类,如多西环素 100 mg,2 次/天,连服 7 d;或红霉素类如阿奇霉素 1 g 单次顿服,或红霉素 500 mg,4 次/天,连服 7 d;或喹诺酮类如氧氟沙星 300 mg,2 次/天,连服 7 d;左氧氟沙星 500 mg,1 次/天,连服 7 d。

第六节　慢性宫颈炎

慢性宫颈炎多见于分娩、流产或手术损伤宫颈后,病原体侵入而引起感染。主要病原体为葡萄球菌、链球菌、大肠埃希菌及厌氧菌;其次为性传播疾病的病原体,如淋病奈瑟菌、沙眼衣原体。卫生不良或雌激素缺乏,局部抗感染能力差,也易引起感染。近年来的研究显示:单纯疱疹病毒 2 型(HSV-2)和人乳头瘤病毒 16 型(HPV-16)与宫颈糜烂的发生密切相关。急性宫颈炎治疗不彻底可转为慢性宫颈炎。

一、临床表现

主要症状是阴道分泌物增多。分泌物呈乳白色黏液状,有时呈淡黄色脓性,可有血性白带和性交后出血。当炎症涉及膀胱下结缔组织时,可出现尿急、尿频。若炎症沿宫骶韧带扩散到盆腔,可有腰骶部疼痛、下腹坠胀。宫颈黏稠脓性分泌物不利于精子穿透,可造成不孕。

二、病理改变

1.宫颈糜烂

宫颈糜烂是慢性宫颈炎最常见的一种病理改变。宫颈外口处的宫颈阴道部外观呈细颗粒状的红色区,称为宫颈糜烂。糜烂面为完整的宫颈管单层柱状上皮所覆盖,其下间质透出呈红色,并非真性糜烂,国外已改称宫颈柱状上皮异位。由于宫颈管柱状上皮抵抗力低,病原体易侵入发生炎症。

宫颈糜烂根据糜烂深浅程度分为 3 型:糜烂面仅为单层柱状上皮所覆盖,表面平坦,称为单纯性糜烂;如果腺上皮过度增生并伴有间质增生,糜烂面凹凸不平呈颗粒状,称为颗粒型糜烂;当间质增生显著,表面呈乳头状,称为乳突型糜烂。根据糜烂面积大小可将糜烂分为3度:轻度,糜烂面小于宫颈面积的1/3;中度,糜烂面占宫颈面积的1/3~2/3;重度,指糜烂面占整个宫颈面积的2/3以上。

2.宫颈息肉

慢性炎症长期刺激使宫颈管黏膜增生并向宫颈外口突出形成息肉。息肉为一个或多个不等,呈舌形,直径一般为1 cm,质软而脆,易出血,蒂细长。根部多附着子宫颈外口,少数在宫颈壁。光镜下见息肉中心为结缔组织伴有充血、水肿及炎性细胞浸润,表面覆盖单层高柱状上皮。由于炎症存在,除去息肉后仍可复发。宫颈息肉极少癌变,癌变率<1%,但易复发。

3.宫颈黏膜炎

病变局限于宫颈黏膜及黏膜下组织,宫颈阴道部外观光滑,宫颈外口可见有脓性分泌物,有时宫颈管黏膜向外突出,可见宫颈口充血。由于宫颈管黏膜及黏膜下组织充血、水肿、炎性细胞浸润和结缔组织增生,可使宫颈肥大。

4.宫颈腺 肿

在宫颈糜烂愈合过程中,新生的鳞状上皮覆盖宫颈管腺口或伸入腺管,将腺管口阻塞;腺管周围的结缔组织增生或瘢痕形成压迫腺管,使腺管变狭窄甚至阻塞,腺体分泌物引流受阻、潴留形成囊肿。检查时见宫颈表面突出多个白色小囊肿,内含无色黏液。若囊肿感染,则外观呈白色或浅黄色小囊泡。

5.宫颈肥大

由于慢性炎症的长期刺激,宫颈组织充血、水肿,腺体和间质增生,使宫颈呈不同程度肥大、硬度增加,但表面多光滑,有时可见到宫颈腺囊肿突起。

三、诊断

根据临床表现及病理改变,可确诊并分型。

四、治疗

治疗前应常规做宫颈刮片、Thin Prep液基细胞学检查、阴道镜检查,排除早期宫颈癌,以免将早期癌症误认为炎症而延误治疗。慢性宫颈炎以局部治疗为主,根据病理类型不同采用不同的治疗方法。

(一)宫颈糜烂

1.物理治疗

治疗原理是用各种物理的方法将宫颈糜烂面的单层柱状上皮破坏,使其坏死脱落后为新生的复层鳞状上皮覆盖。创面愈合需3~4周,病变较深者需6~8周。临床常用的方法有激光、LEEP刀、电凝、冷冻、红外线凝结、聚焦超声等。治疗时间应在月经干净后3~7 d进行。有急性生殖器炎症者列为禁忌。各种物理疗法后均有阴道分泌物增多,在术后1~2周脱痂时可有少量出血。少数患者可有多量阴道出血,可采用局部填塞压迫止血。在创面未完全愈合期间(术后4~8周)禁盆浴、性交及阴道冲洗。

物理治疗有引起术后出血、宫颈管狭窄、不孕、感染的可能。治疗后需定期检查,观察创面愈合情况。

2. 药物治疗

药物治疗适应于轻、中度糜烂及未生育妇女。奥平栓或安达芬栓剂,均为 α-干扰素制剂,具有抗肿瘤、抗病毒及免疫调节活性,且可促进组织再生、修复。治疗轻、中度糜烂的有效率达88%。于月经干净后 2～3 d 用药,睡前置入阴道后穹窿,隔日 1 次。6 次为 1 个疗程。治糜灵栓:每日 1 枚,阴道用药,15 d 为 1 个疗程。

(二)宫颈息肉

行息肉摘除术,根部宜用激光凝结,以减少复发。息肉应送病理组织检查。

(三)宫颈管黏膜炎

局部用药疗效差,可用物理治疗,个别急性期可行全身治疗。根据宫颈管分泌物培养及药敏试验结果,采用相应抗感染药物治疗。

(四)宫颈腺囊肿

对小的宫颈腺囊肿,无任何临床症状可不予处理。若囊肿大或有多个,可采用激光治疗。

第七节　急性附件炎

在妇科急性炎症中以输卵管炎较为常见。输卵管炎可延及周围组织引起卵巢炎,称为输卵管卵巢炎或附件炎。本病多发生于生育期年龄,以 25～35 岁发病率最高,青春期前后及围绝经期妇女较少见。其病原菌以革兰阴性及阳性需氧菌、厌氧菌为主,淋球菌及沙眼衣原体感染也较为常见。

一、临床表现

发热及下腹痛是典型的症状,但由于病情及病变范围的大小不一,而表现的症状可能不完全相同。发病前可先有寒战、头痛,体温可高达 39 ℃～40 ℃,脉速 110～120 次/分钟。下腹痛可与发热同时发生,为双侧下腹部剧痛。如疼痛发生在月经期可能致经量增多或经期延长;若在非月经期则可能出现不规则阴道流血、脓性白带。部分患者可有膀胱及直肠刺激症状。常为急性病容,下腹部明显压痛,拒按,腹直肌强直,反跳痛明显。妇科检查阴道及宫颈充血,阴道有脓性或血性分泌物,有时带恶臭。若为淋菌感染,则在前庭大腺外口、尿道口及宫颈外口处均见或挤出脓液。阴道穹窿有触痛,双合诊时宫颈举痛明显。由于腹肌紧张,往往不易查清盆腔内情况。若可扪清子宫,则一般子宫较固定,正常或稍增大,有剧烈触痛,双侧附件区普遍增厚,或触及包块,压痛明显,炎症所在的腹部发硬,呈现腹膜刺激症状。

二、诊断

根据上述典型的症状体征诊断一般不困难,但必须做宫颈分泌物培养找细菌,药物敏感试验,如有盆腔积脓,应做阴道后穹窿穿刺抽出脓液则诊断更明确。脓液应涂片找淋菌、沙眼衣原体及其他化脓菌。

三、治疗

急性附件炎发病后须积极治疗,以防转为慢性。患者须卧床休息,半卧位,给予高蛋白流食或半流食,体位宜头高足低位,以利于宫腔内及宫颈分泌物排出体外,盆腔内的渗出物聚集在子宫直肠窝内而使炎症局限。多进水及高热量易消化的半流质饮食,高热者补充液体,防止脱水及纠正电解质紊乱。治疗原则以抗生素为主,必要时行手术治疗。

(一)抗生素治疗

抗生素治疗是最重要的首选措施。治疗必须彻底,抗生素的剂量和应用时间一定要适当,剂量不足只能导致抗药菌株的产生及病灶的继续存在,演变成慢性疾病。有效治疗的标志是一般经48~72 h体温下降,症状、体征逐渐好转,不要轻易更换抗生素。选用抗生素种类要少,毒性小,以联合用药疗效高,一般选用一种广谱抗生素与抗厌氧菌药物联合用药,待培养结果和药物敏感测定后,可选用最佳方案联合用药。以静脉滴注收效快。对抗菌药物的选择及配伍应根据病原体种类、药敏结果及抗生素作用机制等方面综合考虑。除静脉给予抗生素外,最近有学者主张局部抗感染治疗,即在腹部及阴道B超引导下做下腹部或后穹窿穿刺,将抗生素注入盆腔内。

1. 静脉给药

(1)A方案:头孢替坦2 g静脉滴注,1次/12小时或头孢西丁2 g静脉滴注,1次/6小时;多西环素100 mg,口服1次/12小时;或阿奇霉素0.5 g,静脉滴注或口服,1次/天。

(2)B方案:克林霉素1.2 g,静脉滴注1次/8小时,加用庆大霉素负荷剂量2mg/kg,静脉滴注或肌内注射,维持量1.5 mg/kg,1次/8小时,也可1次/天给药。

(3)替代方案:①氧氟沙星400 mg静脉滴注,1次/12小时,加用甲硝唑500 mg静脉滴注,1次/8小时;或左氧氟沙星500 mg静脉滴注,1次/天,加用甲硝唑;或莫西沙星400 mg静脉滴注,1次/天;②氨苄西林/舒巴坦3 g,静脉滴注,1次/6小时,加用多西环素100 mg,口服1次/12小时或阿奇霉素0.5 g口服或静脉滴注1次/天。

2. 非静脉给药

口服药物治疗持续72 h症状无明显改善者应重新确认诊断并调整治疗方案。

对于药物治疗的患者,应在72 h内随诊,明确有无临床症状的改善。如果未见好转,则建议住院接受静脉给药治疗以及进一步检查。在治疗过程中应密切随访和对患者性伴侣的检查和治疗。在治疗期间应避免无保护屏障(避孕套)的性交。

(二)腹腔镜手术

腹腔镜手术治疗在急性盆腔炎的治疗中曾被列为禁忌,但随着腹腔镜技术的不断提高,器械的改良及微型化,腹腔镜手术应用于急性盆腔炎的治疗,与开腹手术相比较腹腔镜具有微创、视野广的特点,镜下可取腹腔渗出液做培养和药敏,指导用药,早期清除盆腔腹膜表面的脓苔,减少感染菌群的浓度。术中盆腔内局部应用抗生素,术后放置腹腔引流管。腹腔镜手术在腹腔炎症治疗上较开腹手术更好地保护机体和腹膜对脓毒血症的反应,有更少的局部损伤,CO_2气腹不会增加细菌的生长,能更好地保护腹腔内的免疫环境,病程缩短。同时腹腔镜下早期清除卵巢或输卵管的脓肿,可以避免脓肿长时间存在,包裹粘连,反复不愈。对年轻有生育要求的女性,早期的介入腹腔镜手术治疗,对防止日后严重的盆腔粘连,保护输卵管、卵巢,保护生育能力更有意义。单纯抗炎时间延长只会增加腹腔粘连及包裹的程度,增加输卵管性不孕的可能性。

（三）肾上腺皮质激素

对严重感染者，除应用抗生素外，常同时采用肾上腺皮质激素。肾上腺皮质激素能减少间质性炎症反应，使病灶中抗生素浓度增高，充分发挥其抗菌作用，并有解热抗毒作用，因而可使退热迅速，炎症病灶吸收快，特别对抗生素反应不强的病例效果更好。

（四）中药治疗

1.大黄牡丹皮汤联合银翘红酱解毒汤加减

大黄 10 g，牡丹皮 12 g，桃仁 10 g，山栀 10 g，赤芍 12 g，金银花 15 g，连翘 15 g，红藤 20 g，败酱草 20 g，薏苡仁 20 g，延胡索 10 g，川楝子 10 g。该方有泻热解毒、凉血祛瘀之功效。

2.安宫牛黄丸（散）

大丸重 3 g，小丸重 1.5 g，散剂每瓶 1.6 g，口服大丸每次 1 丸，小丸每次 2 丸，病重者每日 2～3 次；散剂每次 1.6 g，每日 2～3 次。

第八节　慢性附件炎

慢性附件炎可能是急性附件炎未经治疗或治疗不彻底，或患者体质较弱、病情迁延而无急性炎症的过程，可能起病即为慢性。结核菌感染一般为慢性病变过程。慢性附件炎包括附件炎性包块，输卵管积水、积脓，间质性输卵管炎等。慢性卵巢炎多与输卵管炎同时发生，为最常见的妇科疾病之一。慢性输卵管炎波及卵巢与卵巢粘连后，伞端闭锁，炎性渗出物储存形成输卵管卵巢囊肿，或称输卵管卵巢积液。轻者输卵管变粗变硬，重者形成不同程度的粘连，如与肠管、盆腔腹膜、网膜等粘连，可在盆腔一侧或双侧触及不同程度大小的炎性包块。慢性盆腔炎，炎症蔓延至腹腔，腹膜充血水肿而逐步增厚，炎性分泌物可沿其周围组织渗透，渗透至子宫直肠窝时，局部组织变硬变厚、粘连，进而直肠窝封闭。

一、临床表现

全身症状不明显，偶见低热、下腹坠胀、腰痛；在月经期性交后或劳动后症状更明显，有时可有尿频、白带增多、月经量多、周期不准、经期延长等。检查时子宫多为后倾位，活动受限，可触及增粗的输卵管，并有触痛，如触及囊性包块，慢性输卵管卵巢炎常因其与周围组织粘连导致不孕。

二、诊断

根据上述临床表现一般可以诊断，必要时 B 超、腹腔镜检查可以确诊，也可鉴别盆腔结核、子宫内膜异位、陈旧性宫外孕、卵巢肿瘤等。

三、治疗

加强营养，增强锻炼，避免重体力劳动。慢性输卵管炎往往病程长，治疗效果差，已成为妇科医师及患者很棘手的问题，虽然治疗办法多，但均不理想，多采用综合治疗，如理疗、中药外敷内服、个别手术治疗等。常用的治疗方法如下。

1. 物理疗法

通过温热刺激,促进局部血液循环,改善局部组织的新陈代谢,以利炎症吸收消退。超短波疗法、微波治疗、中波直入电离子透入法、紫外线疗法、石蜡疗法、热水坐浴等均可选用。下列情况不宜用物理疗法:月经期及孕期、生殖器官恶性肿瘤、伴有出血、活动性结核、心肝肾功能不全、高热、过敏性体质等。

2. 中药治疗

中医药治疗慢性附件炎已成为目前主要的治疗方法,虽难以达到痊愈,但绝大多数可以缓解症状,减轻患者疼痛,可依据医院条件及当地情况选用。

(1)止痛化瘀胶囊:每粒含 0.3 g,4~6 粒口服,每日 2~3 次。

(2)金鸡冲服剂(片):每袋重 6 g,口服 1 袋,2 次/天;糖衣片 6 片,3 次/天。

(3)少腹逐瘀丸:每丸重 6 g,口服 1 丸,2 次/天;调经白带丸口服,9 g,1 次/天。

(4)止带丸:每 50 粒重 3 g,口服 3~6 g,每日 2~3 次。

(5)金刚藤糖浆:每瓶 150 mL,每次 15 mL,口服,3 次/天。

(6)盆炎净颗粒冲剂:10 g 一袋,每次 10 g 冲服,3 次/天,8 d 为 1 个疗程。

(7)妇炎康丸剂:每丸 10 g,3 次/天,1 个月为 1 个疗程。

(8)妇炎净冲剂:1 包,饭后冲服,3 次/天,20 d 为 1 个疗程。

(9)妇科千金片:每片 0.32 g,每盒 1.92 g(6 片),3 次/天,1 个月为 1 个疗程。

(10)中药热敷:五加皮 12 g,千年健 6 g,防风 12 g,透骨草 30 g,赤芍 12 g,独活 9 g,艾叶 12 g,桑寄生 12 g,乳香 6 g,红花 3 g,当归 12 g,没药 12 g,川椒 6 g,川羌活 12 g,血竭 6 g。以上 15 味中药用两层纱布封包,热蒸 15 min,外敷下腹部,持续 15 min,注意勿烫伤,冬天可外加热水袋以保温,每天 1 次,1 包可连用 15 d。月经期停用,否则经血淋漓不净。

(11)中药灌肠:红藤 15 g,败酱草 15 g,鱼腥草 15 g,蒲公英 15 g,乳香 6 g,没药 6 g,三棱 5 g,莪术 5 g,牡丹皮 3 g,浓煎至 100 mL 温热保留灌肠,1 次/天,5 次为 1 个疗程。

(12)中药离子透析法:丹参注射液 10 mL,稀释到 50 mL,直流电透入,1 次/天,10 次为 1 个疗程。

3. 腹腔镜手术

对迫切希望生育者,如单侧或双侧输卵管均不通,可在腹腔镜下分离粘连,输卵管不通者行输卵管复通术,手术方式有盆腔粘连松解、输卵管伞端粘连分离术、输卵管造口术、输卵管吻合术、输卵管移植术等。应根据术中情况,施行恰当的手术方式。术后予以中药热敷、中药灌肠。若为结核,应行正规的抗结核治疗,否则手术成功可能性小。

第九节 急性盆腔蜂窝织炎

一、病原菌

急性盆腔蜂窝织炎的病原菌多为链球菌、葡萄球菌、大肠埃希菌、厌氧菌、淋菌、衣原体、支原体等。

二、发病机制

多由于分娩或剖宫产时宫颈或经阴道的子宫全切除术时阴道断端周围的血肿及人工流产术中误伤子宫及宫颈侧壁等情况时细菌进入发生感染。发生急性盆腔结缔组织炎后,局部组织出现水肿、充血,并有多量白细胞及浆细胞浸润,炎症初起时多发生于生殖器官受到损伤的部位,如自子宫颈部的损伤浸润至子宫的一侧盆腔结缔组织,逐渐可蔓延至盆腔对侧的结缔组织,盆腔的前部分,发炎的部分易化脓,形成大小不等的脓肿;如未能及时控制,炎症可通过淋巴向输卵管、卵巢或髂窝处扩散。由于盆腔结缔组织与盆腔内血管接近,可引起盆腔血栓静脉炎。

三、临床表现

急性盆腔蜂窝织炎一般在感染后7～14 d出现症状,开始常有寒战、高热、头痛,此时腹痛不明显。当炎症扩散至盆腔腹膜时,疼痛加重,炎症病变压迫输尿管时,可引起排尿困难。此外,常有排便疼痛,大便表面带黏液或腹泻,有里急后重症状。检查时有弥散性触痛,下腹部紧张,可在腹股沟韧带上方触及包块边缘。在子宫一侧或双侧有明显压痛,有边界不明显的增厚感,增厚可达盆壁。子宫稍大,活动度差,触痛明显。晚期一侧阴道穹或双侧穹窿可形成包块,包块触痛明显。直肠阴道指诊可触及直肠前侧方周围组织均增厚,形成马蹄铁形硬块,如有脓肿形成局部呈波动感,血白细胞总数及中性显著增高,红细胞沉降率加快。

四、诊断根据

临床表现一般可以诊断,必要时B超可协助诊断。

五、治疗

1.一般治疗

卧床休息,半卧位。

2.抗感染治疗

抗感染治疗是急性盆腔蜂窝织炎的首选措施,宜用广谱抗生素,待抗生素敏感结果出来后,可改用敏感抗生素。其治疗原则及所用的药物与急性输卵管卵巢炎相同。如诊断、治疗及时,用药恰当,一般可避免炎症进一步扩散或脓肿的形成。

3.手术治疗

手术治疗不是急性盆腔蜂窝织炎的首选疗法,但有以下情况应手术处理。

(1)子宫旁结缔组织炎块一旦形成脓肿,应立即穿刺或切开引流,根据脓肿的部位采取经腹或经阴道引流,脓液排出后,一般情况立即好转。

(2)宫腔积脓时,应扩张宫颈口,以利于脓液的引流通畅。

(3)宫腔内有组织残留,在用药控制感染的情况下,用卵圆钳小心地清除宫腔内容物,而避免搔刮子宫。

(4)子宫穿孔时易合并有内脏损伤,须立即剖腹探查,手术修补。

第十节 慢性盆腔蜂窝织炎

一、发病机制

慢性盆腔蜂窝织炎多由于急性盆腔结缔组织炎治疗不彻底或炎症迁延,患者体质差,而形成慢性。

因为宫颈的淋巴管直接与盆腔的结缔组织相通,故多由慢性宫颈炎发展至盆腔蜂窝织炎。本病的病理变化由急性盆腔蜂窝织炎的充血水肿转为纤维组织增生为主,纤维组织增厚变硬为瘢痕组织,与盆壁相连,子宫固定或活动受限,子宫常偏于患侧的盆腔结缔组织,甚至出现所谓的"冷冻骨盆"。

二、临床表现

轻度慢性盆腔蜂窝织炎一般无明显症状,体力劳动后偶有腰痛、下腹坠胀感,而重度则有较严重的下腹坠胀、腰酸痛,性交痛,妇科检查时子宫活动度差,或子宫的活动性完全受到限制,子宫多呈后倾位,双侧的宫旁组织增厚,触痛明显,如为一侧病变,可触及变位的子宫,子宫偏向患侧。三合诊检查时可扪及增粗呈条索状的宫骶韧带。

三、诊断

诊断时须注意与子宫内膜异位症、结核性盆腔炎、陈旧性宫外孕、卵巢癌等疾病鉴别。

四、治疗

慢性盆腔蜂窝织炎在月经期后、性交后及重体力劳动后易复发,患者应注意休息、营养、适当地锻炼身体,增强体质。

治疗原则基本与慢性附件炎相同,采用理疗、中药活血化瘀治疗,如止痛化瘀胶囊、金鸡冲剂、金刚藤糖浆等治疗。

第十一节 盆腔脓肿

一、病原菌

形成盆腔脓肿的病原体多为厌氧菌、需氧菌、淋菌、衣原体、支原体,而以厌氧菌为主。

二、发病机制

盆腔脓肿是由急性盆腔蜂窝织炎未得到及时治疗而形成,包括输卵管积脓、卵巢积脓、输卵管卵巢脓肿以及由急性盆腔腹膜炎与急性盆腔蜂窝织炎所致的脓肿等。盆腔脓肿可局限于子宫一侧或双侧,脓液也可以流入盆腔深部,甚至可达直肠阴道隔。

三、临床表现

患者多有高热及下腹胀痛,有部分患者发病缓慢,脓肿形成较慢,高热及下腹疼痛的症状不明显,妇科检查时在子宫的一侧或双侧触到包块,或在子宫直肠窝处触及包块,包块触痛明显,有波动感,可有直肠刺激症状。

四、诊断

血常规检查白细胞计数增高,红细胞沉降率增快,盆腔 B 超及 CT 检查可协助诊断,后穹窿穿刺抽出脓液诊断即可明确,可将脓液做细菌培养及抗生素药物敏感试验。

五、治疗

(一)一般治疗

患者应卧床休息,注意营养,同时给予高蛋白半流质饮食,患者应取半卧位,以利于脓液沉积盆腔底部。避免反复内诊。

(二)抗生素的应用

首先采用抗厌氧菌的广谱抗菌药物,如甲硝唑、第三代头孢菌素、克林霉素等。应用药物症状缓解后,还须继续用药 1 周以上,如药物治疗效果不好,体温不下降,包块不消,反而扩大,应手术治疗。

(三)手术治疗

1.脓肿切开引流

脓肿积聚在子宫直肠窝或阴道直肠隔,行阴道后穹窿穿刺抽出脓液后,从该穿刺部位切开排脓后,插入引流管,引流管应选择较粗的橡皮管,上端直达脓腔,下端留在阴道内。脓液明显减少可在 3 d 后取出引流管。也可向脓腔内注入抗生素,反复吸出、注入,亦可达到引流的作用。

2.腹腔镜手术

以下情况应考虑腹腔镜手术治疗:①输卵管卵巢脓肿经抗生素治疗 48~72 h;②腹腔内的脓肿,位置较高,无法切开引流,且药物治疗效果不好;③脓肿直径≥5 cm 或继续增大或双侧性脓肿,经抗生素药物治疗控制后,附件脓肿局限化;④脓肿破裂。对未生育者应尽量保留其生育功能,对年轻患者应尽量保留卵巢,维持卵巢的生理功能,提高日后的生育机会及生活质量。年龄较大已有子女者应行双侧附件切除。

3.术中先吸取盆腔渗出液及脓液送培养和药敏以指导术后选用抗生素

以冲洗器冲洗吸取盆腔脏器表面脓苔,轻柔分离粘连的大网膜、肠管、输卵管、卵巢。输卵管脓肿予以伞端造口引流,将冲洗器伸进管内反复冲洗管腔。卵巢脓肿予以电凝切开,利用水压彻底吸净脓腔内脓苔。对无生育要求的患者可酌情切除附件。术后彻底清洗盆腹腔,注入 200 mL 右旋糖酐-40＋庆大霉素 16 万单元＋甲硝唑 100 mg＋地塞米松 10 mg。术后放置腹腔引流管。

第十二节 阴道炎的护理

一、护理评估

(一)健康史

①一般资料:患者年龄、月经史、婚育史,是否处在妊娠期;②既往疾病史:患者是否患有糖尿病,有无卵巢手术史或盆腔放疗史;③特殊治疗史:患者是否使用雌激素、免疫抑制剂或长期应用抗生素等;④阴道炎病史:患者既往有无阴道炎、曾做过何种检查、治疗经过及效果;本次症状出现与月经周期的关系;⑤个人生活史:了解患者个人卫生习惯。

(二)生理状况

1.症状

(1)滴虫阴道炎:阴道分泌物增多,呈稀薄脓性、黄绿色、泡沫状、有臭味,当混合有其他细菌感染时,白带可呈黄绿色;阴道口及外阴瘙痒;尿频、尿痛,有时可见血尿;不孕(阴道毛滴虫能吞噬精子,影响精子在阴道内存活)。

(2)外阴阴道假丝酵母菌病:外阴瘙痒、灼痛、性交痛及尿痛;阴道分泌物增多,白色稠厚,呈凝乳或豆腐渣样。

(3)细菌性阴道病:10%～40%的患者无临床症状。有症状者主要表现为阴道分泌物增多,呈灰白色、匀质、稀薄,常黏附于阴道壁,但黏度很低,容易从阴道壁拭去,有鱼腥臭味;轻度外阴瘙痒或烧灼感。

(4)萎缩性阴道炎:阴道分泌物增多、稀薄,呈淡黄色,感染严重者呈脓血性白带;外阴瘙痒、灼热感;伴性交痛。

2.体征

(1)滴虫性阴道炎:检查见阴道黏膜充血,严重者有散在出血点,形成"草莓样"宫颈。

(2)外阴阴道假丝酵母菌病:检查见外阴红斑、水肿、常伴有抓痕,严重者可见皮肤皲裂、表皮脱落;阴道黏膜红肿、小阴唇内侧及阴道黏膜附有白色块状物,擦去后见黏膜红肿,急性期还可见到糜烂或浅表溃疡。

(3)细菌性阴道病:检查见阴道黏膜无充血的炎性改变。

(4)萎缩性阴道炎:检查见阴道呈萎缩性改变,上皮皱壁消失、萎缩、菲薄;阴道黏膜充血,有散在小出血点和点状出血斑,有时可见表浅溃疡。

3.辅助检查

(1)滴虫阴道炎:阴道分泌物湿片法,镜下见到活动的阴道毛滴虫。

(2)外阴阴道假丝酵母菌病:阴道分泌物检查,发现假丝酵母菌的芽胞或假菌丝。

(3)细菌性阴道病:线索细胞阳性;阴道pH>4.5(通常为4.7～5.7,多为5.0～5.5);胺臭味试验阳性。

(4)萎缩性阴道炎:阴道分泌物检查镜下见大量基底细胞及白细胞而无滴虫及假丝酵母菌。

(三)高危因素

①滴虫阴道炎:不良性行为,不良卫生习惯;②外阴阴道假丝酵母菌病:常见发病诱因有妊

娠、糖尿病、大量应用免疫抑制剂及广谱抗生素;③细菌性阴道病:频繁性交、多个性伴侣或阴道灌洗;④萎缩性阴道炎:绝经、卵巢手术、盆腔放疗、药物性闭经。

(四)心理-社会因素

①对健康问题的感受:是否认为是"小问题",不予重视而延误治疗;②对疾病的反应:是否因与"性"相关而羞于就诊;是否因疾病反复发作或久治不愈而产生心理压力,出现焦虑和抑郁症状;③家庭、社会及经济状况:是否存在性伴侣同时治疗障碍。

二、护理措施

(一)症状护理

1. 阴道分泌物增多

观察阴道分泌物的颜色、性状、气味及量,选择合适的药液进行阴道冲洗。滴虫性阴道炎、细菌性阴道病及萎缩性阴道炎,选 1%乳酸液或 0.1%~0.5%醋酸液,增加阴道酸度;阴道假丝酵母菌病选碱性溶液。在不清楚阴道炎的种类时,不可滥用冲洗液,指导患者勤换会阴垫及内裤,保持外阴清洁干燥。

2. 外阴瘙痒与灼痛

嘱患者尽量避免搔抓,防止外阴部皮肤破损,炎症急性期减少活动,避免摩擦外阴。

(二)用药护理

1. 明确阴道炎的类型,遵医嘱用药,选择合适的用药方法及时间

(1)滴虫性阴道炎:主要药物为甲硝唑及替硝唑。方法:全身用药。初次治疗可选择甲硝唑或替硝唑 2 g,单次口服;或甲硝唑 400 mg,每天 2 次,连服 7 d。口服药物的治愈率为 90%~95%。对妊娠期阴道炎患者,为防止新生儿呼吸道和生殖道感染,可应用甲硝唑 2 g 顿服,或甲硝唑 400 mg,每天 2 次,连服 7 d。

(2)外阴阴道假丝酵母菌病(VVC):主要药物为抗真菌药,唑类药物的疗效高于制霉菌素。全身用药和局部用药疗效相似。局部用药:可选用咪康唑栓剂,每晚 1 粒(200 mg),连用 7 d;或每晚 1 粒(400 mg),连用 3 d;或每晚 1 粒(1200 mg),单次用药。全身用药:对不能耐受局部用药者、未婚妇女及不愿意采用局部用药者可选用口服药物。常用药物:氟康唑 150 mg,顿服。妊娠合并 VVC,以局部治疗为主,以 7 d 疗程最佳,禁服唑类药物。

(3)细菌性阴道病(BV):选用抗厌氧菌药物,首选甲硝唑。全身用药:甲硝唑 400 mg,口服,每天 2~3 次,连服 7 d。局部用药:含甲硝唑栓剂 200 mg,每晚 1 次,连用 7 d。

(4)萎缩性阴道炎:补充雌激素,雌三醇软膏局部涂抹,每天 1~2 次,连用 14 d。抑制细菌生长:诺氟沙星 100 mg,放于阴道深部,每天 1 次,7~10 d 为 1 个疗程。可选用中药,如保妇康栓。

2. 用药指导

(1)教会患者阴道用药的正确方法,对不能自理者,协助用药。

(2)告知患者口服甲硝唑期间及停药 24 h 内、替硝唑用药期间及停药 72 h 内,禁止饮酒;哺乳期间用药,应暂停哺乳。

(3)乳癌或子宫内膜癌患者慎用雌激素制剂。

3. 用药观察

出现不良反应,立即停药并通知医师。常见药物不良反应如下。①胃肠道反应:如食欲减退、恶心、呕吐；②双硫仑样反应：又称"戒酒硫样反应"，主要是使用头孢菌素类抗生素，包括头孢哌酮、头孢曲松、头孢噻肟等及甲硝唑、酮康唑等药物后，如果喝酒，可出现胸闷胸痛、心慌气短、面部潮红、头痛头晕、腹痛恶心等一系列症状；③药物过敏反应：包括局部皮肤症状和全身症状；④偶见头痛、皮疹、白细胞减少等。

（三）心理护理

（1）向患者解释疾病与健康的问题，说明"小病"早治，可防"大病"，引导患者重视问题并轻松面对。

（2）加强疾病知识宣传，引导患者规范治疗；对卵巢切除、放疗患者给予安慰，告知雌激素替代治疗可缓解内分泌的失衡，减轻因疾病带来的烦恼，消除心理压力，增强治疗疾病的信心。

（3）与家属沟通，让其多关心患者，包括说服其性伴侣同时治疗。

第十三节　子宫颈炎的护理

一、护理评估

（一）健康史

①一般资料：年龄、月经史、婚育史，是否处在妊娠期；②既往疾病史：详细了解有无阴道炎、性传播疾病及子宫颈炎症的病史，包括发病时间、病程经过、治疗方法及效果；③既往手术史：详细询问分娩手术史，了解阴道分娩时有无宫颈裂伤，是否做过妇科阴道手术操作及有无宫颈损伤、感染史；④个人生活史：了解个人卫生习惯，分析可能的感染途径。

（二）生理状况

1.症状

（1）急性子宫颈炎：阴道分泌物增多，呈黏液脓性，阴道分泌物的刺激可引起外阴瘙痒及灼热感；可出现月经间期出血、性交后出血等症状；常伴有尿道刺激症状，如尿急、尿频、尿痛。

（2）慢性子宫颈炎：患者多无症状，少数患者可有阴道分泌物增多，呈淡黄色或脓性，偶有接触性出血、月经间期出血，偶有分泌物刺激引起外阴瘙痒或不适。

2.体征

（1）急性子宫颈炎：检查见脓性或黏液性分泌物从子宫颈管流出；用棉拭子擦拭子宫颈管时，容易诱发子宫颈管内出血。

（2）慢性子宫颈炎：检查可见宫颈呈糜烂样改变，或有黄色分泌物覆盖子宫颈口或从宫颈管流出，也可见子宫颈息肉或子宫颈肥大。

3.辅助检查

（1）实验室检查：分泌物涂片做革兰染色，中性粒细胞>30个/高倍视野；阴道分泌物湿片检查白细胞>10个/高倍视野；做淋病奈瑟菌及沙眼衣原体检测，以明确病原体。

（2）宫腔镜检查：镜下可见血管充血，宫颈黏膜及黏膜下组织、腺体周围大量中性粒细胞浸润，腺腔内可见脓性分泌物。

（3）宫颈细胞学检查：宫颈刮片、宫颈管吸片，与宫颈上皮瘤样病变或早期宫颈癌相鉴别。

（4）阴道镜及活组织检查：必要时进行，以明确诊断。

（三）心理-社会因素

（1）对健康问题的感受：是否存在因无明显症状，而不重视或延误治疗。

（2）对疾病的反应：是否因病变在宫颈，又涉及生殖器官与性，而不愿及时就诊；或因阴道分泌物增多引起不适；或治疗效果不明显而烦躁不安；或遇有白带带血或接触性出血时，担心疾病的严重程度，疑有癌变而恐惧、焦虑。

（3）家庭、社会及经济状况：家人对患者是否关心；家庭经济状况及是否有医疗保险。

二、护理措施

（一）症状护理

同"阴道炎的护理"。

（二）用药护理

药物治疗主要用于急性子宫颈炎。

1. 遵医嘱用药，选择合适的用药方法及时间

（1）经验性抗生素治疗：在未获得病原体检测结果前，采用针对衣原体的经验性抗生素治疗，阿奇霉素 1 g，单次顿服，或多西环素 100 mg，每天 2 次，连服 7 d。

（2）针对病原体的抗生素治疗：临床上除选用抗淋病奈瑟菌的药物外，同时应用抗衣原体感染的药物。对于单纯急性淋病奈瑟菌性子宫颈炎，常用药物有头孢菌素，如头孢曲松钠250 mg，单次肌内注射，或头孢克肟 400 mg，单次口服等；对沙眼衣原体所致子宫颈炎，治疗药物有四环素类，如多西环素 100 mg，每天 2 次，连服 7 d。

2. 用药观察

注意观察药物的不良反应，若出现不良反应，立即停药并通知医师。

3. 用药注意事项

注意药物的半衰期及有效作用时间；注意药物的配伍禁忌；抗生素应现配现用。

4. 用药指导

若病原体为沙眼衣原体及淋病奈瑟菌，应对性伴侣进行相应的检查和治疗。

（三）心理护理

（1）加强疾病知识宣传，引导患者正确认识疾病，及时就诊，接受规范治疗。

（2）向患者解释疾病与健康的问题，鼓励患者表达自己的想法。对病程长、迁延不愈的患者，给予关心和耐心解说，告知疾病的过程及防治措施；对病理检查发现宫颈上皮有异常增生的病例，告知通过密切监测，坚持治疗，可阻断癌变途径，以缓解焦虑心理，增加治疗的信心。

（3）与家属沟通，让其多关心患者，支持患者，坚持治疗，促进康复。

第二章　妇科内分泌疾病

第一节　功能失调性子宫出血

功能失调性子宫出血(简称功血,dysfunctional uterine bleeding)是因下丘脑-垂体-卵巢轴内分泌功能调节失衡所导致的大量的子宫出血,而没有器质性原因。功血可发生在青春期至绝经期之间的任何年龄,表现为周期的缩短、经期的延长和(或)月经量的增多,是妇产科的常见病和多发病之一。临床上一般分为无排卵型和有排卵型两大类,85%的患者为无排卵型,其中绝大部分发生在绝经前期。

功血出血所涉及的机制各不相同,但每个机制均与皮质激素的刺激相关。临床治疗的关键是要识别或确定发生机制。各式各样的内外生殖道病理都可以表现成无排卵性出血。仔细询问月经病史和体格检查,通常可提供区别于其他异常出血的原因的大部分信息。当强烈怀疑有器质性改变或经验治疗失败时,需额外评估。

一、病理生理机制

(一)正常月经出血的生理

月经期的阴道流血是子宫内膜在卵巢周期的调控下发生的规律性剥脱的结果。它的正常周期的范围应是 25~35 d,一般为 28~30 d。月经期的时间范围应是 2~7 d,一般为 3~5 d。月经量平均每周期是 80 mL 左右。子宫内膜在卵巢周期的卵泡期中受雌激素的影响,发生增生期改变;排卵后,黄体形成分泌大量的孕激素和雌激素,子宫内膜发生分泌期改变。如果排出的卵母细胞没有发生受精,黄体的寿命为 10~12 d,当黄体自然萎缩造成雌孕激素的水平骤然下降到一定的水平,子宫内膜的血管破裂出血,形成黏膜下血肿和出血,内膜组织崩解,月经来潮。

1.月经的出血机制

经典的关于月经期出血的机制认为,一个月经周期的子宫内膜变化,是由于雌孕激素的撤退诱导子宫内膜基底层中的螺旋小动脉血管痉挛,引起内膜缺氧的凝固性坏死,导致月经的开始。

而持续更强烈的血管收缩导致子宫内膜萎缩坏死脱落,月经血止。在下一个周期中产生的雌激素作用下子宫内膜上皮再生。

但是较近期的调查结果不支持经典的月经缺氧学说。在月经前,经过灌注研究未能证明子宫内膜血流减少,人类在处于月经前期子宫内膜并未测到经典的缺氧诱导因子。组织学证明,月经早期的子宫内膜是呈灶性坏死、炎症和凝血改变,而不是血管收缩和缺氧引起的弥散性透明变性或凝固性坏死。过去十年间,月经发生机制的理论已经有所改变。可能不能完全用"血管事件"来解释,推测是延伸到子宫内膜基底层螺旋动脉系统上的子宫内膜功能层的毛细血管丛的酶的自身消化引发月经。月经止血的经典机制没有发生变化,包括凝血机制、局部的血管收缩和上皮细胞再形成。血管事件在月经止血中发挥重要的作用。

2.月经出血机制相关的酶活性

由雌孕激素的撤退引起的子宫内膜酶降解机制,包括细胞内溶酶体酶的释放数量,炎性细胞的浸润蛋白酶和基质金属蛋白酶。在分泌早期,酸性磷酸酶和其他溶解酶只限于细胞内溶酶体内,孕激素抑制溶酶体膜的稳定,抑制酶的释放。由于雌激素和孕激素水平在经前下降,溶酶体膜破坏,酶释放到上皮细胞和间质细胞的胞浆中,最终进入细胞间隙。完好的子宫内膜表层和桥粒可以阻碍这些蛋白酶对自身的消化降解,桥粒的溶解也就破坏了这个防御功能,造成内膜细胞连接的崩解导致血管内皮细胞中血小板沉积、前列腺素释放、血管栓塞、红细胞渗出和组织坏死。

3.月经出血时内膜的炎性反应

孕激素撤退也会刺激子宫内膜的炎性反应。在月经前期,子宫内膜白细胞总数显著增加,较血浆增加高达40%,子宫内膜中炎性细胞浸润(包括中性粒细胞、嗜酸性粒细胞、巨噬细胞和单核细胞),趋化因子合成的白细胞介素-8(IL-8)等细胞因子增加。月经时,白细胞产生一系列细胞分子活化,包括细胞因子、趋化因子以及一系列的酶,有助于降解细胞外基质,直接或间接地激活其他蛋白酶。

基质金属蛋白酶是蛋白水解酶家族的一种,可降解细胞外基质和基膜。基质金属蛋白酶包括了可降解细胞间质和基膜的胶原酶,进一步消化胶原的胶原酶,可连接纤维蛋白、层粘连蛋白和糖蛋白的纤维连接蛋白。每个家族成员都需要酶作用底物和以酶原形式存在,能被纤维蛋白酶、白细胞蛋白酶或其他金属蛋白酶激活。在月经前期子宫内膜酶原被广泛激活并显著增加。

总之,孕激素抑制子宫内膜金属蛋白酶的表达,孕激素的撤退促进了细胞外基质的金属蛋白酶的分泌,局部子宫内膜上皮细胞、基质和血管内皮细胞和局部组织的基质金属蛋白酶抑制了酶的活化。在正常月经后因为增加的雌激素水平,金属蛋白酶的表达也是被抑制的。

4.月经的内膜毛细血管出血机制

由于子宫内膜内逐渐增加的酶的降解,最终扰乱了内膜下毛细血管和静脉血管系统,导致间质出血;内膜的表面破溃,血液流入子宫内膜腔。最终内膜的改变延伸到功能层,基底动脉破裂导致增厚、水肿和松懈的内膜间质出血。子宫内膜脱落开始并逐步延伸至宫底。

月经血是包括子宫内膜碎片、大量的炎症细胞、红细胞和蛋白水解酶。由于纤维蛋白溶解酶对纤维蛋白的溶解作用,使月经血呈不凝固,并促进蜕变组织排出。纤维蛋白酶原(纤维蛋白溶酶原激活剂)常出现在分泌晚期和月经期内膜中,激活了蛋白激酶导致出血。在一定程度上,月经出血量是由纤维蛋白溶解和凝固之间的平衡所决定的。子宫内膜间质细胞组织因子和纤溶酶原激活物抑制物(PAI)-1促进凝血纤维溶解之间的平衡。月经早期,血管内血小板以及血栓形成自限性地减少出血量。血小板减少症及血友病的妇女月经量多,可以推断在月经止血中血小板和凝血因子的重要作用。然而,最终的月经出血停止依赖于血管收缩反应,有可能是子宫内膜基底层螺旋动脉,或子宫肌层的动脉的收缩。内皮素是强有力的长效血管收缩剂,月经期子宫内膜含有高浓度的内皮素和前列腺素,两者共同作用导致螺旋动脉收缩。

5.子宫内膜月经期出血

子宫内膜月经期出血还受到内分泌和免疫系统各种因子的调节。

(1)前列腺素(prostaglandins,PGs):PGs在全身分布广泛。子宫内膜不仅是PGs的合成场所,也是作用部位。主要的种类是 PGF_2 和 PGE_2。PGs 在月经周期各个阶段都有分泌,但在月经期含量最高。PGs 对血管平滑肌有强收缩作用,在雌孕激素的调控下,使月经期子宫内膜血管发生痉挛、出血。

(2)血管内皮素(endothelin,ET):内皮素-1 是一种强血管收缩剂,在子宫内膜中合成和释放。它能够促使 PGF 的合成,对月经后内膜修复起重要的作用。

(3)雌激素受体和孕激素受体:雌激素受体有 ERa 和 ERβ 两个亚型,在内膜中以 ERa 为主。

孕激素受体亦有 PRA 和 PRB 两个亚型,位于子宫内膜的受体以 PRA 为主。雌孕激素通过其受体分别作用在子宫内膜上,使子宫内膜产生周期性改变。雌激素促使子宫内膜腺体和腺上皮增生,而孕激素则促使子宫内膜间质水肿,使间质中的酸性黏多糖结构崩解,便于内膜的剥脱。

(4)溶酶体酶:在月经周期中的子宫内膜,受雌孕激素调节,合成许多溶酶体,包含很多种水解酶。当雌孕激素水平下降或撤退时,溶酶体膜释放大量水解酶和胶质酶,使子宫内膜崩解,刺激 PGs 的大量合成,使螺旋小动脉痉挛性收缩,继而破裂出血。

(5)基质金属蛋白酶(matrixmetalloproteinase,MMPs):MMPs 包括胶原酶、明胶酶、间质溶解素等,月经期子宫内膜中分泌增多,这些酶对细胞外基质有强的降解作用,可能参与月经内膜的溶解和破坏的机制。

6.正常月经出血的自限性模式

(1)在雌孕激素同时撤退时,子宫内膜脱落产生月经。由于月经周期中的雌孕激素均匀作用于整个子宫内膜,导致内膜功能层脱落和基底上皮层血管收缩、血液凝固、上皮重建等机制有效地限制出血的量和时间。

(2)随着雌孕激素序贯刺激子宫内膜,使上皮细胞增生、间质细胞和微血管的结构稳定,避免了内膜的突破性出血。

7.子宫内膜对雌性激素的生理和药理反应

正常月经出血是由一个排卵周期结束后雌孕激素同时撤退引起的。同样的出血机制也出现在黄体酮撤退时或激素剂量不足时,包括绝经后雌孕激素替代治疗后和规律口服避孕药后的阴道出血。在这种情况下,出血一般是可预测的,量和时间都是可控的。

(1)雌激素撤退性出血:卵巢去势,即双侧卵巢切除术后的妇女或绝经后妇女接受单一的雌激素替代治疗时或停药时可发生出血,或某些患者排卵前雌激素短暂下降时可引起月经间期出血。

(2)雌激素突破性出血:发生在各种原因的长期持续性无排卵的妇女。雌激素突破性出血的量和持续时间取决于子宫内膜雌激素作用的剂量和持续时间。相对较低的长时间的雌激素刺激通常出血量少或点滴出血,但持续时间较长。而持续的高水平雌激素刺激常在时间不等的闭经后,发生急剧的大量出血。

(3)孕激素撤退性出血:发生在外源性孕激素治疗停止后。孕激素撤退性出血通常只发生在已经有一定外源性或内源性雌激素的子宫内膜中。出血量和持续时间差别很大,一般与既往雌激素刺激子宫内膜的时间和量有关。雌激素低水平作用或闭经时间很短时,出血程度轻,量很少,甚至可能不会发生出血。雌激素高水平持续作用或闭经很长时间时,出血可能量大,持续时间长,但仍然是自限性的。在接受外源性雌激素和孕激素治疗的妇女,即使雌激素持续应用,孕激素撤退仍然可以发生出血;当雌激素水平提高 10 倍时,孕激素撤退性出血可能会延长。

(4)孕激素突破性出血:孕激素突破性出血发生在孕激素和雌激素的比值较高时,特别是单独使用孕激素避孕药或其他长效孕激素(孕激素植入物,甲羟孕酮)时,除非有足够的雌激素水平与孕激素对抗才能止血。非常类似于雌激素水平低时的突破性出血。使用结合雌孕激素口服避孕药的妇女有时也会有突破性出血。尽管所有的口服避孕药含有标准药理学上雌激素和孕激素的剂量,但孕激素始终是主导成分。

(二)功血的出血机制

1.无排卵性功血

因排卵障碍,下丘脑-垂体-卵巢轴的功能紊乱,卵巢自然周期丧失,子宫内膜没有周期性的雌孕激素的作用,而为单一的雌激素刺激,不规则地发生雌激素突破性出血(breakthrough-bleeding)。因为雌激素对内膜的增生作用,间质缺少孕激素所诱导的溶解酶的生成和基质的降解,子宫内膜常常剥脱不完全,修复不同步,使阴道出血淋漓不尽。内膜组织反复剥脱,组织破损使纤维溶解酶活化,子宫内膜纤溶亢进,局部凝血功能缺陷,出血不止;但如果雌激素水平较高,对内膜的作用较强,子宫内膜持续增厚而不发生突破性出血,临床上出现闭经。一旦发生突破性出血,血量将会很大,甚至出现失血性贫血和休克。最严重的无排卵性出血往往发生在雌激素水平持续刺激,而无孕激素作用的妇女。临床上多见的是多囊卵巢综合征、肥胖女性、青春期和绝经期妇女。青少年可出现贫血,老年妇女则担心的是患癌症的风险。

无排卵性妇女的卵巢雌性激素对子宫内膜刺激的模式是混乱和不可预测的。根据定义,无排卵女性总是处于卵巢周期的卵泡期和子宫内膜增生期。子宫内膜唯一接受的卵巢激素是雌激素,子宫内膜受雌激素持续刺激,异常增生但高度脆弱。持续性增生和局灶增生的子宫内膜近基质层表面的细胞小血管多灶破裂,基质细胞内毛细血管的血小板/纤维蛋白血栓形成脱落。因此功血的发生不仅与异常增生的上皮和基质细胞组成的子宫内膜密切相关,还与内膜表面的微循环有关。

在持续增生和增生的子宫内膜中毛细血管非正常增加、扩张,超微结构的研究揭示了这种非正常的结构使得组织变脆弱。微血管异常也可能是导致不正常出血的直接原因。从组织学和分子生物学研究表明,增生的异常血管结构脆弱、易破裂,引起溶酶体蛋白水解酶的释放,周围上皮细胞、基质细胞、迁徙白细胞和巨噬细胞聚集,导致了无排卵性出血。一旦启动,这个过程进一步加剧了局部前列腺素的释放尤其是前列腺素 E_2(PGE$_2$),其他分子抑制毛细血管血栓和降低毛细血管静脉丛的形成。因为局部浅表组织破损,子宫内膜基底层和肌层血管不发生收缩。正常月经的止血机制是子宫上皮细胞修复重建和内膜增生。然而,在异常月经出血中多个局灶上皮细胞修复与脱落出血和局灶性脱落。

2.有排卵性功血

有排卵性功血的子宫内膜虽然有周期性的雌孕激素刺激,但其规律和调节机制的缺陷,使子宫内膜不能正常剥脱。①黄体萎缩不全是由于溶黄体因子功能不良或缺陷,使黄体萎缩的时间过长,孕激素持续分泌,子宫内膜呈不规则剥脱,出现阴道持续流血不止;②黄体功能不足也是一种常见的内分泌紊乱,卵泡缺乏足够的促卵泡生成激素(FSH)的刺激,卵泡颗粒细胞增生不良,不能分泌足够的雌激素,并且卵泡不能成熟,因而无法具备正常的颗粒黄体细胞来提供孕酮的分泌。还可以因为下丘脑-垂体分泌促性腺激素促黄体生成激素(LH)的频率和幅度的异常,使得卵泡黄体细胞不能产生足够的孕酮,子宫内膜的分泌相对滞后和缩短,月经周期变短和频繁,出血量增多。

二、诊断

一般视月经周期短于 21 d,月经期长于 7 d 或每周期经量多于 80 mL,为异常子宫出血,经临床检查排除器质性的病变,如子宫肌瘤、凝血机制障碍等,方能做出功血的诊断。如果出血量较多,可能伴随失血性贫血的临床症状和体征。

(一)病史

月经史是区别无排卵性子宫出血和其他异常出血最简单而重要的方法。详细记录月经周期时间(天数、规律性),月经量(多、少、或变化),持续时间(正常或延长、一致的或变化的),月经异常的发病特点(初潮前、突然的、渐进的),发生时间(性交后、产后、体质量增加或减少),伴随症状(经前期不适、痛经、性交困难、溢乳、多毛),全身性疾病(肾、肝、造血系统、甲状腺)和药物(激素、抗凝血剂)等,均可以快速帮助评估出血原因,是否需要治疗。

(二)体检

体格检查应发现贫血的全身表现,应排除明显的阴道或宫颈病变,确定子宫的大小(正常或增大),轮廓(光滑、对称或不规则),质地(硬或软)和触痛。

(三)辅助检查

对大多无排卵性子宫出血的妇女,根据月经史便可以制订治疗方案,不需要额外的实验室或影像学检查。

1. 妊娠试验

可以迅速排除任何与妊娠相关或妊娠并发症导致的异常子宫出血。

2. 血常规

对于经期延长或经量增多的妇女,血常规可排除贫血和血小板减少症。

3. 内分泌激素

(1)在黄体期血清孕酮测定可鉴别有无排卵,当数值大于 3 ng/mL 均提示有排卵可能。但出血频繁时很难确定检查孕激素的适当时机。

(2)血清促甲状腺激素(TSH)水平可迅速排除甲状腺疾病。

4. 凝血机制检测

对那些有可疑的个人史或家庭史的青少年,出现不明原因月经过多,凝血筛选实验可排除出血性疾病。对于血友病患者凝血因子的检测是最好的筛查指标,同时需咨询血液病学专家。

5. 子宫内膜活组织检查

可以排除子宫内膜增生过长或癌症。年龄 40 岁以上是子宫内膜疾病的危险因素,所以需进行子宫内膜活检。在绝经前妇女的子宫内膜组织学异常的比例相对较高(14%),而月经规则者则较低(<1%)。目前广泛应用的宫腔吸引管较传统的方法可减少患者痛苦。除了可以发现任何子宫内膜疾病,活检有助于对子宫异常出血进一步诊断或直接止血。在异常出血,近期没有服用外源性孕激素的妇女,"分泌期子宫内膜"给排卵提供可靠的证据,就需进一步检查其他器质性病变。

6. 子宫影像学检查

可以帮助区分无排卵性和器质性病变所致子宫出血,最常见的是子宫肌瘤、子宫内膜息肉。

标准的经阴道超声检查可以检测子宫平滑肌瘤的大小、位置,可以解释因肌瘤所致的异常出血或月经量过多。还可发现宫腔损坏,或薄或厚的子宫内膜。子宫内膜很薄(<5 mm)时,内膜活检可能根本取不到组织。在围绝经期和绝经后妇女子宫异常出血时,如果子宫内膜厚度小于 4 mm 或 5 mm,则认为没有必要进行子宫内膜活检,因为此时子宫内膜发生增生或癌症的风险很小。同样适用于绝经前期异常出血的妇女。但是否活检取决于临床证据和危险因素,而不是超声检测子宫内膜的厚度,一旦子宫内膜厚度增厚(>12 mm),就增加了疾病的危险。抽样研究表明,即使在临床病理诊断疾病风险低时也需行内膜活检;特别是当临床病史提示有长期雌激素作用史时,即使子宫内膜厚度正常,都应进行活检;当子宫内膜厚度大于 12 mm,即使临床没有发现病变时都应该行活检。

宫腔声学造影(hydrosonography)经阴道超声下,导管灌注无菌生理盐水充盈宫腔显示宫腔轮廓,显现子宫内小占位,敏感性和特异性均高于经阴道超声和宫腔镜检查。宫腔镜检查同时能诊断和治疗宫腔内病变。磁共振(MRI)方法可以诊断子宫内膜病变的性质,是否向基层侵入。

7.宫腔镜检查

在治疗疾病中较其他方法入侵最小,现代宫腔镜手术直径仅有 2 mm 或 3 mm,对可疑病变进行直观的诊断和精细手术操作。目前在各级医院已经比较普及。

三、分类诊断标准

(一)无排卵性功血

1.诊断依据

各项排卵功能的检查结果为无排卵发生:①基础体温(basicbodytemperature,BBT)测定为单相;②闭经时、不规则出血时、经期 6 h 内或经前诊断性刮宫提示子宫内膜组织学检查无分泌期改变;③B 超动态监测卵巢无优势卵泡可见;④激素测定提示孕激素分泌始终处于基础低值水平;⑤宫颈黏液始终呈单一雌激素刺激征象。

2.病理诊断分类

(1)子宫内膜增生过长。

1)简单型增生过长:即囊腺型增生过长。腺体增生有轻至中度的结构异常。子宫内膜局部或全部增厚,或呈息肉样增生。镜下为腺体数目增多,腺腔囊性扩大,犹如瑞士干酪样外观。腺上皮细胞高柱状,可形成假复层排列,无分泌表现。

2)复杂型增生过长:即腺瘤型增生过长。腺体增生拥挤且结构复杂。子宫内膜腺体高度增生,形成子腺体或突向腺腔,腺体数目明显增多,出现背靠背现象。腺上皮细胞呈复层或假复层排列,细胞核大、深染,有核分裂,但无不典型病变。

3)不典型增生过长:即癌前病变,10%～15%可转化为子宫内膜癌。腺上皮出现异型改变,增生层次增多,排列紊乱,细胞核大、深染有异型性。

(2)增生期子宫内膜:与正常月经周期的增生期子宫内膜完全一样,但不发生分泌期改变。

(3)萎缩型子宫内膜:子宫内膜萎缩、菲薄,腺体少而小,腺管狭而直,腺上皮为单层立方形或低柱状细胞。

3.常见临床分类

(1)青春期功血:是指初潮后1～2 年,一般不大于 18 岁,由于下丘脑-垂体-卵巢轴发育不完善,雌激素对下丘脑和垂体的反馈机制不健全,不能形成血 LH 的峰值诱发排卵,使子宫内膜缺乏孕激素作用而长期处于雌激素的刺激之下,继而出现子宫内膜不能同步脱落引发的子宫多量的不规则出血。

(2)围绝经期功血:该类患者由于卵巢功能衰退,雌激素分泌显著减少,不能诱导垂体的 LH 峰值发生排卵,出现周期、经期和经量不规则的子宫出血。

(3)育龄期的无排卵性功血:该组患者常常由于下丘脑-垂体-卵巢轴以及肾上腺或甲状腺等内分泌系统功能紊乱造成。例如,多囊卵巢综合征造成的慢性无排卵现象,在临床上除了闭经、月经稀发外,也常常表现为功血。

(二)有排卵型功血

1.诊断依据

卵巢功能检测表明有排卵发生而出现的子宫异常出血:①基础体温(BBT)测定为双相;②经期前诊断性刮宫提示子宫内膜组织学检查呈分泌期改变;③B 超动态监测卵巢可见优势卵泡生长;④黄体中期孕酮测定≥31.2 nmol/L(10 ng/mL);⑤宫颈黏液呈周期性改变。

2.常见的临床分类

(1)黄体功能不足:因不良的卵泡发育和排卵以及垂体 FSH、LH 分泌,导致的黄体期孕激素分泌不足造成的子宫异常出血。表现为:①经期缩短和经期延长;②基础体温高温相持续短于 12 d;③黄体期子宫内膜病理提示分泌相有 2 d 以上的延迟,或分泌反应不良;④黄体中期的孕酮值持续 5～15 nmol/L。

(2)子宫内膜不规则脱落:发育良好的黄体萎缩时间过长,雌、孕激素下降缓慢,使子宫内膜不能同步剥脱,出现异常子宫出血。表现为:①经期延长,子宫出血淋漓不净;②基础体温高温下降缓慢,伴有子宫不规则出血;③月经期第 5 天子宫内膜病理,提示仍可见到分泌期子宫内膜,并呈残留的分泌期子宫内膜和新增生的子宫内膜混合现象。

(三)子宫异常出血的其他类型鉴别

并非所有的不规则或月经过多或经期延长都是因为不排卵。妊娠并发症可通过一个简单的怀孕测试排除。任何可疑的子宫内膜癌和生殖道肿瘤都需要宫颈和子宫内膜活检。

1.慢性子宫内膜炎

慢性子宫内膜炎很少单独引起出血,但往往可能是一个间接的或促使异常出血的原因。炎症细胞释放蛋白水解酶,破坏上皮的毛细血管丛和表面上皮细胞,组织变脆弱。蛋白酶阻止内膜修复和血管的再生。此外,白细胞和巨噬细胞释放血小板活化因子和前列腺素这些强血管扩张剂使血管扩张,出血增加。

慢性炎症相关的异物反应,几乎可以肯定是导致月经增多的原因,这与带铜宫内节育器(IUD)导致异常子宫出血的机制相同。组织学研究提示慢性子宫内膜炎也与黏膜下肌瘤或肌壁间肌瘤、子宫内膜息肉引起的异常出血有关。

2.子宫肌瘤

子宫异常出血最常见的临床原因是子宫肌瘤,特别是导致排卵女性持续大量出血的主要病因,大多数患子宫肌瘤的妇女有正常月经。子宫肌瘤发病率高,首先需鉴别异常出血的原因是否为排卵异常或有其他原因。因此,肌瘤在不能排除其他明显因素导致异常出血,特别是当肌瘤不凸出在宫体外或脱出在子宫腔内的时候。经阴道超声通常提供关于肌瘤大小、数量和位置。

宫腔声学造影更清楚地显示肌瘤与子宫腔的关系,因此可帮助诊断无症状的肌瘤。肌瘤导致子宫异常出血的机制不是很清楚,可能主要取决于肌瘤的位置。组织学研究表明,黏膜下肌瘤和大而深的壁间肌瘤导致子宫内膜拉长和受压。受压迫的上皮细胞可能会导致慢性炎症,甚至溃烂、出血。在压迫或损坏的子宫内膜、血小板等其他止血机制也可能受到损害,进一步导致经期延长和大量出血。远离子宫内膜的多发的大肌瘤使患者宫腔表面积严重扩大,导致月经过多。

对有些妇女,内科治疗可以降低由子宫肌瘤导致的异常出血。黏膜下肌瘤的妇女使用口服避孕药可减少月经量和持续时间。非甾体抗炎药和促性腺激素释放激素激动剂对控制出血也有益处。

对造成异常出血的子宫肌瘤的手术治疗必须考虑到个性化,肌瘤大小、数量以及位置、相对风险、手术利益和不同手术方案,以及年龄和生育要求。一般来说,对于单个黏膜下小肌瘤,不论年龄和生育要求,宫腔镜下肌瘤切除术是合适的选择。对于多个黏膜下大肌瘤,宫腔镜下手术需要更多的技术和更大的风险,这些更适于有生育要求的妇女。对位置较深的黏膜下子宫肌瘤,根据手术技巧和生育要求选择宫腔镜下子宫肌瘤切除术、腹式子宫肌瘤切除术或子宫切除术。对于经验丰富的医生,腹腔镜子宫肌瘤切除术为未生育妇女提供了更多选择。对于多个子宫大肌瘤,没有生育要求的妇女首选的治疗是子宫切除术。

3.子宫内膜息肉

子宫内膜息肉是因慢性炎症和表面侵蚀等造成血管脆性增加而发生异常出血,较大的有蒂息肉在其顶部毛细血管缺血坏死,阻止血栓形成。阴道超声或子宫声学造影可发现息肉,宫腔镜手术是一种简单高效治疗方法。

4.子宫内膜异位症

子宫内膜异位症是非子宫肌瘤而因致月经过多行子宫切除最常见的病因。超声见到子宫肌层出现特异性回声可帮助诊断。磁共振成像也可用于鉴别子宫腺肌病和子宫肌瘤,主要表现局部厚度增加大于 12 mm 或与肌层厚度比小于 40%,为最有价值的诊断标准,但是性能价格比是否合适还是需要考虑。带孕酮宫内避孕器是一种有效的治疗方法。在 80% 的患者子宫腺肌病和子宫肌瘤是同时发生的,增生的肌层多在子宫内膜异位灶附近,发生的机制可能类似于肌瘤。

5.出血性疾病

许多研究已提示月经过多与遗传的凝血功能障碍有关。当出现不能解释的月经过多时需要查凝血功能。血管性血友病是最常见的女性遗传性出血的疾病。血管性血友病在血液循环中缺少凝血因子 vWF,以致在血管损伤部位的血小板黏附蛋白和血栓形成减少。这种疾病有几个亚型,出血倾向在个人和家庭之间有很大的差异。

四、治疗原则

(一)无排卵性功血

1.支持治疗

对长期出血造成贫血的患者,要适当补充铁剂和其他造血营养成分;对急性大出血的患者,要及时扩容,补充血液成分,防止休克发生;对已经发生休克的患者,在争分夺秒止血的同时,应积极抗休克治疗,防止重要器官的衰竭;对长期出血的患者,要适当给予预防感染的治疗。去氨加压素是一种精氨酸加压素合成类似物,可用于治疗子宫异常出血的凝血功能障碍,特别是血管性血友病患者。该药物可静脉注射和可作为高度集中的鼻腔喷雾剂(1.5 mg/mL)使用。鼻腔喷雾制剂一般建议血友病的预防性治疗。

2. 止血

(1)刮宫:适用于绝经前和育龄期出血的患者,可以同时进行子宫内膜的病理诊断;如果青春期功血在充分的药物治疗无效和生命体征受到威胁时,也可在麻醉下进行刮宫;雌激素低下的患者在刮宫后可能出现淋漓不净的子宫出血,需补充雌激素治疗。

(2)甾体激素。

1)雌激素:适用于内源性雌激素不足的患者,过去常用于青春期功血,现已较少使用。①苯甲酸雌二醇 2 mg,每 6 h 1 次,肌内注射,共 3～4 d 血止;之后每 3 d 减量 1/3,直至维持量 2mg,每天 1 次,总时间 22～28 d;②结合雌激素 1.25～2.5mg,每 6 h 1 次,血止后每 3 d 减量 1/3,直至维持量每天 1.25mg,共 22～28 d;③雌二醇 1～2mg,每 6 h 1 次,血止后每 3 d 减量 1/3,直至维持量每天 1mg,共为 22～28 d。

2)孕激素:适用于有一定内源性雌激素水平的无排卵性功血患者。炔诺酮 2.5 mg,每 6 h 1 次,3～4 d 血止后;以后每 3 d 减量 1/3,直至维持量 2.5 mg,每天 2 次,总时间 22～28 d。

含左炔诺孕酮(LNG)释放性宫内节育器(曼月乐)是 2000 年批准在美国使用的唯一的孕激素释放性宫内节育器,使用年限是 10 年。近年来在国际上因为性价比优越被广泛使用。由于孕酮可使子宫内膜转化,可使月经量减少 75%。与非甾体抗炎药或抗纤溶药物相比,宫内节育器更有效;手术可以更显著地减少出血量,但闭经发生率高。这两种治疗方案在临床的满意度最高。

3)雌孕激素联合止血:是最常用和推荐的方法。①在孕激素止血的基础上,加用结合雌激素 0.625～1.25 mg,每天 1 次,共 22～28 d;②在雌激素止血的基础上,于治疗第 2 天起每天加用甲羟孕酮 10 mg 左右,共 22～28 d;③短效避孕药 2～4 片,每天 1 次,共 22～28 d。无论有无器质性病变,口服避孕药明显减少月经量。在不明原因的月经过多者,预计将减少约 40%的出血量。

4)雄激素:适用于绝经前功血。甲睾酮 25 mg,每天 3 次。每月总量不超过 300 mg。

5)其他药物。①非甾体抗感染药:抗前列腺素制剂氟芬那酸 200 mg,每天 3 次。在月经周期的人类子宫内膜中 PGE_2 和 $PGF_2\alpha$ 逐渐增加,月经期含量最高。非甾体抗炎药可以抑制 PG 的形成,减少月经失血量。甾体抗炎药也可改变血栓素 A_2(血管收缩剂和血小板聚集促进剂)和前列环素(PGI_2)(血管扩张剂和血小板聚集抑制剂)的水平。一般情况下,甾体炎药减少了约 20%的失血量。非甾体抗炎药可被视为无排卵性和功能性子宫大量出血的一线治疗方案。不良反应很少,通常开始出血时使用并持续 3 d。在正常月经中,甾体抗炎药可改善痛经症状。②一般止血药,如纤溶药物氨甲苯酸、卡巴克洛等。③促性腺激素释放激素激动剂(GnRH-α)可以短期止血,经常作为异常出血术前辅助治疗。月经过多伴严重贫血者术前使用 GnRH-α 暂时控制出血,可使血红蛋白恢复正常,减少手术输血的可能性。GnRH-α 治疗也往往减少子宫肌瘤和子宫的体积,在因为大肌瘤的子宫切除术前使用可以缩小子宫便于经阴道手术,并减少手术难度。

GnRH-α 可以减少在器官移植后免疫抑制药物降低性激素造成的毒性作用。然而,由于价格昂贵和低雌激素不良反应,使其不能作为长期治疗方案。

3.调整周期

止血治疗后调整周期的治疗是提高治愈效果的关键。止血周期撤药性出血后即开始周期治疗,共连续 4～6 个周期。对无生育要求的患者,可以长期周期性用药。

(1)对子宫内膜增生过长的患者,可给甲羟孕酮 10 mg,每天 1 次,共 22～28 d。

(2)对高雄激素血症,长期无排卵的患者,可给半量或全量短效避孕药周期用药。

(3)对雌激素水平较低的患者,可给雌孕激素序贯治疗调整周期,结合雌激素 0.625 mg,或雌二醇 2 mg 于周期第 5 天起,每天 1 次,共 22～28 d,于用药第 12～15 天起,加用甲羟孕酮 8～10 mg,每天 1 次共 10 d,两药同时停药。

4.诱导排卵

对要求生育的患者,在调整周期后,进行诱导排卵治疗。

(1)氯米芬:50～100 mg,于周期第 3～5 天起,每天 1 次共 5 d;B超监测卵泡生长。

(2)促性腺激素(HMG 或 FSH):于周期第 3 天起,每天 0.5～2 支(75 U/支),直至卵泡生长成熟;也可和氯米芬合用,于周期第 5～10 天,氯米芬 50 mg,每天 1 次,于周期第 2～3 天开始,每日或隔日 1 次肌内注射 HMG 或 FSH 75 U,直至卵泡成熟。

(3)人绒毛膜促性腺激素(hCG):于卵泡生长成熟后,肌内注射 hCG 5 000 U,模拟内源性 LH 峰值促进卵母细胞的成熟分裂,发生排卵。

(4)促性腺激素释放激素(LHRH):对下丘脑性功能失调的患者,可给 LHRH 泵式脉冲样静脉注射 25～50 μg,每 90～120 min 的频率,促使垂体分泌 FSH 和 LH 刺激卵巢排卵。

5.手术治疗

对药物治疗无效,并且已经没有生育要求的患者,可以行手术治疗。

(1)子宫内膜去除术:现有的子宫内膜去除术包括热球法、微波法、电切法、热疗法、滚球法等。可以有效地破坏子宫内膜的基底层结构,起到止血的目的。这些操作大多在宫腔镜下进行,需要有经验的医师进行很细致的手术,防止子宫穿孔。热球法较为方便安全,但是内膜有可能残留,造成出血淋漓不净,也有个别手术后怀孕的病例。

(2)子宫血管选择性栓塞术:在大出血的急诊情况下,或黏膜下和肌壁间肌瘤,或子宫肌腺症患者,可以在 X 线下进行放射介入的选择性子宫血管栓塞术。能够紧急止血,并减少日后的出血量。有报道术后的患者似乎仍然可能妊娠。

(3)子宫切除术:对合并子宫器质性病变不能或不愿行子宫内膜去除术的患者,可行子宫次全或全切术。

(4)子宫内膜消融术:是另一种日益流行的治疗月经过多的方法,尤其是药物治疗失败、效果不佳的患者。有多种子宫内膜射频消融的方法,宫腔镜下 Nd:YAG 激光气液化治疗现已超过 20 年的历史;虽然许多患者消融治疗后还需要后续治疗,使治疗费用升高,但获得的满意率高。近期有一些新的不需要宫腔镜的子宫内膜消融技术,与传统的宫腔镜相比,在技术上更容易掌握,需要更短的时间。新设备和新技术仍在发展和完善中。

接受子宫内膜消融术后,80% 的患者减少了出血量,闭经占 25%,痛经减少了 70%,75% 的患者对手术满意,80% 不需要在 5 年之内行后续治疗。有证据显示,子宫内膜消融术后可能发生子宫内膜癌,往往能在宫腔残余部分的孤立的子宫内膜发展成腺癌,因为没有出血不易被发现。因此,应充分强调术前评估的重要性,其中包括子宫内膜活检、消融的规范和患者的选择。不建议对子宫内膜癌高风险的患者使用子宫内膜消融术。

(二)有排卵型功血

针对患者的不同病因,采用个体化的治疗方案。

1. 黄体功能不足

主要是促排卵治疗以促进黄体功能,通常采用氯米芬方案刺激卵泡生长,并辅以黄体酮 20 mg 或口服孕激素;或 3 d 一次肌内注射 hCG 2 000 U,每 3 d 1 次肌内注射的健黄体治疗。

2. 子宫内膜不规则脱落

于排卵后开始,黄体酮 20 mg 每天肌内注射,或甲羟孕酮 10 mg 每天 1 次口服,共 10～14 d,促使黄体及时萎缩。

3. 排卵期出血

雌孕激素序贯疗法可以改善症状,一般需要连续治疗 4～6 个月。

4. 月经过多

在不需要生育的情况下可以使用口服短效避孕药,或进行子宫内膜去除术,减少月经量。

(三)疗效评估

治愈标准:①恢复自发的有排卵的规则月经者;②月经周期长于 21 d、经量少于 80 mL、经期短于 7 d 者。

(四)治疗原则

考虑到异常月经出血是最常见的就诊原因,所有医生都必须在治疗前有能力给出充分的合乎逻辑的评估和处理问题的方法。

(1)某一个月经周期突然的异常出血,最常见的原因是偶然的妊娠及其并发症。

(2)无排卵性子宫出血通常是不规则的、不可预测的,月经量不定,时间长短和性质不定,最常见于青少年和老年妇女、肥胖妇女,有多囊卵巢综合征的妇女。

(3)规则的、逐渐加重的或长时间的出血往往是子宫结构异常的原因,而不是因为无排卵。

(4)从月经初潮开始就出现、创伤或手术时失血过多,月经过多未见其他原因,往往警惕出血性疾病的可能性。一般常发生在自月经初潮以来月经过多的青少年和不明原因重度或长期月经过多的妇女,检查凝血试验即可明确诊断。

(5)当临床病史和检查显示无排卵性出血时,可行经验性治疗,不需要额外的实验室或影像学检查。但怀孕测试和全血细胞计数是合理的和必需的。

(6)当不确定是否为无排卵性出血时,测定血清孕酮的水平帮助诊断。TSH 检查可以排除无排卵患者的甲状腺疾病。

(7)无论年龄如何,长期暴露于雌激素的患者在治疗前需行子宫内膜活检,除非子宫内膜很薄(<5 mm)时。子宫内膜异常增厚(>12 mm),无论如何都应该行子宫内膜活检。

(8)当病史(出血周期、持续时间,新发的月经间期出血)、实验室检查(血清孕酮大于 3 ng/mL),或子宫内膜活检(分泌期)均显示有排卵时,经验性治疗失败,需行子宫声学造影与超声显像检查,以发现子宫异常大小或轮廓。

(9)宫腔声学造影及子宫内膜活检组合是一个高灵敏度的、预测子宫内膜癌和子宫结构异常的指标。

(10)孕激素治疗对于异常出血的无排卵妇女是合适的,但没有避孕目的,此时雌孕激素避孕药是更好的选择。

(11)对长期大量无排卵性出血的患者,通常最佳治疗是口服避孕药,必要时增加起始剂量

（1 次 1 片，2 次/日，持续 5～7 d），然后逐渐变成标准避孕药的剂量。治疗失败时需进一步的评估。

（12）当子宫内膜脱落不全或萎缩不全时雌激素是最好的治疗药物。临床上雌激素治疗对象包括组织活检数量极少、长期接受孕激素治疗和子宫内膜较薄的妇女。治疗失败时需进一步的评估。

（13）当需立即止血的或来不及使用止血药物的患者需要行诊刮术时，宫腔镜检查下诊刮更有助于协助诊断。

（14）长期无排卵妇女，因为无孕激素作用会导致子宫内膜增生，往往没有细胞学异型性改变。除了少数例外，可使用周期孕激素疗法或雌孕激素避孕药。

（15）有细胞学异型性的子宫内膜增生是一种癌前病变，除了有生育要求的妇女，最佳治疗方案是手术。非典型子宫内膜增生需要高剂量孕激素治疗，需定期行子宫内膜活检和长期的密切随访。

（16）子宫肌瘤是常见病，如没有排除其他明显原因的阴道异常出血，特别是当肌瘤不凸进子宫腔。宫腔声学造影明确界定肌瘤的位置，帮助区分无害的肌瘤。

（17）甾体抗炎药、雌激素、孕激素避孕药，以及宫内节育器，可有效地治疗子宫腺肌症、宫腔扩张与多个肌壁间肌瘤和其他不明原因的月经过多。

（18）宫腔镜下子宫内膜消融，在异常子宫出血患者中替代治疗时，尤其是药物治疗被拒绝、失败或效果不佳，不能耐受药物时采用。

功血，特别是长期的无排卵性功血，不仅有出血、不孕的近期问题，长期单一的内源性雌激素的刺激会带来子宫内膜癌、冠心病、糖尿病、高脂血症等一系列远期并发症，造成致命的健康损害。适当合理的药物治疗可以改善和治愈部分患者的功血，但对有些患者的治疗周期可能会较长。一般坚持周期性的治疗可以较好地改善出血，保护子宫内膜，甚至妊娠，但药物治疗也有一定的不良反应；对顽固不愈的患者，或合并有其他疾患的患者，可以选择手术治疗。

功能失调性子宫出血是妇科一种常见的疾病，是一种内分泌系统的功能紊乱。它的临床类型和发病原因非常复杂，在诊断和治疗功血的问题时，一定要非常清楚地理解月经生理和雌孕激素的治疗原理和机制，治疗一定要针对病因，并且采用个体化的方案，才能得到较为有效和合理的治疗。

第二节　痛　经

痛经（dysmenorrhea）是指伴随着月经的疼痛，疼痛可以出现在行经前后或经期，主要集中在下腹部，常呈痉挛性，通常还伴有其他症状，包括腰腿疼、头痛、头晕、乏力、恶心、呕吐、腹泻、腹胀等。痛经是育龄期妇女常见的疾病，发生率很高，文献报道为 30%～80% 不等，每个人的疼痛阈值差异及临床上缺乏客观的评价指标使得人们对确切的发病率难以评估。我国 1980 年全国抽样调查结果表明：痛经发生率为 33.19%，其中原发性痛经占 36.06%，其余为继发性痛经。不同年龄段痛经发生率不同：初潮时发生率较低，随后逐渐升高，16～18 岁时达到顶峰,30～35 岁时下降,生育期稳定在 40% 左右,以后更低,50 岁时约为 20%。

痛经分为原发性和继发性两种。原发性痛经(primary dysmenorrhea)是指不伴有其他明显盆腔疾病的单纯性功能性痛经;继发性痛经(secondary dysmenorrhea)是指因盆腔器质性疾病导致的痛经。

一、原发性痛经

青春期和年轻的成年女性的痛经大多数是原发性痛经,是功能性的,与正常排卵有关,没有盆腔疾患;但有大约 10% 的严重痛经患者可能会查出有盆腔疾患,如子宫内膜异位症或先天性生殖道发育异常。原发性痛经的发病原因和机制尚不完全清楚,研究发现,原发性痛经发作时有子宫收缩的异常,而造成收缩异常的原因有局部前列腺素、白三烯类物质、血管加压素、催产素的增高等。

(一)病因和病理生理

1.子宫收缩异常

正常月经期子宫的基础张力<1.33 kPa,宫缩时可达 16 kPa,收缩频率为 3～4 次/分钟。痛经时宫腔的基础压力提高,收缩频率增高且不协调。因此,原发性痛经可能是子宫肌肉活动增强、过渡收缩所致。

2.前列腺素(PG)的合成和释放过多

子宫内膜是合成前列腺素的主要场所,子宫合成和释放前列腺素过多可能是导致痛经的主要原因。PG 的增多不仅可以刺激子宫肌肉过度收缩,导致子宫缺血,并且使神经末梢对痛觉刺激敏感化,使痛觉阈值降低。

3.血管紧张素和催产素过高

原发性痛经患者体内的血管紧张素增高,血管紧张素可以引起子宫肌层和血管的平滑肌收缩加强,因此,被认为是引起痛经的另一重要因素。催产素是引起痛经的另一原因,临床上应用催产素拮抗剂可以缓解痛经。

4.其他因素

主要是精神因素,紧张、压抑、焦虑、抑郁等都会影响对疼痛的反应和主观感受。

(二)临床表现

原发性痛经主要发生在年轻女性身上,初潮或初潮后数月开始,疼痛发生在月经来潮前或来潮后,在月经期的 48～72 h 持续存在,疼痛呈痉挛性,集中在下腹部,有时伴有腰痛,严重时伴有恶心呕吐、面色苍白、出冷汗等,影响日常生活和工作。

(三)诊断与鉴别诊断

诊断原发性痛经,首先要排除器质性盆腔疾病的存在。全面采集病史,进行全面的体格检查,必要时结合辅助检查,如 B 超、腹腔镜、宫腔镜、子宫输卵管碘油造影等,排除子宫器质性疾病。鉴别诊断主要排除子宫内膜异位症、子宫腺肌症、盆腔炎等疾病,并区别于继发性痛经,还要与慢性盆腔痛相区别。

(四)治疗

1.一般治疗

对痛经患者,尤其是青春期少女,必须进行有关月经的生理知识教育,消除其对月经的心理恐惧。痛经时可卧床休息,热敷下腹部,还可服用非特异性的止痛药。研究表明,对痛经患者施行精神心理干预可以有效减轻症状。

2.药物治疗

(1)前列腺素合成酶抑制剂:非甾体类抗炎药是前列腺素合成酶抑制剂,通过阻断环氧化酶通路,抑制前列腺素合成,使子宫张力和收缩力下降,达到止痛的效果。有效率达60%～90%,服用简单,不良反应小,还可以缓解其他相关症状,如恶心、呕吐、头痛、腹泻等。用法:一般于月经来潮、痛经出现前开始服用,连续服用2～3 d,因为前列腺素在月经来潮的最初48 h释放最多,连续服药的目的是减少前列腺素的合成和释放。因此,疼痛时临时间断给药效果不佳,难以控制疼痛。

布洛芬和酮基布洛芬的血药浓度30～60 min达到峰值,起效很快。吲哚美辛等对胃肠道刺激较大,容易引起消化道大出血,不建议作为治疗痛经的一线药物。

(2)避孕药具:短效口服避孕药和含左炔诺孕酮的宫内节育器(曼月乐)适用于需要采用避孕措施的痛经患者,可以有效地治疗原发性痛经。口服避孕药可以使50%的患者疼痛完全缓解,40%明显减轻。曼月乐对痛经的缓解的有效率也高达90%左右。避孕药的主要作用是抑制子宫内膜生长、抑制排卵、降低前列腺素和血管加压素的水平。各类雌、孕激素的复合避孕药均可以减少痛经的发生,它们减轻痛经的程度无显著差异。

3.手术治疗

以往对原发性痛经药物治疗无效者的顽固性病例,可以采用骶前神经节切除术,效果良好,但有一定的并发症。近年来主要用子宫神经部分切除术。无生育要求者,可进行子宫切除术。

二、继发性痛经

继发性痛经是指与盆腔器官的器质性病变有关的周期性疼痛。常在初潮后数年发生。

(一)病因

有许多妇科疾病可能引起继发性痛经。

1.典型周期性痛经的原因

处女膜闭锁、阴道横隔、宫颈狭窄、子宫异常(先天畸形、双角子宫)、子宫腔粘连(Asherman综合征)、子宫内膜息肉、子宫平滑肌瘤、子宫腺肌病、盆腔淤血综合征、子宫内膜异位症、IUD等。

2.不典型的周期性痛经的原因

如子宫内膜异位症、子宫腺肌病、残留卵巢综合征、慢性功能性囊肿形成、慢性盆腔炎等。

(二)病理生理

研究表明,子宫内膜异位症和子宫腺肌症患者体内产生过多的前列腺素,可能是痛经的主要原因之一。前列腺素合成抑制制剂可以缓解该类疾病的痛经症状。环氧化酶(COX)是前列腺素合成的限速酶,在子宫内膜异位症和子宫腺肌症患者体内表达量过度增高。这些均说明前列腺素合成代谢异常与继发性痛经的疼痛有关。

宫内节育器(IUD)的不良反应主要是月经过多和继发痛经,其痛经的主要原因可能是子宫的局部损伤和IUD局部的白细胞浸润导致的前列腺素合成增加。

(三)临床表现

痛经一般发生在初潮后数年,生育年龄妇女较多见。疼痛多发生在月经来潮之前,月经前半期达到高峰,此后逐渐减轻,直到结束。继发性痛经症状常有不同,伴有腹胀、下腹坠痛、肛门坠痛等。但子宫内膜异位症的痛经也有可能发生在初潮后不久。

(四)诊断和鉴别诊断

诊断继发性痛经,除了详细询问病史外,主要通过盆腔检查,相关的辅助检查,如 B 超、腹腔镜、宫腔镜及生化指标的化验等,找出相应的病因。

(五)治疗

继发性痛经主要是针对病因进行治疗。

三、临床特殊情况的思考和建议

1. 痛经的严重程度与处理

疼痛是患者个人的一种主观感觉,除了疾病本身造成疼痛外,精神、心理因素也会影响患者对疼痛的体验。另外,个人疼痛阈值的不同也会影响患者对疼痛程度的判断。对疼痛程度的判断与评估影响医生的治疗决策和疗效判断。由于疼痛无法用仪器检测,只能依靠患者描述,根据疼痛的部位、持续时间、是否需要休息、是否需要服药等因素将其分为 4 度。就痛经而言:0 度,无痛经;1 度,可以忍受,可以工作,轻度影响工作效率,不影响睡眠,不需要服药;2 度,需休息 1 d 或更长时间,中度影响工作,需要服用止痛药;3 度,不能工作,需要卧床休息,需要服用强止痛药。

2. 止痛药的应用

非甾体类抗炎药是痛经治疗的首选药物,作用是通过抑制前列腺素合成达到止痛的效果。

此类药是通过有效遏制前列腺素合成达到持续止痛的目的,往往需要数小时才能开始起效,因此,建议连续使用直至预期痛经结束的时间停药,否则就不能达到期望的效果。

3. 短效避孕药和曼月乐治疗痛经

随着对避孕药具的应用效果研究进展,发现短效避孕药和曼月乐具有避孕以外的益处——预防和治疗痛经,不仅可以用于治疗原发性痛经,对继发性痛经的疗效也非常好,如子宫腺肌症、子宫内膜异位症引起的痛经,都可以用避孕药具治疗,可以通过抑制前列腺素合成达到止痛目的,通过抑制内膜生长抑制疾病的发展。

第三节 经前期综合征

经前期综合征(premenstrual syndromes,PMS)又称经前紧张症(premenstrual tension,PMS)或经前紧张综合征(premenstrual tension syndrome,PMTS),是育龄妇女常见的问题。

PMS 是指月经来潮前 7～14 d(即在月经周期的黄体期),周期性出现的躯体症状(如乳房胀痛、头痛、小腹胀痛、水肿等)和心理症状(如烦躁、紧张、焦虑、嗜睡、失眠等)的总称。PMS 症状多样,除上述典型症状外,自杀倾向、行为退化、嗜酒、工作状态差甚至无法工作等也常出现于 PMS。由于 PMS 临床表现复杂且个体差异巨大,因此,诊断的关键是症状出现的时间及严重程度。PMS 发生于黄体期,随月经的结束而完全消失,具有明显的周期性,这是区分

PMS 和心理性疾病的重要依据；上述心理及躯体症状只有达到影响女性正常的工作、生活、人际交往的程度才称为 PMS。

一、病因与发病机制

近年研究表明，PMS 病因涉及诸多因素的联合，如社会心理因素、内分泌因素及神经递质的调节等。但 PMS 的准确机制仍不明，一些研究结果尚有矛盾之处，进一步的深入研究是必要的。

(一)社会心理因素

情绪不稳定及神经质、特质焦虑者容易体验到严重的 PMS 症状。应激或负性生活事件可加重经前症状，而休息或放松可减轻之，均说明社会心理因素在 PMS 的发生或延续上发挥作用。

(二)内分泌因素

1. 孕激素

英国妇产科学家 Dalton 推断 PMS 是由于经前孕酮不足或缺陷，而且应用黄体酮治疗可以获得明显效果。然而相反的报道则发现 PMS 妇女孕酮水平升高。Hammarback 等对 18 例 PMS 妇女连续两月逐日测定血清雌二醇和孕酮，发现严重 PMS 症状与黄体期血清这两种激素水平高相关。孕酮常见的不良反应如心境恶劣和焦虑，类似普通的经前症状。

这一疾病仅出现于育龄女性，青春期前、妊娠期、绝经后期均不会出现，且仅发生于排卵周期的黄体期。给予外源性孕激素可诱发此病，在激素替代治疗(hormone replace therapy，HRT)中使用孕激素，建立周期引发的抑郁情绪和生理症状同 PMS 相似；曾患有严重 PMS 的女性，行子宫加双附件切除术后给予 HRT，单独使用雌激素不会诱发 PMS，而在联合使用雌孕激素时 PMS 复发。相反，卵巢内分泌激素周期消失，如双卵巢切除或给予促性腺激素释放激素激动剂(GnRHa)均可抑制原有的 PMS 症状。因此，卵巢激素尤其是孕激素可能与 PMS 的病理机制有关，孕激素可增加女性对甾体类激素的敏感性，使中枢神经系统受激素波动的影响增加。

2. 雌激素

(1)雌激素降低学说：正常情况下雌激素有抗抑郁效果，经前雌激素水平下降可能与 PMS、特别是经前心境恶劣的发生有关。Janowsky 强调雌激素波动(中期雌激素明显上升，继之降低)的作用。

(2)雌激素过多学说：持此说者认为雌激素水平绝对或相对高，或者对雌激素的特异敏感性可导致 PMS。Morton 报告给妇女注入雌激素可产生 PMS 样症状。Backstrom 和 Cartenson 指出，具有经前焦虑的妇女，雌激素/黄体酮比值较高。雌孕激素比例异常可能与 PMS 发生有关。

3. 雄激素

Lahmeyer 指出，妇女雄激素来自卵巢和肾上腺。在排卵前后，血中睾酮水平随雌激素水平的增高而上升，且由于大部分来自肾上腺，故于围月经期并不下降，其时睾酮/雌激素及睾酮/孕激素之比处于高值。睾酮作用于脑可增强两性的性躯力和攻击行为，而雌激素和孕激素可对抗之。经前期雌激素和孕酮水平下降，脑中睾酮失去对抗物，这至少与一些人 PMS 的发生有关，特别是心境改变和其他精神病理表现。

(三)神经递质

研究表明,在 PMS 女性中血清性激素的浓度表现为正常,这表明除性激素外还可能有其他因素作用。PMS 患者常伴有中枢神经系统某些神经递质及其受体活性的改变,这种改变可能与中枢对激素的敏感性有关。一些神经递质可受卵巢甾体激素调节,如 5-羟色胺(5-HT)、乙酰胆碱、去甲肾上腺素、多巴胺等。

1. 乙酰胆碱(Ach)

Janowsky 推测 Ach 单独作用或与其他机制联合作用与 PMS 的发生有关。在人类 Ach 是抑郁和应激的主要调节物,引起脉搏加快和血压上升、负性情绪、肾上腺交感胺释放和止痛效应。Rausch 发现经前胆碱能占优势。

2. 5-HT 与 γ 氨基丁酸

经前 5-HT 缺乏或胆碱能占优势可能在 PMS 的形成上发挥作用。选择性 5-HT 再摄取阻断剂(SSRLs)如氟西汀、舍曲林问世后证明它对 PMS 有效,而那些主要作用于去甲肾上腺素能的三环类抗抑郁剂的效果较差,进一步支持 5-HT 在 PMS 病理生物学中的重要作用。PMDD 患者与患 PMS 但无情绪障碍者及正常对照组相比,5-HT 在卵泡期增高,黄体期下降,波动明显增大。因此,Inoue 等认为,5-HT 与 PMS、PMDD 出现的心理症状密切相关。5-羟色胺能系统对情绪、睡眠、性欲、食欲和认知具有调节功能,在抑郁的发生发展中起到重要作用。雌激素可增加 5-HT 受体的数量及突触后膜对 5-HT 的敏感性,并增加 5-HT 的合成及其代谢产物 5-羟吲哚乙酸的水平。有临床研究显示选择性 5-HT 再摄取抑制剂(SSRIs)可增加血液中 5-HT 的浓度,对治疗 PMS/PMDD 有较好的疗效。

另外,有研究认为,在抑郁、PMS、PMDD 的患者中 r-氨基丁酸(GABA)活性下降,Epperson 等用磁共振质谱分析法测定 PMDD 及正常女性枕叶皮质部的 GABA、雌激素、孕激素等水平发现,PMDD 者卵泡期 GABA 水平明显低于对照组;同时 Epperson 等认为 PMDD 患者可能存在 GABA 受体功能的异常。PMS 女性黄体期异孕烷醇酮水平较低,而异孕烷醇酮有 GABA 激活作用,因此,低水平的异孕烷醇酮使 PMS 女性 GABA 活性降低,产生抑郁。此外,雌激素兼具增加 GABA 的功能及 GABA 受体拮抗剂的双重功能。

3. 类鸦片物质与单胺氧化酶

Halbreich 和 Endicott 认为,内啡肽水平变化与 PMS 的发生有关。他们推测 PMS 的许多症状类似类鸦片物质撤出。目前认为在性腺类固醇激素影响下,过多暴露于内源性鸦片肽并继之脱离接触可能参与 PMS 的发生。持单胺氧化酶(MAO)学说则认为,PMS 的发生与血小板 MAO 活性改变有关,而这一改变是受孕酮影响的。正常情况下,雌激素对 MAO 活性有抑制效应,而黄体酮对组织中 MAO 活性有促进作用。MAO 活性增强被认为是经前抑郁和雌激素/孕激素不平衡发生的中介。MAO 活性增加可以减少有效的去甲肾上腺素,导致中枢神经元活动降低和减慢。MAO 学说可解释经前抑郁和嗜睡,但无法说明其他众多的症状。

4. 其他

前列腺素可影响钠潴留,以及精神、行为、体温调节及许多 PMS 症状,前列腺素合成抑制剂能改善 PMS 躯体症状。一般认为,此类非甾体抗炎药物可降低引起 PMS 症状的中介物质的组织浓度起到治疗作用。维生素 B_6 是合成多巴胺与五羟色胺的辅酶,维生素 B_{12} 缺乏与 PMS 可能有关。一些研究发现,维生素 B_{12} 治疗似乎比安慰剂效果好,但结果并非一致。

二、临床表现

历来提出的症状甚为分散,可达 200 种之多,近年研究提出大约 20 种症状是常见的,包括躯体、心理和行为三个方面。其中恒定出现的是疼痛、肿胀、嗜睡、易激惹和抑郁,行为笨拙,渴望食物。但表现有较大的个体差异,取决于躯体健康状态、人格特征和环境影响。

(一)躯体症状

1.水潴留

经前水潴留一般多见于踝、小腿、手指、腹部和乳房,可导致乳房胀痛、体质量增加、面部虚肿和水肿,腹部不适或胀满或疼痛,排尿量减少。这些症状往往在清晨起床时明显。

2.疼痛

头痛较为常见,背痛、关节痛、肌肉痛、乳房痛发生率亦较高。

3.自主神经功能障碍

常见恶心、呕吐、头晕、潮热、出汗等。可出现低血糖,许多妇女渴望摄入甜食。

(二)心理症状

主要为负性情绪或心境恶劣。

1.抑郁

心境低落、郁郁不乐、消极悲观、空虚孤独,甚至有自杀意念。

2.焦虑、激动

烦躁不安,似感到处于应激之下。

3.运动共济和认知功能改变

可出现行动笨拙、运动共济不良、记忆力差、自感思路混乱。

(三)行为改变

行为改变可表现为社会退缩,回避社交活动;社会功能减低,判断力下降,工作时失误;性功能减退或亢进等改变。

三、诊断与鉴别诊断

(一)诊断标准

PMS 具有三项属性(经前期出现;在此以前无同类表现;经至消失),诊断一般不难。

美国国立精神卫生研究院的工作定义如下:一种周期性的障碍,其严重程度是以影响一个妇女生活的一些方面(如为负性心境,经前一周心境障碍的平均严重程度较之经后一周加重30%),而症状的出现与月经有一致的和可以预期的关系。这一定义规定了 PMS 的症状出现与月经有关,对症状的严重程度做出定量化标准。

(二)诊断方法

前瞻性每日评定计分法目前获得广泛应用,它在确定 PMS 症状的周期性方面是最为可信的,评定周期需患者每天记录症状,至少记录 2~3 个周期。

(三)鉴别诊断

1.月经周期性精神病

PMS 可能是在内分泌改变和心理社会因素作用下起病的,而月经周期性精神病则有着更为深刻的原因和发病机制。PMS 的临床表现是以心境不良和众多躯体不适组成,不致发展为重性精神病形式,可与月经周期性精神病区别。

2.抑郁症

PMS 妇女有较高的抑郁症发生风险以及抑郁症患者较之非情感性障碍患者有较高的 PMS 发生率已如上述。根据 PMS 和抑郁症的诊断标准,可做出鉴别。

3.其他精神疾病经前恶化

根据 PMS 的诊断标准与其他精神疾病经前恶化进行区别。须注意疑难病例诊断过程中妇科、心理、精神病专家协作的重要性。

四、治疗

PMS 的治疗应针对躯体、心理症状、内在病理机制和改变正常排卵性月经周期等方面。此外,心理治疗和家庭治疗亦受到较多的重视。轻症 PMS 病例采取环境调整、适当膳食、身体锻炼、改善生活方式、应激处理和社会支持等措施即可,重症患者则需实施以下治疗。

(一)调整生活方式

调整生活方式的方法包括合理的饮食与营养、适当的身体锻炼、戒烟、限制盐和咖啡的摄入。可改变饮食习惯,增加钙、镁、B 族维生素、维生素 E 的摄入等,但尚没有确切一致的研究表明以上维生素和微量元素治疗的有效性。体育锻炼可改善血液循环,但其对 PMS 的预防作用尚不明确,多数临床专家认为每日锻炼 20～30 min 有助于加强药物治疗和心理治疗。

(二)心理治疗

心理因素在 PMS 发生中所起的作用是不容忽视的。精神刺激可诱发和加重 PMS。要求患者日常保持乐观情绪,生活有规律,参加运动锻炼,增强体质,行为疗法曾用以治疗 PMS,放松技术有助于改善疼痛症状。生活在经前综合征妇女身边的人,如父母、丈夫、子女等,要多关心患者,对她们在经前出现的心情烦躁、易激惹等给以容忍和同情。工作周围的人也应体谅她们经前发生的情绪症状,在各方面予以照顾,避免在此期间从事驾驶或其他具有危险性的作业。

(三)药物治疗

1.精神药物

(1)抗抑郁药:5-羟色胺再摄取抑制剂(selective serotonergic reuptake inhibitors,SSRIs)对 PMS 有明显疗效,达 60%～70% 且耐受性较好,目前认为是一线药物。如氟西汀(百忧解)20 mg 每日一次,经前口服至月经第 3 天。减轻情感症状优于躯体症状。舍曲林(Sertraline)剂量为每日 50～150 mg。三环类抗抑郁药氯丙咪嗪(Clomipramine)是一种三环类抑制 5-羟色胺和去甲肾上腺素再摄取的药物,每天 25～75 mg 对控制 PMS 有效,黄体期服药即可。SSRIs 与三环类抗抑郁药物相比,无抗胆碱能、低血压及镇静等不良反应,并具有无依赖性和无特殊的心血管及其他严重毒性作用的优点。SSRIs 除抗抑郁外也有改善焦虑的效应,目前应用明显多于三环类。

(2)抗焦虑药:苯二氮䓬类用于治疗 PMS 已有很长时间,如阿普唑仑为抗焦虑药,也有抗抑郁性质,用于 PMS 获得成功,起始剂量为 0.25 mg,每日 2～3 次,逐渐递增,每日剂量可达 2.4 mg 或 4 mg,在黄体期用药,经至即停药,停药后一般不出现戒断症状。

2.抑制排卵周期

(1)口服避孕药:作用于 H-P-O 轴可导致不排卵,常用以治疗周期性精神病和各种躯体症状。口服避孕药对 PMS 的效果不是绝对的,因为一些亚型用本剂后症状不仅未见好转反而恶化。就一般病例而论复方短效单相口服避孕药均有效。国内多选用复方炔诺酮或复方甲地孕酮。

(2)达那唑:一种人工合 17α-乙炔睾酮的衍生物,对下丘脑-垂体促性腺激素有抑制作用。达那唑 100~400 mg/d 对消极情绪、疼痛及行为改变有效,200 mg/d 能有效减轻乳房疼痛,但其雄激素活性及致肝功能损害作用,限制了其在 PMS 治疗中的临床应用。

(3)促性腺激素释放激素激动剂(GnRHa):GnRHa 在垂体水平通过抑制垂体促性腺激素分泌,造成低促性腺激素水平及低雌激素水平,达到药物切除卵巢的疗效。有随机双盲安慰剂对照研究证明 GnRHa 治疗 PMS 有效。单独应用 GnRHa 应注意低雌激素血症及骨量丢失,故治疗第 3 个月应采用反加疗法(add-back therapy)克服其不良反应。

(4)手术切除卵巢或放射破坏卵巢功能:虽然此方法对重症 PMS 治疗有效,但卵巢功能破坏导致绝经综合征及骨质疏松性骨折、心血管疾病等风险增加,应在其他治疗均无效时酌情考虑。对中、青年女性患者不宜采用。

3.其他

(1)利尿剂:PMS 的主要症状与组织器官水肿有关。醛固酮受体拮抗剂螺内酯不仅有利尿作用,对血管紧张素功能亦有抑制作用。剂量为 25 mg,每天 2~3 次,可减轻水潴留,并对精神症状亦有效。

(2)抗前列腺素制剂:经前子宫内膜释放前列腺素,改变平滑肌张力、免疫功能及神经递质代谢。抗前列腺素如甲芬那酸 250 mg,每天 3 次,于经前 12 d 起服用。餐中服可减少胃刺激。如果疼痛是 PMS 的标志,抗前列腺素有效。除对痛经、乳胀、头痛、痉挛痛、腰骶痛有效,对紧张易怒症状也报道有效。

(3)多巴胺拮抗剂:高催乳素血症与 PMS 关系已有研究报道。溴隐亭为多巴胺拮抗剂,可降低 PRL 水平并改善经前乳房胀痛。剂量为 2.5 mg,每日 2 次,餐中服药可减轻不良反应。

五、临床特殊情况的思考和建议

由于经前期综合征临床表现复杂且个体差异巨大,因此诊断的关键是症状出现的时间及严重程度。PMS 发生于黄体期,随月经的结束而完全消失,具有明显的周期性。轻症 PMS 病例通过调整环境、改善生活方式、提供社会支持等予以治疗。重症患者尤其伴有明显负性情绪或心境恶劣如焦虑、抑郁、甚至有自杀意念等,应及时与精神疾病科联系,协作管理治疗,包括采用抗抑郁、抗焦虑药物的治疗。

第四节　高泌乳素血症

高泌乳素血症(hyperprolactinemia)是各种原因引起的垂体泌乳素细胞分泌过多,导致血循环中泌乳素升高为主要特点,表现为非妊娠期或非哺乳期溢乳,月经紊乱或闭经。高泌乳素血症在生殖功能失调中占 9%～17%。

一、PRL 生理功能

泌乳素(prolactin,PRL)是垂体前叶分泌的一种多肽激素,由于人泌乳素单体的糖基化及单体的聚合呈多样性,所以人泌乳素在体内以多种形式存在,包括小分子泌乳素、糖基化泌乳素、大分子泌乳素、大大分子泌乳素,其生物活性与免疫反应性由高至低以此类推。由于泌乳素在体内呈多样性,因此出现血泌乳素水平与临床表现不一致的现象。有些女性尽管体内血泌乳素水平升高,但却无溢乳、月经失调等症状;而部分女性尽管血泌乳素不升高,但出现溢乳、月经失调等症状。前者可能是大分子或大大分子泌乳素增加所致,后者可能是小分子泌乳素的分泌相对增加,而大分子或大大分子泌乳素分泌相对减少所致。

泌乳素的生理作用极为广泛复杂。在人类,主要是促进乳腺组织的发育和生长,启动和维持泌乳、使乳腺细胞合成蛋白增多。泌乳素能影响下丘脑-垂体-卵巢轴,正常水平的 PRL 对卵泡发育非常重要,然而过高水平 PRL 血症不仅对下丘脑 GnRH 及垂体 FSH、LH 的脉冲式分泌有抑制作用,而且还可直接抑制卵泡发育,导致排卵障碍,影响卵巢合成雌激素及孕激素,临床上表现为月经稀发或闭经。另外,PRL 和自身免疫相关。人类 B、T 淋巴细胞、脾细胞和 NK 细胞均有 PRL 受体,PRL 与受体结合调节细胞功能。PRL 在渗透压调节上也有重要作用。

二、PRL 生理变化

(一)昼夜变化

PRL 的分泌有昼夜节律,睡眠后逐渐升高,直到睡眠结束,因此,早晨睡醒前 PRL 可达到一天 24 h 峰值,醒后迅速下降,上午 10 点至下午 2 点降至一天中谷值。

(二)年龄和性别的变化

由于母体雌激素的影响,刚出生 1 周的婴儿血清 PRL 水平高达 100 μg/L 左右,4 周之后逐渐下降,3～12 个月时 PRL 降至正常水平。青春期 PRL 水平轻度上升至成人水平,可能与雌激素分泌相关。成年女性的血 PRL 水平始终比同龄男性高。妇女绝经后的 18 个月内,体内的 PRL 水平逐渐下降 50%,但接受雌激素补充治疗的妇女下降较缓慢。在高 PRL 血症的妇女中,应用雌激素替代疗法不引起 PRL 水平的改变。

(三)月经周期中的变化

在月经周期中 PRL 水平有昼夜波动,但周期性变化不明显,卵泡期与黄体期相仿,没有明显排卵前高峰,正常 PRL 值<25 μg/L。

(四)妊娠期的变化

孕 8 周血中 PRL 值仍为 20 μg/L,随着孕周的增加,雌激素水平升高刺激垂体 PRL 细胞增生和肥大,导致垂体增大及 PRL 分泌增多。在妊娠末期血清 PRL 水平可上升 10 倍,超过 200 μg/L。正常生理情况下,PRL 分泌细胞占腺垂体细胞的 15%～20%,妊娠末期可增加到 70%。

(五)产后泌乳过程中的变化

分娩后血 PRL 仍维持在较高水平,无哺乳女性产后 2 周增大的垂体恢复正常大小,血清 PRL 水平下降,产后 4 周血清 PRL 水平降至正常。哺乳者由于经常乳头吸吮刺激,触发垂体

PRL 快速释放,产后 4～6 周内哺乳妇女基础血清 PRL 水平持续升高;6～12 周基础 PRL 水平逐渐降至正常。随着每次哺乳发生的 PRL 升高幅度逐渐减小。产后 3～6 个月基础和哺乳刺激情况下 PRL 水平的下降,主要是由于添加辅食导致的哺乳减少。如果坚持哺乳,基础 PRL 水平会持续升高,并有产后闭经。

(六)应激导致 PRL 的变化

PRL 的分泌还与精神状态有关,激动或紧张时泌乳素明显增加。许多生理行为可影响体内泌乳素的水平。

高蛋白饮食、性交、哺乳及应激等均可使泌乳素水平升高。情绪紧张、寒冷、运动时垂体释放的应激激素包括 PRL、促肾上腺皮质激素(ACTH)和生长激素(GH)。应激可以使得 PRL 水平升高数倍,通常持续时间不到 1 h。

三、病因

(一)下丘脑疾患

下丘脑分泌的泌乳素抑制因子(prolactin-inhibitingfactor,PIF)对泌乳素分泌有抑制作用,PIF 主要是多巴胺。颅咽管瘤压迫第三脑室底部,影响 PIF 输送,导致泌乳素过度分泌。其他肿瘤如胶质细胞瘤、脑膜炎症、颅外伤引起垂体柄被切断、脑部放疗治疗破坏、下丘脑功能失调性假孕等影响 PIF 的分泌和传递都可引起泌乳素的增高。

(二)垂体疾患

垂体疾患是高泌乳素血症最常见的原因。垂体泌乳细胞肿瘤最多见,空蝶鞍综合征、肢端肥大症、垂体腺细胞增生都可致催乳素水平的异常增高。按肿瘤直径大小分微腺瘤(肿瘤直径<1 cm)和大腺瘤(肿瘤直径≥1 cm)。

(三)其他内分泌、全身疾患

原发性和(或)继发性甲状腺功能减退症,如假性甲状旁腺功能减退、桥本甲状腺炎、多囊卵巢综合征、肾上腺瘤、GH 腺瘤、ACTH 腺瘤等,以及异位 PRL 分泌增加如未分化支气管肺癌、胚胎癌、子宫内膜异位症、肾癌等,都可能有 PRL 升高。

肾功能不全、肝硬化影响到全身内分泌稳定时也会出现 PRL 升高。乳腺手术、乳腺假体手术后、长期乳头刺激、妇产科手术如人工流产、引产、死胎、子宫切除术、输卵管结扎术、卵巢切除术等 PRL 也可异常增高。

(四)药物影响

(1)长期服用多巴胺受体拮抗剂如酚噻嗪类镇静药:氯丙嗪、奋乃静。

(2)儿茶酚胺耗竭剂抗高血压药:利血平、甲基多巴。

(3)甾体激素类:口服避孕药、雌激素。

(4)鸦片类药物:吗啡。

(5)抗胃酸药:H_2-R 拮抗剂西咪替丁(甲氰咪胍)、多潘立酮(吗丁啉)。

上述药物均可抑制多巴胺转换,促进 PRL 释放。药物引起的高 PRL 血症多数血清 PRL 水平在 100 $\mu g/L$ 以下,但也有报道长期服用一些药物使血清 PRL 水平升高达 500 $\mu g/L$ 而引起大量泌乳、闭经。

(五)胸部疾患

胸部疾患如胸壁的外伤、手术、烧伤、带状疱疹等,也可能通过反射引起 PRL 升高。

(六)特发性高泌乳激素血症

泌乳素多为 $60\sim100\ \mu g/L$,无明确原因。此类患者与妊娠、服药、垂体肿瘤或其他器质性病变无关,多因患者的下丘脑-垂体功能紊乱,从而导致 PRL 分泌增加。其中大多数 PRL 轻度升高,长期观察可恢复正常。血清 PRL 水平明显升高而无症状的特发性高 PRL 血症患者中,部分患者可能是巨分子 PRL 血症,这种巨分子 PRL 有免疫活性而无生物活性。临床上当无病因可循时,包括 MRI 或 CT 等各种检查后未能明确泌乳素异常增高原因的患者可诊断为特发性高泌乳素血症,但应注意对其长期随访,对部分伴月经紊乱而 PRL 高于 $100\ \mu g/L$ 者,需警惕潜隐性垂体微腺瘤的可能,应密切随访,脑部 CT 检查发现许多此类疾病患者数年后常发展为垂体微腺瘤。

四、临床表现

(一)溢乳

患者在非妊娠和非哺乳期出现溢乳或挤出乳汁,或断奶数月仍有乳汁分泌,轻者挤压乳房才有乳液溢出,重者自觉内衣有乳渍。分泌的乳汁通常是乳白、微黄色或透明液体,非血性。仅出现溢乳的占 27.9%,同时出现闭经及溢乳者占 75.4%。这些患者血清 PRL 水平一般都显著升高。部分患者泌乳素水平较高但无溢乳表现,可能与其分子结构有关。

(二)闭经或月经紊乱

高水平的泌乳素可影响下丘脑-垂体-卵巢轴的功能,导致黄体期缩短或无排卵性月经失调、月经稀发甚至闭经,后者与溢乳表现合称为闭经溢乳综合征。

(三)不育或流产

卵巢功能异常、排卵障碍或黄体不健可导致不育或流产。

(四)头痛及视觉障碍

微腺瘤一般无明显症状;大腺瘤可压迫蝶鞍隔出现头痛、头胀等;当腺瘤向前侵犯或压迫视交叉或影响脑脊液回流时,也可出现头痛、呕吐和眼花,甚至视野缺损和动眼神经麻痹。肿瘤压迫下丘脑可以表现为肥胖、嗜睡、食欲异常等。

(五)性功能改变

部分患者因卵巢功能障碍,表现低雌激素状态,阴道壁变薄或萎缩,分泌物减少,性欲减低。

五、辅助检查

(一)血清学检查

血清 PRL 水平持续异常升高,大于 $1.14\ mmol/L(25\ \mu g/L)$,需除外由于应激引起的 PRL 升高。FSH 及 LH 水平通常偏低。必要时测定 TSH、FT_3、FT_4、肝、肾功能。

(二)影像学检查

当血清 PRL 水平高于 $4.55\ nmol/L(100\ \mu g/L)$ 时,应注意是否存在垂体腺瘤,CT 和 MRI 可明确下丘脑、垂体及蝶鞍情况,是有效的诊断方法。其中 MRI 对软组织的显影较 CT 清晰,因此,对诊断空蝶鞍症最为有效,也可使视神经、海绵窦及颈动脉清楚显影。

(三)眼底、视野检查

垂体肿瘤增大可侵犯和(或)压迫视交叉,引起视盘水肿;也可因肿瘤损伤视交叉不同部位而有不同类型视野缺损,因而眼底、视野检查有助于确定垂体腺瘤的部位和大小。

六、诊断

根据血清学检查 PRL 持续异常升高,同时出现溢乳、闭经及月经紊乱、不育、头痛、眼花、视觉障碍及性功能改变等临床表现,可诊断为高泌乳素血症。诊断时应注意某些生理状态,如妊娠、哺乳、夜间睡眠、长期刺激乳头、性交、过饱或饥饿、运动和精神应激等,PRL 会有轻度升高。因此,临床测定 PRL 时应避免生理性影响,在 10~11 时取血测定较为合理。PRL 水平显著高于正常者一次检查即可确定,当 PRL 测定结果在正常上限 3 倍以下时至少检测 2 次,以确定有无高 PRL 血症。诊断高泌乳激素血症后必须根据需要做必要的辅助检查,以进一步明确发病原因及病变程度,便于治疗。

七、治疗

应该遵循对因治疗原则。控制高 PRL 血症、恢复女性正常月经和排卵功能、减少乳汁分泌及改善其他症状(如头痛和视功能障碍等)。

(一)随访

对特发性高泌乳素血症、泌乳素轻微升高、月经规律、卵巢功能未受影响、无溢乳且未影响正常生活时,可不必治疗,应定期复查,观察临床表现和 PRL 的变化。

(二)药物治疗

垂体 PRL 大腺瘤及伴有闭经、泌乳、不孕不育、头痛、骨质疏松等表现的微腺瘤都需要治疗,首选多巴胺激动剂治疗。

1. 溴隐亭(Bromocryptine)

溴隐亭为麦角类衍生物,为非特异性多巴胺受体激动剂,可直接作用于垂体泌乳素细胞,与多巴胺受体结合,抑制肿瘤增生,从而抑制 PRL 的合成分泌,是治疗高泌乳素血症最常用的药物。为了减少药物不良反应,溴隐亭治疗从小剂量开始渐次增加,即从睡前 1.25 mg 开始,递增到需要的治疗剂量。如果反应不大,可在几天内增加到治疗量。常用剂量为每天 2.5~10 mg,分 2~3 次服用,大多数病例每天为 5~7.5 mg 已显效。剂量的调整依据是血 PRL 水平。达到疗效后可分次减量到维持量,通常每天为 1.25~2.50 mg。溴隐亭治疗可以使70%~90%的患者获得较好疗效,表现为血 PRL 降至正常、泌乳消失或减少、垂体腺瘤缩小、恢复规则月经和生育。若 PRL 大腺瘤在多巴胺激动剂治疗后血 PRL 正常而垂体大腺瘤不缩小,应重新审视诊断是否为非 PRL 腺瘤或混合性垂体腺瘤、是否需改用其他治疗(如手术治疗)。溴隐亭治疗高 PRL 血症、垂体 PRL 腺瘤不论降低血 PRL 水平还是肿瘤体积缩小,都是可逆性的,只是使垂体 PRL 腺瘤可逆性缩小,长期治疗后肿瘤出现纤维化,但停止治疗后垂体 PRL 腺瘤会恢复生长,导致高 PRL 血症再现,因此需长期用药维持治疗。

溴隐亭不良反应:主要有恶心、呕吐、眩晕、疲劳和体位性低血压等,故治疗应从小剂量开始,逐渐增加至有效维持剂量,如患者仍无法耐受其胃肠道反应,可改为阴道给药,经期则经肛门用药。阴道、直肠黏膜吸收可达到口服用药同样的治疗效果。约有 10%的患者对溴隐亭不敏感、疗效不满意,对于药物疗效欠佳,不能耐受药物不良反应及拒绝接受药物治疗的患者可以更换其他药物或手术治疗。

新型溴隐亭长效注射剂(Parlodel LAR)克服了因口服造成的胃肠道功能紊乱,用法是

50～100 mg,每 28 d 一次,是治疗泌乳素大腺瘤安全有效的方法,可长期控制肿瘤的生长并使瘤体缩小,不良反应较少,用药方便。

2.卡麦角林和喹高利特

若溴隐亭不良反应无法耐受或无效时可改用具有高度选择性的多巴胺 D_2 受体激动剂卡麦角林和喹高利特,它们抑制 PRL 的作用更强大而不良反应相对减少,作用时间更长。对溴隐亭抵抗(每天 15 mg 溴隐亭效果不满意)或不耐受溴隐亭治疗的 PRL 腺瘤患者改用这些新型多巴胺激动剂仍有 50% 以上有效。喹高利特每天服用一次 75～300 μg;卡麦角林每周只需服用 1～2 次,常用剂量 0.5～2.0 mg,患者顺应性较溴隐亭更好。

3.维生素 B_{12}

维生素 B_{12} 作为辅酶在下丘脑中多巴向多巴胺转化时加强脱羟及氨基转移作用,与多巴胺受体激动剂起协同作用。临床用量可达 60～100 mg,每日 2～3 次。

(三)手术治疗

若溴隐亭等药物治疗效果欠佳者,有观点认为由于多巴胺激动剂能使肿瘤纤维化形成粘连,可能增加手术的困难和风险,一般建议用药 3 个月内实施手术治疗。经蝶窦手术是最为常用的方法,开颅手术少用。手术适应证包括以下方面。

(1)药物治疗无效或效果欠佳者。

(2)药物治疗反应较大不能耐受者。

(3)巨大垂体腺瘤伴有明显视力视野障碍,药物治疗一段时间后无明显改善者。

(4)侵袭性垂体腺瘤伴有脑脊液鼻漏者。

(5)拒绝长期服用药物治疗者。

(6)复发的垂体腺瘤也可以手术治疗。

手术后,需要进行全面的垂体功能评估,存在垂体功能低下的患者需要给予相应的内分泌激素替代治疗。

(四)放射治疗

分为传统放射治疗和立体定向放射外科治疗。传统放射治疗因照射野相对较大,易出现迟发性垂体功能低下等并发症,目前仅用于有广泛侵袭的肿瘤术后的治疗。立体定向放射外科治疗适用于边界清晰的中小型肿瘤。放射治疗主要适用于大的侵袭性肿瘤、术后残留或复发的肿瘤;药物治疗无效或不能坚持和耐受药物治疗不良反应的患者;有手术禁忌或拒绝手术的患者以及部分不愿长期服药的患者。放射治疗疗效评价应包括肿瘤局部控制以及异常增高的 PRL 下降的情况。通常肿瘤局部控制率较高,而 PRL 恢复至正常则较为缓慢。即使采用立体定向放射外科治疗后,2 年内也仅有 25%～29% 的患者 PRL 恢复正常,其余患者可能需要更长时间随访或需加用药物治疗。传统放射治疗后 2～10 年,有 12%～100% 的患者出现垂体功能低下;1%～2% 的患者可能出现视力障碍或放射性颞叶坏死。部分可能会影响瘤体周围的组织而影响垂体的其他功能,甚至诱发其他肿瘤、损伤周围神经等。因此,放射治疗一般不单独使用。

(五)其他治疗

由于甲状腺功能减退、肾衰竭、手术、外伤、药物等因素引起的高泌乳素血症,则对因进行治疗。

八、高泌乳素血症患者的妊娠相关处理

(一)基本原则

基本原则是将胎儿对药物的暴露限制在尽可能少的时间内。

(二)妊娠期间垂体肿瘤生长特点

妊娠期间95%微腺肿瘤患者、70%～80%大腺瘤患者瘤体并不增大。虽然妊娠期泌乳素腺瘤增大情况少见，但仍应该加强监测。垂体腺瘤患者怀孕后未用药物治疗者，约有5%的微腺瘤患者会发生视交叉压迫，而大腺瘤出现这种危险的可能性达25%以上。因此，于妊娠20、28、38周定期复查视野，若有异常，应该及时行MRI检查。

(三)垂体肿瘤妊娠后处理

在妊娠前有微腺瘤的患者应在明确妊娠后停用溴隐亭，因为肿瘤增大的风险较小。停药后应定期测定血PRL水平和视野检查。正常人怀孕后PRL水平可以升高10倍左右，患者血PRL水平显著超过治疗前的PRL水平时要密切监测血PRL及增加视野检查频度；对于有生育要求的大腺瘤妇女，需在溴隐亭治疗腺瘤缩小后再妊娠较为安全。

目前认为溴隐亭对妊娠是安全的，但仍主张一旦妊娠，应考虑停药。所有患垂体PRL腺瘤的妊娠患者，在妊娠期需要每2个月评估一次。妊娠期间肿瘤再次增大者给予溴隐亭仍能抑制肿瘤生长，一旦发现视野缺损或海绵窦综合征，立即加用溴隐亭可望在1周内改善缓解，但整个孕期须持续用药直至分娩。对于药物不能控制者及视力视野进行性恶化时，应该经蝶鞍手术治疗并需要根据产科原则选择分娩方式。高PRL血症、垂体PRL腺瘤妇女应用溴隐亭治疗，怀孕后自发流产、胎死宫内、胎儿畸形等发生率占14%左右，与正常妇女妊娠情况相似。

(四)垂体肿瘤哺乳期处理

没有证据支持哺乳会刺激肿瘤生长。对于有哺乳意愿的妇女，除非妊娠诱导的肿瘤生长需要治疗，一般要到患者想结束哺乳时再使用DA激动剂。

九、临床特殊情况的思考和建议

1.溴隐亭用药问题

在初始治疗时，血PRL水平正常、月经恢复后原剂量可维持不变3～6个月。微腺瘤患者即可开始减量；大腺瘤患者此时复查MRI，确认PRL肿瘤已明显缩小（通常肿瘤越大，缩小越明显），PRL正常后也可开始减量。减量应缓慢分次（2个月左右一次）进行，通常每次1.25mg，用保持血PRL水平正常的最小剂量为维持量。每年至少2次血PRL随诊，以确认其正常。在维持治疗期间，一旦再次出现月经紊乱或PRL不能被控制，应查找原因，如药物的影响、怀孕等，必要时复查MRI，决定是否调整用药剂量。对小剂量溴隐亭维持治疗PRL水平保持正常、肿瘤基本消失的病例5年后可试行停药，若停药后血PRL水平又升高者，仍需长期用药，只有少数病例在长期治疗后达到临床治愈。

2.视野异常治疗问题

治疗前有视野缺损的患者，治疗初期即复查视野，视野缺损严重的在初始治疗时可每周查2次视野（已有视神经萎缩的相应区域的视野会永久性缺损）。药物治疗满意，通常在2周内可改善视野；但是对药物治疗反应的时间，存在个体差异，视力视野进行性恶化时应该经蝶鞍

手术治疗。

3.手术治疗后随访问题

手术后 3 个月应行影像学检查,结合内分泌学变化,了解肿瘤切除程度。视情况每半年或一年再复查一次。手术成功的关键取决于手术者的经验和肿瘤的大小,微腺瘤的手术效果较大腺瘤好,60%～90%的微腺瘤患者术后 PRL 水平可达到正常,而大腺瘤患者达到正常的比例则较低。手术后仍有肿瘤残余的患者,手术后 PRL 水平正常的患者中,长期观察有 20%患者会出现复发,需要进一步采用药物或放射治疗。

第三章 妇科盆底功能障碍及损伤性疾病

第一节 阴道脱垂

阴道脱垂包括阴道前壁脱垂与阴道后壁脱垂。

一、阴道前壁脱垂

阴道前壁脱垂常伴有膀胱膨出和尿道膨出,以膀胱膨出为主。

(一)病因病理

阴道前壁的支持组织主要是耻骨尾骨肌、耻骨膀胱宫颈筋膜和泌尿生殖膈的深筋膜。

若分娩时,上述肌肉、韧带和筋膜,尤其是耻骨膀胱宫颈筋膜、阴道前壁及其周围的耻尾肌过度伸张或撕裂,产褥期又过早从事体力劳动,使阴道支持组织不能恢复正常,膀胱底部失去支持力,膀胱及与其紧连的阴道前壁上 2/3 段向下膨出,在阴道口或阴道口外可见,称为膀胱膨出。膨出的膀胱随同阴道前壁仍位于阴道内,称Ⅰ度膨出;膨出部暴露于阴道口外称Ⅱ度膨出;阴道前壁完全膨出于阴道口外,称Ⅲ度膨出。若支持尿道的耻骨膀胱宫颈筋膜严重受损,尿道及与其紧连的阴道前壁下 1/3 段则以尿道外口为支点,向后向下膨出,形成尿道膨出。

(二)临床表现

轻者可无症状。重者自觉下坠、腰酸,并有块状物自阴道脱出,站立时间过长、剧烈活动后或腹压增大时,阴道"块状物"增大,休息后减小。仅膀胱膨出时,可因排尿困难而致尿潴留,易并发尿路感染,患者可有尿频、尿急、尿痛等症状。膀胱膨出合并尿道膨出时,尿道膀胱后角消失,在大笑、咳嗽、用力等增加腹压时,有尿液溢出,称张力性尿失禁。

(三)诊断及鉴别诊断

诊断及鉴别诊断主要依靠阴道视诊及触诊,但要注意是否合并尿道膨出及张力性尿失禁。患者有上述自觉症状,视诊时阴道口宽阔,伴有陈旧性会阴裂伤。阴道口突出物在屏气时可能增大。若同时见尿液溢出,表明合并膀胱膨出和尿道膨出。触诊时突出包块为阴道前壁,柔软而边界不清。如用金属导尿管插入尿道膀胱中,则在可缩小的包块内触及金属导管,可确诊为膀胱或尿道膨出,也除外阴道内其他包块的可能,如黏膜下子宫肌瘤、阴道壁囊肿、阴道肠疝、肥大宫颈及子宫脱垂(可同时存在)等。

(四)预防

正确处理产程,凡有头盆不称者及早行剖宫产术,避免第二产程延长和滞产;提高助产技术,加强会阴保护,及时行会阴侧切术,必要时手术助产结束分娩;产后避免过早参加重体力劳动;提倡做产后保健操。

(五)治疗

轻者只需注意适当营养和缩肛运动。严重者应行阴道壁修补术;因其他慢性病不宜手术者,可置子宫托缓解症状,但需日间放置、夜间取出,以防引起尿瘘、粪瘘。

二、阴道后壁脱垂

阴道后壁脱垂常伴有直肠膨出。阴道后壁脱垂可单独存在，也可合并阴道前壁脱垂。

（一）病因病理

经阴道分娩时，耻尾肌、直肠-阴道筋膜或泌尿生殖膈等盆底支持组织由于长时间受压而过度伸展或撕裂，如在产后未能修复，直肠支持组织消弱，导致直肠前壁向阴道后壁逐渐脱出，形成伴直肠膨出的阴道后壁脱垂。若较高处的耻尾肌纤维严重受损，可形成子宫直肠陷凹疝，阴道后穹窿向阴道内脱出，内有肠管，称肠膨出。

（二）临床表现

轻者无明显表现，严重者可感下坠、腰酸、排便困难，甚至需要用手向后推移膨出的直肠方能排便。

（三）诊断与鉴别诊断

检查可见阴道后壁呈球形膨出，肛诊时手指可伸入膨出部，即可确诊。

（四）预防

同阴道前壁脱垂。

（五）治疗

轻度者不需治疗，重者需行后阴道壁及会阴修补术。

第二节　外生殖器损伤

外生殖器损伤主要指外阴（包括会阴）和阴道损伤，以前者多见。在外阴损伤中，又包括处女膜裂伤和外阴血肿或裂伤。本节主要介绍外阴血肿或裂伤。

一、病因

由于外阴部血供丰富且皮下组织疏松，当骑车、跨越栏杆或坐椅、沿楼梯扶手滑行、乘公交车突然刹车或由高处跌下时，外阴部直接撞击到硬物，均可引起外阴部皮下血管破裂，而皮肤破裂很小或无裂口时，易形成外阴血肿。特别是当患者合并局部静脉曲张，或者损伤到前庭球或阴蒂静脉时，更易发生外阴血肿。有时外阴血肿很大，或撞击时，外阴皮肤错位撕裂，常合并外阴裂伤。

二、临床表现

外阴血肿或外阴裂伤多发生于未成年少女或年轻女性。受伤后，患者当即感到外阴部疼痛，伴有或不伴有外阴出血。如血肿继续增大，患者除感到外阴剧烈疼痛和行走困难外，还扪及会阴块物。甚至因巨大血肿压迫尿道而导致尿潴留。检查可见外阴部一侧大小阴唇明显肿胀隆起，呈紫蓝色，有时血肿波及阴阜，压痛明显。血肿伴有裂伤时，可见皮肤黏膜破损、渗血或活动性出血。

三、诊断

患者有明显的外阴撞击史,伤后外阴疼痛,检查外阴局部隆起呈紫蓝色,伴有或不伴有皮肤破损即可诊断外阴血肿或外阴裂伤。但在检查时应特别注意有无尿道、直肠和膀胱的损伤。如外阴为尖锐物体所伤,可引起外阴深部穿透伤。严重者可穿入腹腔、肠道和膀胱。

四、治疗

外阴血肿的治疗应根据血肿大小、是否继续增大以及就诊时间而定。

血肿小,无增大趋势,可行保守治疗。嘱患者卧床休息,可采用臀部垫高的方法,降低会阴静脉压。最初 24 h 内宜局部冷敷(冰敷),以降低局部血流量和减轻外阴疼痛。24 h 后,可改用热敷或超短波远红外线等治疗,以促进血肿吸收。血肿形成 4～5 d 后,可在严密消毒情况下抽出血液,以加速血肿的消失。但在血肿形成的最初 24 h 内,特别是最初数小时内切忌抽吸血液,因渗出的血液有压迫出血点而达到防止继续出血的作用,早期抽吸可诱发再度出血。

血肿大、特别是有继续出血者,应在良好的麻醉条件下(最好骶管麻醉或鞍麻),切开血肿、排出积血,结扎出血点后再缝合。术毕应在外阴和阴道内同时用纱布加压以防继续渗血。同时放置导尿管开放引流。止血同时,应使用有效抗生素预防感染,适当补液,必要时输血。对合并有脏器损伤者应先治疗关键性的损伤,暂时做简单的生殖器官损伤的止血处理,待重要器官损伤止血处理后,生命体征平稳,再处理外阴损伤。如果同时有多量出血,又可以同时处理者,应进行外阴清创缝合,以免失血过多,手术需在全麻下进行。

第三节　子宫脱垂

子宫脱垂是子宫从正常位置沿阴道下降,宫颈外口达坐骨棘水平以下,甚至子宫全部脱出阴道口以外。子宫脱垂常伴有阴道前壁和后壁脱垂。

一、临床分度与临床表现

(一)临床分度

我国采用 1981 年全国部分省、市、自治区"两病"科研协作组的分度,以患者平卧用力向下屏气时,子宫下降最低点为分度标准,将子宫脱垂分为以下 3 度。

Ⅰ度:①轻型,宫颈外口距处女膜缘小于 4 cm,未达处女膜缘;②重型,宫颈外口已达处女膜缘,阴道口可见子宫颈。

Ⅱ度:①轻型,宫颈已脱出阴道口外,宫体仍在阴道内;②重型,宫颈及部分宫体脱出阴道口。

Ⅲ度:宫颈与宫体全部脱出阴道口外。

(二)临床表现

1.症状

Ⅰ度:患者多无自觉症状;Ⅱ、Ⅲ度患者常有程度不等的腰骶区疼痛或下坠感。

Ⅱ度:患者在行走、劳动、下蹲或排便等腹压增加时有块状物自阴道口脱出,开始时块状物在平卧休息时可变小或消失。严重者休息后块状物也不能自行回缩,常需用手推送才能将其还纳至阴道内。

Ⅲ度:患者多伴Ⅲ度阴道前壁脱垂,易出现尿潴留,还可发生压力性尿失禁。

2.体征

脱垂子宫有的可自行回缩,有的可经手还纳,不能还纳的,常伴阴道前后壁脱出,长期摩擦可致宫颈溃疡、出血。Ⅱ、Ⅲ度子宫脱垂患者宫颈及阴道黏膜增厚角化,宫颈肥大并延长。

二、病因

分娩损伤,产后过早体力劳动,特别是重体力劳动;子宫支持组织疏松薄弱,如盆底组织先天发育不良;绝经后雌激素不足;长期腹压增加。

三、诊断

通过妇科检查结合病史很容易诊断。检查时嘱患者向下屏气或加腹压,以判断子宫脱垂的最大程度,并分度。同时注意观察有无阴道壁脱垂、宫颈溃疡、压力性尿失禁等,必要时做宫颈细胞学检查。如可还纳,需了解盆腔情况。

四、处理

(一)支持疗法

加强营养,适当安排休息和工作,避免重体力劳动,保持大便通畅,积极治疗增加腹压的疾病。

(二)非手术疗法

1.放置子宫托

放置子宫托适用于各度子宫脱垂和阴道前后壁脱垂患者。

2.其他疗法

其他疗法包括盆底肌肉锻炼、物理疗法和中药补中益气汤等。

(三)手术疗法

手术疗法适用于国内分期Ⅱ度及以上子宫脱垂或保守治疗无效者。

1.阴道前、后壁修补术

阴道前、后壁修补术适用于Ⅰ、Ⅱ度阴道前、后壁脱垂患者。

2.曼氏手术

手术包括阴道前后壁修补、主韧带缩短及宫颈部分切除术。适用于年龄较轻、宫颈延长、希望保留子宫的Ⅱ、Ⅲ度子宫脱垂伴阴道前、后壁脱垂患者。

3.经阴道子宫全切术及阴道前后壁修补术

经阴道子宫全切术及阴道前后壁修补术适用于Ⅱ、Ⅲ度子宫脱垂伴阴道前、后壁脱垂、年龄较大、无需考虑生育功能的患者。

4.阴道纵隔形成术或阴道封闭术

阴道纵隔形成术或阴道封闭术适用于年老体弱不能耐受较大手术,不需保留性交功能者。

5.阴道、子宫悬吊术

阴道、子宫悬吊术可采用手术缩短圆韧带,或利用生物材料制成各种吊带,以达到悬吊子宫和阴道的目的。

五、预防

推行计划生育,提高助产技术,加强产后体操锻炼,产后避免重体力劳动,积极治疗和预防使腹压增加的疾病。

第四节 子宫损伤

一、子宫穿孔

子宫穿孔多发生于流产刮宫,特别是钳刮人工流产手术时,但诊断性刮宫、安放和取出宫腔内节育器(intrauterine device,简称 IUD)均可导致子宫穿孔。

(一)病因

1. 术前未做盆腔检查或判断错误

刮宫术前未做盆腔检查或对子宫位置、大小判断错误,即盲目操作,是子宫穿孔的常见原因之一,特别是当子宫前屈或后屈,而探针、吸引头或刮匙放入的方向与实际方向相反时,最易发生穿孔。双子宫或双角子宫畸形患者,早孕时勿在未孕侧操作,亦易导致穿孔。

2. 术时不遵守操作常规或动作粗暴

初孕妇宫颈内口较紧,强行扩宫,特别是跳号扩张宫颈时,可能发生穿孔。此外,如在宫腔内粗暴操作,过度搔刮或钳夹子宫某局部区域,均可引起穿孔。

3. 子宫病变

以往有子宫穿孔史、反复多次刮宫史或剖宫产后瘢痕子宫患者,当再次刮宫时均易发生穿孔。子宫绒癌或子宫内膜癌累及深肌层者,诊断性刮宫或宫腔镜检查时,可导致或加速其穿孔或破裂。

4. 萎缩子宫

当体内雌激素水平低落,如产后子宫过度复旧或绝经后,子宫往往小于正常,且其肌层组织脆弱、肌张力低,探针很容易直接穿透宫壁,甚至可将 IUD 直接放入腹腔内。

5. 强行取出嵌入肌壁的 IUD

IUD 已嵌入子宫肌壁,甚至部分已穿透宫壁时,如仍强行经阴道取出,有引起子宫穿孔的可能。

(二)临床表现

绝大多数子宫穿孔均发生在人工流产手术,特别是大月份钳刮手术时。子宫穿孔的临床表现可因子宫原有状态、引起穿孔的器械大小、损伤的部位和程度,以及是否并发其他内脏损伤而有显著不同。

1. 探针或 IUD 穿孔

凡探针穿孔,由于损伤小,一般内出血少,症状不明显,检查时除可能扪及宫底部有轻压痛外,余无特殊发现。产后子宫萎缩,在安放 IUD 时,有时可穿透宫壁将其直接放入腹腔而未察觉,直至以后 B 超随访 IUD 或试图取出 IUD 失败时方始发现。

2.卵圆钳、吸管穿孔

卵圆钳或吸管所致穿孔的孔径较大,特别是当穿孔后未及时察觉仍反复操作时,常伴急性内出血。穿孔发生时患者往往感突发剧痛。腹部检查,全腹均有压痛和反跳痛,以下腹部最为明显,但肌紧张多不显著,如内出血少,移动性浊音可为阴性。妇科检查宫颈举痛和宫体压痛均极显著。如穿孔部位在子宫峡部一侧,且伤及子宫动脉的下行支时,可在一侧阔韧带内扪及血肿形成的块物;但也有些患者仅表现为阵发性颈管内活跃出血,宫旁无块物扪及,宫腔内亦已刮净而无组织残留。子宫绒癌或葡萄胎刮宫所导致的子宫穿孔,多伴有大量内、外出血,患者在短时间内可出现休克症状。

3.子宫穿孔并发其他内脏损伤

人工流产术发生穿孔后未及时发现,仍用卵圆钳或吸引器继续操作时,往往夹住或吸住大网膜、肠管等,以致造成内脏严重损伤。如将夹住的组织强行向外牵拉,患者顿感刀割或牵扯样上腹剧痛,术者亦多觉察向外牵拉的阻力极大,有时可夹出黄色脂肪组织、粪渣或肠管,严重者甚至可将肠管内黏膜层剥脱拉出。因肠管黏膜呈膜样,故即使夹出亦很难肉眼辨认其为何物。肠管损伤后,其内容物溢入腹腔,迅速出现腹膜炎症状。如不及时手术,患者可因中毒性休克死亡。

如穿孔位于子宫前壁,伤及膀胱时可出现血尿。当膀胱破裂,尿液流入腹腔后,则形成尿液性腹膜炎。

(三)诊断

凡经阴道宫腔内操作出现下列征象时,均提示有子宫穿孔的可能。

(1)使用的器械进入宫腔深度超过事先估计或探明的长度,并感到继续放入无阻力时。

(2)扩张宫颈的过程中,如原有阻力极大,但忽而阻力完全消失,且患者同时感到有剧烈疼痛时。

(3)手术时患者有剧烈上腹痛,检查有腹膜炎刺激征,或移动性浊音阳性;如看到夹出物有黄色脂肪组织、粪渣或肠管,更可确诊为肠管损伤。

(4)术后子宫旁有块状物形成或宫腔内无组织物残留,但仍有反复阵发性颈管内出血者,应考虑在子宫下段侧壁阔韧带两叶之间有穿孔可能。

(四)预防

(1)术前详细了解病史和做好妇科检查,并应排空膀胱。产后三月哺乳期内和宫腔小于 6 cm 者不放置 IUD。有刮宫产史、子宫穿孔史或哺乳期受孕而行人工流产术时,在扩张宫颈后即注射子宫收缩剂,以促进子宫收缩变硬,从而减少损伤。

(2)经阴道行宫腔内手术,若不用超声引导可视是完全凭手指触觉的"盲目"操作,应严格遵守操作规程,动作轻柔,安全第一,务求做到每次手术均随时警惕有损伤的可能。

(3)孕 12～16 周而行引产或钳刮术时,术前 2 天分四次口服米菲司酮共 150 mg,同时注射利凡诺 100 mg 至宫腔,以促进宫颈软化和扩张。一般在引产第 3 天,胎儿胎盘多能自行排出,如不排出时,可行钳刮术。钳刮时先取胎盘,后取胎体,如胎块长骨通过宫颈受阻时,忌用暴力牵拉或旋转,以免损伤宫壁。此时应将胎骨退回宫腔最宽处,换夹胎骨另一端则不难取出。

（4）如疑诊子宫体绒癌或子宫内膜腺癌而需行诊断性刮宫确诊时，搔刮宜轻柔。当取出的组织足以进行病理检查时，则不应再作全面彻底的搔刮术。

（五）治疗

手术时一旦发现子宫穿孔，应立即停止宫腔内操作。然后根据穿孔大小、宫腔内容物干净与否、出血多少和是否继续有内出血、其他内脏有无损伤以及妇女对今后生育的要求等而采取不同的处理方法。

（1）穿孔发生在宫腔内容物已完全清除后，如观察无继续内、外出血或感染，三天后即可出院。

（2）凡穿孔较小者（用探针或小号扩张器所致），无明显内出血，宫腔内容物尚未清除时，应先给予麦角新碱或缩宫素以促进子宫收缩，并严密观察有无内出血。如无特殊症状出现，可在7～10 d后再行刮宫术；但若术者刮宫经验丰富，对仅有部分宫腔内容物残留者，可在发现穿孔后避开穿孔部位将宫腔内容物刮净。

（3）如穿孔直径大，有较多内出血，尤其合并有肠管或其他内脏损伤者，则不论宫腔内容物是否已刮净，应立即剖腹探查，并根据术时发现进行肠修补或部分肠段切除吻合术。子宫是否切开或切除，应根据有无再次妊娠要求而定。已有足够子女者，最好做子宫次全切除术；希望再次妊娠者，在肠管修补后再行子宫切开取胎术。

（4）其他辅助治疗：凡有穿孔可疑或证实有穿孔者，均应尽早经静脉给予抗生素预防和控制感染。

二、子宫颈撕裂

子宫颈撕裂多发生于产妇分娩时，一般均在产后立即修补，愈合良好。但中孕人流引产时亦可引起宫颈撕裂。

（一）病因

多因宫缩过强但宫颈未充分容受和扩张，胎儿被迫强行通过宫颈外口或内口所致。一般见于无足月产史的中孕引产者。加用缩宫素特别是前列腺素引产者发生率更高。

（二）临床表现

临床上可表现为以下三种不同类型。

1.宫颈外口撕裂

宫颈外口撕裂与一般足月分娩时撕裂相同，多发生于宫颈6或9点处，长度可由外口处直达阴道穹窿部不等，常伴有活跃出血。

2.宫颈内口撕裂

内口尚未完全扩张，胎儿即强行通过时，可引起宫颈内口处黏膜下层结缔组织撕裂，因黏膜完整，故胎儿娩出后并无大量出血，但因宫颈内口闭合不全以致日后出现复发性流产。

3.宫颈破裂

凡裂口在宫颈阴道部以上者为宫颈上段破裂，一般同时合并有后穹窿破裂，胎儿从后穹窿裂口娩出。

如破裂在宫颈的阴道部为宫颈下段破裂，可发生在宫颈前壁或后壁，但以后壁为多见。裂口呈横新月形，但宫颈外口完整。患者一般流血较多。窥阴器扩开阴道时即可看到裂口，甚至可见到胎盘嵌顿于裂口处。

（三）预防和治疗

（1）凡用利凡诺引产时，不应滥用缩宫素特别是不应采用米索前列醇加强宫缩。引产时如宫缩过强，产妇诉下腹剧烈疼痛，并有烦躁不安，而宫口扩张缓慢时，应立即肌内注射哌替啶100 mg 及莨菪碱 0.5 mg 以促使子宫松弛，已加用静脉注射缩宫素者应尽速停止滴注。

（2）中孕引产后不论流血多少，应常规检查阴道和宫颈。发现撕裂者立即用人工合成可吸收缝线修补。

（3）凡因宫颈内口闭合不全出现晚期流产者，可在非妊娠期进行手术矫正，但疗效不佳。现多主张在妊娠 14～19 周期间用 10 号丝线前后各套 2 cm 长橡皮管绕宫颈缝合扎紧以关闭颈管。待妊娠近足月或临产前拆除缝线。

第五节　生殖道瘘

生殖道瘘是指生殖道与其邻近器官间有异常通道。临床上尿瘘最多见且常有多种尿瘘并存，称多发性尿瘘，其次为粪瘘。如果尿瘘与粪瘘并存，称混合瘘。此外，还有子宫腹壁瘘。本节仅介绍尿瘘和粪瘘。

一、尿瘘

尿瘘是指生殖道与泌尿道之间形成的异常通道。表现为患者无法自主排尿。尿瘘可发生在生殖道与泌尿道之间的任何部位，根据泌尿生殖瘘发生的部位，分为膀胱阴道瘘、膀胱宫颈瘘、尿道阴道瘘、膀胱尿道阴道瘘、膀胱宫颈阴道瘘及输尿管阴道瘘等。其中膀胱阴道瘘最多见，有时可同时并存两种或多种类型尿瘘。

（一）病因

导致泌尿生殖瘘的常见病因为产伤和盆腔手术损伤。

1. 产伤

产伤多发生在经济、医疗条件落后的地区。国内资料显示产伤引起的尿瘘占 90％以上。根据发病机制分为坏死型尿瘘：由于骨盆狭窄、胎儿过大或胎位异常所致头盆不称，产程延长，特别是第二产程延长者，阴道前壁、膀胱尿道、被挤压在胎头和耻骨联合之间，导致局部组织坏死形成尿瘘。损伤型尿瘘：产科助产手术直接损伤，应用缩宫素不当致宫缩过强，胎头明显受阻发生子宫破裂并损伤膀胱等。

2. 妇科手术损伤

近年妇科手术所致尿瘘的发生率有上升趋势。经腹手术和经阴道手术损伤均有可能导致尿瘘，通常是由于分离组织粘连时伤及输尿管或输尿管末端游离过度导致的输尿管阴道瘘。

3. 其他病因

外伤、放射治疗后、膀胱结核、晚期生殖泌尿道肿瘤、子宫托安放不当、局部治疗药物注射等均能导致尿瘘。但并不多见。

根据病变程度可分为简单尿瘘、复杂尿瘘和极复杂尿瘘。简单尿瘘指膀胱阴道瘘，瘘孔直径<3 cm;尿道阴道瘘,瘘孔直径<1 cm。复杂尿瘘指膀胱阴道瘘,瘘孔直径达 3 cm 或瘘孔边缘距输尿管开口<0.5 cm;尿道阴道瘘,瘘孔直径>1 cm。其他少见的尿瘘均归类为极复杂尿瘘。

(二)临床表现

1. 漏尿

漏尿为主要症状,尿液不能控制地自阴道流出。根据瘘孔的位置,患者可表现为持续漏尿、体位性漏尿、压力性尿失禁或膀胱充盈性漏尿等,如较高位的膀胱瘘孔患者在站立时无漏尿,而平卧时则漏尿不止。

瘘孔极小者在膀胱充盈时方漏尿。一侧输尿管阴道瘘由于健侧输尿管的尿液进入膀胱,因此在漏尿同时仍有自主排尿。漏尿发生的时间也因病因不同而有区别,坏死型尿瘘多在产后及手术后 3~7 d 开始漏尿。手术直接损伤者术后即开始漏尿。放射损伤所致漏尿发生时间晚且常合并粪瘘。

2. 外阴皮炎

由于尿液长期的刺激、局部组织炎症增生及感染等,外阴皮炎表现为外阴部瘙痒和烧灼痛,外阴呈湿疹、丘疹样皮炎改变,继发感染后疼痛明显,影响日常生活。如为一侧输尿管下段断裂而致阴道漏尿,由于尿液刺激阴道一侧顶端,周围组织引起增生,盆腔检查可触及局部增厚。

3. 尿路感染

合并尿路感染者有尿频、尿急、尿痛及下腹部不适等症状。

4. 闭经及不孕

约有 15%的尿瘘患者闭经或月经失调,可能与精神创伤有关。亦因阴道狭窄可致性交障碍,导致不孕。

5. 复杂巨大的膀胱尿道阴道瘘

特别是有性生活者,膀胱被用作性交器官,导致膀胱慢性炎症,若向上蔓延至输尿管或肾,可有腰痛、肾区叩痛。

(三)诊断

尿瘘诊断不困难。应仔细询问病史、手术史、漏尿发生时间和漏尿表现。仔细行妇科检查以明确瘘孔部位、大小及周围瘢痕情况,大瘘孔极易发现,小瘘孔则通过触摸瘘孔边缘的瘢痕组织可明确诊断,阴道检查可以发现瘘孔位置。如患者系盆腔手术后,检查未发现瘘孔,仅见尿液自阴道穹窿一侧流出,多为输尿管阴道瘘。检查暴露不满意时,患者可取膝胸卧位,用单叶拉钩将阴道后壁上提,可查见位于耻骨后或较高位置的瘘孔。较难确诊时,行下列辅助检查。

1. 亚甲蓝试验

亚甲蓝试验用于鉴别膀胱阴道瘘、膀胱宫颈瘘或输尿管阴道瘘,并可协助辨认位置不明的极小瘘孔。

将 100~200 mL 亚甲蓝稀释液注入膀胱,若蓝色液体经阴道壁小孔流出为膀胱阴道瘘,自宫颈口流出为膀胱宫颈瘘或膀胱子宫瘘,阴道内为清亮尿液则为输尿管阴道瘘。

2. 靛胭脂试验

亚甲蓝试验瘘孔流出清亮尿液的患者,静脉注射靛胭脂 5 mL 后 5~10 min 见蓝色液体自阴道顶端流出者为输尿管阴道瘘。

3. 膀胱镜、输尿管镜检查

了解膀胱容积、黏膜情况,有无炎症、结石、憩室,明确瘘孔的位置、大小、数目及瘘孔和膀胱三角的关系等。必要时行双侧输尿管逆行插管及输尿管镜检查确定输尿管瘘位置。

4. 静脉肾盂造影

限制饮水 12 h 及充分肠道准备后,静脉注射 76% 泛影葡胺 20 mL,分别于注射后 5 min、15 min、30 min、45 min 摄片,根据肾盂、输尿管及膀胱显影情况,了解双侧肾功能及输尿管有无异常,用于诊断输尿管阴道瘘、结核性尿瘘和先天性输尿管异位。

5. 肾图

能了解肾功能和输尿管功能情况。

(四)治疗

手术修补为主要治疗方法。非手术治疗仅限于分娩或手术后 1 周内发生的膀胱阴道瘘和输尿管小瘘孔,经放置导尿管和(或)输尿管导管后,2～4 周偶有自行愈合可能。年老体弱不能耐受手术者,可使用尿收集器。

1. 手术治疗时间的选择

直接损伤的尿瘘一经发现立即手术修补。其他原因所致尿瘘应等 3～6 个月,待组织水肿消退、局部血液供应恢复正常再行手术。瘘修补失败后至少应等待 3 个月后再手术。

2. 手术途径的选择

手术途径有经阴道、经腹和经阴道腹部联合等。原则上应根据瘘孔类型和部位选择不同途径。绝大多数膀胱阴道瘘和尿道阴道瘘可经阴道手术,输尿管阴道瘘多需经腹手术。手术成功与否不仅取决于手术本身,术前准备及术后护理是保证手术成功的重要环节。

3. 术前准备

术前要排除尿路感染,治疗外阴炎。方法:①术前 3～5 d 用 1:5 000 高锰酸钾液坐浴,有外阴湿疹者,在坐浴后局部涂搽氧化锌油膏,待痊愈后再行手术;②老年妇女或闭经患者术前口服雌激素制剂 15 d,促进阴道上皮增生,有利于伤口愈合;③常规进行尿液检查,有尿路感染应先控制感染,再行手术;④术前数小时开始应用抗生素预防感染;⑤必要时术前给予地塞米松,促使瘢痕软化。

4. 术后护理

术后每日补液量不应少于 3 000 mL,留置尿管 10～14 d,增加尿量起冲洗膀胱的作用,保持导尿管引流通畅。发现阻塞及时处理。防止发生尿路感染。放置输尿管导管者,术后留置至少 1 个月。绝经患者术后继续服用雌激素 1 个月。术后 3 个月禁性生活,再次妊娠者原则上行剖宫产结束分娩。

(五)预防

绝大多数尿瘘可以预防,预防产伤所致的尿瘘更重要。提高产科质量是预防产科因素所致尿瘘的关键。经阴道手术助产时,术前必先导尿,若疑有损伤者,留置导尿管 10 d,保证膀胱空虚,有利于膀胱受压部位血液循环恢复,预防尿瘘发生。妇科手术时,对盆腔粘连严重、恶性肿瘤有广泛浸润等估计手术困难时,术前经膀胱镜放入输尿管导管,使术中易于辨认。即使是容易进行的全子宫切除术,术中也须明确解剖关系后再行手术操作。术中发现输尿管或膀胱损伤,须及时修补。使用子宫托需日放夜取。宫颈癌进行放射治疗时注意阴道内放射源的安放和固定,放射剂量不能过大。

二、粪瘘

粪瘘是指肠道与生殖道之间有异常通道,致使粪便由阴道排出,最常见的粪瘘是直肠阴道瘘。

(一)病因

1.产伤

与尿瘘相同,分娩时胎头长时间停滞在阴道内,阴道后壁及直肠受压,造成缺血、坏死是形成粪瘘的主要原因。难产手术操作、手术损伤导致Ⅲ度会阴撕裂,修补后直肠未愈合或会阴撕裂后缝线穿直肠黏膜未发现也可导致直肠阴道瘘。

2.先天畸形

先天畸形为非损伤性直肠阴道瘘,发育畸形出现先天直肠阴道瘘,常合并肛门闭锁。

3.盆腔手术损伤

行根治性子宫切除或左半结肠和直肠手术时,可直接损伤或使用吻合器不当等原因均可导致直肠阴道瘘,此种瘘孔位置一般在阴道穹窿处。

4.其他

长期放置子宫托不取出、生殖道癌肿晚期破溃或放疗不当等,均能引起粪瘘。

(二)临床表现

阴道内排出粪便为主要症状。瘘孔大者,成形粪便可经阴道排出,稀便时呈持续外流,无法控制。瘘孔小者,阴道内可无粪便污染,但肠内气体可自瘘孔经阴道排出,稀便时则从阴道流出。

(三)诊断

除先天性粪瘘外,一般均有明确病因。根据病史、症状及妇科检查不难做出诊断。阴道检查时大的粪瘘显而易见,小的粪瘘在阴道后壁见到一颜色鲜红的小肉芽样组织,用示指行直肠指检,可以触及瘘孔,如瘘孔极小,用一探针从阴道肉芽样处向直肠方向探查,直肠内手指可以触及探针。阴道穹窿处小的瘘孔、小肠和结肠阴道瘘需行钡剂灌肠检查方能确诊。

(四)治疗

手术修补为主要治疗方法。手术或产伤引起的粪瘘应即时修补。先天性粪瘘应在患者15 岁左右月经来潮后再行手术,过早手术容易造成阴道狭窄。压迫坏死性粪瘘,应等待 3～6 个月炎症完全消退后再行手术修补。高位巨大直肠阴道瘘合并尿瘘者,前次手术失败阴道瘢痕严重者,应暂时先行乙状结肠造口术,1 个月后再行修补手术。术前 3 d 严格肠道准备:少渣饮食 2 d,术前流质饮食 1 d,同时口服肠道抗生素、甲硝唑等 3 d 以抑制肠道细菌。手术前晚及手术当日晨行清洁灌肠。每日用 1∶5 000 高锰酸钾液坐浴 1～2 次。术后 5 d 内控制饮食及不排便,禁食 1～2 d 后改少渣饮食,同时口服肠蠕动抑制药物。保持会阴清洁。第5 d起,口服药物软化大便,逐渐使患者恢复正常排便。

(五)预防

原则上与尿瘘的预防相同。分娩时注意保护会阴,防止会阴Ⅲ度裂伤。会阴缝合后常规进行肛门指检,发现有缝线穿透直肠黏膜,应立即拆除重缝。避免长期放置子宫托不取出;生殖道癌肿放射治疗时应掌握放射剂量和操作技术。

第六节 压力性尿失禁

尿失禁是年长妇女的常见症状,类型较多,以压力性尿失禁最常见。压力性尿失禁(SUI)是指增加腹压甚至休息时,膀胱颈和尿道不能维持一定压力而有尿液溢出。

一、临床表现

起病初期患者平时活动时无尿液溢出,仅在腹压增加(如咳嗽、打喷嚏、大笑、提重物、跑步等活动)时有尿液流出,严重者休息时也有尿液溢出。80%的压力性尿失禁患者有膀胱膨出。检查时嘱患者不排尿,取膀胱截石位,观察咳嗽时有无尿液自尿道口溢出。若有尿液溢出,检查者用示、中两指伸入阴道内,分别轻压阴道前壁尿道两侧,再嘱患者咳嗽,若尿液不再溢出,提示患者有压力性尿失禁。

二、病因

病因复杂,主要包括衰老、多产、产程延长或难产及分娩损伤、子宫切除等。排便困难、肥胖等造成腹压增加的因素也可能导致压力性尿失禁。常见于膀胱膨出、尿道膨出和阴道前壁脱垂患者。

三、诊断与鉴别诊断

根据病史、症状和检查可初步诊断。确诊压力性尿失禁必须结合尿动力学检查。尿道括约肌不能收缩,当腹压增加超过尿道最大关闭压力时发生溢尿。目前临床上常用压力试验、指压试验和棉签试验作为辅助检查方法,以排除其他类型尿失禁及尿路感染。

四、治疗

(一)非手术治疗

(1)盆底肌锻炼:简单方法是缩肛运动,每收缩 5 s 后放松,反复进行 15 min,每日 3 次,4~6 周为 1 个疗程。经 3 个月锻炼,30%~70%患者能改善症状。

(2)药物治疗:选用肾上腺素 α 受体激动药物,常用药物有丙米嗪、麻黄碱等。不良反应是使血压升高。老年患者特别是高血压患者慎用。

(3)电刺激疗法:通过电流刺激盆底肌肉使其收缩,并反向抑制排尿肌活性。

(4)尿道周围填充物注射:在尿道、膀胱颈周围注射化学材料,加强尿道周围组织张力的方法,远期效果尚未肯定。

(二)手术治疗

(1)阴道前壁修补术:该手术曾为压力性尿失禁标准手术方法,目前仍被广泛用于临床。因压力性尿失禁常合并阴道脱垂和子宫脱垂。该手术常与经阴道子宫切除、阴道后壁修补术同时进行。适用于需同时行膀胱膨出修补的轻度压力性尿失禁患者。

(2)耻骨后膀胱尿道固定悬吊术:均遵循 2 个基本原则,即缝合尿道旁阴道或阴道周围组织,提高膀胱尿道交界部位增大尿道后角,延长尿道,增大尿道阻力;缝合至相对结实和持久的结构上,最常见为髂耻韧带,即 Cooper 韧带(称 Burch 手术)。

(3)经阴道尿道悬吊手术:可用自身筋膜或合成材料。近年来,中段尿道悬吊术治疗压力性尿失禁的疗效已经得到普遍认同和广泛应用,为微创手术、尤其是对老年和体弱的患者增加了手术安全性。

(4)经阴道尿道膀胱颈筋膜缝合术:能增强膀胱颈和尿道后壁张力。

第四章 妇科肿瘤

第一节 外阴肿瘤

外阴肿瘤包括良性肿瘤与恶性肿瘤。前者少见,后者多见于 60 岁以上的妇女。

一、外阴良性肿瘤

外阴良性肿瘤较少见,主要有来源于上皮性的外阴乳头瘤、汗腺腺瘤及来源于中胚叶的纤维瘤、脂肪瘤、平滑肌瘤和神经纤维瘤,而淋巴管瘤、血管瘤等罕见。

1.乳头瘤

乳头瘤常见于围绝经期和绝经后的妇女,多发生于大阴唇,呈乳头状突出皮肤表面。需与疣状乳头状瘤、外阴湿疣、外阴癌等鉴别。因 2%～3% 有恶变倾向,应行局部肿瘤切除,术时行冷冻病理检查,若有恶变,应及时扩大手术范围。

2.纤维瘤

纤维瘤由成纤维细胞增生而成,多位于大阴唇,初起为皮下硬结,继而可增大,形成有蒂实质肿块,大小不一,表面可有溃疡和坏死。切面为致密、灰白色纤维结构。肿瘤恶变少见。治疗原则为沿肿瘤根部切除。

3.汗腺腺瘤

汗腺腺瘤是一种表皮内的汗腺肿瘤,少见,常见于青春期,与激素有关,可伴有下眼睑及颧骨部位病灶。呈多发的小淡黄色丘疹样隆起,确诊需活检。治疗小的病灶可行激光治疗,大的病灶可行手术切除。

4.脂肪瘤

脂肪瘤来自大阴唇或阴阜脂肪组织,生长缓慢,质软。位于皮下组织内,呈分叶状,大小不等,也可形成带蒂肿物。镜下见成熟的脂肪细胞间有纤维组织混杂。小脂肪瘤无须处理;肿瘤较大,引起行走不适和性生活困难,需手术切除。

5.平滑肌瘤

平滑肌瘤来源于外阴平滑肌、毛囊立毛肌或血管平滑肌,多见于育龄妇女,常位于大阴唇、阴蒂及小阴唇。质硬,表面光滑,突出于皮肤表面。治疗原则为肌瘤切除术。

二、外阴恶性肿瘤

外阴恶性肿瘤约占女性生殖道原发恶性肿瘤的 3%～5%,鳞状细胞癌最常见,其他包括恶性黑色素瘤、基底细胞癌、前庭大腺癌等。

(一)外阴鳞状细胞癌

外阴鳞状细胞癌占全部外阴恶性肿瘤的 80%～90%,发病年龄呈 45～50 岁,70～75 岁双峰状,年轻女性发病率有增高趋势。

1.发病相关因素

病因目前尚不清楚,可能与以下因素相关:①人乳头瘤病毒(HPV)感染,40%～60%的外阴癌及90%的外阴癌前病变与 HPV 病毒感染相关,特别是年轻女性,以 HPV16、HPV33、HPV6、HPV18、HPV31 等感染较多见,其中 16 型感染超过 50%;单纯疱疹病毒Ⅱ型和巨细胞病毒感染等与外阴癌的发生可能有关;②慢性外阴非上皮内瘤变发展为外阴癌的危险为5%～10%,二者间存在一定相关性;③淋巴肉芽肿、尖锐湿疣、淋病、梅毒等性传播疾病及性卫生不良亦可能与发病相关。

2.病理

癌灶可为浅表溃疡或硬结节,可伴感染、坏死、出血,周围皮肤可增厚及色素改变。镜下见多数外阴鳞癌分化好,有角化珠和细胞间桥。前庭和阴蒂的病灶倾向于分化差或未分化,常有淋巴管和神经周围的侵犯,必要时可做电镜或免疫组化染色确定组织学来源。

3.临床表现

(1)症状:最常见的症状是外阴瘙痒、局部肿块或溃疡,合并感染或较晚期癌可出现疼痛、渗液和出血。

(2)体征:癌灶以大阴唇最多见,其次为小阴唇、阴蒂、会阴、尿道口、肛门周围等。早期呈局部丘疹、结节或小溃疡;晚期见不规则肿块,伴破溃或呈乳头样肿物。若癌灶已转移至腹股沟淋巴结,可扪及增大、质硬、固定的淋巴结。

4.转移途径

转移途径以直接浸润、淋巴转移较常见,晚期可经血行播散。

(1)直接浸润:癌灶逐渐增大,沿皮肤及邻近黏膜浸润至尿道、阴道、肛门,晚期可累及膀胱、直肠等。

(2)淋巴转移:外阴淋巴管丰富,两侧交通形成淋巴网,癌细胞通常沿淋巴管扩散,汇入腹股沟浅淋巴结,再至腹股沟深淋巴结,进入髂外、闭孔和髂内淋巴结,最终转移至腹主动脉旁淋巴结和左锁骨下淋巴结。一般肿瘤向同侧淋巴结转移,但阴蒂处癌灶常向两侧转移并可绕过腹股沟浅淋巴结直接至腹股沟深淋巴结,外阴后部及阴道下段癌可避开腹股沟浅层淋巴结而直接转移至盆腔淋巴结,若癌灶累及尿道、阴道、直肠、膀胱可直接转移至盆腔淋巴结。

(3)血行播散:晚期经血行播散至肺、骨等。

5.诊断

(1)病史及症状:有外阴慢性单纯性苔藓、外阴硬化性苔藓等病史。最常见的症状是外阴瘙痒、局部肿块或溃疡,可伴有疼痛、出血,少部分患者无任何症状。晚期邻近部位器官受累可出现相应症状。

(2)妇科检查:早期可为外阴结节或小溃疡,晚期可累及全外阴伴溃破、出血、感染。应注意病灶部位、大小、质地、活动度、色素改变,与邻近器官关系(尿道、阴道、肛门直肠有无受累)及双侧腹股沟区是否有肿大的淋巴结,并应仔细检查阴道、宫颈以排除有无肿瘤。

(3)辅助检查及诊断。

1)细胞学检查:可做细胞学涂片或印片,其阳性率仅 50% 左右。

2)病理组织学检查:是确诊外阴癌的唯一方法。对一切外阴赘生物和可疑病灶均需尽早做活体组织病理检查,对有合并坏死的病灶取材应有足够的深度,建议包含部分邻近的正常皮肤及皮下组织。可在阴道镜观察下在可疑病灶部位活检,以提高阳性率。也可用荧光诊断仪放大观察等协助取材活检。

3)其他:超声、CT、MRI、膀胱镜检、直肠镜检有助诊断。腹股沟区 CT 或 MRI 检查有助于判断淋巴结的状态。

6.临床分期

本病采用国际妇产科联盟的分期(FIGO 2009)。

外阴癌的分期是手术病理分期,腹股沟淋巴结状态与预后密切相关,为准确分期手术后的病理报告应包括:肿瘤浸润深度,组织学类型,组织学分级,脉管间隙是否受累,转移淋巴结的数量、大小及是否有结外扩散。

7.治疗

治疗以手术治疗为主,晚期可辅以放射治疗及化学药物综合治疗,最大限度地保留外阴的生理结构,减少患者的痛苦,减少治疗后的并发症,提高生活质量,对于早期的外阴癌患者在不影响预后的前提下,尽量缩小手术范围,手术切除范围应包括癌灶周围 1 cm 的外观正常的组织;对晚期患者应重视与放疗、化疗相结合的综合治疗,但与直接手术相比并不改善预后。

(1)手术治疗。

Ⅰ~A~ 期:外阴扩大局部切除术,手术切缘距离肿瘤边缘 1 cm,深度至少 1 cm,需达皮下组织。

Ⅰ~B~ 期:外阴根治性局部切除,手术切缘应至少超过病变边缘 1 cm,深度应达尿生殖膈下筋膜,即位于阔筋膜水平面且覆盖耻骨联合的筋膜层;如果癌灶在阴蒂部位或其附近,则应切除阴蒂。病灶同侧或双侧腹股沟淋巴结清扫术。

Ⅱ期:外阴根治性局部切除,并切除受累的尿道、阴道、肛门皮肤及双侧腹股沟淋巴结清扫术,必要时切除盆腔淋巴结。

Ⅲ期、Ⅳ期:外阴广泛切除＋双侧腹股沟淋巴结切除术,必要时切除盆腔淋巴结;分别根据膀胱、尿道或直肠受累情况选做相应切除(如前盆/后盆或全盆腔廓清手术)。据统计,这种传统的手术方式手术死亡率近乎 10%,5 年存活率为 50%,且若有固定或溃疡淋巴结,手术不可能治愈。近年来 FIGO 妇癌报告提出对于这些患者的多学科综合治疗。首先应了解腹股沟淋巴结的状态,原发外阴病灶的处理应在腹股沟淋巴结切除后进行。如手术切除原发肿瘤可以达到切缘阴性,不会损伤括约肌造成大小便失禁,手术值得进行。如手术需以人工肛或尿路改道为代价,建议先行放化疗缩小病灶后再手术。

(2)放射治疗:鳞癌对放射治疗较敏感,但外阴皮肤对放射线耐受性极差,易发生明显放射皮肤反应(肿胀、糜烂、剧痛),难以达到放射根治剂量。外阴癌放射治疗常用于:①术前局部照射,缩小癌灶再手术;②转移淋巴结区域照射;③手术切缘阳性或接近切缘、脉管有癌栓或复发癌治疗。

(3)化学药物治疗:多用于与放疗的同步化疗及晚期癌或复发癌的综合治疗。常用药物有铂类、博来霉素、氟尿嘧啶、阿霉素等。常采用静脉注射或局部动脉灌注。

8.预后及随访

外阴癌的预后与临床分期、有无淋巴转移等有关,其中以淋巴结转移最为密切。有淋巴结转移者 5 年生存率约为 50%;而无淋巴结转移者 5 年生存率为 90%。

(二)外阴恶性黑色素瘤

外阴恶性黑色素瘤较少见,居外阴原发恶性肿瘤的第二位(2%~4%),多见于 65~75 岁妇女,常见于小阴唇,其次是阴蒂周围,呈痣样、结节状生长,有色素沉着(肿瘤多为棕褐色或蓝黑色),可伴溃疡。患者常诉外阴瘙痒、出血、色素沉着范围增大。良、恶性鉴别需肿物活组织病理检查。临床分期参照皮肤恶性黑色素瘤 Clark 分期、Chung 分期和 Breslow 分期系统。手术倾向于更为保守,真皮层浸润≤1 mm 者手术切缘距离病变边缘至少 1 cm,不必行淋巴结切除;真皮层浸润>1 mm 者手术切缘应距离病变边缘至少 2~3 cm,并切除腹股沟淋巴结。根治性手术后的辅助治疗应首选 α 干扰素免疫治疗。化疗一般用于晚期患者的姑息治疗,常用药物为达卡巴嗪、替莫唑胺、沙利度胺。预后与病变厚度、浸润深度及淋巴结转移相关,预后差。

(三)外阴基底细胞癌

外阴基底细胞癌罕见,发病平均年龄为 70 岁。常见于大阴唇,其次是小阴唇、阴蒂和阴唇系带,可有局部瘙痒或无症状,病灶可呈湿疹或癣样病变伴有色素沉着,亦可呈结节状肿物。因症状不典型,诊断常延误,需与慢性毛囊炎破裂、黑色素细胞病变、皮肤附属器肿物相鉴别。确诊需做活组织病理检查,要求标本足够大以除外腺样囊腺癌避免不必要的根治性手术。确诊患者应检查全身皮肤有无基底细胞癌。外阴基底细胞癌是一种局限于真皮层内、生长缓慢的肿瘤,可行病灶广泛局部切除,手术切缘应距离病变边缘至少 1 cm,不需行腹股沟淋巴结清扫术,外阴基底细胞癌 5 年生存率为 80%~95%,然而由于切除范围不够,可有 20% 的局部复发,可再次手术。

第二节　阴道肿瘤

阴道肿瘤少见,分良、恶性。良性肿瘤较小时多无症状,而恶性肿瘤可出现阴道流血或分泌物异常。

一、阴道良性肿瘤

阴道良性肿瘤相对少见,包括阴道平滑肌瘤、纤维瘤、乳头状瘤、神经纤维瘤、血管瘤和阴道腺病等,其中以阴道平滑肌瘤较为多见。肿瘤可发生于阴道的任何部位,肿瘤较小时临床可无症状,随着肿瘤逐渐长大,出现阴道分泌物增多,下坠或异物感,发现阴道肿物,性交困难,甚至伴膀胱、直肠压迫症状,当肿瘤有溃疡、坏死时,可出现阴道异常分泌物,阴道出血。妇科检查可发现阴道壁有边界清楚的肿块,并向阴道内突出。需与阴道恶性肿瘤和膀胱、直肠膨出鉴别。治疗采用手术切除。术后组织病理学检查是确诊的依据。

二、阴道恶性肿瘤

原发性阴道恶性肿瘤少见,占女性生殖器官恶性肿瘤的 2% 左右。有 85%~95% 为鳞癌,其次为腺癌(10%),阴道黑色素瘤及肉瘤等更为少见。

(一)发病相关因素

发病确切原因不明,可能与下列因素有关:HPV 病毒感染,长期刺激和损伤,免疫抑制治疗,吸烟,宫颈放射治疗史等。鳞癌和黑色素瘤多见于老年妇女;腺癌好发于青春期,与其母亲在妊娠期间服用雌激素有关;而内胚窦瘤和葡萄状肉瘤则好发于婴幼儿。

(二)转移途径

转移途径以直接浸润和淋巴转移为主,晚期可血行播散至骨、肺等。阴道壁淋巴丰富,相互交融形成淋巴网,并于阴道两侧汇合形成淋巴干。阴道上段淋巴回流至盆腔淋巴结,下段至腹股沟淋巴结,而中段双向回流。

(三)临床表现

早期可无明显症状或仅有阴道分泌物增多或接触性阴道出血。晚期肿瘤侵犯膀胱或直肠时可出现尿频、排便困难等。妇科检查:早期可呈阴道黏膜糜烂充血、白斑或息肉状、菜花状或溃疡;晚期可累及阴道旁,甚至膀胱阴道瘘、尿道阴道瘘或直肠阴道瘘,以及腹股沟、锁骨上淋巴结肿大。

(四)诊断和鉴别诊断

根据病史、体征及阴道壁肿物活组织病理检查可确诊。若没有明显病变,可在阴道镜下行可疑病变部位活检。多数阴道恶性肿瘤是从宫颈癌、外阴癌、子宫内膜癌和绒癌等其他部位转移来的,在诊断时应仔细鉴别。

(五)分期

本病目前主要采用 FIGO 分期。

(六)治疗

由于解剖上的原因,阴道与膀胱、尿道、直肠间隙仅 5 mm 左右,使手术及放疗均有一定困难,治疗强调个体化,根据患者的年龄、病变的分期和阴道受累部位确定治疗方案。总的原则,阴道上段癌可参照宫颈癌的治疗,阴道下段癌可参照外阴癌的治疗。

1.手术治疗

对于Ⅰ期患者行部分或全阴道切除及盆腔和(或)腹股沟淋巴结清扫术;对ⅣA 期及放疗后中央型复发患者,尤其是出现直肠阴道瘘或膀胱阴道瘘者,可行前盆、后盆或全盆脏器去除术,以及盆腔和(或)腹股沟淋巴结清扫术。

2.放射治疗

放射治疗适用于Ⅰ~Ⅳ期所有的病例,是大多数阴道癌患者首选的治疗方法。可以先行盆腔外照射,然后行腔内或组织内插植放疗。如果累及阴道下 1/3 段,应将腹股沟淋巴结也包括在照射范围内或实施腹股沟淋巴结清扫术。

3.化疗

化疗用于与放疗的同步化疗。辅助化疗的作用有待评价。

(七)预后

预后与分期、病理类型、组织分级、病灶部位相关。阴道癌Ⅰ~Ⅳ期患者 5 年生存率分别为 73%、48%、28%、11%。

第三节　子宫肌瘤

子宫肌瘤是女性生殖器最常见的良性肿瘤,由平滑肌及结缔组织组成。常见于 30~50 岁妇女。据尸检统计,30 岁以上妇女约 20% 有子宫肌瘤。因肌瘤多无或很少有症状,临床报道发病率远低于肌瘤真实发病率。

一、发病相关因素

本病确切病因尚未明了。因肌瘤好发于生育年龄,青春期前少见,绝经后萎缩缩或消退,提示其发生可能与雌、孕激素相关。目前认为,肌瘤的形成可能是因单平滑肌细胞的突变,如染色体 12 号和 14 号易位、7 号染色体部分缺失等,从而导致肌瘤中促生长的细胞因子增多,如 TCF-β、EGF、IGF-1、IGF-2 等;雌激素受体(ER)和孕激索受体(PR)高表达。

此外,本病的发病与种族及遗传可能相关。

二、分类

1. 按肌瘤生长部位分类

按肌瘤生长部位分为子宫体肌瘤(90%)和子宫颈肌瘤(10%)。

2. 按肌瘤与子宫肌壁的关系分类

(1)肌壁间肌瘤:占 60%~70%,肌瘤位于子宫肌壁间,周围均被肌层包围。

(2)浆膜下肌瘤:约占 20%,肌瘤向子宫浆膜面生长,并突出于子宫表面,肌瘤表面仅由子宫浆膜覆盖。若瘤体继续向浆膜面生长,仅有一蒂与子宫相连,称为带蒂浆膜下肌瘤,营养由蒂部血管供应。若血供不足肌瘤可变性坏死。若蒂扭转断裂,肌瘤脱落形成游离性肌瘤。若肌瘤位于宫体侧壁向宫旁生长突出于阔韧带两叶之间,称阔韧带肌瘤。

(3)黏膜下肌瘤:占 10%~15%。肌瘤向宫腔方向生长,突出于宫腔,仅为黏膜层覆盖。黏膜下肌瘤易形成蒂,在宫腔内生长犹如异物,常引起子宫收缩,肌瘤可被挤出宫颈外口而突入阴道。

随着子宫镜技术的发展,部分黏膜下肌瘤也可在子宫镜辅助下切除。2011 年 FIGO 将黏膜下肌瘤分为三型:0 型,完全突出于子宫腔内(仅以蒂相连);Ⅰ 型,不足 50% 的瘤体位于子宫肌层内;Ⅱ 型,大于(或含)50% 的瘤体位于子宫肌层内。

子宫肌瘤常为多个,大于等于两个各种类型的肌瘤发生在同一子宫,称多发性子宫肌瘤。

三、病理

1. 巨检

肌瘤为实质性球形肿块,表面光滑,质地较子宫肌层硬,压迫周围肌壁纤维形成假包膜,肌瘤与假包膜间有一层疏松网状间隙,故易剥出。肌瘤切面呈灰白色,可见漩涡状或编织状结构。肌瘤颜色和硬度与纤维组织多少有关。

2. 镜检

肌瘤主要由梭形平滑肌细胞和纤维结缔组织构成。肌细胞大小均匀,排列成漩涡状或棚状,核为杆状。极少数情况下尚有一些特殊的组织学类型,如富细胞性、奇异型、上皮样平滑肌瘤及静脉内和播散性腹膜平滑肌瘤等。这些特殊类型平滑肌瘤的性质及恶性潜能与细胞有丝分裂象多少或组织的坏死类型密切相关。

四、肌瘤变性

肌瘤变性是肌瘤失去了原有的典型结构。常见的变性有以下几种。

1.玻璃样变

玻璃样变又称透明变性,最常见。肌瘤剖面漩涡状结构消失为均匀透明样物质取代。镜下见病变区肌细胞消失,为均匀透明无结构区。

2.囊性变

子宫肌瘤玻璃样变继续发展,肌细胞坏死液化即可发生囊性变,此时子宫肌瘤变软,肌瘤内出现大小不等的囊腔,腔内含清亮无色液体,也可凝固成胶冻状。镜下见囊腔为玻璃样变的肌瘤组织构成,内壁无上皮覆盖。

3.红色样变

红色样变多见于妊娠期或产褥期,为肌瘤的一种特殊类型坏死,发生机制不清,可能与肌瘤内小血管退行性变引起血栓及溶血,血红蛋白渗入肌瘤内有关。患者可有剧烈腹痛伴恶心呕吐、发热,白细胞计数升高,检查发现肌瘤迅速增大、压痛。肌瘤剖面为暗红色,如半熟的牛肉,有腥臭味,质软,漩涡状结构消失。镜检见组织高度水肿,假包膜内大静脉及瘤体内小静脉血栓形成,广泛出血伴溶血,肌细胞减少,细胞核常溶解消失,并有较多脂肪小球沉积。

4.肉瘤样变

肉瘤样变少见,仅为 0.4%~0.8%,常见于绝经后伴疼痛和出血的患者,瘤组织变软且脆,切面灰黄色,似生鱼肉状,与周围组织界限不清。镜下见平滑肌细胞增生,排列紊乱,漩涡状结构消失,细胞有异型性。

5.钙化

钙化多见于蒂部细小,血供不足的浆膜下肌瘤以及绝经后妇女。

五、临床表现

1.症状

本病多无明显症状,仅在体检时偶然发现。症状与肌瘤部位、有无变性相关,而与肌瘤大小、数目关系不大。常见症状有以下几种。

(1)经量增多及经期延长:多见于大的肌壁间肌瘤及黏膜下肌瘤者,肌瘤使宫腔增大、子宫内膜面积增加,并影响子宫收缩可有经量增多、经期延长等症状。黏膜下肌瘤伴坏死感染时,可有不规则阴道流血或血样脓性排液。长期经量增多可继发贫血。

(2)下腹肿块:肌瘤初起时腹部摸不到肿块,当肌瘤逐渐增大使子宫超过了 3 个月妊娠大小较易从腹部触及。肿块居下腹正中部位,实性、可活动、无压痛、生长缓慢。巨大的黏膜下肌瘤脱出阴道外,患者可因外阴脱出肿物来就医。

(3)白带增多:肌壁间肌瘤使宫腔面积增大,内膜腺体分泌增多,并伴有盆腔充血致使白带增多;子宫黏膜下肌瘤一旦感染可有大量脓样白带,如有溃烂、坏死、出血时可有血性或脓血性有恶臭的阴道溢液。

(4)压迫症状:子宫前壁下段肌瘤可压迫膀胱引起尿频、尿急;子宫颈肌瘤可引起排尿困难、尿潴留;子宫后壁肌瘤(峡部或后壁)可引起下腹坠胀不适、便秘等症状。阔韧带肌瘤或宫颈巨型肌瘤向侧方发展嵌入盆腔内压迫输尿管使上泌尿路受阻,形成输尿管扩张甚至发生肾盂积水。

（5）其他：常见下腹坠胀、腰酸背痛，经期加重。黏膜下和引起宫腔变形的肌壁间肌瘤可引起不孕或流产。

2.体征

体征与肌瘤大小、位置、数目及有无变性相关。大肌瘤可在下腹部扪及实质性不规则肿块。妇科检查子宫增大，表面不规则单个或多个结节状突起。浆膜下肌瘤可扪及单个实质性球状肿块与子宫有蒂相连。黏膜下肌瘤位于宫腔内者子宫均匀增大；黏膜下肌瘤脱出子宫颈外口，检查即可看到子宫颈口处有肿物，粉红色，表面光滑，宫颈四周边缘清楚，如伴感染时可有坏死、出血及脓性分泌物。

六、诊断及鉴别诊断

根据病史及体征，本病诊断多无困难。超声是常用的辅助检查手段，能区分子宫肌瘤与其他盆腔肿块。MRI 可准确判断肌瘤大小、数目和位置。如有需要，还可选择宫腔镜、腹腔镜、子宫输卵管造影等协助诊断。

子宫肌瘤应与下列疾病鉴别。

1.妊娠子宫

应注意肌瘤囊性变与妊娠子宫先兆流产鉴别。妊娠时有停经史，早孕反应，子宫随停经月份增大变软，借助尿或血 hCG 测定、超声可确诊。

2.卵巢肿瘤

卵巢肿瘤多无月经改变，呈囊性位于子宫一侧。注意实质性卵巢肿瘤与带蒂浆膜下肌瘤鉴别，肌瘤囊性变与卵巢囊肿鉴别。注意肿块与子宫的关系，可借助超声协助诊断，必要时腹腔镜检查可明确诊断。

3.子宫腺肌病

局限型子宫腺肌病类似于子宫肌壁间肌瘤，质硬，亦可有经量增多等症状。但子宫腺肌病有继发性渐进性痛经史，子宫多呈均匀增大，超声检查可有助于诊断。有时两者可以并存。

4.子宫恶性肿瘤

（1）子宫肉瘤：好发于围绝经期妇女，生长迅速。多有腹痛、腹部肿块及不规则阴道流血，超声及磁共振检查有助于鉴别。

（2）子宫内膜癌：以绝经后阴道流血为主要症状，好发于老年妇女，子宫呈均匀增大或正常，质软。应注意更年期妇女肌瘤可合并子宫内膜癌。诊刮有助于鉴别。

（3）宫颈癌：有不规则阴道流血及白带增多或异常阴道排液等症状。可借助于超声检查、宫颈细胞学刮片检查、宫颈活组织检查及分段诊刮等鉴别。

5.其他

盆腔炎性肿块、子宫畸形等可根据病史、体征及超声检查鉴别。

七、处理

子宫肌瘤的处理应根据患者年龄、生育要求、症状及肌瘤的部位、大小综合考虑，可分为随访观察、药物治疗及手术治疗。

1.随访观察

无症状的肌瘤患者一般不需治疗，每3～6个月随访一次。若肌瘤明显增大或出现症状可考虑相应的处理。

2.药物治疗

药物治疗主要用于减轻症状或术前缩小肌瘤体积。

(1)减轻症状的药物。

雄激素:可对抗雌激素,使子宫内膜萎缩,作用于子宫平滑肌增强收缩减少出血,每月总量不超过 300 mg。

(2)术前缩小肌瘤体积的药物治疗。

1)促性腺激素释放激素类似物(GnRH-α):采用大剂量连续或长期非脉冲式给药可产生抑制 FSH 和 LH 分泌作用,降低雌二醇到绝经水平,可缓解症状并抑制肌瘤生长;但停药后又逐渐增大到原来大小,而且可产生绝经期综合征,骨质疏松等不良反应,故其主要用于:①术前缩小肌瘤,降低手术难度,或使经阴道或腹腔镜手术成为可能;控制症状、有利于纠正贫血;②对近绝经妇女,提前过渡到自然绝经,避免手术。

2)其他药物:米非司酮可作为术前用药或提前绝经使用,但不宜长期应用。此外,某些中药制剂也可以用于子宫肌瘤的药物治疗。

3.手术治疗

手术治疗主要用于有严重症状的患者。手术方式包括肌瘤切除术和子宫切除术。手术途径可采用开腹、经阴道、宫腔镜或腹腔镜辅助下手术。

(1)肌瘤切除术:适用于希望保留生育功能的患者。多开腹或腹腔镜辅助下切除;黏膜下肌瘤,尤其是 0 型和 I 型者,多采用子宫镜辅助下切除。

(2)子宫切除术:不要求保留生育功能或疑有恶变者,可行子宫切除术,必要时可于术中行冷冻切片组织学检查。术前应行宫颈细胞学筛查,排除宫颈上皮内病变或宫颈癌。发生于围绝经期的子宫肌瘤要注意排除合并子宫内膜癌。

4.其他治疗

(1)子宫动脉栓塞术:通过阻断子宫动脉及其分支,减少肌瘤的血供,从而延缓肌瘤的生长,缓解症状。但其可能引起卵巢功能减退并增加潜在的妊娠并发症的风险,故仅选择性地用于部分患者,一般不建议用于有生育要求的患者。

(2)磁共振引导聚焦超声:超声波能量产生的焦点热能可使肌瘤蛋白质变性和细胞坏死,从而缩小肌瘤,适用于无生育要求者。

第四节　子宫颈癌

子宫颈癌(简称宫颈癌)是最常见的妇科恶性肿瘤。我国每年新增宫颈癌病例约13.5 万,占全球发病数量的1/3。宫颈癌以鳞状细胞癌为主,高发年龄为50～55 岁。近几十年由于宫颈细胞学筛查的普遍应用,使宫颈癌和癌前病变得以早期发现和治疗,宫颈癌的发病率和病死率已有明显下降。但是,近年来宫颈癌发病有年轻化的趋势。

一、病理

1. 宫颈鳞状细胞癌

宫颈鳞状细胞癌占宫颈癌的 80％～85％，以具有鳞状上皮分化(即角化)、细胞间桥，而无腺体分化或黏液分泌为病理诊断要点。多数起源于鳞状上皮和柱状上皮交界处移行带区的非典型增生上皮或原位癌。老年妇女宫颈鳞癌可位于宫颈管内。

(1)巨检：镜下早期浸润癌及极早期宫颈浸润癌肉眼观察常类似宫颈糜烂，无明显异常。随病变发展，可有以下 4 种类型。

1)外生型：最常见，癌灶向外生长呈乳头状或菜花样，组织脆，易出血。癌瘤体积较大，常累及阴道，较少浸润宫颈深层组织及宫旁组织。

2)内生型：癌灶向宫颈深部组织浸润，宫颈表面光滑或仅有轻度糜烂，宫颈扩张、肥大变硬，呈桶状；常累及宫旁组织。

3)溃疡型：上述两型癌组织继续发展合并感染坏死，脱落后形成溃疡或空洞，似火山口状。

4)颈管型：指癌灶发生于宫颈管内，常侵入宫颈及子宫下段供血层或转移至盆腔淋巴结。

(2)显微镜检。

1)镜下早期浸润癌：指在原位癌基础上镜检发现小滴状、锯齿状癌细胞团突破基底膜，浸润间质，诊断标准见临床分期。

2)宫颈浸润癌：指癌灶浸润间质范围已超出镜下早期浸润癌，多呈网状或团块状浸润间质。根据癌细胞分化程度可分为：Ⅰ级，高分化鳞癌(角化性大细胞型)，大细胞，有明显角化珠形成，可见细胞间桥，瘤细胞异型性较轻，少或无不正常核分裂(2/HP)；Ⅱ级，中分化鳞癌(非角化性大细胞型)，大细胞，少或无角化珠，细胞间桥不明显，异型性明显，核分裂象较多(2～4/HP)；Ⅲ级，低分化鳞癌即小细胞型，多为未分化小细胞，无角化珠及细胞间桥，细胞异型性明显，核分裂多见(＞4/HP)，常需做免疫组织化学检查(如细胞角蛋白等)及电镜检查确诊。

2. 宫颈腺癌

宫颈腺癌占宫颈癌的 15％～20％，近年来其发病率有上升趋势。

(1)巨检：大体形态与宫颈鳞癌相同。来自宫颈管内，浸润管壁，或自颈管内向宫颈外口突出生长，常可侵犯宫旁组织，病灶向宫颈管内生长时，宫颈外观可正常但因宫颈管向宫体膨大，宫颈管形如桶状。

(2)显微镜检：主要组织学类型有以下 2 种。

1)黏液腺癌：最常见，来源于宫颈管柱状黏液细胞，镜下可见腺体结构，腺上皮细胞增生呈多层，异型性明显，可见核分裂象，腺癌细胞可呈乳突状突入腺腔。可分为高、中、低分化腺癌，随分化程度降低腺上皮细胞和腺管异型性增加，黏液分泌量减少，低分化腺癌中癌细胞呈实性巢、索或片状，少或无腺管结构。

2)宫颈恶性腺瘤：又称微偏腺癌(MDC)，属高分化宫颈内膜腺癌。腺上皮细胞无异型性，但癌性腺体多，大小不一形态多变，呈点状突起伸入宫颈间质深层，常伴有淋巴结转移。

3. 宫颈腺鳞癌

宫颈腺鳞癌较少见，占宫颈癌的 3％～5％，是由储备细胞同时向腺癌和鳞状上皮非典型增生鳞癌发展而形成。癌组织中含有腺癌和鳞癌两种成分。两种癌成分的比例及分化程度均可不同,低分化者预后极差。

4.其他病理类型

少见病理类型如神经内分泌癌、未分化癌、混合性上皮(间叶)肿瘤、间叶肿瘤、黑色素瘤、淋巴瘤等。

三、分期

子宫颈癌的分期是临床分期,国际妇产科联盟(FIGO)最新的分期于 2009 年更新。分期应在治疗前进行,治疗后分期不再更改。

四、临床表现

早期宫颈癌常无症状和明显体征,宫颈可光滑或与慢性宫颈炎无区别;宫颈管癌患者,宫颈外观正常亦易漏诊或误诊。病变发展后可出现以下症状和体征。

1.症状

(1)阴道流血:早期多为接触性出血,发生在性生活后或妇科检查后;后期则为不规则阴道流血。出血量多少根据病灶大小、侵及间质内血管情况而变化;晚期因侵蚀大血管可引起大出血。年轻患者也可表现为经期延长,经量增多;老年患者则常以绝经后出现不规则阴道流血就诊。一般外生型癌出血较早,量多;内生型癌则出血较晚。

(2)阴道排液:多数有阴道排液增多,可为白色或血性,稀薄如水样或米泔状,有腥臭。晚期因癌组织坏死伴感染,可有大量泔水样或脓性恶臭白带。

(3)晚期症状:根据癌灶累及范围,可出现不同的继发症状。邻近组织器官及神经受累时,可出现尿频尿急、便秘、下肢肿胀、疼痛等症状;癌肿压迫或累及输尿管时可引起输尿管梗阻,肾积水及尿毒症;晚期患者可有贫血、恶病质等全身衰竭症状。

2.体征

宫颈上皮内病变和镜下早期浸润癌肉眼观局部均无明显病灶,宫颈光滑或为轻度糜烂。随宫颈浸润癌生长发展可出现不同体征。外生型者宫颈可见息肉状、菜花状赘生物,常伴感染,质脆易出血;内生型表现为宫颈肥大,质硬,颈管膨大;晚期癌组织坏死脱落形成溃疡或空洞伴恶臭。阴道壁受累时可见阴道穹窿消失及赘生物生长;宫旁组织受累时,三合诊检查可扪及宫颈旁组织增厚、缩短、结节状、质硬或形成冷冻盆腔。

五、诊断

根据病史和临床表现,尤其有接触性阴道出血者,通过"三阶梯"诊断程序,或对宫颈肿物直接进行活体组织检查可以明确诊断。病理检查确诊为宫颈癌后,应由两名有经验的妇科肿瘤医生通过详细全身检查和妇科检查,确定临床分期。根据患者具体情况进行胸部 X 线片检查,静脉肾盂造影,膀胱镜及直肠镜检查,超声检查和 CT、MRI、PET 等影像学检查评估病情。

1.宫颈细胞学检查

宫颈细胞学检查是宫颈癌筛查的主要方法,应在宫颈转化区取材,行染色和镜检。临床宫颈细胞学诊断的报告方式主要为巴氏五级分类法和 The Bethesda System(TBS)系统分类。巴氏五级分类法是 1943 年由 G. N. Papanicolaou 提出,曾作为宫颈细胞学的常规检查方法在我国部分基层医院细胞室沿用至今,是一种分级诊断的报告方式。TBS 系统是近年来提出的描述性细胞病理学诊断的报告方式,也是世界卫生组织和美国细胞病理学家积极提倡的规范细胞学诊断方式。巴氏Ⅲ级及以上或 TBS 分类中有上皮细胞异常时，均应重复刮片检查并行阴道镜下宫颈活组织检查。

2.人乳头瘤病毒（HPV）检测

因 HPV 感染是导致宫颈癌的主要病因，目前国内外已经将检测 HPV 感染作为宫颈癌的一种筛查手段。其作为初筛手段可浓缩高危人群，比通常采用的细胞学检测更有效。具有高危因素和已烯雌酚暴露史或细胞学结果≥ASC-US（无明确意义的非典型细胞的改变）的年轻妇女应进行 HPV-DNA 检测，同时建议 HPV-DNA 初筛检测应从 25～30 岁开始。对未明确诊断意义的不典型鳞状上皮细胞或腺上皮细胞（ASC-US），应用 HPV 检测亦可进行有效的分流。

3.碘试验

正常宫颈阴道部鳞状上皮含丰富糖原，碘溶液涂染后呈棕色或深褐色，不能染色区说明该处上皮缺乏糖原，可为炎性或其他病变区。在碘不染色区取材行活检，可提高诊断率。

4.阴道镜检查

宫颈细胞学检查巴氏Ⅱ级以上 TBS 分类上皮细胞异常，均应在阴道镜下观察宫颈表面病变状况，选择可疑癌变区行活组织检查，提高诊断准确率。

5.宫颈和宫颈管活组织检查

宫颈和宫颈管活组织检查为宫颈癌及其癌前病变确诊的依据。宫颈无明显癌变可疑区时，可在移行区 3 点、6 点、9 点、12 点 4 处取材或行碘试验、阴道镜观察可疑病变区取材做病理检查；所取组织应包括一定间质及邻近正常组织。若宫颈有明显病灶，可直接在癌变区取材。宫颈细胞学阳性但宫颈光滑或宫颈活检阴性，应用小刮匙搔刮宫颈管，刮出物送病理检查。

6.宫颈锥切术

宫颈细胞学检查多次阳性，而宫颈活检阴性；或活检为高级别宫颈上皮内病变需确诊者，均应做宫颈锥切送病理组织学检查。宫颈锥切可采用冷刀切除、环状电凝切除（LEEP）或冷凝电刀切除术；宫颈组织应做连续病理切片（24～36 张）检查。

六、鉴别诊断

本病应与有临床类似症状或体征的各种宫颈病变鉴别，主要依据是活组织病理检查。①宫颈良性病变：宫颈柱状上皮异位、息肉、宫颈内膜异位、宫颈腺上皮外翻和宫颈结核性溃疡等；②宫颈良性肿瘤：宫颈黏膜下肌瘤、宫颈管肌瘤、宫颈乳头瘤；③宫颈转移性肿瘤：子宫内膜癌宫颈转移应与原发性宫颈癌相鉴别，同时应注意原发性宫颈癌可与子宫内膜癌并存。

七、处理

本病应根据临床分期、年龄、全身情况结合医院医疗技术水平及设备条件综合考虑，制订治疗方案，选用适宜措施，重视首次治疗及个体化治疗。主要治疗方法为手术、放疗及化疗，应根据具体情况配合应用。

1.手术治疗

手术治疗主要用于ⅠA～ⅡA 的早期患者，其优点是年轻患者可保留卵巢及阴道功能。①ⅠA 期：对于无淋巴管脉管浸润（LVSI）者无生育要求可选用筋膜外全子宫切除术，对要求保留生育功能者可行宫颈锥形切除术（术后病理应注意检查切缘）；有淋巴管脉管浸润者无生育要求建议行改良广泛性子宫切除术和盆腔淋巴结清扫术±腹主动脉旁淋巴结取样术，有生育要求者则建议行锥切术或广泛性宫颈切除术及盆腔淋巴结清扫术±腹主动脉旁淋巴结清扫术。②Ⅰ$_{A_2}$～Ⅱ$_A$期:选用广泛性子宫切除术及盆腔淋巴结清扫术,必要时行腹主动脉旁淋巴清扫或取样,年轻患者卵巢正常者可予保留。近年来,对Ⅰ$_{A_1}$～Ⅰ$_{B_1}$期,肿瘤直径＜2 cm的未生育年轻患者可选用广泛子宫颈切除术及盆腔淋巴结清扫术,保留患者的生育功能。

2.放射治疗

放射治疗适用于ⅡB晚期、Ⅲ、Ⅳ期患者,或无法手术患者,包括近距离放疗及体外照射。近距离放疗采用后装治疗机,放射源为^{137}Cs,^{192}Ir等;体外照射多用直线加速器、^{60}Co等。

近距离放疗用以控制局部原发病灶;腔外照射则以治疗宫颈旁及盆腔淋巴结转移灶。早期病例以局部近距离放疗为主,体外照射为辅;晚期则体外照射为主,近距离放疗为辅。

3.手术及放疗

手术及放射联合治疗对于局部病灶较大,可先做放疗待癌灶缩小后再手术。手术治疗后有盆腔淋巴结阳性、宫旁组织阳性或手术切缘阳性等高危因素者,可术后补充盆腔放疗＋顺铂同期化疗±阴道近距离放疗;阴道切缘阳性者,阴道近距离放疗可以增加疗效。

4.化疗

化疗主要用于:①宫颈癌灶＞4 cm的手术前化疗,目的是使肿瘤缩小,便于手术切除;②与放疗同步化疗,现有的临床试验结果表明,以铂类为基础的同步放化疗较单纯放疗能明显改善Ⅰ$_B$～Ⅳ$_A$期患者的生存期,使宫颈癌复发危险度下降了40％～60％,死亡危险度下降了30％～50％;③不能耐受放疗的晚期或复发转移的患者姑息治疗。常用的一线抗癌药物有顺铂、卡铂、紫杉醇、吉西他滨、托泊替康。常用联合化疗方案有顺铂＋紫杉醇,卡铂＋紫杉醇,顺铂＋托泊替康和顺铂＋吉西他滨。用药途径可采用静脉或动脉灌注化疗。

八、预后

预后与临床期别、病理类型及治疗方法密切相关。Ⅰ$_B$与Ⅱ$_A$期手术与放疗效果相近。有淋巴结转移者预后差。宫颈腺癌放疗疗效不如鳞癌,早期易有淋巴转移,预后差。晚期死亡主要原因有尿毒症、出血、感染及全身恶病质。

九、随访

宫颈癌治疗后复发50％在1年内,75％～80％在2年内;盆腔局部复发占70％,远处为30％。随访内容应包括盆腔检查、阴道涂片细胞学检查(保留宫颈者行宫颈细胞学检查)和高危型HPV检查、胸片及血常规等。治疗后2年内每3月复查1次;3～5年内每6月1次;第6年开始每年复查1次。

十、预防

普及防癌知识,开展性卫生教育,提倡晚婚少育。注意及重视高危因素及高危人群,有异常症状者应及时就医。积极治疗性传播疾病;早期发现及诊治鳞状上皮内病变(SIL)患者,阻断浸润性宫颈癌发生。健全及发挥妇女防癌保健网的作用,开展宫颈癌普查普治,做到早期发现,早期诊断,早期治疗。30岁以上妇女初诊均应常规做宫颈刮片检查和HPV检测,异常者应进一步处理。HPV疫苗目前已用于HPV感染及癌前病变的预防,是目前世界上第一个用于肿瘤预防的疫苗,但其效果和安全性有待进一步评价确定。

第五节　子宫肉瘤

一、概述

子宫肉瘤发病率低，占女性生殖道恶性肿瘤的1％，占子宫恶性肿瘤的3％～7％。子宫肉瘤多发生在40～60岁。子宫肉瘤虽少见，但组织成分繁杂。WHO于2003年提出新的子宫肉瘤分类方法，分为子宫平滑肌肉瘤、子宫内膜间质肉瘤、未分化子宫内膜肉瘤。子宫肉瘤缺乏特异性症状和体征，术前诊断较为困难，常需术中冷冻切片及术后石蜡病理检查才能明确诊断。子宫肉瘤恶性度高，由于早期诊断困难，易远处转移，术后复发率高，放疗和化疗不甚敏感，预后较差，5年存活率为30％～50％。

二、分类

子宫肉瘤常见类型有以下3种：最常见的是子宫平滑肌肉瘤（leiomyosarcoma of uterus，LMS），来源于子宫肌层或子宫血管的平滑肌细胞，可单独存在或与平滑肌瘤并存；其次是子宫内膜间质肉瘤（endometrial stromal sarcoma，ESS），来源于子宫内膜间质细胞，即原来的低度恶性子宫内膜间质肉瘤；较少见的是未分化子宫内膜肉瘤，来源于子宫内膜间质细胞，即原来的高度恶性子宫内膜间质肉瘤，其恶性度高。根据大量循证医学资料，子宫恶性中胚叶混合瘤亦称恶性米勒管混合瘤（malignant Müllerian mixed tumor，MMMT）或癌肉瘤，它来源于米勒管衍生物中分化最差的子宫内膜间质组织，同时含有恶性的上皮成分不再属于子宫肉瘤，而归为特殊类型子宫内膜癌。

三、诊断

（一）临床表现

1. 发病年龄

子宫平滑肌肉瘤，可发生于任何年龄，一般为43～56岁。低度恶性子宫内膜间质肉瘤发病年龄较年轻，平均发病年龄为34.5岁，而高度恶性者平均年龄为50.8岁。子宫恶性中胚叶混合瘤多发生于绝经后妇女，平均发病年龄57岁。

2. 症状

子宫肉瘤一般无特殊症状，可表现为类似子宫肌瘤或子宫内膜息肉的症状。

（1）阴道不规则流血：为最常见的症状（67％）。

（2）下腹疼痛、下坠等不适感（25％）。

（3）压迫症状：肿物较大时则压迫膀胱或直肠，出现尿频、尿潴留、便秘等症状。如压迫盆腔则影响下肢静脉和淋巴回流，出现下肢水肿等症状（22％）。

（4）其他症状：晚期可出现消瘦、全身乏力、贫血、低热等症状。

3. 体征

（1）子宫平滑肌肉瘤可位于子宫黏膜下和肌层，可与子宫肌瘤同时存在。

（2）子宫内膜间质肉瘤可表现为宫颈口或阴道内发现软脆、易出血的息肉样肿物，如肿物破溃合并感染，可有极臭的阴道分泌物，也常合并贫血，子宫增大及盆腔肿物。

（3）未分化子宫内膜肉瘤多发生在子宫内膜，形如息肉，常充满宫腔，使子宫增大、变软，肿瘤可突出阴道内,常伴坏死。

(4)下腹部包块,约见于 1/3 的患者。

(二)辅助检查

1.阴道彩色多普勒超声检查

阴道彩色多普勒超声检查可初步鉴别诊断子宫肉瘤和子宫肌瘤,应注意低阻血流。

2.诊断性刮宫

诊断性刮宫是早期诊断子宫肉瘤的方法之一,刮宫对子宫内膜间质肉瘤及未分化子宫内膜肉瘤有较大诊断价值,对子宫平滑肌肉瘤的诊断价值有限。

(三)术中剖视标本

应在子宫切除后立即切开标本检查,注意切面是否呈鱼肉状,质地是否均匀一致,有无出血、坏死,有无包膜,有无编织状结构,必要时作快速病理诊断。

(四)病理诊断

石蜡切片病理诊断较为重要,3 种常见子宫肉瘤的病理特征如下。

1.子宫平滑肌肉瘤

肿瘤多数为单个,以肌壁间多见,可呈弥散性生长,与肌层界限不清。切面呈鱼肉状,典型的旋涡结构消失,有灶性或片状出血或坏死。镜下可见:①细胞异常增生,排列紊乱,旋涡状排列消失;②细胞核异型性明显;③肿瘤组织病理性核分裂象≥5/10 HPFs;④凝固性坏死。

2.子宫内膜间质肉瘤

子宫内膜间质肉瘤可形成息肉状或结节状自宫内膜突向宫腔或突至宫颈口外,肿瘤蒂宽,质软脆;也可似平滑肌瘤位于子宫肌层内,浸润子宫肌层,呈结节状或弥散性生长。肿瘤切面质地柔软,似生鱼肉状,伴出血、坏死时,则可见暗红、棕褐或灰黄色区域。宫旁组织或子宫外盆腔内可见似蚯蚓状淋巴管内肿瘤,质如橡皮,富有弹性,此为内膜间质肉瘤常见的特征。镜下可见瘤细胞像增殖期子宫内膜间质细胞,核分裂象≤10/10 HPFs。肿瘤内血管较多,肿瘤沿扩张的血管淋巴管生长,呈舌状浸润周围平滑肌组织。雌激素受体(ER)和孕激素受体(PR)可阳性,DNA 倍体多为二倍体。

3.未分化子宫内膜肉瘤

大体形态与子宫内膜间质肉瘤相似,但肿瘤体积更大,出血坏死更明显,有的病灶类似子宫内膜癌和子宫中胚叶混合瘤,缺乏蚯蚓状淋巴管内肿瘤的特征。镜下可见瘤细胞呈梭形或多角形,异型性明显;核分裂象≥10/10 HPFs;瘤细胞可排列成上皮样细胞巢、索和片状;瘤细胞可沿淋巴窦或血窦生长或侵入肌层。

四、转移

子宫肉瘤的转移途径主要有以下 3 种。

1.血行播散

血行播散是平滑肌肉瘤的主要转移途径。子宫内膜间质肉瘤及未分化子宫内膜肉瘤的宫旁血管内瘤栓较为多见。

2.直接浸润

子宫肉瘤可直接蔓延到子宫肌层甚至浆膜层。子宫内膜肉瘤局部侵袭性强,常有肌层浸润及破坏性生长。

3.淋巴结转移

未分化子宫内膜肉瘤易发生淋巴结转移。

五、分期

FIGO(2009)首次对子宫肉瘤进行了分期。该分期将子宫肉瘤按照不同组织分类进行分期,在子宫肉瘤分期中,不仅将肿瘤侵及深度、淋巴结受侵等列入分期,对子宫平滑肌肉瘤还将肿瘤大小纳入分期中。

六、治疗

以手术治疗为主,辅以放疗或化疗。

1.手术治疗

手术是子宫肉瘤主要治疗方法。子宫平滑肌肉瘤和未分化子宫内膜间质肉瘤行筋膜外子宫切除术和双附件切除术、盆腔和腹主动脉旁淋巴结切除术。子宫内膜间质肉瘤行筋膜外子宫切除术和双附件切除术。对年轻的早期子宫平滑肌肉瘤患者,肿瘤恶性程度较低者,可考虑保留卵巢。对于未分化子宫内膜肉瘤,可切除大网膜,因其易发生淋巴结转移,强调切除盆腔和腹主动脉旁淋巴结,若手术无法切净盆腹腔所有病灶,争取做到理想的肿瘤细胞减灭术。

2.放射治疗

放疗对子宫内膜间质肉瘤的疗效比平滑肌肉瘤为好。一般认为术后辅助放疗有助于预防盆腔复发,提高 5 年无病生存率。一般采用盆腔外照射和阴道内照射。对于复发或转移的晚期患者,可行姑息性放疗。

3.化疗

一般主张对晚期平滑肌肉瘤患者、未分化子宫内膜间质肉瘤以及肉瘤复发患者,可辅助化疗。化疗以多柔比星的疗效最佳,文献报道单药有效率为 25.0%,而其他有效的药物有异环磷酰胺、顺铂、依托泊苷及替莫唑胺等。目前,尚无理想的化疗方案,下列方案可选用。

(1)IAP 方案:异环磷酰胺(IFO)(需要美司钠解毒)+盐酸表柔比星(EPI-ADM)+顺铂(DDP)。

(2)HDE 方案:羟基脲(Hu)+氮烯米胺(DTIC)+依托泊苷(Vp16)。

4.孕激素治疗

孕激素类药物主要用于治疗内膜间质肉瘤及部分孕激素受体(PR)阳性的未分化内膜间质肉瘤。常用孕激素类药物:醋酸甲羟孕酮(Medroxy progesterone acetate,MPA),甲地孕酮和己酸孕酮,一般主张剂量不小于 200 mg/d,应用时间不少于 1 年。

七、随访

术后每 3～6 个月随访一次,重视肺部 X 线或 CT 检查。

八、复发子宫肉瘤的治疗

子宫肉瘤患者经治疗后,复发率仍很高,Ⅰ期复发率为 50%～67%,Ⅱ～Ⅲ期复发率可高达 90.0%。对于复发后的治疗,目的是缓解症状、延长生存期。

1.手术为主的综合治疗

子宫肉瘤经治疗后复发,如果复发部位在盆腔,且为中央型复发,主张尽可能再次手术,切除复发病灶,术后辅以放疗、化疗等。

2.化疗为主的综合治疗

化疗为主的综合治疗适用于远处复发转移者,无论是何种组织类型、早期或晚期肿瘤的远处转移复发,应行全身性化疗。子宫内膜间质肉瘤复发者,应加用孕激素治疗。

3.放疗

盆腔部位复发者,如果手术无法切除复发病灶,可选择放射治疗。放疗需根据复发的部位和以前辅助治疗的情况来制订放疗计划。

第六节　卵巢恶性肿瘤

一、概述

卵巢恶性肿瘤是女性生殖器常见的恶性肿瘤之一。由于卵巢位于盆腔深部,早期病变不易发现,一旦出现症状多属晚期。近几十年来,由于有效化疗方案的应用,使卵巢恶性生殖细胞肿瘤的治疗效果有了明显的提高,病死率从90%降至10%。随着紫杉醇的问世以及与铂类联合应用,卵巢上皮性癌的疗效也发生了明显的变化,5年生存率已经接近或超过50%,但是其病死率仍居妇科恶性肿瘤首位,其主要原因是70%的卵巢上皮癌患者在就诊时已为晚期,治疗后70%的患者将会复发,难以治愈。卵巢上皮癌已成为严重威胁妇女生命和健康的主要肿瘤,对其早期诊治、手术、化疗和放疗等方面也存在颇多的问题和争论,这正是当今妇科肿瘤界面临的严重挑战。

二、诊断

(一)病史

1.危险因素

卵巢癌的病因未明。

年龄的增长、未产或排卵年增加(初潮早或绝经晚)、促排卵药物的应用等,以及乳腺癌、结肠癌或子宫内膜癌的个人史及卵巢癌家族史,被视为危险因素。

2.遗传卵巢癌综合征(HOCS)

尤其是 BRCA1 或 BRCA2 基因表达阳性者,其患病的危险率高达50%,并随年龄增长,危险增加。

3.“卵巢癌三联症”

“卵巢癌三联症”即年龄40~60岁、卵巢功能障碍、胃肠道症状,可提高对卵巢癌的警戒。

(二)症状

卵巢恶性肿瘤早期常无症状,部分患者可在妇科检查中被发现。晚期主要临床表现为腹胀、腹部肿块及腹腔积液,症状的轻重决定于:①肿瘤的大小、位置、侵犯邻近器官的程度;②肿瘤的组织学类型;③有无并发症。

1.压迫症状

由于肿瘤生长较大或浸润邻近组织所致。

2.播散及转移症状

由于腹膜种植引起的腹腔积液,肠道转移引起的消化道症状等。

3.内分泌症状

由于某些卵巢肿瘤所分泌的雌激素、睾酮的刺激,可发生性早熟、男性化、闭经、月经紊乱及绝经后出血等。

4.急腹痛症状

由于肿瘤破裂、扭转等所致。

(三)体征

1.全身检查

特别注意乳腺、区域淋巴结、腹部膨隆、肿块、腹腔积液及肝、脾、直肠检查。

2.盆腔检查

双合诊和三合诊检查子宫及附件,注意附件肿块的位置、侧别、大小、形状、边界、质地、表面状况、活动度、触痛及子宫直肠窝结节等。应强调盆腔肿块的鉴别,以下情况应注意为恶性:①实性;②双侧;③肿瘤不规则、表面有结节;④粘连、固定、不活动;⑤腹腔积液,特别是血性腹腔积液;⑥子宫直肠窝结节;⑦生长迅速,恶病质,晚期可有大网膜肿块、肝脾大及消化道梗阻表现。

(四)辅助检查

1.腹腔积液或腹腔冲洗液细胞学

腹腔积液明显者,可直接从腹部穿刺,若腹腔积液少或不明显,可从后穹窿穿刺。所得腹腔积液经离心浓缩,固定涂片,进行细胞学检查。

2.肿瘤标志物

(1)CA125:80%的卵巢上皮性癌患者 CA125 水平高于 35 kU/L,90%以上的晚期卵巢癌患者 CA125 水平的消长与病情缓解或恶化相一致,尤其是对浆液性腺癌更有特异性。

(2)HE4:人附睾蛋白 4 是一种新的卵巢癌肿瘤标志物。正常生理情况下,HE4 在人体中有非常低水平的表达,但在卵巢癌组织和患者血清中均高度表达,可用于卵巢癌的早期检测、鉴别诊断、治疗监测及预后评估。88%的卵巢癌患者都会出现 HE4 升高的现象。与 CA125 相比,HE4 的敏感度更高、特异性更强,尤其是在疾病初期无症状表现的阶段。疾病早期 HE4 诊断的敏感度是 82.7%,而 CA125 却仅有 45.9%。与 CA125 仅 20%的特异性相比,HE4 的特异性高达 99%。HE4 与 CA125 两者联合应用,诊断卵巢癌的敏感性可增加到 92%,并将假阴性结果减少 30%,大大增加了卵巢癌诊断的准确性。

(3)CA199 和 CEA 等肿瘤标记物在卵巢上皮癌患者中也会升高,尤其是对卵巢黏液性癌的诊断价值较高。

(4)AFP:对卵巢内胚窦瘤有特异性价值,或者未成熟畸胎瘤、混合型无性细胞瘤中含卵黄囊成分者均有诊断意义。其正常值为 $<25~\mu g/L$。

(5)hCG:对于原发性卵巢绒癌有特异性。

(6)性激素:颗粒细胞瘤、泡膜细胞瘤可产生较高水平的雌激素。黄素化时,亦可有睾酮分泌。浆液性、黏液性或纤维上皮瘤有时也可分泌一定的雌激素。

3.影像学检查

(1)超声扫描:对于盆腔肿块的检测有重要意义,可描述肿物大小、部位、质地等。良恶性的判定依经验而定,可达 $80\%\sim90\%$,也可显示腹腔积液。通过彩色多普勒超声扫描,能测定卵巢及其新生组织血流变化,有助于诊断。

(2)盆腔或(和)腹部 CT 及 MRI:对判断卵巢周围脏器的浸润、有无淋巴转移、有无肝脾转移和确定手术方式有参考价值。

(3)胸部、腹部 X 线片:对判断有无胸腔积液、肺转移和肠梗阻有诊断意义。

4.必要时选择以下检查

(1)系统胃肠摄片(GI)或乙状结肠镜观察,必要时行胃镜检查,提供是否有卵巢癌转移或胃肠道原发性癌瘤的证据。

(2)肾图、肾血流图、静脉肾盂造影或 CT 泌尿系统重建:观察肾脏的分泌及排泄功能、了解泌尿系压迫或梗阻情况。

(3)放射免疫显像或 PET 检查:有助于对卵巢肿瘤进行定性和定位诊断。

(4)腹腔镜检查:对盆腔肿块、腹腔积液、腹胀等可疑卵巢恶性肿瘤的患者行腹腔镜检查可明确诊断。同时通过腹腔镜的观察,可以对于疾病的严重程度进行评估,决定手术的可行性,如果经过腹腔镜评估认为经过手术很难达到满意的肿瘤细胞减灭,应该选择先期化疗,然后再进行间歇性肿瘤细胞减灭术。若肿块过大或达脐耻连线中点以上、腹膜炎及肿块粘连于腹壁,则不宜进行此检查。腹腔镜检查的作用:①明确诊断,作初步临床分期;②取得腹腔积液或腹腔冲洗液进行细胞学检查;③取得活体组织,进行组织学诊断;④术前放腹腔积液或腹腔化疗,进行术前准备。

(五)确诊卵巢癌的依据

明确卵巢癌诊断的依据是肿瘤的组织病理学,而腹腔积液细胞学、影像学和肿瘤标志物检查结果均不能作为卵巢癌的确诊依据。

卵巢恶性肿瘤的诊断需与如下疾病鉴别:①子宫内膜异位症;②结核性腹膜炎;③生殖道以外的肿瘤;④转移性卵巢肿瘤;⑤慢性盆腔炎。

三、卵巢恶性肿瘤的处理原则

一经发现卵巢肿瘤,应行手术。手术目的:①明确诊断;②切除肿瘤;③恶性肿瘤进行手术—病理分期。如果术前没有明确病理诊断,应在术中将切下的卵巢肿瘤送快速冷冻组织病理学检查,进行确诊。手术可通过腹腔镜和(或)剖腹进行,腹腔镜大多用来进行卵巢肿瘤的诊断,而晚期卵巢恶性肿瘤手术治疗应该是剖腹手术。应根据卵巢肿瘤的性质、组织学类型、手术—病理分期和患者的年龄等因素来决定治疗的目的和是否进行手术后的辅助治疗。

治疗的目的和原则:①对卵巢上皮癌治疗目标是早期争取治愈,晚期控制复发,延长生存期及提高患者生活质量,主要的治疗方式为手术加紫杉醇和铂类药物的联合化疗;②对卵巢生殖细胞恶性肿瘤治疗的目标是治愈,主要的治疗方式为手术和以 PEB/PVB 为主要方案的化疗,保留生育功能是该类肿瘤治疗的原则;③对性索间质性肿瘤的目标也是治愈,手术是主要的治疗手段,对年轻的早期患者可实施单侧卵巢切除术,保留生育功能;④对发生转移的患者还未确定最佳的治疗方案。要强调治疗医师的资格论证,最好是由经过正规训练的妇科肿瘤专科医师实施卵巢癌的治疗。

1. 手术治疗

(1)全面分期手术：①腹部足够大的纵切口；②全面探查；③腹腔细胞学检查（腹腔积液或盆腔、结肠侧沟、横膈冲洗液）；④大网膜切除；⑤全子宫和双侧附件切除；⑥仔细的盆腹腔探查及活检（粘连、可疑病变、盆腔侧壁、肠浆膜、肠系膜、横膈）；⑦盆腔及腹主动脉旁淋巴结切除术（至少达到肠系膜下动脉水平，最好达到肾血管水平）。

(2)再分期手术：指首次手术未明确分期，亦未用化疗而施行的全面探查和分期手术。如术后患者已用化疗，应属于间歇性肿瘤细胞减灭术。

(3)肿瘤细胞减灭术：尽最大努力切除原发灶及一切转移瘤，使残余癌灶直径<1 cm（满意的肿瘤细胞减灭术）。手术内容包括：①手术需要一个足够大的纵切口。②腹腔积液或腹腔冲洗液的细胞学检查，但是对于腹腔已经明确受累，细胞学检查并不改变分期。③全子宫双侧附件及盆腔肿块切除，卵巢动、静脉高位结扎。④切除大网膜，尤其是受累的网膜必须切除，如果小网膜受累也应切除。⑤腹主动脉旁及盆腔淋巴结清除术（至少达到肠系膜下动脉水平，最好达到肾血管水平），可疑受累或增大的淋巴结应该切除；而对于盆腔以外受累且转移灶不超过2 cm，也应该进行双侧盆腔及腹主动脉旁淋巴结切除。⑥阑尾切除及肠道转移病灶处理。⑦为了达到满意的肿瘤细胞减灭术可以采取某些特殊的手术措施，包括肠切除、部分横膈或腹膜剥除、脾切除、部分肝切除、胆囊切除、胃部分切除、膀胱部分切除、输尿管膀胱切除、胰尾切除、根治性盆腔切除（盆腔廓清术）等。

(4)间歇性（"中间性"或间隔）肿瘤细胞减灭术：对于某些晚期卵巢癌病例，术前评估或术中评估或腹腔镜下评估难以达到满意的肿瘤细胞减灭，则可先用3个疗程的（最多不超过6个）化疗，再行肿瘤细胞减灭术。目前的循证医学证据已经证明这种治疗策略至少不影响最终的治疗结果，但是由于其可以明显地提高手术质量和减少手术并发症的发生，同时减低了手术难度，也不失为一种好的治疗手段。

(5)再次肿瘤细胞减灭术：指对残余瘤或复发瘤的手术，如果没有更有效的二线化疗药物，这种手术的价值是很有限的。

(6)二次探查术：指经过满意的肿瘤细胞减灭术1年内，又施行了至少6个疗程的化疗，通过临床物理检查及辅助或实验室检测（包括CA125等肿瘤标志物）均无肿瘤复发迹象，而施行的再次剖腹探查术。其目的在于了解腹腔癌灶有无复发，作为日后制订治疗方案的依据。但是，由于近年的研究表明二次探查术并不能改善患者的生存时间和预后，现已很少应用。交界性肿瘤、Ⅰ期上皮性癌、恶性生殖细胞肿瘤、性索间质肿瘤不做二次探查术。

(7)腹腔镜技术在卵巢癌治疗中的应用：腹腔镜下的卵巢癌手术，是难度较大的一类手术，也是最受争议的手术，迄今，绝大多数妇科肿瘤学家都不主张采用腹腔镜下的手术方式治疗晚期卵巢癌。因此，腹腔镜手术一般仅适用于Ⅱc期以前的早期卵巢上皮性癌和生殖细胞肿瘤。无论如何，在发现附件肿瘤为恶性时，实施卵巢癌的腹腔镜手术必须符合以下情况：①肿瘤直径<10 cm；②腹腔内其他部位或脏器无明显的转移病灶；③术者有足够的技术以完成整个手术。卵巢癌的腹腔镜手术仅用于下列几个方面：①明确卵巢癌的诊断及病情程度的评估；②早期卵巢癌全面分期手术：包括卵巢癌的腹腔镜探查活检术，腹腔镜下大网膜切除术及全子宫、双附件切除术和盆腔及腹主动脉旁淋巴结切除；③卵巢癌的腹腔镜再分期手术。

2. 化疗

(1)术后辅助化疗是晚期卵巢癌的重要治疗措施，一定要及时、足量、规范。对于进行了最大限度地肿瘤细胞减灭术,或瘤体很小的患者更为有效。卵巢上皮性癌的一线化疗方案主要包括 TP(紫杉醇＋顺铂)腹腔静脉联合化疗、TC(紫杉醇、卡铂)静脉化疗、DC(多西他赛、卡铂)静脉化疗、剂量密集型 TC 静脉化疗(dd-TC)、TC 静脉化疗联合贝伐珠单抗等,最早应用的 PC 对于某些经济困难的患者仍有价值。二线化疗药物较多,但并没有首选的化疗方案。脂质体多柔比星、吉西他滨、拓扑替康联合铂类获得较好的循证医学证据。恶性生殖细胞肿瘤及性索间质肿瘤可用 PEB(顺铂、依托泊苷、平阳霉素)、PVB(顺铂、长春新碱、平阳霉素)、VAC(长春新碱、放线菌素 D、环磷酰胺)方案做一线方案。

紫杉醇的问世,无疑给卵巢癌的治疗尤其是卵巢上皮癌的治疗带来了曙光,将其与治疗卵巢癌最有效的铂类药物结合起来无疑是当前最有价值的选择。GOG-111 和 OV-10 均证明了将紫杉醇与顺铂联合应用(TP)明显优于治疗卵巢癌的传统方案 PC,随后 GOG-158 进一步证实了 TC 和 TP 在临床近期疗效上相似,但是毒副反应更加可控,从而 TC 取代了 TP,成为当前卵巢上皮性癌的首选化疗方案。多西他赛单药应用治疗卵巢癌尤其是复发性卵巢癌的疗效与紫杉醇相似,但是其毒性反应和紫杉醇却不同,SCOTROC 的试验证实了 DC 的临床疗效与 TC 完全相同(ORR 均为 59%),但是不良反应却各不相同,DC 表现更严重的骨髓抑制,而 TC 则会发生更严重的神经损害。

虽然 TC 在治疗卵巢上皮性癌方面已经取得了很好的疗效,但是针对其改进的探索从来没有停止过。腹腔化疗对卵巢癌的治疗价值近来受到重视。最近,美国 GOG 一项Ⅲ期临床研究(GOG-172)结果表明,与静脉化疗相比,腹腔与静脉联合化疗降低了卵巢癌患者 20% 的复发风险和 25% 的死亡风险。平均中位生存时间为 65.6 个月,这是迄今为止在一系列晚期卵巢癌临床随机对照试验中报道最长的中位生存时间。但是腹腔与静脉联合化疗组比静脉化疗组的患者更容易出现严重的药物不良反应,特别是在白细胞减少、血小板减少和感染等化疗药物毒性反应。因此,腹腔化疗组中只有 42% 的患者完成了规定 6 个疗程的原方案腹腔化疗。基于 GOG-172 研究的结果,美国国家癌症综合治疗联盟(the National Comprehensive Cancer Network,NCCN)已将该腹腔化疗方案写入卵巢癌临床指南中。该研究使用的腹腔与静脉联合化疗方案为:紫杉醇 135 mg/m² iv(d1)＋顺铂 75 mg/m² ip(d2)＋紫杉醇 60 mg/m² ip(d8)。研究中腹腔化疗药物除顺铂外还增加了紫杉醇。共 429 例患者参与研究(415 例符合纳入标准),iv 组给予紫杉醇 135 mg/m² iv(d1)＋顺铂 75 mg/m² iv。另外一方面,这可能与 ip 组比 iv 组增加了化疗药物剂量和次数有关。而胃肠道反应、神经毒性、乏力、代谢异常和疼痛等非血液学毒性反应的发生率也是 ip 组高。ip 组和 iv 组的中位无疾病进展时间分别为 23.8 个月和 18.3 个月(P=0.05),总生存期分别为 65.6 个月和 49.7 个月(P=0.03)。在 GOG-172 研究中化疗前、第 4 疗程前、6 个疗程完成后的 3～6 周以及 1 年后四个时间段,对卵巢癌患者生活质量(quality of life,QOL)进行了评价。结果 ip 组比 iv 组的生活质量明显下降,特别是在第 4 疗程前以及 6 个疗程完成后的 3～6 周,ip 组的 QOL 均比 iv 组低。但是在治疗 1 年后的 QOL 两组并无差异。由于 GOG-172 在生存数据上获得了很好的结论,NCI 发布了临床公告,对于已经接受了满意的肿瘤细胞减灭术的患者应该建议其进行腹腔化疗,至少要和患者说明这个实验的结果。但是,由于此方案的毒副反应较强,也需要让患者充分知情。

日本的学者进行了一项非常有意义的 RCT 研究(JGOG3016),对晚期的卵巢上皮性癌、输卵管癌、原发性腹膜癌患者采用剂量密集型 TC 周疗(dd-TC),可使患者获益。经过 6.4 年的随访,中位无进展生存期(PFS)分别为 17.5 个月和 28.2 个月(P=0.0037),总生存期率分别为 51.1 个月和 58.7 个月(P=0.039)。GOG-218 和 ICON7 是两个类似的临床试验,均是将卵巢上皮癌的一线化疗 TC 方案与新近问世的贝伐珠单抗进行联合,并于化疗结束一定时间内使用贝伐珠单抗进行维持治疗。两个实验均证实了 TC 联合贝伐珠单抗对于预后有不同程度的改善,但所需的治疗费用很高。

(2)卵巢癌的先期化疗:也叫新辅助化疗,是指在明确诊断卵巢癌后,选择相应有效的化疗方案给予患者有限疗程的化疗,然后再行肿瘤细胞减灭术。新辅助化疗一般为 2~3 个疗程。

1)新辅助化疗目的:①减少肿瘤负荷;②提高手术质量;③改善患者预后。

2)新辅助化疗的先决条件:①明确的病理诊断;②明确病变程度和范围。

3)新辅助化疗的方法:①腹腔化疗;②动脉化疗;③静脉化疗。

4)新辅助化疗的临床意义:主要是可以明显改善手术质量,提高手术彻底性。目前还没有极具有说服力的前瞻性研究报告表明先期化疗能提高卵巢癌患者的生存率,值得进一步研究。

(3)卵巢癌的巩固化疗:目的在于加强初治效果,延缓复发,提高患者的生存率。但考虑到普通巩固化疗疗效的非限定性及毒副反应,在缺乏循证医学的证据的情况下,目前尚不作为临床的常规治疗。

(4)化疗期限应根据肿瘤的类别和期别等而定。

(5)化疗的实施应考虑"个体化",重视评估化疗的效果和毒副反应,及时调整化疗药物的剂量和方案。

3.放疗

某些肿瘤对放疗非常敏感(如无性细胞瘤),对于残余瘤或淋巴结转移可行标记放疗,移动式带形照射亦可选用,放射性核素(^{32}P)适于腹腔内灌注。放疗为卵巢癌手术和化疗的辅助治疗。

四、随访与监测

1.病情监测

卵巢癌易于复发,应长期予以随访和监测。随访和监测内容如下。

(1)临床症状、体征、全身及盆腔检查,强调每次随诊盆腔检查的重要性。

(2)肿瘤标志物:CA125、AFP、hCG。

(3)影像检查:B 超、CT 及 MRI(有条件者)。

(4)正电子发射显像(PET)(有条件者)。

(5)类固醇激素测定:雌激素、孕激素及雄激素(对某些肿瘤)。

(6)术后随访:①术后 1 年,每月 1 次;②术后 2 年,每 3 个月 1 次;③术后 3 年,每 6 个月 1 次;④3 年以上者,每年 1 次。(NCCN 指南:术后 1~2 年内每 2~4 个月一次,术后 3~5 年内每 3~6 个月一次,5 年后每年一次)。

2.疗效评定

(1)复发征象:①盆腔检查发现肿物;②腹部检查发现肿物;③腹腔积液出现并找到瘤细胞;④肺部阴影;⑤淋巴转移;⑥影像检查(X 线、CT、MRI、B 超)及核素显像有阳性发现;⑦二次探查术或腹腔镜检查发现复发灶,并经病理学检查证实,腹腔冲洗液瘤细胞阳性;⑧CA125、hCG、AFP 转阳性。

(2)评价标准。

1)手术切净肿物,临床已无可测量的观察指标。①缓解:临床上未发现上述复发标准;

②复发:符合复发的诊断标准。

2)手术未切净肿块,临床仍有可测量观察指标。①缓解:肿瘤完全消失,标志物恢复正常达 3 个月以上;②进展:残留肿瘤生长超过原来肿瘤体积的 50%。

五、卵巢交界性肿瘤或低度潜在恶性肿瘤的处理

卵巢交界性瘤占卵巢上皮性瘤的 9.2%～16.3%,Ⅰ 期为主,占 50%～80%,其中主要是黏液性,而Ⅲ期中则主要是浆液性。患者发病年龄较轻,一般为 34～44 岁,合并妊娠者占 9%。卵巢交界性肿瘤是一类性质较为特别的卵巢肿瘤,具有下列特点:①易发生于生育年龄的妇女;②常为早期,Ⅰ～Ⅱ期患者占 80%;③在临床上有一定的恶性上皮卵巢癌的组织学特征,但缺少可确认的间质浸润,恶性程度较低;④对化疗不敏感;⑤多为晚期复发;⑥复发多为卵巢交界瘤。

根据上述特点,通常可切除一侧附件而保留生育功能,对于Ⅰ期患者可不进行分期手术,术后多不需用化疗。交界性卵巢肿瘤双侧的发生率为 38%。对于双侧交界性卵巢肿瘤,只要有正常卵巢组织存在,也可进行肿瘤切除而保留生育功能。期别较晚的交界性卵巢肿瘤如无外生乳头结构及浸润种植也可考虑保留生育功能手术治疗。

1.处理原则

手术为交界性肿瘤的最重要、最基本的治疗,手术范围视患者年龄、生育状况及临床分期而定。①早期、年轻、有生育要求者:切除患侧附件,对侧剖探,腹腔冲洗液细胞学检查及腹膜多点活检,保留生育功能;②晚期、年龄大或无生育要求者:行全子宫及双侧附件切除,大网膜、阑尾切除或施行肿瘤细胞减灭术。

2.原则上不给予术后辅助化疗

但亦有资料表明,对期别较晚、有浸润性种植和 DNA 为非整倍体的卵巢交界性肿瘤,术后也可施行 3～6 个疗程正规化疗(方案同卵巢上皮癌)。辅助化疗能否减少复发,提高患者生存率还有待证实。

3.预后与复发

交界性瘤恶性程度低、预后好,复发晚,复发率随时间推移而增加。交界性瘤复发,绝大多数病理形态仍为交界性,再次手术仍可达到较好结果。

六、早期卵巢上皮性癌的处理

早期卵巢上皮癌是指 FIGOⅠ、Ⅱ期卵巢癌。全面的分期手术是早期卵巢上皮癌最基本,也是最重要的治疗手段;通过手术早期卵巢上皮癌可以分为低危和高危两大类。低危组包括所有 FIGOⅠ$_A$ 和Ⅰ$_B$ 期肿瘤分化好的患者,预后良好。对这类患者的治疗,全面的分期手术是最重要的,术后大部分患者不需要进一步治疗,90% 以上患者可长期无瘤存活。高危组包括所有Ⅰ$_A$ 和Ⅰ$_B$ 中分化到低分化的癌,以及Ⅰ$_C$ 期的肿瘤和所有卵巢透明细胞癌,患者预后不良。有高危因素的患者,30%～40% 有复发的危险,25%～30% 在首次手术后 5 年内死亡。这些患者在全面手术分期结束后,还需要进行辅助治疗,建议 TC 化疗 3～6 个疗程。

早期卵巢上皮癌与复发有关的高危因素:①包膜破裂;②肿瘤表面生长;③低分化(G3);④与周围组织粘连;⑤透明细胞癌;⑥腹腔冲洗液阳性;⑦卵巢癌外转移。早期卵巢上皮性癌的术后化疗指征如下。

(1)无精确手术分期,即未行大网膜切除和(或)腹膜后淋巴结清除术。

（2）透明细胞癌。

（3）中分化或低分化肿瘤（G2、G3）。

（4）卵巢表面有肿瘤生长（Ⅰc）。

（5）肿瘤破裂或包膜不完整。

（6）肿瘤与盆腔粘连。

（7）腹腔积液或腹腔冲洗液阳性（Ⅰc）。

（8）化疗方案及疗程：应以紫杉醇和铂类药物为主，优先采用较为简便的化疗方案，如紫杉醇和卡铂（TC）；以 3～6 个疗程为宜。

七、晚期卵巢上皮癌的处理

晚期卵巢上皮癌标准治疗模式是，患者一开始就应该进行满意的肿瘤细胞减灭术，尽最大可能使残余肿瘤直径<1 cm。对于满意的肿瘤细胞减灭术后的患者，应该和其讨论腹腔化疗的问题，应该积极使用 TP 腹腔静脉联合化疗，当然其他化疗方案也是好的选择（如 TC、DC、dd-TC），如果经济条件好，TC 与贝伐珠单抗联合也是好的治疗措施。对于未能行满意的肿瘤细胞减灭术后的患者，建议使用静脉化疗（如 TC、DC、dd-TC）。另外，如果患者在首次肿瘤细胞减灭术后残余肿瘤数量相当多，可以给予 2～3 个疗程的新辅助化疗，紧接着行间歇性肿瘤细胞减灭术，术后再予 6 个疗程的化疗（总疗程为 8～9 个）。晚期卵巢上皮癌影响预后或危险因素如下。

（1）年龄：年轻者（<50 岁）预后较好。

（2）期别：是主要因素，期别越晚，预后越差。

（3）病理分级：高、中、低分化的 5 年生存率分别为 59%、25%、7%。

（4）初次手术肿瘤切除的彻底性，或残留肿瘤体积大小。残留愈大，预后愈差。

（5）肿瘤组织类型：浆液性癌、透明细胞癌较黏液性癌及子宫内膜样癌预后差。

（6）腹膜后淋巴结转移阳性预后差。

（7）肿瘤细胞减灭术后 4 周的血清 CA125 水平下降不满意（不及术前的 50%）或术后 2 个月未降至正常，预后差。

八、复发卵巢上皮癌的诊断与治疗

1.复发卵巢癌的定义

①复发：经过满意的肿瘤细胞减灭术和正规足量的化疗达到临床完全缓解，停药半年后临床上再次出现肿瘤复发的证据，视为复发。②未控：虽然经过肿瘤细胞减灭术和正规足量的化疗，但肿瘤仍进展或稳定，二探手术发现残余灶，或停化疗半年之内发现复发证据，均视为未控。

2.卵巢癌复发的迹象和证据

①CA125 升高；②出现胸、腹腔积液；③体检发现肿块；④影像学检查发现肿块；⑤不明原因肠梗阻。只要存在上述中的两项就要考虑肿瘤复发。复发的诊断最好有病理的支持。

3.复发卵巢癌的分型

（1）化疗敏感型：定义为对初期以铂类药物为基础的治疗有明确反应，且已经达到临床缓解，停用化疗 6 个月以上病灶复发。

（2）化疗耐药型：定义为患者对初期的化疗有反应，但在完成化疗相对短的时间内证实复发,一般认为完成化疗后 6 个月内的复发应考虑为铂类药物耐药。

(3)顽固型:是指在初期化疗时对化疗有反应或明显反应的患者中发现有残余病灶,例如"二探"阳性者。

(4)难治型:是指对化疗没有产生最小有效反应的患者,包括在初始化疗期间肿瘤稳定或肿瘤进展者。大约发生于 20%的患者,这类患者对二线化疗的有效反应率最低。

4.卵巢癌复发的治疗

(1)治疗前的准备:详细复习病史包括:①手术分期;②组织学类型和分级;③手术的彻底性;④残余瘤的大小及部位;⑤术后化疗的方案、途径、疗程、疗效;⑥停用化疗的时间;⑦出现复发的时间等。

(2)对复发性卵巢癌进行分型,对复发灶进行定位分析。

(3)对患者的生活状态(PS)进行评分,对患者重要器官的功能进行评估。

5.治疗基本原则

目前观点认为,对于复发性卵巢癌的治疗目的一般是趋于保守性的,因此,在选择复发性卵巢癌治疗方案时,对所选择方案的预期毒性作用及其对整个生活质量的影响都应该加以重点考虑。在制订二线化疗方案时,常把耐药型、顽固型和难治型卵巢癌考虑为一组,而对铂类药物敏感的复发癌常被分开考虑。

对复发性卵巢癌的治疗应该个体化,分层进行治疗。耐药和难治型卵巢癌对再次治疗的反应率很低,仅为 10%~15%。多发部位的复发灶和复发瘤>5 cm 也提示对再次治疗反应差。敏感型卵巢癌,尤其是有较长无瘤缓解的患者,对再次治疗有很好的疗效。对这部分复发患者应该积极进行治疗。根据患者的不同情况选择适当的治疗时机,不可过早,也不能过晚。对复发性卵巢癌的治疗是姑息性的,在制订治疗方案时要充分考虑到患者的生存质量和各种治疗方案的毒副反应。

6.复发性卵巢癌的化疗

可用于卵巢癌二线治疗的药物有:紫杉醇,脂质体多柔比星、吉西他滨、多西他赛、拓扑替康、六甲密胺、异环磷酰胺和依托泊苷(VP16)等。各种药物的有效率基本相似,大约为 20%,因此,卵巢癌二线化疗没有首选的药物。选择药物主要考虑药物的毒性作用、患者以前是否使用过该药物和患者的生存质量。

7.复发性卵巢癌的手术治疗

手术对复发性卵巢癌的治疗价值尚未确定,手术的指征和时机还存在一些争论。

(1)复发性卵巢癌的手术治疗主要用于 3 个方面:①解除肠梗阻;②>12 个月复发灶的减灭;③切除孤立的复发灶。对晚期复发卵巢癌是先手术还是先化疗仍有争议。

(2)下列情况是进行再次肿瘤细胞减灭术的合理选择:①完成一线化疗后,>12 个月以上的复发;②残余瘤或复发灶有完整切除的可能;③对先前的化疗有很好的反应;④患者年龄较轻,有很好的生活状态评分。在上述情况下进行再次肿瘤细胞减灭可达到预期的治疗目的,对患者有益。术前进行 PET-CT 检查,评估复发病灶切净程度,选择性进行再次肿瘤细胞减灭术,可使患者获益。

8.化疗敏感型的治疗

停用化疗时间越长,再次治疗缓解的可能性越大,对这类患者的治疗应该采取积极的态度。对于>12 个月复发的孤立可切除病灶,可考虑先行手术切除,然后再化疗。对于敏感型复发的化疗主要选用 TC 方案,吉西他滨与卡铂的联合以及脂质体多柔比星与卡铂的联合也是不错的选择,还有拓扑替康与铂类的联合效果也是很好的。

9.顽固型的治疗

治疗方案的选择取决于"二探"中发现残余病灶的大小、首次手术后残余瘤的大小、化疗的药物和方案、给药的途径等。对于这样的患者的治疗目前主要采用耐药型复发的治疗,最好采用无铂单药治疗,NCCN 指南推荐的药物有紫杉醇、多西他赛、脂质体多柔比星、吉西他滨、拓扑替康、VP16 等,由于不少患者前次化疗的毒副反应尚未完全消失,因此,这时选药的原则应该是选择毒性低的药物。

10.耐药和难治型的治疗

对这类患者治疗效果很不理想,除了为解除肠梗阻外,一般不考虑手术治疗。对于耐药型复发的患者治疗原则应该是改善生活质量、控制肿瘤的进展,最大限度地延长无铂间期,最好采用无铂单药治疗。改善患者的生后质量应为主要的治疗目标。

11.卵巢癌复发合并肠梗阻的治疗

肠梗阻是复发性卵巢癌患者最常见和最难处理的问题。化疗对大部分肠梗阻患者的疗效不佳,姑息性的保守治疗是较为合适的选择(激素、止痛药、止吐药、胃肠减压和 TPN 等)。选择手术治疗应该谨慎,多处梗阻和多个复发灶手术很难奏效,而且并发症很多(10%～15%的患者将会在手术后 8 周内死亡,40%的患者手术没有任何效果)。对孤立的复发灶,仅一个部位的梗阻和对化疗敏感的患者手术可能会有一定的疗效,对肠梗阻患者进行评分有助于临床医师决定是否进行手术。

12.开始治疗的时机和指征

临床上有下列情况可考虑开始进行复发性卵巢癌的治疗:①临床上有症状,临床或影像学检查有复发的证据,伴有或不伴有 CA125 的升高;②临床上没有症状,但 CA125 升高,临床或影像学检查发现 2～3 cm 的复发灶;③虽然没有临床和影像学检查的复发证据,但有症状和 CA125 的明显升高;④系列测定 CA125 持续升高,除外其他 CA125 升高的原因。

九、卵巢恶性生殖细胞肿瘤的治疗

卵巢恶性生殖细胞肿瘤是指来源于胚胎性腺的原始生殖细胞而具有不同组织学特征的一组肿瘤,占所有卵巢恶性肿瘤的 5%。

(一)临床特点

(1)多发生于年轻的妇女及幼女。

(2)多数生殖细胞肿瘤是单侧的。

(3)即使复发也很少累及对侧卵巢和子宫。

(4)有很好的肿瘤标志物(AFP、hCG、NSE)。

(5)对化疗敏感。近年来,由于找到有效的化疗方案,使其预后大为改观。卵巢恶性生殖细胞肿瘤的 5 年存活率分别由过去的 10% 提高到目前的 90%。大部分患者可行保留生育功能的治疗。

(二)病理分类

基于对卵巢肿瘤的进一步认识,1994 年世界卫生组织制订的卵巢肿瘤的组织学分类对组织学类型的命名有所变更,并增加了一些新的亚型。主要的组织病理分类如下:①未成熟畸胎瘤;②无性细胞瘤;③卵黄囊瘤;④胚胎癌;⑤绒癌;⑥混合型恶性生殖细胞肿瘤。

(三)诊断

卵巢恶性生殖细胞肿瘤在临床表现方面具有一些特点。如发病年龄轻、肿瘤较大、肿瘤标志物异常、容易产生腹腔积液、病程发展快等。应注意到肿瘤的这些特点,给予及时诊断。特别是血清甲胎蛋白(AFP)和人绒毛膜促性腺激素(hCG)的检测,可以起到明确诊断的作用。卵黄囊瘤可以合成 AFP,卵巢绒癌可分泌 hCG,这些都是很特异的肿瘤标志物。血清 AFP 和 hCG 的动态变化与癌瘤病情的好转和恶化是一致的,临床完全缓解的患者其血清 AFP 或 hCG 值轻度升高也预示癌瘤的残存或复发。虽然血清 AFP 和 hCG 的检测对卵巢内胚窦瘤和卵巢绒癌有明确诊断的意义,但卵巢恶性生殖细胞肿瘤的最后确诊还是依靠组织病理学的诊断。

(四)治疗

1.治疗的目标

治愈。

2.主要的治疗方式

手术(剖腹探查进行手术分期、保守性单侧卵巢切除、切除容易切除的转移灶)和化疗(ⅠA 期的无性细胞瘤和ⅠA 期 G1 级的未成熟畸胎瘤除外)。保留生育功能是治疗的原则。

(1)手术治疗:由于绝大部分恶性生殖细胞肿瘤患者是希望生育的年轻女性,常为单侧卵巢发病,即使复发也很少累及对侧卵巢和子宫,更为重要的是卵巢恶性生殖细胞肿瘤对化疗十分敏感。因此,手术的基本原则是无论期别早晚,只要对侧卵巢和子宫未受肿瘤累及,均应行保留生育功能的手术,即仅切除患侧附件,同时行全面分期探查术。对于复发的卵巢生殖细胞肿瘤仍主张积极手术。

(2)化疗:恶性生殖细胞肿瘤对化疗十分敏感。根据肿瘤分期、类型和肿瘤标志物的水平,术后可采用 3~6 个疗程的联合化疗。

生殖细胞肿瘤最有效的化疗方案是博来霉素、依托泊苷和顺铂(BEP)。所有的生殖细胞肿瘤,除了ⅠA 期 G1 级的未成熟畸胎瘤,都应该进行单侧卵巢切除术和手术分期,紧接着 4~6 个疗程的 BEP 化疗。有肿瘤标志物升高的患者,化疗应持续至肿瘤标志物降至正常后 2 个疗程。ⅠA 期 G1 级未成熟畸胎瘤术后不需要进一步化疗。

(3)放疗:为手术和化疗的辅助治疗。无性细胞瘤对放疗最敏感,但由于无性细胞瘤的患者多年轻,要求保留生育功能,目前放疗已较少应用。对复发的无性细胞瘤,放疗仍能取得较好疗效。

3.随访和监测

与卵巢上皮性肿瘤类似,内容包括盆腔检查、肿瘤标志物和影像学检查(CT、USG、PET)。术后 1 年,每个月 1 次;术后 2 年,每 3 个月 1 次;术后 3 年,每 6 个月 1 次;3 年以上者,每年 1 次。

4.预后情况

5 年存活率:Ⅰ期 95%,Ⅱ期 70%,Ⅲ期 60%,Ⅳ期 30%。

十、卵巢性索间质肿瘤的处理

1.诊断

卵巢性索间质肿瘤占卵巢恶性肿瘤的 5%~8%,成人型颗粒细胞肿瘤(占 95%)发生在绝经期，发病的一般年龄是 50～53 岁。青少年型颗粒细胞肿瘤（占 5％）发生在 20 岁之前。颗粒细胞瘤常产生雌激素，75％的病例与假性性早熟有关，25％～50％的中老年女性病例与子宫内膜增生过长有关，5％与子宫内膜腺癌有关。支持细胞-间质细胞瘤属低度恶性，通常发生在 30～40 岁妇女，多数是单侧发生。典型的支持细胞-间质细胞肿瘤会产生雄激素，70％～85％的病例会有临床男性化的表现。虽然该类肿瘤多有性激素刺激的症状，但每一种性索间质肿瘤的诊断完全是根据肿瘤的病理形态，而不以临床内分泌功能及肿瘤所分泌的特殊激素来决定。

2.处理原则

治疗的目标是治愈。主要的治疗方式为手术和化疗。性索间质肿瘤较少见，并具有不可预测的生物学行为的特征。多数性索间质肿瘤（如纤维瘤、泡膜细胞瘤、支持细胞瘤、硬化性间质瘤等）是良性的，应按良性卵巢肿瘤处理。有些是低度或潜在恶性的（如颗粒细胞瘤、间质细胞瘤、环管状性索间质瘤等），处理方案如下。

（1）由于多数肿瘤是单侧发生，对于早期、年轻的患者可行单侧附件切除术及分期手术，保留生育功能。

（2）对于期别较晚或已经完成生育的年龄较大患者，适合行全子宫双附件切除（TAH＋BSO）进行手术分期，或行肿瘤细胞减灭手术。

（3）还没确定最佳的辅助治疗方案，仅在存在低度恶性转移灶和残余肿瘤的时候才有化疗的指征。可以使用 4～6 个周期的 BEP、VAC（长春新碱、放线菌素 D 和环磷酰胺）或 PAC（顺铂、多柔比星和环磷酰胺）。因为分化不良的或 Ⅱ 期及 Ⅱ 期以上期别的支持细胞-间质细胞肿瘤更有可能复发，所以术后需要行辅助化疗。

（4）因为这类肿瘤多数具有低度恶性、晚期复发的特点，故应坚持长期随诊。

3.预后

颗粒细胞肿瘤的 10 年存活率为 90％，20 年存活率为 75％。支持细胞-间质细胞肿瘤的 5 年存活率为 70％～90％。

第七节　输卵管恶性肿瘤

一、原发性输卵管癌

原发性输卵管癌是少见的女性生殖道恶性肿瘤。发病高峰年龄为 52～57 岁，超过 60％的输卵管癌发生于绝经后妇女，占妇科恶性肿瘤的 0.1％～1.8％。在美国每年的发病率为 3.6/10 万。其发病率排列于子宫颈癌、卵巢癌、宫体癌、外阴癌和阴道癌之后居末位。在临床上常容易与卵巢癌发生混淆，而造成临床和病理诊断上的困难。子宫与输卵管皆起源于副中肾管，原发性输卵管癌由于早期诊断困难，其 5 年生存率一直较低，过去仅为 5％左右。目前随着治疗措施的改进，生存率为 50％ 左右。

肉眼所见的原发性输卵管癌与卵巢癌的比例在 1∶50 左右。最近，上皮性卵巢癌的卵巢外起源学说认为输卵管浆液性癌可能是卵巢高级别浆液性癌的先期病变,所谓的"原发性"。上皮性浆液性卵巢癌很可能是原发性输卵管癌的继发性种植病变。很多卵巢高级别浆液性癌病例经严格标准的输卵管病理取材,可见到输卵管上皮内癌或早期癌病变。临床上见到的单纯输卵管癌可能是由于输卵管炎症粘连阻碍了输卵管癌播散形成浆液性卵巢癌。因此,输卵管癌的真正发病率可能远高于传统概念上的数字,预计将来输卵管癌和卵巢癌的诊断及分期病理标准可能将会发生变化。

(一)病因

病因不明,慢性输卵管炎通常与输卵管癌并存,多数学者认为慢性炎症刺激可能是原发的诱因。由于慢性输卵管炎患者相当多见,而原发输卵管癌患者却十分罕见,因此,两者是否有病因学联系尚不清楚。另外,患输卵管结核者有时亦与输卵管癌并存,这是否由于在输卵管结核基础上,上皮过度增生而导致恶变,但两者并发率不高。此外,遗传因素可能在输卵管癌的病因中扮演着重要角色,输卵管癌可能是遗传性乳腺癌-卵巢癌综合征的一部分,与 BRCA1、BRCA2(乳癌易感基因)变异有关。输卵管癌患者易并发乳腺癌、卵巢癌等其他妇科肿瘤,发病年龄及不孕等一些特点也与卵巢癌、子宫内膜癌相似,常有 c-erbB-2、p53 基因变异,故认为其病因可能与卵巢癌、子宫内膜癌的一些致病因素相关。

(二)诊断

1.病史

(1)发病年龄:原发性输卵管癌 2/3 发生于绝经期后,以 40～60 岁的妇女多见。其发病年龄高于宫颈癌,低于外阴癌而与卵巢上皮癌和子宫内膜癌相近。Peters 和 Eddy 报道的输卵管癌的发病年龄分别为 36～84 岁和 21～85 岁。

(2)不育史:原发性输卵管癌患者的不育率比一般妇女要高,1/3～1/2 病例有原发或继发不育史。

2.临床表现

临床上常表现为阴道排液、腹痛、盆腔包块,即所谓输卵管癌"三联征"。在临床上表现为这种典型的"三联征"患者并不多见,约占 11%。输卵管癌的症状及体征常不典型或早期无症状,故易被忽视而延误诊断。

(1)阴道排液或阴道流血:阴道排液是输卵管癌最常见且具有特征性的症状。其排泄液为浆液性稀薄黄水,有时呈粉红色血性,排液量多少不一,一般无气味。液体可能由于输卵管上皮在癌组织刺激下所产生的渗液,由于输卵管伞端闭锁或被肿瘤组织阻塞而通过宫腔从阴道排出。当输卵管癌有坏死或浸润血管时,可产生阴道流血。水样阴道分泌物占主诉的第三位,分泌物多时个别患者误认为尿失禁而就医。有时白带色黄类似琥珀色(个别患者在输卵管黏膜内含有较多胆固醇,但胆固醇致白带色黄的机制不清),有时为血水样或较黏稠。

(2)下腹疼痛:为输卵管癌的常见症状,约有半数患者发生。多发生在患侧,常表现为阵发性、间歇性钝痛或绞痛。阴道排出水样或血样液体,疼痛可缓解。经过一阶段后逐渐加剧而呈痉挛性绞痛。其发生的机制可能是在癌肿发展的过程中,管腔伞端被肿瘤堵塞,输卵管腔内容物潴留增多,内压增加,引起输卵管蠕动增加,克服输卵管部分梗死将积液排出。

(3)下腹部或盆腔肿块:妇科检查时可扪及肿块,亦有患者自己能扪及下腹部肿块,但很少见。肿块可为癌肿本身,也可为并发的输卵管积水或广泛盆腔粘连形成的包块。常位于子宫的一侧或后方,活动受限或固定不动。

(4)外溢性输卵管积液:即患者经阴道大量排液后,疼痛减轻,盆腔包块缩小或消失的临床表现,但不常见。当管腔液被肿瘤堵塞,分泌物郁积至一定程度,引起大量的阴道排液,随之管腔内压力减少,腹痛减轻,肿块缩小,由于输卵管积水的病例也可出现此现象,因此该症状的出现对关注输卵管疾病有价值,但并不是输卵管癌的特异症状。

(5)腹腔积液:较少见,约有 10% 的病例伴有腹腔积液。其来源有二:①管腔内积液经输卵管伞端开口流入腹腔;②因癌瘤种植于腹膜而产生腹腔积液。

(6)其他:当输卵管癌肿增大或压迫附近器官或癌肿广泛转移时可出现腹胀、尿频、肠功能紊乱及腰骶部疼痛等,晚期可出现腹腔积液及恶病质。

3.辅助检查

(1)细胞学检查:若阴道脱落细胞内找到癌细胞,特别是腺癌细胞,而宫颈及子宫内膜检查又排除癌症存在者,则应考虑输卵管癌的诊断。但按文献报道阴道脱落细胞的阳性率都较低,在 50% 以下,其原因可能是因为腺癌细胞在脱落和排出的过程中易被破坏变形,也可能与取片方式有关。对于有大量阴道排液的患者,癌细胞可能被排出液冲走,导致细胞学阴性,需重复涂片检查。可行阴道后穹隆穿刺和宫腔吸出液的细胞学检查,亦可用子宫帽或月经杯收集排出液,增加阳性率,以提高输卵管恶性肿瘤的诊断。当肿瘤穿破浆膜层或有盆腹腔扩散时可在腹腔积液或腹腔冲洗液中找到恶性细胞。

(2)子宫内膜检查:黏膜下子宫肌瘤、子宫内膜癌、宫体癌、宫颈癌均可出现阴道排液增多的症状,因此宫腔探查及全面的分段诊刮很必要。若宫腔探查未发现异常,颈管及子宫内膜病理检查阴性,则应想到输卵管癌的可能。若内膜检查发现癌灶,虽然首先考虑子宫内膜癌,但亦不能排除输卵管癌向宫腔转移的可能。

(3)宫腔镜及腹腔镜检查:通过宫腔镜检查,可观察子宫内膜情况的同时,还可以看到输卵管开口,并吸取液体做脱落细胞学检查;通过腹腔镜检查可直接观察输卵管及卵巢情况,对可疑的病例,可通过腹腔镜检查以明确诊断,早期输卵管癌可见到输卵管增粗,如癌灶已穿破输卵管管壁或已转移至周围脏器,并伴有粘连,则不易与卵巢癌鉴别。

(4)B超检查及CT扫描:B超检查是常用的辅助诊断方法,B超及CT扫描均可确定肿块的部位、大小、形状和有无腹腔积液,并了解盆腔其他脏器及腹膜后淋巴结有无转移的情况。

(5)血清 CA125 测定:到目前为止,CA125 是输卵管癌仅有的较有意义的肿瘤标志物,CA125 可作为诊断和随诊原发性输卵管癌的指标。亦有报道 CA125 结果阳性的病例术后临床分期均为 III、IV 期,术后一周检查 CA125 值明显降低,甚至达正常范围,提示 CA125 可能对中、晚期输卵管癌术后监测有参考意义,并对预后判断有指导意义。

(6)子宫输卵管碘油造影:对输卵管恶性肿瘤的诊断有一定的价值,但有引起癌细胞扩散的危险,也难以区分输卵管肿瘤、积水、炎症,故一般不宜采用。

4.鉴别诊断

(1)继发性输卵管癌:有以下三个要点:①原发性输卵管癌的病灶,大部分存在于输卵管的黏膜层,继发性输卵管癌的黏膜上皮基本完整而病灶主要在间质内;②原发性输卵管癌大多数都能看出乳头状结构,肌层癌灶多为散在病灶;③原发性输卵管癌的早期癌变处可找到正常上皮到癌变的过渡形态。

(2)附件炎性肿块:输卵管积水或输卵管卵巢囊肿都可表现为活动受限的附件囊性包块,在盆腔检查时很难与原发性输卵管癌区分并且两者均有不孕史,如患者年龄偏大,且有阴道排液,则应要考虑输卵管癌,并进一步作各项辅助检查,以协助诊断。

(3)卵巢肿瘤:无输卵管癌的典型症状,输卵管癌多表现为阴道排液,而卵巢癌常为不规则阴道流血。盆腔检查时,卵巢良性肿瘤一般可活动,而输卵管癌的肿块多固定;卵巢癌表面常有结节感,若伴有腹腔积液者多考虑卵巢癌,还可辅以 B 超及 CT 等检查以协助鉴别。

(4)子宫内膜癌:多以不规则阴道流血为主诉,可因有阴道排液而与输卵管恶性肿瘤相混淆。通过诊刮病理以鉴别。

(三)治疗

输卵管癌的治疗原则应与卵巢癌一致,即进行手术分期、肿瘤细胞减灭术、术后辅助治疗等。至于早期患者是否应行淋巴结清扫术,现仍有争议。输卵管癌的治疗以手术治疗为主,化学治疗等为辅的原则,应强调首次治疗的彻底性。

1. 手术治疗

彻底的手术切除是输卵管癌最根本的治疗方法。手术原则应同于上皮性卵巢癌。早期患者行全面的分期手术,包括全子宫、双侧附件、大网膜切除和腹膜后淋巴结清扫;晚期病例行肿瘤细胞减灭术,手术时应该尽可能切净原发病灶及其转移病灶。由于输卵管癌的播散方式与卵巢癌相同,即盆腹腔的局部蔓延和淋巴结转移。输卵管癌的双侧发生率为 $17\%\sim26\%$,子宫及卵巢转移常见,盆腹膜转移率高,故手术应该采用正中切口,进行以下操作:仔细评估整个盆、腹腔,全面了解肿瘤的范围;全子宫切除,两侧输卵管卵巢切除;盆腔、腹主动脉旁淋巴结取样;横结肠下大网膜切除;腹腔冲洗;任何可疑部位活检,包括腹腔和盆腔腹膜。

(1)早期输卵管癌的处理。

1)原位癌的处理:患者手术治疗如前所述范围切除肿瘤。输卵管原位癌手术切除后不提倡辅助治疗。

2)FICO Ⅰ 期、FIGO Ⅱ 期的处理:此期患者应该进行手术分期。若最终的组织学诊断为腺癌原位癌或 Ⅰ 期,分化 Ⅰ 级,手术后不必辅助化疗。其他患者,应该考虑以铂为基础的化疗。偶然发现的输卵管癌(例如,患者术前诊断为良性疾病,术后组织学诊断含有恶性成分)应该再次手术分期,若有残留病灶,要尽可能行细胞减灭术,患者应该接受以铂类为基础的化疗。

(2)晚期输卵管癌的处理。

1)FICO Ⅲ 期的处理:除非另有论述,所有输卵管癌都指腺癌,和卵巢癌类似,应该采用以铂类为基础的化疗。患者接受减灭术后应该行以铂类为基础的化疗。若患者初次诊断时因为医学禁忌证而未行理想的减灭术,应该接受以铂为基础的化疗,然后再重新评估。化疗 3 个周期以后,再次评估时可以考虑二次探查,如有残留病灶,应该行二次细胞减灭术。然而,这种治疗未经任何前瞻性研究证实。

2)FIGO Ⅳ 期的处理:患者若有远处转移,必须有原发病灶的组织学证据。手术时应尽可能切出肿瘤病灶,如果有胸膜渗出的症状,术前要抽胸腔积液。患者如果情况足够好,像卵巢癌那样,应该接受以铂类为基础的化疗。其他患者情况不能耐受化疗,应该对症治疗。

(3)保留生育功能的手术:少数情况下,患者年轻、希望保留生育功能,只有在分期为原位癌的情况下,经过仔细评估和充分讨论,可以考虑保守性手术。然而,如果双侧输卵管受累的可能性很大,则不提倡保守性手术。确诊的癌症,不考虑保守手术。

2. 化学治疗

化疗应与手术治疗紧密配合,是主要的术后辅助治疗,输卵管癌的化学治疗与卵巢癌相似。紫杉醇和铂类联合化疗在卵巢癌的成功应用现在也用于输卵管癌的化疗。很多回顾性分析提示，对于相同的组织学类型，这个方案的疗效优于烷化剂和铂类的联合。因此，目前紫杉醇和铂类联合的化疗方案是治疗输卵管癌的一线用药。

3. 内分泌治疗

由于输卵管上皮源于副中肾管，对卵巢激素有反应，所以可用激素药物治疗。若输卵管癌肿瘤中含有雌、孕激素受体，可应用抗雌激素药物如他莫昔芬及长期避孕激素如己酸孕酮、甲羟孕酮等治疗。但目前对激素的治疗作用还没得到充分的肯定。

4. 放射治疗

放疗仅作为输卵管癌的综合治疗的一种手段，一般以体外放射为主。对术时腹腔积液内找到癌细胞者，可在腹腔内注入^{32}P。对于Ⅱ、Ⅲ期手术无肉眼残留病灶，腹腔积液或腹腔冲洗液细胞学阴性，淋巴结无转移者，术后可辅以全腹加盆腔放疗或腹腔内同位素治疗。对不能切除的肿瘤患者，放疗可使癌块缩小，粘连松动，以便争取获得再次手术机会，但残留病灶者效果不及术后辅助化疗。盆腔照射量不应低于 5 000～6 000 cGy/4～6 周；全腹照射剂量不超过 3 000 cGy/5～6 周。有学者认为在外照射后再应用放射性胶体^{32}P 则效果更好。在放疗后可应用化疗维持。

5. 复发的治疗

在综合治疗后的随诊过程中，如出现局部盆腔复发或原有未切除的残留癌灶经化疗后可考虑第二次手术。

（四）预后

原发性输卵管癌预后差，但随着对输卵管癌的认识、诊断及治疗措施的提高和改进，其 5 年生存率明显提高。因此对晚期的患者术后积极地放、化疗，虽不能根除癌瘤，但能延长生存期。输卵管癌的预后更多地取决于期别，因此分期和区分肿瘤是原发性抑或转移性更为重要。转移性输卵管癌远远多于原发性输卵管癌。影响预后的因素如下。

1. 临床分期

临床分期是重要的影响因素，期别愈晚期预后愈差。随期别的提高生存率逐渐下降。Peter 等研究了 115 例输卵管癌患者，发现管壁浸润越深，预后越差，术后残留病灶大者预后差。

2. 初次术后残存瘤的大小

初次术后残存瘤的大小也是影响预后的重要因素。Eddy 分析了 38 例输卵管癌病理，初次手术后未经顺铂治疗的患者中，肉眼无瘤者的 5 年生存率为 29％，残存瘤大于或等于 2 cm 者仅为 7％。初次手术后用顺铂治疗的病例，肉眼无瘤者的 5 年生存率为 83％，残存瘤大于或等于 2 cm 者为 29％。

3. 输卵管浸润深度

肿瘤仅侵犯黏膜层者预后好，相反穿透浆膜层则预后差。

4. 辅助治疗

是否接受辅助治疗对其生存率的影响有显著性差别，接受了以顺铂为主的化疗患者其生存时间明显高于没有接受化疗者。

5. 病理分级

关于肿瘤病理分期对预后的影响尚有争议，近年来多数研究报道病理分期与预后无明显关系,其对预后的影响不如临床分期及其他重要。

(五)随访

目前还没有证据表明密切监护对于改善输卵管癌无症状患者的预后、提高生活质量有积极意义。然而,对于治疗后长期无瘤生存患者复发时早期诊断被认为可以提供最好的预后。

随访的目的:①观察患者对治疗后的近期反应;②及早认识,妥善处理治疗相关的并发症,包括心理紊乱;③早期发现持续存在的病灶或者疾病的复发;④收集有关治疗效果的资料;⑤对早期患者,提供乳腺癌筛查的机会;保守性手术的患者,提供筛查宫颈癌的机会。

总的来说,随访的第一年,每 3 个月复查一次;随访间隔逐渐延长,到 5 年后每 4~6 个月复查一次。每次随访内容:详细复习病史,仔细体格检查(包括乳房、盆腔和直肠检查)排除任何复发的征象。虽然文献对 CA125 对预后的影响仍不清楚,但仍应定期检查血 CA125,特别是初次诊断发现 CA125 升高的患者。影像学检查例如盆腔超声检查、CT、MRI 应当只在有临床发现或者肿瘤标记物升高提示肿瘤复发时才进行检查。所有宫颈完整患者要定期行涂片检查。所有 40 岁以上或有强的乳腺癌家族史的年轻患者,每年都要行乳房扫描。

二、其他输卵管恶性肿瘤

(一)原发性输卵管绒毛膜癌

本病极为罕见,多数发生于妊娠后妇女,和体外受精(IVF)有关,临床表现不典型,故易误诊。输卵管绒毛膜癌大多数来源于输卵管妊娠的滋养叶细胞,少数来源于异位的胚胎残余或具有形成恶性畸胎瘤潜能的未分化胚细胞。来源于前者的绒癌发生于生育期,临床症状同异位妊娠或伴有腹腔内出血,常误诊为输卵管异位妊娠而手术;来源于后者的绒癌,多数在 7~14 岁发病,可出现性早熟症状,由于滋养叶细胞有较强的侵袭性,能迅速破坏输卵管壁,在早期就侵入淋巴及血管而发生广泛转移至肺脏、肝脏、骨及阴道等处。

肿瘤在输卵管表面呈暗红色或紫红色,切面见充血、水肿、管腔扩张,腔内充满坏死组织及血块。镜下见细胞滋养层细胞及合体滋养层细胞大量增生,不形成绒毛。

诊断主要依据临床症状及体征,结合血、尿内绒毛膜促性腺激素(hCG)的测定,胸部 X 线片等检查,但最终确诊有待病理结果。本病应与以下疾病鉴别。

1. 子宫内膜癌

患者可出现阴道排液,但主要临床症状为不规则阴道流血,诊刮病理可鉴别。

2. 附件炎性包块

患者有不孕或盆腔包块史,妇检可在附件区触及活动受限囊性包块。

3. 异位妊娠

两者均有子宫正常,子宫外部规则包块,均可发生大出血,但宫外孕患者 hCG 滴度增高程度低于输卵管绒癌,病理有助确诊。

治疗同子宫绒毛膜癌。可以治愈。先采用手术治疗,然后根据预后因素采用化疗。如果肿瘤范围局限,希望保留生育功能者可以考虑保守性手术,如输卵管绒毛膜癌来源于输卵管妊娠的滋养叶细胞,其生存率约 50%,如来源于生殖细胞,预后很差。

(二)原发性输卵管肉瘤

本病罕见,其与原发性输卵管腺癌之比为 1:25。迄今文献报道不到 50 例。主要为纤维肉瘤和平滑肌肉瘤。肿瘤表面常呈多结节状,可见充满弥散性新生物、质软、大小不等的包块。

本病可发生在任何年龄妇女,临床症状同输卵管癌,主要为阴道排液,呈浆液性或血性,继发感染时排出液呈脓性。部分患者亦以腹胀、腹痛或下腹部包块为症状。由于肉瘤生长迅速常伴有全身乏力、消瘦等恶病质症状。此病需与以下疾病相鉴别。

1. 附件炎性包块

两者均可表现腹痛、白带多及下腹包块,但前者有盆腔炎症病史,抗感染治疗有效。

2. 子宫内膜癌

有阴道排液的患者需要与子宫内膜癌鉴别,分段诊刮病理可确诊。

3. 卵巢肿瘤

患者多无临床症状,伴有腹腔积液,B超可协助诊断。

治疗参考子宫肉瘤治疗方案,以手术为主,再辅以化疗或放疗,预后差。

(三)输卵管未成熟畸胎瘤

输卵管未成熟畸胎瘤极少见。可是本病却可以发生在有生育要求的年轻女性,虽然治愈率高,但进展较快,因此早期诊断、早期治疗十分重要,输卵管未成熟畸胎瘤预后较差。虽然直接决定患者的预后因素是临床分期,但肿瘤组织分化程度、幼稚成分的多少和预后有密切关系。采用手术治疗,然后根据相关预后因素采用化疗。如果要保留生育功能,任何期别的患者均可以行保守性手术。化疗方案采用卵巢生殖细胞肿瘤的化疗方案。

(四)转移性输卵管癌

转移性输卵管癌较多见,约占输卵管恶性肿瘤的 80%～90%。其主要来自卵巢癌、子宫体癌、子宫颈癌,远处如直肠癌、胃癌及乳腺癌亦可转移至输卵管。临床表现因原发癌的不同而有差异。

镜下其病理组织形态与原发癌相同。其诊断标准如下。

(1)癌灶主要在输卵管浆膜层,肌层、黏膜层正常或显示慢性炎症。若输卵管黏膜受累,其表面上皮仍完整。

(2)癌组织形态与原发癌相似,最多见为卵巢癌、宫体癌和胃肠癌等。

(3)输卵管肌层和系膜淋巴管内一般有癌组织存在,而输卵管内膜淋巴管很少有癌细胞存在。

治疗按原发癌已转移的原则处理。

第五章　不孕症

第一节　输卵管性不孕

输卵管因为炎症、肿瘤、息肉、宫内感染、子宫内膜异位症等病变导致输卵管阻塞、通而不畅、输卵管周围粘连，是不孕的重要原因，占不孕的 25%～35%。

输卵管在女性生殖中起重要作用，输卵管不仅是连接卵巢和子宫的渠道，还具有拾卵、贮卵、输精及担负着运送配子和受精卵的作用，而且为胚胎的早期发育提供场所和环境。受精卵和早期胚胎在输卵管内运输是靠输卵管上皮纤毛运动和输卵管正常蠕动来完成，因此，无论是输卵管器质性病变，还是支配输卵管的自主神经功能障碍，或是内分泌功能失调，只要影响输卵管的通畅和正常生理功能，均可导致不孕。

一、病因

引起输卵管性不孕的高危因素包括输卵管原发性病变，如输卵管先天畸形；输卵管继发性损伤或机械性阻塞，如慢性盆腔炎、子宫内膜异位症（EMT）、异位妊娠、腹部手术后盆腔粘连、反复人工流产和药物流产。

输卵管性不孕患者中有盆腔炎史者占 35%～40%，其中约 1/3 有反复感染史；盆腔炎发作 1 次、2 次、3 次后输卵管性不孕的患病率分别为 12%、23% 及 54%。子宫输卵管造影的结果显示输卵管阻塞的发生率为 32%～68%。输卵管阻塞与人工流产术后继发感染相关，且与流产次数成正比。有 1 次人工流产史者，输卵管阻塞约占 22%，有 3 次人工流产史者，输卵管阻塞约占 44%，有 5 次及以上人工流产史者，输卵管阻塞约占 75%。有流产后感染史者，输卵管阻塞可达 70%；有不全流产及流产后出血 2 周以上者，输卵管阻塞可达 40% 以上。

（一）输卵管和盆腔炎症

输卵管性不孕的最重要最常见的原因是输卵管和盆腔炎症。因不孕就诊的输卵管炎病变皆为慢性输卵管炎，输卵管通畅是受孕必不可少的条件之一。当发生炎症时，输卵管最狭窄的部分及伞端很容易发生粘连或完全闭锁，因而造成不孕。炎症还可以造成输卵管壁僵硬和周围粘连，影响输卵管蠕动，同时输卵管内膜炎可破坏和影响纤毛的活动，妨碍配子、受精卵和早期胚胎在输卵管内的运送，导致不孕，输卵管内膜炎治疗不彻底可导致输卵管黏膜粘连闭塞、伞端闭塞或盆腔炎。如有渗出液或脓液积聚，可形成输卵管积脓，与卵巢粘连形成炎性包块。输卵管炎可以有上行感染造成，如不全流产、残留胎盘的继发炎症、宫内节育器等导致子宫内膜局部病灶而引起上行性感染，也可继发于阑尾炎或其他盆腹膜炎症，尤其是在输卵管伞部或卵巢周围形成炎症粘连，使输卵管伞部不能将卵巢排出的卵细胞吸入输卵管内与精子相遇。输卵管炎症同时又有阻塞时，管腔渗出物逐渐积留于输卵管腔内可造成输卵管积水或积脓。近年来人工流产、药物流产和引产的年轻女性数量明显增加，造成输卵管炎症和输卵管阻塞的发病率明显提高。部分患者无急性输卵管炎临床表现，或只为亚临床感染，引起输卵管黏膜不同程度的粘连、阻塞。常见致病菌有细菌、病毒、衣原体、支原体和淋球菌等。

(二)子宫内膜异位症

内异症引起不孕的原因有盆腔结构改变、腹腔积液对生殖过程的干扰造成内分泌紊乱等。盆腔解剖结构改变对输卵管功能的影响是重要的原因。盆腔内 EMT 所产生的炎性反应造成盆腔内组织、器官粘连。其粘连的特点是范围大而致密,容易使盆腔内器官的解剖功能异常。一般 EMT 很少侵犯输卵管的肌层和黏膜层,故输卵管多为通畅。但盆腔内广泛粘连可导致输卵管变硬僵直,影响输卵管的蠕动,或卵巢与输卵管伞部隔离,从而影响卵母细胞的拣拾和受精卵的输送,严重者可导致输卵管阻塞。如卵巢周围的严重粘连或卵巢子宫内膜异位囊肿破坏正常卵巢组织,可妨碍卵子的排出。

二、输卵管性不孕的诊断

临床常用的有输卵管通液,X 线下子宫输卵管造影(HSG)、子宫输卵管超声造影(HyCoSy)、宫腔镜输卵管插管通液、腹腔镜检查。其他有输卵管镜检查、放射性核素子宫输卵管造影。

常用检查方法的应用评价如下。

(一)输卵管通液

输卵管通液的优点是无需特殊设备简便易行,不良反应少,费用低,还有治疗作用,能多次重复操作,可作为输卵管通畅性的初步诊断和治疗之用。如在输卵管通液术前和术后阴道 B 超检查,可通过盆腔内液体多少变化来提高输卵管通液诊断的准确性。输卵管通液缺点是无法观察子宫及输卵管的内部情况,无法判断何侧输卵管通畅或阻塞,阻塞部位及阻塞性质,假阻塞或假通畅率较高,如输卵管积水管腔粗大,一侧管腔可以容纳 20 mL 以上的液体而产生通畅的假象。

对怀疑输卵管积水者,通液术后做 B 超检查,可确诊有无积水;对诊断不明确或怀疑输卵管阻塞、积水或通畅不良伴粘连者,可做 HSG 确诊。循证医学认为输卵管通液检查无助于不孕症患者的病因诊断,故目前多不推荐使用输卵管通液检查作为输卵管性不孕的诊断依据。

(二)子宫输卵管造影

HSG 反映输卵管通畅性的敏感性和特异性达 79% 和 58%,被多数学者推荐为输卵管性不孕的一线检查方案。HSG 可以直观地显示子宫腔的大小、形态、有无畸形,宫颈内口松弛或狭窄,宫腔粘连,输卵管形态、长度、走向管腔直径,能较准确判断输卵管通畅阻塞部位、阻塞性质、输卵管积水、输卵管周围粘连及输卵管功能状态等,并可预测腹腔镜手术的必要性和预后。HSG 在提供输卵管内部结构及确定阻塞部位方面,优于腹腔镜;在明确盆腔内疾病及粘连方面,不及腹腔镜。HSG 诊断准确率较高,与腹腔镜检查相比,诊断符合率约为 80%。但推注造影剂时有时发生输卵管痉挛,或增生的内膜、息肉或肿瘤等阻塞输卵管开口时,可能造成输卵管不通的假象。

另外,HSG 诊断的准确性与造影技术、摄片时间和阅片医师的经验有关。

(三)子宫输卵管超声造影

子宫输卵管声学造影操作简便无放射线,不良反应少、准确性较高,效果优于普通输卵管通液,与腹腔镜检查(腹部 B 超)相比,诊断符合率为 50%。如用阴道 B 超,患者不需充盈膀胱,盆腔扫描清晰度高,与 HSG 准确性基本相同。缺点为对单侧输卵管阻塞的诊断准确率较低,不能观察输卵管内部结构,不能明确输卵管阻塞的确切部位,亦不易获得满意的图片。除碘过敏外目前尚不能取代 HSG 而广泛应用。

采用声诺维造影剂三维彩超子宫输卵管造影术,能够更加准确地反映输卵管的结构、走行阻塞部位,诊断准确率达 89.1%,并且获得的造影图像立体、形象、客观,更有利于临床医生的观察和判断。

(四)宫腔镜检查

宫腔镜下可以直视子宫腔内的生理与病理变化,直视下定位取内膜活检,进行宫腔内治疗和手术,如宫腔内残留异物取出、子宫内粘连分解、子宫纵隔切开、黏膜下子宫肌瘤或内膜息肉摘除术等。可以观察输卵管开口的形状,子宫内膜发育情况、内膜息肉、肌瘤、畸形、粘连、异物、炎症等,也可发现微小组织变异,如局限性子宫内膜增厚、草莓样腺体开口、异型血管等。宫腔镜下输卵管插管通液诊断输卵管通畅准确性高,对输卵管近端阻塞治疗效果较好。

宫腔镜比传统的诊断性刮宫、HSG 以及 B 超检查更直观、准确、可靠,能减少漏诊,被誉为现代诊断宫腔内病变的金标准。

(五)腹腔镜检查

腹腔镜下通液是评价输卵管通畅性的金标准。在腹腔镜直视下观察盆腔,并经宫颈口注入亚甲蓝液,观察亚甲蓝液在输卵管内的流动情况,即可判断输卵管是否通畅和明确阻塞部位。术中还能直接观察子宫、双侧输卵管和卵巢的形态,了解有无盆腔粘连炎性包块、结核、子宫内膜异位症、肿瘤或畸形等,且可取活检。腹腔镜检查对子宫内膜异位症的诊断准确性高。检查同时还可对子宫、双侧附件及盆腔的异常情况进行处理,如分离粘连、囊肿剥除、电灼内异症病灶、输卵管造口术等。腹腔镜不能了解宫腔及输卵管管腔的情况,手术费用高,对技术和设备的要求也较高,手术可能发生并发症。

近年来,经阴道注水腹腔镜(THL)联合宫腔镜检查在输卵管不孕的诊断和治疗方面得到了广泛的关注。THL 是经直肠子宫陷凹入路穿刺套管,注入生理性液体作为盆腔膨胀媒介,进入微小内镜,进行诊断和治疗的新型微创手术。在液体的环境中,输卵管、卵巢保持自然位置,便于对其结构进行系统观察。手术可在门诊局部麻醉下进行,手术创伤小、无需腹壁切口、费用低,对于检查不孕和一些盆腔疾患较为准确。术中可观察盆腔情况,同时可进行简单的治疗性操作,如分离轻度粘连、输卵管通液、活检,卵巢打孔术等。但 THL 对盆腔前部病变无法观测,另外盆腔粘连可影响对盆腔的全面检查,THL 检查存在一定的局限性,因此应该严格掌握手术指征。

(六)输卵管镜

输卵管镜是一种可以直视输卵管内部结构以发现输卵管管腔内各种病理改变的检查方法。

在输卵管镜下直视整条输卵管内膜情况,可以发现输卵管近段不同程度的狭窄、粘连、息肉、黏液栓及内膜憩室等病变,以及远端炎性血管管型、黏膜萎缩、原发上皮皱襞消失等输卵管积水的特征性改变。并可在直视下插管通液、取出管腔内的栓子、取活检及分离粘连等。其最主要的优点在于,对输卵管性不孕的患者在决定首选显微手术或体外受精(IVF)前,对输卵管的病变做出非侵袭性的评价,而对原因不明性不孕症则具有诊断和治疗的双重作用。输卵管镜价格昂贵、易损坏,检查和疏通术费用较高;操作复杂,视野小,对人员和技术的要求均较高,疏通疗效并不突出,临床价值尚待研究。

三、输卵管性不孕的治疗

（一）药物治疗

对患有慢性盆腔炎症者，首先抗炎、对症治疗。

1.抗生素

选择敏感抗生素，月经第 5 天开始，连服 15～20 d，第 2 个月开始宫腔注药。

2.地塞米松 20 d 减量法

月经第 5 天开始服，每天 3mg 服 5 d，2.25 mg 服 5 d，每天 1.5 mg 服 5 d，每天 0.75 mg 服 5 d，共 20 d。与抗生素联合应用。

3.中药

选择口服大黄蟅虫丸、桂枝茯苓胶囊、桃红四物汤等。选用活血化瘀、软坚散结中药液保留灌肠。这些中药具有活血化瘀、理气行滞、清热解毒、软坚散结之功效，并具有抑菌、抗炎、消除粘连、疏通管道等作用。

4.物理疗法

超短波透热疗法，药物离子导入等。

（二）手术治疗

根据输卵管病变的部位性质及阻塞的程度选用不同手术方法治疗。

1.宫腔注药

手术时间、方法及禁忌证同输卵管通液，选择庆大霉素、地塞米松、α-糜蛋白酶加生理盐水或低分子右旋糖酐 30～50 mL，隔天 1 次，每月宫腔注药 2～3 次，或复方丹参注射液 14 mL，加生理盐水 20 mL 宫腔注药。

宫腔注药前后 B 超检查对照。根据注液压力大小、注液量、腹痛情况结合 B 超下检查子宫直肠凹液体量的增加与否，可以判断宫腔注药效果。如果注药的阻力越来越小，表示管腔阻塞部分逐渐被疏通；输卵管完全通畅后第 2 个月可做 HSG，了解输卵管通畅度。如果注药治疗 2～3 次无明显进展，则应停止宫腔注药治疗。

宫腔注药价格便宜，操作简便，不需特殊设备，适用于输卵管近端管腔狭窄、管腔轻度粘连阻塞，黏液栓阻塞或输卵管通畅不良伴输卵管周围轻度粘连的患者。对输卵管积水伞端阻塞及周围粘连疗效不佳。

反复的宫腔操作可能增加子宫和输卵管感染，导致医源性的输卵管阻塞、盆腔炎症或盆腔粘连。

2.宫腔镜下输卵管插管通液治疗

（1）输卵管插管通液的指征：①HSG 显示输卵管通而不畅；②先天性输卵管纤细、迂曲、过长者；③输卵管近端阻塞，尤其是子宫角部阻塞者效果较好；④轻度管腔粘连或阻塞的患者。

（2）输卵管插管通液通畅度判断及注意事项：插管通液时以液体反流和推注压力大小来判断输卵管通畅度，20 kPa 为阻力小，53.33～106.67 kPa 为阻力中等，＞133.33 kPa 为阻力大。

插管通液时可同时用腹部 B 超监测注入液体的流向，以及输卵管内、卵巢窝周围或子宫直肠陷凹液体聚集状况。

通液后 5～7 d B 超复查，了解有无输卵管积水、盆腔积液等。若无异常情况，可每月通液 1 次，直至输卵管通畅为止。必要时选择 HSG 复查。

输卵管远端阻塞最好选择宫、腹腔镜联合手术。

(3)输卵管插管通液疗效及特点:可直接检视子宫腔内的生理、病理变化和输卵管开口情况,直视下定位子宫内膜活检。对合并有子宫内膜息肉、黏膜下肌瘤等轻微病变的患者可同时给予治疗。输卵管插管通液是直接将液体注入输卵管管腔内,在输卵管管腔内形成较高的压力,容易使管腔轻度粘连、组织碎片及黏液栓、小血栓等被冲开。

输卵管插管通液的疗效高于宫腔注药,且腹痛明显减轻。缺点是宫腔镜无法观察及评价输卵管伞端及盆腔粘连情况,对输卵管远端阻塞、伞端积水治疗效果差。无腹腔镜监视下插管有时可能造成输卵管穿孔。

3.介入放射学治疗

由于输卵管的特殊解剖和形态,药物治疗很难取得满意疗效。输卵管介入再通术主要是采用导管导丝等专门器材,通过插入导管、导丝,利用导丝的推进、扩张、分离作用等,使输卵管疏通至伞端。该手术具有直观性、可视性、操作简便、安全、损伤小的优点,可在门诊进行;熟练者输卵管插管成功率约96%,手术时间一般20 min左右,术后观察1 h即可回家。介入再通术成功者,术后第2个月再次行HSG,评估输卵管通畅情况,如输卵管正常可以促进排卵治疗,早日妊娠;如输卵管再次阻塞,可行第2次介入再通术。

介入治疗为治疗输卵管阻塞开辟了一条新的治疗途径,主要用于输卵管近端阻塞者。近端阻塞再通成功率为80%～90%,术后4年妊娠率50%。

输卵管介入再通术对于输卵管近端阻塞比输卵管远端阻塞的再通率和受孕率高,壶腹部阻塞疗效次之,而伞部阻塞疗效最差。

输卵管介入再通术是治疗输卵管阻塞性不孕症较好的方法,但该方法需要一定的设备条件,并难以反复使用而受到限制。

4.腹腔镜治疗

腹腔镜手术适用于输卵管远端阻塞,如伞端狭窄、闭锁、积水、积脓;输卵管结扎术后要求复通;采用辅助生殖技术前的辅助治疗,如输卵管积水行输卵管结扎术;其他类型可进行输卵管造口、整形、松解盆腔粘连等治疗,恢复盆腔正常解剖形态和功能。腹腔镜手术创伤小、恢复快、住院时间短、较安全。使用腹腔镜对输卵管伞端及其周围粘连行分离术,术后宫内妊娠率为29%～62%,与显微手术52%的妊娠率相近;造口术后宫内妊娠率为19%～48%。但腹腔镜不能评估不孕症患者宫腔情况,对输卵管近端阻塞或管腔内粘连无法治疗。

常用手术方法有以下几种。

(1)输卵管伞端及其周围粘连分离术:适用于HSG显示输卵管通畅,而伞端周围粘连。首选腹腔镜手术。术后宫内妊娠率与显微手术相近。

(2)输卵管造口术:HSG显示输卵管伞端粘连闭锁,可施行输卵管远端造口。腹腔镜造口术后宫内妊娠率约为25%。该手术复发率较高,术后伞端口再闭锁或输卵管周围再次粘连,影响输卵管伞捕捉成熟卵功能。

对患有输卵管积水者不宜做造口术。因为输卵管积水者其输卵管管腔内黏膜、纤毛细胞都已受到损害,伞端有粘连,即使经过手术治疗,通液表示基本通畅,但输卵管黏膜的功能减弱甚至消失,并且输卵管伞端和输卵管管腔很容易再次发生粘连,输卵管妊娠的可能性较高。在IVF-ET时,输卵管积水管腔内的液体不断流入宫腔胚胎移入宫内,受到液体毒性的损害不能生存,必须将积水的输卵管从输卵管根部结扎。

（3）输卵管子宫吻合术：适用于输卵管间质部及峡部阻塞者。

（4）输卵管端端吻合术：适用于输卵管结扎后要求复孕者。此类手术成功率较高，妊娠率可高达84％。

5.宫腔镜联合腹腔镜治疗

宫腔镜联合腹腔镜治疗适用于输卵管阻塞同时可能存在宫腔病变的不孕患者。宫、腹腔镜联合应用治疗输卵管性不孕，克服了二者单独使用的局限性，可在直视下发现宫腔及盆腔异常情况并同时治疗。宫腔镜治疗输卵管近端阻塞和管腔粘连效果最好，在腹腔镜监视下宫腔镜直视输卵管插管通液，可避免插管过深或角度不当引起子宫穿孔的危险。腹腔镜治疗远端阻塞效果较好，并可行盆腔粘连松解以恢复子宫、输卵管、卵巢的正常解剖位置与生理功能，盆腔EMT病灶去除，输卵管末端阻塞的造口术等。

6.体外受精胚胎移植（IVF-ET）

为解决输卵管性不孕，IVF-ET技术应运而生。该技术跨越了妊娠必须依赖输卵管的人类生殖历史，开创了人类治疗不孕症的辅助生殖技术的新纪元。IVF-ET技术的诞生被认为是20世纪世界医学界医学史上最伟大的事件之一，标志性事件为1978年7月25日世界上首位试管婴儿Louise Brown在英国诞生。输卵管性不孕是IVF-ET的首选适应证，对无法疏通或手术难以矫正的输卵管阻塞、输卵管积水、严重盆腔粘连影响拾卵或受精卵输送障碍的输卵管性不孕，可选用IVF-ET。IVF-ET是一种具有远大前景的人工助孕技术，目前国内已普遍开展此项业务。IVF-ET对技术、设备要求较高，手术费用昂贵，妊娠率40％左右。

第二节　免疫性不孕

免疫性不孕是相对概念，是指免疫功能紊乱使生育力降低，暂时导致不孕。不孕状态能否持续取决于免疫力与生育力间的相互作用。若免疫力强于生育力，则不孕发生；若后者强于前者，则妊娠发生。不孕常有多种因素同时存在，免疫因素也可作为不孕的唯一原因或与其他病因并存。

正常机体具有自身免疫调节功能，产生极弱的自身抗体，帮助清除体内衰老变性的自身成分，一旦由于某种原因导致免疫系统对自身组织产生过度免疫应答，则会发生过强的免疫反应，致使所侵及的组织免疫活性细胞增多，免疫复合物沉积，而导致功能改变。因此，免疫因素导致的不孕症包括同种免疫性和自身免疫性不孕及流产。

人体的免疫系统主要有三大功能，即抵御外来的致病微生物侵袭，清除自身衰老死亡的细胞以及识别并清除突变的细胞，因而是维持机体内环境稳定的必不可少的生理性防御机制。当免疫系统防御功能发生异常，则会导致一系列免疫病理过程，如感染、免疫缺陷、自身免疫性疾病以及肿瘤等的发生，也可能导致生殖过程的障碍。一般自身组织不成为抗原，但在有些情况下也会产生抗体，如感染、经血倒流、烧灼或药物作用等，能使组织细胞中的蛋白质发生质的变性而成为自身抗原，这种物质一旦进入血液循环，刺激机体则可产生免疫反应。

一、抗精子抗体与不孕

抗精子抗体（ASAb）是一个复杂的病理产物，男女均可罹患。人类精子具有抗原性，可作为自身或同种抗原刺激机体而产生免疫应答，由于正常的精浆中存在有免疫抑制因子，并且女性生殖道内的酶系统能降解进入的精子抗原，可保护精子顺利进行受精而不至于刺激机体产生抗精子抗体。正常机体的血清中不应检出抗精子抗体。若某个环节异常，如精浆中免疫抑制因子缺乏，或女性生殖道内的酶系统缺陷，或生殖道损伤、月经期、子宫内膜炎时接触精子，该精子就可以作为抗原进入血液循环引起免疫反应，产生抗精子抗体，这种抗体可循环至宫颈黏液中，导致精子凝集或制动，造成不孕。

（一）男性抗精子抗体产生原因及导致不孕的机制

有 5%～9% 不育男性体内存在 ASAb。正常情况下，男性不产生 ASAb，当血睾屏障受到破坏如手术、外伤等，精子漏出或巨噬细胞进入生殖道吞噬、消化精子细胞，其携带的精子抗原激活免疫系统就会产生 ASAb。泌尿生殖道感染也是男性产生 ASAb 的重要原因。支原体、衣原体等病原体的感染可导致前列腺炎及附睾炎，特别是支原体、衣原体与精子表面有共同抗原均可引起免疫损伤，使血睾屏障受到破坏，使抗体产生并进入精液内，导致精子质量下降。另外输精管手术创伤，发生炎症反应，导致血睾屏障破坏，精子及可溶性抗原漏出，生成抗精子抗体，精子凝集，精子活动度下降或影响顶体酶释放，干扰精子获能，引起精子的自身免疫，导致生育能力下降。

（二）女性抗精子抗体产生原因及导致不孕的机制

精子进入女性生殖道后，由于精浆中存在一些免疫性因素和女性生殖道某些蛋白成分包裹精子的保护作用，正常情况下仅少部分人产生 ASAb。如果女性生殖道有感染、子宫内膜损伤、局部炎性渗出增加等导致黏膜免疫防御机制削弱，增加了精子抗原与免疫相关细胞接触机会，感染因子刺激了免疫系统，摆脱上述免疫抑制因素，精子抗原可被女性宫颈上皮或子宫内膜免疫细胞识别，引起生殖道局部或全身免疫性反应，产生 ASAb。

研究表明，ASAb 可降低精子活力及精子穿透宫颈黏液和透明带的能力，干扰精子获能、受精及胚泡植入，是造成不孕及流产的原因之一。ASAb 抗体检测对临床诊断与治疗不孕不育患者有重要的应用价值。宫颈黏液中的 ASAb 使精子在宫颈管内凝集，不能进入宫腔，导致不孕。

（三）ASAb 检测方法

抗精子抗体可存在于血清、精浆（宫颈黏液）和精子表面，血清内的 ASAb 主要是 IgG 和 IgM，精浆内的 ASAb 主要是 IgG 和 IgA。目前临床上用于检测 ASAb 的方法很多，各有优缺点，常用的方法有免疫珠试验（IBT）、混合抗球蛋白反应（MAR）试验、ELISA、精子凝集和固定试验等方法，根据其不同的用途简单介绍如下。

1. 检测精子凝集和精子制动的方法

用于检测精子凝集抗体的 Friberg 微孔板凝集试验（17 AT）和用于检测补体依赖性精子毒性抗体的 Lsojima 精子制动试验可用于检测男性或女性患者血清、精液及宫颈黏液中的抗精子抗体。

2. 检测精子表面抗体的方法

混合抗球蛋白反应（MAR）试验，是一种扩大的 Coomb's 试验方法，用于检测精子表面的凝集素。

3.免疫珠试验(IBT)

在检测精子表面抗体的同时还可以鉴定抗体的种类(IgG、IgA 或 IgM)。

4.检测宫颈黏液中抗体的方法

ASAb 可以出现在女性阴道黏液的分泌物中,可应用精子-宫颈黏液接触试验(SCMC)检测,与 IBT 方法结合,可提高检测的准确性。阴道黏液分泌物中的抗体主要是 IgG 和 IgA;IgA 与血清中补体依赖的精子制动抗体有关。如果宫颈黏液中 IgA 抗体阳性,则明显地抑制精子的穿透力和移动性。

5.精子-毛细管穿透试验

Kremer 试验。

6.血清 ASAb 检测

采用酶联免疫吸附试验(ELISA),可用于大批量标本的测量。

抗体在精子上结合部位的不同,对生育力的损害也不同。结合于精子头部的抗精子抗体对生育力的影响较大,而结合于尾尖部的抗体对生育力影响不明显。由于血液循环中的 ASAb 与生殖道局部抗体的存在并不一致,故血液中的 ASAb 是否对生育有影响尚存在争议;而在生殖道局部尤其是精子表面的抗体对生育力有直接影响,故检测生殖道局部包括宫颈黏液、精子表面的抗精子抗体有很重要的临床意义。

二、抗子宫内膜抗体与不孕

抗子宫内膜抗体(anti-endometrium antibody,EMAb)属于自身抗体,在正常育龄妇女中可以检测到,但在不孕症人群中,特别是患有子宫内膜异位症(EMT)的妇女中更多见。有报道表明在子宫内膜异位症及不育妇女血中 EMAb 的阳性率比正常对照有显著性增高,其中在子宫内膜异位症血清中,EMAb 的检出率为 70%~80%。在不明原因不孕的复发性流产妇女中也有 30%~40%为阳性。

(一)EMAb 产生原因

子宫内膜是胚胎着床和生长发育之地,但在病理状态下,如子宫内膜炎、EMT 及子宫腺肌症等,可转化成抗原或半抗原,刺激机体自身产生相应的抗体。此外,人工流产吸宫时,胚囊也可能作为抗原刺激机体产生抗体。一旦女性体内有 EMAb 存在,便会导致不孕、停育或发生流产。

部分女性因在初次妊娠时做了人工流产手术,术后发生继发不孕,这种继发不孕症患者部分是因为体内产生了 EMAb。

EMAb 的靶抗原是一种子宫内膜腺上皮中的孕激素依赖糖蛋白,EMAb 以子宫内膜为靶抗原并引起一系列免疫反应的自身抗体,与靶抗原结合可干扰受精卵植入导致不孕。

(二)EMAb 导致不孕原因

当这种 EMAb 由于反复刺激而大量产生达到一定的含量时,可与自身的子宫内膜组织发生抗原抗体结合反应,并激活免疫系引起损伤性效应,造成子宫内膜组织细胞生化代谢及生理功能的损害,干扰和妨碍精卵结合及受精卵的着床和胚囊的发育而导致不孕或流产。

正常机体具有自身免疫调节功能,产生极弱的自身抗体,帮助清除体内衰老变性的自身成分。一旦由于某种原因导致免疫系统对自身组织产生过度免疫应答,则会发生过强的一系列免疫反应,致使所侵及的组织免疫活性细胞增多,免疫复合物沉积,而导致功能改变。

(三)EMAb 检测方法

目前常用的检测血清 EMAb 方法为酶联免疫吸附试验(ELISA)。

三、抗卵巢抗体与不孕

抗卵巢抗体(anti-ovaryantibody,AOAb)是一种靶抗原在卵巢颗粒细胞、卵母细胞、黄体细胞和间质细胞内的自身抗体。抗卵巢自身免疫可影响卵巢的正常发育和功能,可导致卵巢衰竭或卵泡成熟前闭锁而导致不孕。

有卵巢抗体的女性卵泡发育不正常,影响优势卵泡的发育,使成熟卵泡无法自然排出,从而导致原发性不孕和继发性不孕。

(一)抗卵巢抗体产生的原因

(1)自身免疫功能异常。可能与免疫细胞、抗体、激素 3 个因素有关。细胞因素包括 T 细胞、NK 细胞及巨噬细胞破坏卵巢结构,损伤及溶解各级卵泡。患者血清中可能存在一种类似 IgG 的球蛋白,如抗 FSH 抗体或抗 FSH 受体的抗体,可导致生殖细胞减少、卵泡闭锁加快、生殖细胞破坏。卵巢内生殖细胞、粒层细胞、卵泡膜细胞和透明带的自身抗体存在,产生显著的抗生育效应。自身免疫型卵巢炎是以患者卵巢组织作为抗原而引起的一种罕见的自身免疫性疾病,为卵巢早衰的病因之一。

(2)卵巢组织中抗原成分复杂。每一种成分都可能因感染、手术等原因使其抗原表达异常,从而导致抗卵巢抗体的产生。

(3)与体外人工授精时多次穿刺取卵有关。在 IVF-ET 不孕妇女中,AOAb 的阳性率可达 28.8%,可能是卵泡的穿刺促使 AOAb 合成增加有关。

(4)多囊卵巢综合征(PCOS)、卵巢早衰(POF)及其他排卵障碍者,AOAb 阳性率分别是 46.76%、45.16%和 42.86%。

(5)病毒感染。病毒进入卵巢组织的细胞内,使其细胞膜上既有来自细胞的自身抗原又携带有病毒抗原。当机体对病毒的抗原发生免疫反应时,往往同时也破坏了卵巢的细胞,发生免疫性卵巢炎,最后导致卵巢功能的衰竭。

(6)一些患有艾迪生病、甲状腺炎、甲亢患者也可为阳性。正常妇女体内可以存在一定量的非致病性的 AOAb。

抗卵巢抗体的产生可影响卵巢和卵泡的发育及功能,导致卵巢早衰、经期不规律。在不明原因不孕妇女中 AOAb 活性明显高于有明确原因者。

(二)AOAb 导致不孕机制

(1)包裹卵细胞,影响其排出或阻止精子穿入。

(2)AOAb 在补体作用下产生细胞毒作用,破坏卵巢细胞,还能干扰孕卵破壳而妨碍受精和着床。

(3)引起自身免疫性卵巢炎,可能引起卵巢功能衰竭。

(4)影响卵巢内分泌功能,引起下丘脑-垂体-卵巢轴功能紊乱,间接影响卵泡发育、成熟和排出,使得雌激素、孕激素分泌减少,导致不孕。抗颗粒细胞抗体可导致内分泌功能异常;抗卵泡膜细胞抗体及抗 FSH 受体的抗体影响卵巢内分泌和生殖功能。

四、抗 hCG 抗体与不孕

(一)抗人绒毛膜促性腺激素抗体产生的原因

人绒毛膜促性腺激素(hCG)是维持早期妊娠的主要激素。有自然流产史、人工流产史及生化妊娠史的女性在流产过程中,绒毛组织中的 hCG 可能作为抗原刺激母体产生抗体。另外,曾接受过 hCG 注射以促进排卵的女性,体内的抗 hCG 抗体也有可能为阳性。此类患者可能在临床上表现为不孕或习惯性流产等。

目前认为 hCG 在配子着床和维持妊娠中有重要的作用。hCG 还能阻止胎儿滋养细胞与母体血清中的抗体结合或被母体淋巴细胞识别。绒毛膜促性腺激素可被特异性抗绒毛膜促性腺激素抗体(anti-human chorionic gonadotropin antibody,AhCGAb)灭活。AhCGAb 有肯定致不孕作用,可作为不孕症的临床诊断指标之一。

(二)抗人绒毛膜促性腺激素抗体检测方法

目前常用的检测血清 AhCGAb 方法为酶联免疫吸附试验(ELISA)。

五、抗透明带抗体与不孕

透明带(ZP)是一层包绕着卵母细胞及着床前孕卵的非细胞性明胶样酸性糖蛋白膜,主要由 3 种糖蛋白组成且内含特异性精子受体,是卵母细胞及颗粒细胞分泌的,覆盖于卵母细胞及着床前受精卵外的一层基质。在受精过程中及早期孕卵发育方面具有重要作用:调节精卵识别,激活精子,导致顶体反应的发生;阻断多精受精,并能保护受精卵。

(一)透明带的生物学特征

透明带是包绕哺乳动物卵细胞外的一层非细胞结构,受精时,精子首先必须穿过透明带。受精前,精子首先与在 ZP 的精子特异受体位点结合,精子与 ZP 结合后,依靠精子的酶系统产生局部溶解作用,受精后 ZP 恢复完整性,保护受精卵的发育,防止受精卵在输卵管内溶解,并保证受精卵向宫腔内的运送。受精后 ZP 的结构发生改变,受精卵膜的皮质颗粒释放某些物质,抵制 ZP 蛋白再被精子的透明质酸酶溶解,ZP 不再次发生反应,抑制再次受精作用。

(二)抗透明带抗体产生原因

ZP 有着很强的免疫原性,能诱发机体产生全身或局部的细胞与体液免疫反应,产生抗透明带抗体(AZPAb),近年来抗 AZPAb 在不孕不育症中的意义逐渐受到关注。

AZPAb 产生的机制尚不完全清楚。目前推测认为,育龄妇女透明带在每次排卵和卵泡闭锁后的机体局部反复吸收,当机体遭受与透明带有交叉抗原刺激或各种致病因子使透明带蛋白结构变形,及体内免疫识别功能障碍时,可刺激机体产生透明带抗体,最终产生损伤性抗透明带免疫,使生育力降低;或由于感染致使透明带变性,刺激机体产生抗透明带抗体。透明带抗体可导致卵母细胞加速破坏和耗竭而导致卵巢早衰。此外,也可能抗透明带抗体是自身免疫型卵巢炎的表面现象。

(三)AZPAb 导致不孕的机制

(1)AZPAb 与 ZP 上的精子受体结合,或抗透明带抗体遮盖了位于透明带上的精子受体,使精子不能认识卵子,也就无从与卵子结合,阻止精卵结合。

(2)AZPAb 能使 ZP 结构加固,即使精卵结合,受精卵被包裹在坚固的 ZP 内,不能脱壳着床。

（3）抗体可以稳定透明带表面结构，因而能抵抗精子顶体酶对透明带的溶解作用，使精子穿透不了透明带。

（4）卵子如已受精，因透明带结构的稳定，致胚胎被封固在透明带内而无法着床。

六、抗滋养层细胞膜抗体与不孕

对孕妇而言，胎儿是一个半非已的同种异体移植物。对胎儿而言，它具有来自父方和母方的基因，胎儿之所以不被排斥，主要依赖于母体对胎儿特殊的免疫调节。这种调节可以制止或改变对胚胎不利的免疫因素，以达到新的免疫平衡，如平衡失调即可导致流产。胚胎的外层即合体滋养层是直接与母体循环相接触的部分，免疫组化证实合体滋养层不表达任何 HLA 或 ABO 抗原，这点被认为是确保胎儿成活的保护性机制之一，但是合体滋养层浆膜上却明显存在有抗原系统，并且可被母体识别。至于这些抗原的性质尚无统一定论，但它们却不容置疑地影响着孕妇与胎儿之间的免疫平衡。

在合体滋养层浆膜上有可被母体识别的抗原系统，它们的存在影响着孕妇与胎儿之间的免疫平衡，研究表明在不明原因流产的妇女血清中，抗滋养层细胞膜抗体（TAAb）比正常孕妇明显增高，这种抗体的增高与流产之间有着密切联系。

（一）抗滋养层细胞膜抗体的产生以及与封闭抗体的关系

滋养层细胞表面有大量的滋养层细胞膜抗原（trophoblastioantigen，TA），其抗血清能和淋巴细胞发生交叉反应，称为滋养层淋巴细胞交叉反应性抗原（trophoblast-lymphocyte cross reactionantigen，TLX）。正常妊娠时，脱落的滋养层细胞或胎儿细胞通过胎盘进入母体血液循环，刺激母体针对胚胎的 HLA-Ⅱ类抗原和 TLX 产生免疫识别和免疫反应，生成特异性的抗体。这些特异性抗体通过与胎儿胎盘滋养叶抗原或母体淋巴细胞结合，遮盖来自父源的 HLA 或干扰淋巴细胞介导的细胞毒作用，防止胚胎父系抗原被母体免疫系统识别和杀伤，使胎儿、胎盘不致受损，发挥一种保护性免疫增强反应，被称为"封闭抗体（blocking antibody，BA）"。TA 分为 TA1 和 TA2，这两种抗原的作用相互拮抗，前者位于滋养层细胞上，诱导产生细胞毒性淋巴细胞反应，后者位于滋养层细胞、淋巴细胞、内皮细胞上，实质就是 TLX，刺激母体产生封闭抗体，封闭 TA1，使其不被免疫系统识别，正常妊娠得以维持。当夫妇间具有相同的 TLX 时，不能激发母体产生抗 TLX 封闭抗体，从而使滋养细胞 TA1 暴露，遭受母体免疫攻击而流产。因此，TAAb 的存在从某种程度上提示封闭抗体不足。研究报道有免疫性流产史的未孕妇女外周血 TA-IgG 阳性率为 28.81%～65.3%，显著高于无流产史的未孕妇女，后者 TA-IgG 阳性率为 2.9%～3.33%，且随着流产次数的增多，TA-IgG 阳性率也升高，二者成正相关。如果是曾经有流产史的女性结果属于阳性，应该在转阴之后考虑怀孕。

（二）抗滋养层细胞膜抗体检测方法

目前常用的检测血清 TAAb 方法为酶联免疫吸附试验（ELISA）。

七、免疫性不孕的诊断

（一）病史

详细询问患者有无生殖道感染、外伤、手术史。

（二）体格检查

重点在生殖器官的检查。注意检查宫颈有无糜烂，子宫的位置、大小、形态、质地、活动度、有无压痛；附件有无增厚，有无包块、压痛；子宫骶韧带和直肠陷窝有无结节、触痛等。

（三）实验室检查

1. 免疫学检查

局部（如宫颈、精液、子宫内膜等）抗体浓度的检测临床意义较大，血液中抗体的检测（如ASAb、AOAb、ACA、EMAb 等），只能作为间接证据。

2. 性交后试验（PCT）

检测精子对宫颈黏液穿透性和相容性的试验。PCT 呈阴性者，应检测宫颈黏液中的 ASAb。

（四）免疫性不孕的诊断标准

（1）不孕期超过 2 年。

（2）除外致不孕的其他原因。

（3）可靠的检测方法证实体内存在抗生育免疫。

（4）体外实验证实抗生育免疫干扰精卵结合。

上述 4 项标准中，满足前 3 项可做出免疫性不孕症的临床诊断；若同时满足 4 项标准则肯定临床诊断。

八、免疫性不孕的治疗

（一）消除致病诱因

积极治疗生殖道炎症，避免不必要的手术操作。

（二）避免抗原接触

女性抗精子抗体阳性，可用避孕套隔绝 6～12 个月，待抗体转阴或抗体滴度明显下降后排卵期过性生活。但是，因为患者本身存在不孕，因此，应该详细了解不孕原因，针对血清抗精子抗体阳性的患者，排除其他引起不孕的原因后，与其他疗法联合应用治疗不孕症。

（三）治疗合并症

治疗子宫内膜异位症及其他自身免疫性疾病。

（四）免疫抑制剂

免疫抑制剂主要用类固醇激素。皮质激素对抗体的消除不具特异性，不因多种抗体并存而增加用量，治疗作用可保持半年。对免疫性不孕患者的方法有局部疗法、低剂量持续疗法、大剂量间歇疗法。使用类固醇激素虽能抑制抗体，但不良反应较明显。

（1）泼尼松 5 mg/d，连用 3～12 个月，停药时逐渐减量。

（2）地塞米松 2.25 mg/d，3 d 后改用 1.5 mg/d，2 d 后改用 0.75 mg/d，2 d 后再改用 2.25 mg/d，反复交替使用数周至 6 个月。

（3）大剂量皮质激素：泼尼松 60 mg/d×7 d；或甲基泼尼松龙 32 mg，每天 3 次，共 3～7 d，每个月 1 个疗程。不良反应大，目前较少使用。

（五）局部疗法

用氢化可的松栓置于阴道内，用于宫颈黏液中 ASAb 阳性者。

（六）中药治疗

中药药理研究证实，活血化瘀中药和部分滋阴中药有抑制异常的免疫反应、消除抗体和抑制抗体形成等作用。如熟地黄、女贞子可抑制免疫功能亢进；当归、丹参、桃仁等有消炎降低毛细血管通透性、减少炎症渗出及促进吸收的作用;甘草有类激素样作用;甘草粗提物是溶于水的多糖体,为抗体抑制因子,能抑制抗体的产生。

中药的免疫调节作用是一种整体调节,其疗效确切,作用较持久,毒副反应轻微,具有显著的优势。罗颂平等研究表明,中医补肾活血法治疗免疫性不孕安全、有效、简便,并能显著缩短疗程,可广泛应用于临床。

针对 ASAb 和 EMAb 阳性患者,中药消抗灵治疗效果良好。组方:丹参 20 g,赤芍 10 g,红花 3 g,枸杞子 15 g,熟地黄 15 g,当归 12 g,白芍 10 g,益智仁 10 g,黄芪 15 g,党参 15 g,菟丝子 12 g,鹿角霜 10 g,山茱萸肉 10 g,香附 10 g,牡丹皮 6 g,泽泻 6 g,甘草 3 g,并结合辨证施治随证加减。每天 1 剂,水煎服,早晚空腹服用,30 d 为 1 个疗程。辨证:分为肝肾阴虚型,知柏地黄汤合左归饮加减;阴虚夹瘀型:四物汤加减。

针对抗卵巢抗体阳性患者,抗卵衰冲剂效果良好。药物组成:熟地黄 20 g,山药 15 g,山茱萸 15 g,茯苓 15 g,泽泻 15 g,牡丹皮 10 g,女贞子 15 g,墨旱莲 15 g,仙茅 15 g,淫羊藿 20 g,紫河车 3 g,菟丝子 15 g,桃仁 10 g,红花 15 g,川芎 15 g,当归 15 g,香附 15 g,赤芍 20 g,柴胡 15 g,知母 10 g,黄柏 10 g,黄芪 20 g 等,每天 3 次冲服。

(七)中西医结合治疗

免疫性不孕症是临床难治性疾患,单用免疫抑制剂难以奏效,且产生干扰生殖功能的不良反应。李大金认为滋阴降火中药有调低免疫功能的作用。应用知柏地黄丸治疗免疫性不孕症,精子抗体阴转率为 81.3%,妊娠成功率为 25.0%。因此,采用中药复方,配合辅助生殖技术,不失为免疫性不孕症的有效治疗手段。

(八)维生素 E 及维生素 C

维生素 E 可减少抗原的产生,加速抗体的消除。维生素 C 可加强维生素 E 的作用。因此,在免疫性不孕症的治疗中,应常规应用。

维生素 C 100 mg,2~3 次/天;维生素 E 100 mg,1~2 次/天。

(九)人工授精

1.丈夫精液人工授精(AIH)

将丈夫精液洗涤后注入宫腔。新鲜精液用 4% 人清蛋白稀释液反复洗涤 3 次将去除大部分精子抗体。最近报道,用特异性 IgA 蛋白酶体外处理精子使结合抗体的精子数从 90% 降至 10% 以下,可能是一种有潜力的方法。

2.供精人工授精(AID)

确诊男方为免疫性不育,经夫妇双方同意可行 AID。

(十)IVF-ET 和 ICSI

明显提高 ASAb 和抗透明带抗体阳性患者的妊娠率,但是对其他抗体阳性者,效果不佳。

(十一)主动免疫和(或)被动免疫治疗

针对抗滋养层细胞膜抗体阳性的流产患者,在完善流产相关原因检查后,行主动免疫或被动免疫治疗。

第三节　卵巢性不孕

排卵系女性下丘脑-垂体-卵巢轴（hypothalamo-pituitary-ovarianaxis，HPOA）间相互调节及制约的结果。HPOA 中任何环节异常，均可因无排卵或卵细胞的质量异常而致不孕，简称卵巢性不孕。卵巢性不孕是女性不孕症的首要原因，占 20％～40％。其中包括下丘脑性不排卵、垂体性不排卵、多囊卵巢综合征（PCOS）、黄素化未破裂卵泡综合征（LUF）、黄体功能不足等。

一、下丘脑性不排卵

除局部肿瘤、外伤及全身疾患外，多见于应激（如疲劳、环境改变等）、精神因素（如神经性厌食症、精神创伤等）、药物（氯丙嗪、避孕药）引起的继发性闭经。实验室检查见 FSH、LH、E_2 均低于正常，而垂体兴奋试验为阳性。大多在消除诱因、治疗原发疾患后即恢复正常。必要时给予 GnRH 治疗，或直接使用 HMG/FSH＋ hCG 治疗。患者对药物反应好，预后佳。

二、垂体性不排卵

（一）高泌乳素血症

泌乳激素（prolactin，PRL）分泌异常是一种常见的生殖内分泌障碍性疾病。无论是男性还是女性，成人还是儿童，非妊娠、非哺乳状态下血中 PRL 持续增高，超过 25 $\mu g/L$，就称为高催乳激素血症。缺氧锻炼、性生活、进食、麻醉、疼痛、低血糖、手术、乳头刺激等可以使 PRL 一过性增高，并非异常。但非妊娠和非哺乳状态下，慢性持续的高催乳激素血症，即认为是病理状态。PRL 分泌异常的重要原因是垂体和下丘脑功能异常。在不排卵的患者中，15％～23％有高 PRL 血症，其中近半数高 PRL 血症患者为垂体微腺瘤。在继发闭经患者中，10％～15％有高 PRL 血症。高催乳素血症常可致月经周期延长、继发闭经、溢乳、不孕等症状。高泌乳素血症的治疗包括：①药物治疗。选用的药物如溴隐亭、诺果宁等。②手术治疗。如患者出现压迫症状、垂体卒中可手术治疗。手术方式首选经蝶窦选择性垂体肿瘤切除术。

（二）席汉综合征

本征因产后大出血、休克而导致腺垂体出血性坏死。主要表现为下丘脑释放激素不足，如排卵障碍、闭经、生殖器萎缩等，还可出现甲状腺、肾上腺功能不足等表现。除其他对症治疗外，可采用 HMG/FSH＋hCG 治疗，一方面可恢复排卵及月经，另外能避免生殖器官的萎缩。

三、多囊卵巢综合征

多囊卵巢综合征（polycystic ovary syndrome，PCOS）是育龄女性最常见的内分泌紊乱性疾病，表现为高雄激素血症和（或）高胰岛素血症。临床表现为闭经、肥胖、多毛，不孕和双侧卵巢呈多囊性增大的综合征，患病率为育龄妇女的 5％～10％，是引起不排卵性不孕的主要原因，占神经内分泌不排卵患者的半数以上，其病理生理十分复杂，至今仍然有许多环节没有研究清楚。近年来，关于 PCOS 的病因、病理生理，以及 PCOS 不孕的治疗，PCOS 的远期并发症的预防越来越引起广泛关注。

早在 1935 年，Stein 和 Levehthal 首先报道一组 7 例患者具有下列表现：月经紊乱、闭经、多毛、肥胖、不孕，查有双侧卵巢增大及多囊性变、不排卵。上述临床表现曾一度作为 PCOS 的诊断标准。由于组织学、激素测定、阴道超声及腹腔镜等技术的广泛应用,人们对之有了较为全面的认识,目前研究发现,胰岛素抵抗、高胰岛素血症及高雄激素血症在 PCOS 的发病中起重要作用。

(一)临床表现

1.不排卵、月经失调与不孕

不排卵是 PCOS 内分泌障碍产生的最为常见的结果之一,也是导致不孕的原因;患者月经失调表现为月经量少、月经稀发、功能性子宫出血、闭经等。月经失调多由于无排卵所致,但部分 PCOS 患者也可有排卵。

2.多毛、痤疮

多毛主要是指性毛的异常生长,表现为耻骨联合与脐间的腹中线上阴毛生长,为异常的雄激素作用的结果。有时,异常阴毛的生长可以延至肛周和腹股沟。

3.卵巢的多囊化

LH/FSH 的异常比值,导致了卵巢的增大和多囊化表现。卵巢增大明显时,盆腔检查有时可触及一侧或双侧卵巢。但多数卵巢的多囊性变是通过 B 超检查发现的。B 超显示卵巢内有多个直径在 1 cm 以内的囊性区,贴皮质排列,一侧卵巢上常超过 10 个以上,呈车轮状。患者卵巢间质/卵巢体积超过 25%,有时在非高雄激素血症月经正常妇女中卵巢也可能发生类似的改变,称为多囊状卵巢,其中有部分患者发展成为 PCOS。

4.肥胖与代谢紊乱

50%~60% 的 PCOS 患者有肥胖表现。虽然肥胖不是每个患者的必然表现,但经过体质量指数(bodymass index,MBI)校正后,多数患者受到了肥胖的危害。另外,黑棘皮症,可发生在颈背部、腋下及阴唇,呈灰褐色,皮肤增厚。

5.高泌乳激素血症

有些 PCOS 的患者伴有 PRL 的增高。值得一提的是,PCOS 的患者应当注意子宫内膜癌、非胰岛素依赖型糖尿病(NIDDM)、心肌梗死和动脉粥样硬化等远期危害。

(二)诊断

PCOS 的诊断需要结合临床、超声、激素测定和其他生物化学检查。包括:①月经减少、月经稀发和(或)闭经;②超声检查卵巢多囊化改变;③高雄激素血症和(或)多毛;④MBI <30 kg/m^2 时,LH/FSH 比率在 1~1.5;⑤在青春期前后发病。另外注意与卵巢男性化肿瘤、先天性肾上腺皮质增生、甲状腺功能亢进或减低相鉴别。

(三)治疗

PCOS 对于受孕的不利影响不是导致绝对的不孕,而是受孕概率低下,应当帮助患者树立信心。在治疗前,需要常规地进行精液分析,输卵管检查,生殖免疫学检查。对于肥胖的妇女(BMI>30 kg/m^2)降低体质量有利于改善内分泌状态、受孕和正常妊娠。

1.纠正内分泌紊乱

常用的方法如下。①短效口服避孕药。短效口服避孕药是雌孕激素合剂,通过其对下丘脑的负反馈作用,可降低垂体的 LH 和 FSH 的分泌,使卵泡停止生长。复方醋酸环丙孕酮中,环丙孕酮不但对垂体的抑制作用较强,而且具有抗雄激素作用,对多毛、痤疮及高雄激素血症有较好的效果,并且在停药后有一定的受孕率,更适合用于 PCOS 的治疗。一般用药 3~6 个周期后,可促排卵或自然受孕。常用的有达英-35、去氧孕烯(妈富隆)、敏定偶等,于月经的第

3～5 d服用,共用21 d。②孕激素。应用孕激素类药品也可通过抑制LH的分泌,降低卵巢的雄激素的产生。在应用孕激素时注意补充雌激素,可给予补佳乐1 mg/d或炔雌醇0.05 mg/d,共用21 d。最后3～10 d加孕激素。③促性腺激素释放激素激动剂(GnRHa),如长效达菲林、长效达必佳。GnRHa的作用是双方面的。在用药的初期短暂的几天内表现为促进垂体的LH和FSH的分泌。随后,表现为十分强的LH和FSH分泌的抑制作用,称为药物去垂体作用。由于PCOS高雄激素血症是LH依赖性的,GnRHa的去垂体作用对于多毛和高雄激素血症有良好的效果。一般用药后可产生良好的降低LH和FSH、降低雄激素,减轻痤疮和多毛的作用,但不能改善抗胰岛素作用。④胰岛素增敏剂。如二甲双胍等。⑤抗雄激素治疗。糖皮质激素、螺内酯都可有效地降低雄激素。⑥溴隐亭。对于PRL增高患者,需要给予溴隐亭治疗。

2. 药物促排卵

首选氯米芬(CC)。在PCOS治疗中,氯米芬作用于下丘脑,抑制雌激素对于下丘脑的负反馈作用,从而阻断持续的单一雌激素对于下丘脑产生的不正常反馈,阻断PCOS高雄激素血症产生的内分泌恶性循环,使FSH增高,卵泡生长。氯米芬的用法:从月经第3～5天应用氯米芬50 mg/d,每天晚上睡前半小时服用,连用5 d。在氯米芬促排卵中,其雌激素的拮抗作用对受孕率有一定的影响,但由于方法简单,费用低廉,患者方便,且效果良好,仍为广大医师和患者接受。可以在应用氯米芬后注意补充雌激素,如补佳乐1 mg/d,共用5 d。

外源性的促性腺激素(GnH),如人绝经期促性腺激素(HMG),人绒毛膜促性腺激素(hCG)、纯化的FSH和基因重组的人FSH(r-hFSH)、重组的人LH(r-hLH)。常用法分为两种,一种是应用CC＋HMG＋hCG方案,即月经第3～5天,睡前半小时口服氯米芬50 mg,连用5 d;于月经第8天和月经第10天,分别注射HMG150 U。另一种方法是HMG＋hCG方案,从月经第5天开始,每天注射HMG150 U,检测卵泡后再调整用量。PCOS的卵巢对GnH的反应性较为特殊,或是敏感,或是不敏感,安全范围较小,用药应当特别谨慎,避免卵巢过度刺激综合征(OHSS)的发生。如果卵巢对药物反应不良,可加用生长激素,一般2～4 U/d,可以使卵泡生长速度加快,雌激素水平增高,子宫内膜改善,促排卵时间缩短。

在PCOS应用GnH促排卵多卵泡生长的情况下,较其他患者更容易出现卵泡成熟前的LH峰,应当特别注意检测尿中的LH。为了避免这种情况的发生,可以使用降调长方案递增给药促超排卵,以避免OHSS发生。

PCOS患者用GnH促排卵受孕率、多胎率、OHSS等高于氯米芬促排卵。选择治疗方案时,应当充分考虑受孕机会、年龄、卵泡监测条件和经验、是否同时实施辅助生殖技术、患者的经济状况等多方面的因素。

多次的诱发排卵治疗未能受孕和同时伴有其他的实施人工辅助生殖技术的指征,如输卵管因素、免疫因素、男方因素等,PCOS患者可实施人类辅助生殖技术。

3. 手术治疗

(1)卵巢楔形切除术:PCOS患者实施卵巢楔形切除术后,雄激素明显下降,排卵恢复。其治疗效果的机制不十分清楚,可能与切除了产生雄激素的部分组织有关,或者与卵泡产生的抑制素减少有关。手术有恢复排卵的可能,但也有产生盆腔粘连的机会。如切除组织过多,有继发卵巢功能衰退的可能。

(2)卵巢穿刺:腹腔镜下对PCOS卵巢的卵泡穿刺、电凝或激光灼烧打孔都有一定的疗效,其效果与卵巢楔形切除术相似。

4.其他

如患者已生育或无妊娠愿望,对月经稀发和闭经的患者,建议用药,如口服避孕药、促排卵药等,至少每3个月有一次子宫内膜脱落。当患者年龄超过35岁,或月经持续达到10 d以上及淋漓出血时,也应积极进行诊断性刮宫,以排除子宫内膜病变。

四、卵泡黄素未破裂综合征

卵泡黄素未破裂综合征(LUFS)在不孕患者中有较高的发病率,常无明确的临床症状。往往有正常的月经周期,BBT亦为双相,B超亦提示有正常的卵泡生长、发育。但卵泡透声差、直径偏大、卵泡壁明显增厚。常规使用hCG后,复查阴道B超,见卵泡未能排出。该综合征尤其多见于使用CC促排卵,其发病机制不清。未排出卵泡往往在随后的1～2个月经周期内自行吸收,否则可行阴道B超导引下穿刺治疗。穿刺后可使用妈富隆或达英-35,使卵巢处于相对"静息"状态。2～3个月经周期后首先HMG/FSH+hCG促排卵。

五、黄体功能不足

正常情况下,子宫内膜在雌、孕激素(P)的作用下形成周期性月经。黄体功能不足(luteal phase defect,LPD)指由于卵泡发育异常,致排卵后黄体分泌的P减少,或由于子宫内膜孕激素受体(PR)降低,导致子宫内膜发育迟缓,继而引起不孕症或反复流产。其临床表现除不孕、反复流产外,还可查有BBT温差小于0.3 ℃,高温期持续时间小于12 d,相对月经周期短,黄体早期子宫内膜活检提示子宫内膜发育迟缓或提前(Noyes分期)。

LPD的治疗以补充孕酮,维持黄体为主,常用方法:于排卵后每日肌内注射黄体酮20 mg,第14日查尿hCG,如妊娠,继续用药至排卵后70 d;如无受孕则停药。或排卵后每3 d肌内注射hCG,2 000 U,共5次,停药5 d查是否妊娠,应当注意动态观察hCG,以区分药物hCG。鉴于卵泡发育不良常可导致LPD,应选择适宜的促排卵药物及方法。

第四节　子宫性不孕

一、概述

子宫性不孕占女性不孕症的30%～40%。子宫作为生殖生理与生殖内分泌的重要器官,其功能有储存运输精子、孕卵着床、孕育胎儿、分娩等。造成子宫性不孕的原因包括子宫畸形、宫腔粘连、子宫内膜炎、子宫肌瘤和子宫内膜息肉及异物等。

二、诊断与鉴别诊断

(一)诊断要点

1.子宫畸形

患者有原发性闭经、不孕、痛经、复发性流产、胎位不正及胎盘附着异常等病史,应首先考虑到有生殖道畸形的可能。进一步询问病史并行妇科检查,必要时探宫腔或行子宫输卵管造影(HSG)、内镜检查(包括宫腔镜、腹腔镜、膀胱镜等)以明确诊断。生殖道畸形常合并泌尿系统及下消化道畸形,必要时可做静脉肾盂造影或钡剂灌肠。

主要临床表现:①原发闭经或月经不调,如月经稀发或过少、痛经、功能失调性子宫出血等;②原发或继发不孕;③生殖道畸形,如外阴、阴道、宫颈和子宫畸形等;④卵巢功能低下,如无排卵、月经失调、功能失调性子宫出血和痛经等;⑤性交困难或性功能障碍,如性交痛、阴道痉挛、性冷漠等;⑥盆腔包块史,见于双子宫、残角子宫等;⑦病理妊娠史,如复发性自然流产、早产、胎位异常、胎盘位置异常或死胎等;⑧泌尿系统畸形,如多囊肾、马蹄肾、游走肾等。

2.感染因素引起的子宫性不孕

(1)临床表现:急性子宫内膜炎起病较急,多有明显诱因,如经期不卫生、经期不洁性交、宫腔操作、阑尾炎和全身感染等。表现为寒战,发热(体温 38 ℃~40 ℃),全身无力,下腹剧痛、下坠,腰酸,大量血性、脓样或水样白带,并有恶臭。患者下腹压痛,宫颈举痛,宫体柔软胀大,压痛明显。由于宫腔有良好的引流条件及周期性内膜剥脱,使炎症极少有机会长期存在于内膜,但如急性期治疗不彻底,或经常存在感染源,则可导致慢性子宫内膜炎。临床上最常见的不孕因素是慢性结核性内膜炎和子宫内膜息肉,可表现为原发或继发性不孕,月经失调,白带增多,下腹坠痛。轻者双合诊可无异常发现;若有宫腔积脓,则子宫呈球状增大,柔软压痛,可见血性脓液自颈管排出,常并存急性阴道炎。

(2)诊断:根据病史、症状和体征并不难诊断,结合对阴道、宫颈和宫腔分泌物行细胞学、细菌学和其他病原体检查,可发现病原体类型;行 B 超、HSG、宫腔镜等检查可了解宫腔内病变范围及程度;诊断性刮宫可了解内膜组织学变化,如内膜结核、内膜息肉等。

3.宫腔粘连引起的子宫性不孕

宫腔粘连(IUA)也称 Asherman 综合征,其发病率逐年增高,是引起子宫性不孕的重要因素。

(1)临床表现。依粘连部位和范围而异,表现为原发或继发性不孕、闭经、月经稀少、痛经、月经过多(也有月经正常者)、复发性自然流产、早产、胎盘早剥及前置胎盘等。合并颈管粘连者可引起经血潴留,宫腔积血、积液或积脓。

(2)诊断。①病史、症状和体征:询问患者有无刮宫和妇科手术史、感染史、继发性不孕或闭经和月经不调等;②妇科检查和诊刮:行宫腔探针检查、宫颈扩张和诊刮,以了解内膜改变情况;③子宫输卵管造影:了解宫腔情况;④宫腔镜:宫腔镜是 IUA 最可靠的诊断手段,同时还可进行治疗。宫腔镜下可根据宫腔闭塞的程度进行分度。轻度:少于 1/4 宫腔,有致密粘连,宫底和输卵管开口仅少许粘连或未波及;中度:约 3/4 宫腔有粘连,但宫壁未粘着,宫底及两侧输卵管开口部分闭锁;重度:3/4 以上宫腔厚实粘连,宫壁粘着,输卵管开口及宫底粘连。

4.子宫肌瘤引起的子宫性不孕

子宫肌瘤是最常见的妇科良性肿瘤,其合并不孕的概率达 27%。但作为不孕的唯一因素,仅占 2% 左右。子宫肌瘤多发于孕龄女性,故其在不孕症治疗中仍值得注意。

(1)临床表现:有月经失调(包括月经过多、经期延长、月经频发等,多见于黏膜下或肌壁间肌瘤)、下腹痛(坠痛、腰背痛、急腹症)、压迫症状(尿频、便秘等)、不孕及自然流产、盆腔包块、继发性贫血,以及较为罕见的红细胞增多症和低血糖症。

(2)诊断:结合病史、症状、体征和超声检查,可以对绝大多数肌瘤做出正确诊断。此外,常规的诊断性刮宫可以帮助了解宫腔情况,并了解子宫内膜的病理性质。通过宫腔镜可在直视下观察宫腔内病变,并切除黏膜下肌瘤。在诊断不明确时,可行腹腔镜检查以明确诊断。磁共振(MRI)对子宫肌瘤的诊断尤为得力,优于 B 超和 CT。它能清楚地显示肌瘤的部位及数目,对小肌瘤(0.5~1 cm)也可辨别清楚,还可显示肌瘤退行性变性,如玻璃样变性、钙化等,但价格昂贵。

5. 子宫内异物引起的子宫性不孕

(1)临床表现:有相应的宫腔操作史或病理性妊娠史,如流产、胎盘粘连、植入史等;原发或继发性不孕;月经失调,如月经过多、经期延长、经间期出血、痛经等;下腹坠痛,白带增多,性交后出血;子宫正常或轻度增大,有压痛。

(2)诊断:根据病史、症状、体征,应考虑到有宫腔异物残留的可能,进一步行超声检查及HSG,可发现宫腔内异常实性强回声光团或充盈缺损、宫腔形态异常、内膜线不规整等表现。探宫腔可初步了解宫腔内情况;宫腔镜可在直视下观察病变;诊断性刮宫可进行病理诊断。

(二)鉴别诊断

不同原因引起的子宫性不孕之间的鉴别诊断。鉴别方法参考诊断内容。

三、治疗

(一)子宫畸形

1. 手术矫形

子宫畸形修复手术的最常见和效果最好的适应证是对称型双角子宫。凡反复流产的这类患者均应及早施术。把两个分开的子宫角,从一侧宫角至对侧宫角做一横切口,对半切开肌壁,将左右两侧切口面对缝一起。术后分娩活婴者可达 60%~85%。Makino 对 233 例患者行子宫重建术,术后妊娠成功率达 84%。残角子宫内有积血引起临床症状时,可切除残角。子宫畸形经手术治疗后妊娠者,应注意避免流产,并应严密观察,以防止子宫自发破裂。分娩时根据胎位及产程进展等情况,选择分娩方式,应大大放宽剖宫产指征。应注意防止产后流血和产褥感染。阴道分娩时要警惕胎盘滞留。同时合并泌尿系统、下消化道畸形也可行相应的矫形手术。

2. 内分泌治疗

采用性激素人工周期疗法、促排卵疗法、甲状腺素和抗泌乳素等,以促进生殖器官发育。

3. 孕期严密监测

子宫畸形患者,特别是矫形术后患者,如已妊娠,应加强孕期保健,如卧床休息、加强营养、保胎治疗、抑制宫缩等。

(二)感染因素引起的子宫性不孕

(1)若有明显诱因,则将其去除。

(2)抗生素,针对病原体和药敏试验选择敏感抗生素,必要时联合用药。子宫内膜炎以全身治疗为主。对于慢性内膜炎、颈管炎有粘连、积脓者,应行颈管扩张、引流及宫腔抗生素注药或低压灌注。

(3)对于子宫内膜息肉,可行直视下、宫腔镜下或手术切除。对于发生宫颈管或宫腔粘连者,应行宫颈扩张或宫腔镜下粘连分解术。

(三)宫腔粘连引起的子宫性不孕

可在宫颈扩张后用探针或在宫腔镜直视下,钝性或锐性分离粘连,之后放置 IUD 或 Folley 导尿管扩张宫腔并留置 10 d,以防止再粘连。术后除抗生素预防感染外,还可加用雌-孕激素人工周期治疗。2 个月后复查 HSG 或宫腔镜。

(四)子宫肌瘤引起的子宫性不孕

子宫肌瘤性不孕的治疗需根据患者的年龄和生育要求,肌瘤的大小、数目、部位及患者的全身情况而定。

1. 保守治疗

(1)适应证:年龄小于 35 岁,希望生育,浆膜下肌瘤,子宫小于 10 周妊娠大小,肌瘤生长缓慢,双侧输卵管通畅或可望疏通者,肌瘤直径小于 6 cm 而无变性,月经改变不明显者。

(2)方法:包括期待疗法和药物治疗。对于子宫不到 10 周妊娠大小,无临床症状,尚不急于妊娠者可采用定期随访观察的期待疗法。有临床症状者应给予药物治疗。

(3)常用药物:①米非司酮(RU-486)。20 世纪 80 年代研究成功的抗孕激素药物。它可与靶细胞内孕激素受体和肾上腺素受体竞争结合,导致孕激素受体下调,抑制子宫肌瘤及子宫肌细胞的生长。近年来国内外学者对其使用剂量做了多项试验,多认为每日口服 10 mg,连续 3 个月为较理想的治疗剂量,且适宜于术前用药以缩小瘤体,纠正贫血,减轻盆腔充血。②促性腺激素释放激素激动药(GnRHa)。大剂量连续或长期非脉冲式给药可产生垂体功能的降调节,抑制 FSH 和 LH 的分泌,降低雌二醇水平,造成药物性闭经,抑制肌瘤生长并使其缩小。给药方式有鼻腔喷洒、皮下注射、肌内注射或植入等。常用药物有醋酸戈舍瑞林,3.6 mg 皮下注射,每 4 周 1 次,共 6 次;醋酸亮丙瑞林,3.75 mg 肌内注射,每 4 周 1 次,共 6 次;醋酸曲普瑞林,3.75 mg 肌内注射,每 4 周 1 次,共 6 次。

2. 介入治疗

运用 Seldinger 技术行经皮股动脉穿刺,超选择栓塞双侧肌瘤供应血管,使肌瘤缺血萎缩、坏死并吸收,可达到保留子宫、保留生育能力的目的,且创伤及不良反应小。目前已有此方面的许多经验报道,但临床上仍需积累更多经验,以观察其近远期效果、适应证及优缺点等。

(五)子宫内异物引起的子宫性不孕

用抗生素治疗子宫炎症,经宫腔镜或手术取出或切除异物。

四、预防与调护

(1)提倡计划生育,避免多次人工、药物流产和引产。

(2)注意卫生,积极防治生殖道炎症。

(3)积极治疗月经失调,预防和治疗妇科肿瘤。

(4)注意情志调节,保持心情舒畅。

(5)饮食有节,忌生冷肥甘厚味,戒酒,避免不适当的节食减肥。

(6)对男女双方进行宣教,和睦相处,增加受孕机会。

第六章 异常妊娠

第一节 流 产

妊娠不足 28 周、胎儿体质量不足 1 000 g 而终止者称为流产(abortion)。妊娠 13 周末前终止者称为早期流产(early abortion),妊娠 14 周至不足 28 周终止者称为晚期流产(late abortion)。妊娠 20 周至不足 28 周间流产、体质量在 500 g 至 1 000 g 之间、有存活可能之胎儿,称为有生机儿。流产又分为自然流产(spontaneous abortion)和人工流产(artificial abortion)两大类。自然流产率占全部妊娠的 10%～15%,其中 80% 以上为早期流产。本节仅阐述自然流产。

一、病因

1.胚胎因素

胚胎染色体异常是流产的主要原因。早期流产子代检查发现 50%～60% 有染色体异常。夫妇任何一方有染色体异常均可传至子代,导致流产。染色体异常包括:①数目异常:多见三体(trisomny)、单体 X(monosomy X,45X)、三倍体及四倍体;②结构异常:染色体分带技术监测可见易位、断裂、缺失。除遗传因素外,感染、药物等不良作用亦可引起子代染色体异常。

2.母体因素

(1)全身性疾病:严重的全身性感染、TORCH 感染、高热、心力衰竭、合并严重内、外科疾病等均可导致流产。

(2)内分泌异常:黄体功能不足可致早期流产。甲状腺功能低下、严重的糖尿病血糖未控制均可导致流产。

(3)免疫功能异常:与流产有关的免疫因素包括配偶的人白细胞抗原(human leukocyte antigen,HLA)、胎儿抗原、血型抗原(ABO 及 Rh)及母体的自身免疫状态。父母的 HLA 位点相同频率高,使母体封闭抗体不足亦可导致反复流产。母儿血型不合、孕妇抗磷脂抗体产生过多均可使胚胎或胎儿受到排斥而发生流产。

(4)子宫异常:畸形子宫如子宫发育不良、单角子宫、双子宫、子宫纵隔、宫腔粘连(Asherman 综合征)以及黏膜下或肌壁间子宫肌瘤均可影响胚囊着床和发育而导致流产。宫颈重度裂伤、宫颈内口松弛、宫颈过短可导致胎膜破裂而引起晚期流产。

(5)创伤刺激:子宫创伤如手术、直接撞击、性交过度亦可导致流产;过度紧张、焦虑、恐惧忧伤等精神创伤亦有引起流产的报道。

(6)药物因素:吸烟、酗酒,吗啡、海洛因等毒品均可导致流产。

3.环境因素

砷、铅、甲醛、苯、氯丁二烯、氧化乙烯等化学物质过多接触,均可导致流产。

二、病理

孕 8 周以前的流产,胚胎多已死亡,胚胎绒毛与底蜕膜剥离,导致其剥离面出血,坏死胚胎犹如宫内异物,刺激子宫收缩及宫颈扩张。此时由于绒毛发育不全,着床还不牢固,妊娠物多可完全排出,出血不多。早期流产常见胚胎异常类型为:无胚胎、结节状胚、圆柱状胚、发育阻滞胚、肢体畸形及神经管缺陷。孕 8～12 周时绒毛发育茂盛,与底蜕膜联接较牢固,流产时妊娠常不易完整排出而部分滞留宫腔,影响子宫收缩,出血量多,且经久不止;孕 12 周后,胎盘已完全形成,流产时先有腹痛,继而排出胎儿和胎盘,如胎盘剥离不全,可引起剥离面大量出血。胎儿在宫腔内死亡过久,可被血块包围,形成血样胎块而引起出血不止。也可吸收血红蛋白而形成肉样胎块,或胎儿钙化后形成石胎。其他还可见压缩胎儿、纸样胎儿、浸软胎儿、脐带异常等病理表现。

三、临床表现

主要为停经后阴道流血和腹痛。

1.停经

大部分自然流产患者均有明显的停经史。但是,妊娠早期流产导致的阴道流血很难与月经异常鉴别,常无明显停经史。约半数流产是妇女未知已孕就发生受精卵死亡和流产。对这些患者,要根据病史、血、尿 hCG 以及超声检查结果综合判断。

2.阴道流血和腹痛

早期流产者常先有阴道流血,而后出现腹痛。由于胚胎或胎儿死亡,绒毛与蜕膜剥离,血窦开放,出现阴道流血;剥离的胚胎或胎儿及血液刺激子宫收缩,排出胚胎或胎儿,产生阵发性下腹疼痛;当胚胎或胎儿完全排出后,子宫收缩,血窦关闭,出血停止。晚期流产的临床过程与早产及足月产相似;经过阵发性子宫收缩,排出胎儿及胎盘,同时出现阴道流血。

四、临床分型

按流产发展的不同阶段,分为以下临床类型。

1.先兆流产

停经后出现少量阴道流血,常为暗红色或血性白带,流血后数小时至数日可出现轻微下腹痛或腰骶部胀痛;宫颈口未开,无妊娠物排出;子宫大小与停经时间相符。经休息及治疗,症状消失,可继续妊娠。如症状加重,则可能发展为难免流产。

2.难免流产

在先兆流产的基础上,阴道流血增多,腹痛加剧,或出现胎膜破裂。检查见宫颈口已扩张,有时可见胎囊或胚胎组织堵塞于宫颈口内,子宫与停经时间相符或略小。超声检查可仅见胚囊而无胚胎(或胎儿),或有胚胎但无心管搏动亦属于此类型。

3.不全流产

难免流产继续发展,部分妊娠物排出宫腔,或胎儿排出后胎盘滞留宫腔或嵌顿于宫颈口,影响子宫收缩,导致大量出血,甚至休克。检查可见宫颈已扩张,宫颈口有妊娠物堵塞及持续性血液流出,子宫小于停经时间。

4.完全流产

有流产的症状,妊娠物已全部排出,随后流血逐渐停止,腹痛逐渐消失。检查见宫颈口关闭,子宫接近正常大小。此外,流产尚有以下三种特殊情况。

(1)稽留流产:指宫内胚胎或胎儿死亡后未及时排出者。典型表现是有正常的早孕过程,有先兆流产的症状或无任何症状;随着停经时间延长,子宫不再增大或反而缩小,子宫小于停经时间;宫颈口未开,质地不软。

(2)复发性流产:指同一性伴侣连续自然流产3次或3次以上者。常见原因为胚胎染色体异常、免疫因素异常、甲状腺功能低下、子宫畸形或发育不良、宫腔粘连、宫颈内口松弛等。每次流产常发生在同一妊娠月份,其临床过程与一般流产相同。

(3)流产合并感染:多见于阴道流血时间较长的流产患者,也常发生在不全流产或不洁流产时。临床表现为下腹痛、阴道有恶臭分泌物,双合诊检查有宫颈摇摆痛。严重时引起盆腔腹膜炎、败血症及感染性休克。常为厌氧菌及需氧菌混合感染。

五、诊断

根据病史、临床表现即可诊断,但有时需结合辅助检查才能确诊。

1.病史

询问有无停经史、反复流产史、早孕反应及其出现时间,阴道流血量、持续时间、与腹痛之关系,腹痛的部位、性质,有无妊娠物排出。了解有无发热、阴道分泌物有无臭味可协助诊断流产合并感染。

2.体格检查

测量体温、脉搏、呼吸、血压,检查有无贫血及急性感染征象,外阴消毒后妇科检查了解宫颈是否扩张、有无妊娠物堵塞或羊膜囊膨出,子宫有无压痛、与停经时间是否相符,双附件有无压痛、增厚或肿块。疑为先兆流产者,操作应轻柔。

3.辅助诊断

(1)超声检查:测定妊娠囊的大小、形态、胎儿心管搏动,并可辅助诊断流产类型,若妊娠囊形态异常,提示妊娠预后不良。宫腔和附件检查有助于稽留流产、不全流产及异位妊娠的鉴别诊断。

(2)妊娠试验:连续测定血 hCG 动态变化,有助于妊娠的诊断及预后判断。妊娠 6～8 周时,血 hCG 是以每日 66% 的速度增加,若血 hCG 每 48 h 增加不到 66%,则提示妊娠预后不良。

(3)其他检查:血常规检查判断出血程度,白细胞和红细胞沉降率可判断有无感染存在。复发性流产患者可行染色体、免疫因素、宫颈功能、甲状腺功能等检查。

六、鉴别诊断

需与异位妊娠、葡萄胎、功能失调性子宫出血、盆腔炎及急性阑尾炎等疾病进行鉴别。

1.异位妊娠

腹痛多剧烈,而阴道流血量少,如有内失血则贫血或休克与阴道流血量不成正比。阴道出血常是点滴状,呈深褐色,偶然流血量增多或伴有子宫蜕膜管型,被误为流产。若将蜕膜管型置于水中漂浮时,见不到绒毛组织,不典型的复杂病例,还应借助 B 超、诊断性刮宫等排除宫内流产。

2.葡萄胎

停经后阴道反复流血呈暗红色,有时在流出的血中查见水泡样物,早孕反应较重,贫血、水肿及妊娠高血压综合征出现较早,子宫常大于停经月份,血或尿 hCG 水平较高,借助 B 超可排除流产。

3.子宫肌瘤

子宫增大而硬是子宫肌瘤的特点,有时子宫凸凹不平,或月经量增多,经期延长,尿妊娠试验阴性,诊断性刮宫未见绒毛,B 超即可诊断。

4.功能性子宫出血

发生于生育年龄的功能性子宫出血,多为黄体功能不全,无明显停经史,经期延长,阴道流血时多时少,可淋漓不断,多无腹痛,无早孕反应,妊娠试验阴性。妇科检查一般无异常发现,子宫内膜病理检查无蜕膜样改变。易与流产相鉴别。

七、处理

确诊流产后,应根据其类型进行相应处理。

1.先兆流产

应卧床休息,严禁性生活,足够的营养支持。保持情绪稳定,对精神紧张者可给予少量对胎儿无害的镇静剂。黄体功能不足者可给予黄体酮 10～20 mg,每日或隔日肌内注射一次;或口服地屈孕酮,起始剂量为口服 40 mg,随后每 8 h 服用 10 mg,至症状消失;或 hCG 3 000 U,隔日肌内注射一次。甲状腺功能低下者可口服甲状腺素片。如阴道流血停止、腹痛消失、超声证实胚胎存活,可继续妊娠。若临床症状加重,超声发现胚胎发育不良,hCG 持续不升或下降,表明流产不可避免,应终止妊娠。

2.难免流产

一旦确诊,应及早排出胚胎及胎盘组织,对刮出物应仔细检查,并送病理检查。晚期流产时子宫较大,出血较多,可用缩宫素 10～20 U 加入 5％葡萄糖液 500 mL 中静脉滴注,促进子宫收缩。必要时行刮宫术,清除宫内组织。术后可行超声检查,了解有无妊娠物残留,并给予抗生素预防感染。

3.不全流产

由于部分组织残留宫腔或堵塞于宫颈口,极易引起子宫大量出血。故应在输液、输血同时行刮宫术或钳刮术,并给予抗生素预防感染。

4.完全流产

症状消失,超声检查宫腔无残留物。如无感染,可不予特殊处理。

5.稽留流产

死亡胎儿及胎盘组织在宫腔内稽留过久,可导致严重凝血功能障碍及 DIC 的发生,应先行凝血功能检查,在备血、输液条件下行刮宫术;如凝血机制异常,可用肝素、纤维蛋白原、新鲜血、血小板等纠正后再行刮宫。可应用米非司酮加米索前列醇或静脉滴注缩宫素,促使胎儿胎盘排出。

6.复发性流产

染色体异常夫妇应于孕前进行遗传咨询,确定可否妊娠;明确女方有无生殖道畸形、肿瘤、宫腔粘连等。宫颈内口松弛者应于孕 14～16 周行宫颈内口环扎术。抗磷脂综合征患者,可在孕期使用小剂量阿司匹林和(或)低分子肝素。对黄体功能不足者可肌内注射 hCG 3 000～5 000 U,隔日一次;或每日口服地屈孕酮 2 次,每次 10 mg,至妊娠 12 周。

7. 流产合并感染

治疗原则为迅速控制感染,尽快清除宫内残留物。如为轻度感染或出血较多,可在静脉滴注抗生素同时进行刮宫,以达到止血目的;感染较严重而出血不多时,可用高效广谱抗生素控制感染后再行刮宫。刮宫时可用卵圆钳夹出残留组织,忌用刮匙全面搔刮,以免感染扩散。严重感染性流产必要时切除子宫以去除感染源。

八、小结

妊娠不足 28 周胎儿体质量不足 1 000 g 而终止者称为流产。子代染色体异常是早期流产的主要原因。其他原因包括母体感染、内分泌异常、免疫功能异常以及子宫异常等。流产分为先兆、难免、不全和完全流产。还有三种特殊类型流产:稽留流产、复发性流产和流产感染。流产确诊后,应根据其类型进行相应处理。

第二节　异位妊娠

受精卵在子宫体腔以外着床称为异位妊娠(ectopic pregnancy),俗称宫外孕(extrauterine pregnancy)。根据受精卵着床的部位不同,异位妊娠分为:输卵管妊娠、宫颈妊娠、卵巢妊娠、腹腔妊娠、阔韧带妊娠等,其中以输卵管妊娠最常见(占 90%～95%)。异位妊娠是妇产科常见的急腹症之一。

一、输卵管妊娠

输卵管妊娠(tubalpregnancy)多发生在壶腹部(75%～80%),其次为峡部。伞部及间质部妊娠少见。

(一)病因

确切病因尚未明了,可能与以下因素有关。

1. 输卵管异常

慢性输卵管炎可致管腔皱褶粘连、管腔部分堵塞;阑尾炎、盆腔结核、腹膜炎及子宫内膜异位症可致输卵管周围粘连、输卵管扭曲、僵直及伞端闭锁,导致输卵管腔狭窄、部分堵塞或蠕动异常;盆腔肿瘤的牵拉和压迫使输卵管变得细长、迂曲或管腔狭窄或部分堵塞;输卵管粘连分离术、再通术及伞端造口术后的重新粘连或手术部位瘢痕狭窄、输卵管绝育术后瘘管形成或再通,均可延迟或阻止受精卵进入宫腔,从而着床在输卵管而发生输卵管妊娠。此外,输卵管发育不良时,输卵管细长且屈曲,肌层发育差,黏膜纤毛缺乏,输卵管憩室或副伞等先天畸形亦可导致输卵管妊娠。

2. 受精卵游走

卵子在一侧输卵管受精,经宫腔进入对侧输卵管后种植(受精卵内游走);或游走于腹腔内,被对侧输卵管捡拾(受精卵外游走),由于游走时间较长,受精卵发育增大,故种植在对侧输卵管而成输卵管妊娠。

3. 避孕失败

使用 IUD、口服紧急避孕药避孕失败,发生输卵管妊娠机会较大。

4. 其他

施行辅助生育技术后输卵管妊娠的发生率约为 5%。内分泌异常、精神紧张、吸烟也可导致输卵管妊娠。

(二)病理

1. 输卵管妊娠的结局

(1)输卵管妊娠流产:多发生在妊娠 8～12 周内的输卵管壶腹部妊娠。受精卵在输卵管黏膜着床后,由输卵管黏膜和纤维蛋白形成的包蜕膜可将受精卵与输卵管腔隔离,但其很脆弱。绒毛外中间型滋养细胞可侵入输卵管壁和侵蚀血管,引起基底蜕膜处出血,从而增加包蜕膜内侧压力,导致包蜕膜破裂,胚囊可随血块一起进入管腔。若胚囊完全掉入管腔,刺激输卵管逆蠕动而挤入腹腔,为输卵管妊娠完全流产;若胚囊剥离不完整,部分组织滞留管腔,继续侵蚀输卵管壁而引起反复出血,形成输卵管妊娠不全流产。反复出血可形成输卵管血肿或输卵管周围血肿,血液积聚在直肠子宫陷凹而形成盆腔血肿,甚至流向腹腔。

(2)输卵管妊娠破裂:指胚囊在输卵管内继续生长,绒毛侵蚀、穿透肌层及浆膜,导致管壁破裂,妊娠物流入腹腔,也可破入阔韧带而形成阔韧带妊娠。输卵管峡部妊娠多在妊娠 6 周左右破裂。而间质部妊娠时,由于间质部外围子宫角肌层较厚,血供丰富,妊娠往往持续到 3～4 个月才发生破裂。输卵管妊娠破裂可致短期内大量出血,形成盆腔或腹腔积血,患者出现肛门坠胀、剧烈腹痛、休克、昏厥等临床症状。

(3)继发性腹腔妊娠:输卵管妊娠流产或破裂后,胚囊掉入腹腔多已死亡。偶有存活者,可重新种植于腹腔内继续生长,形成继发性腹腔妊娠。

输卵管流产或破裂后,若出血逐渐停止,胚胎死亡,被血块包裹形成盆腔血肿,血肿与周围组织粘连并发生机化,临床称为"陈旧性异位妊娠"。

(4)持续性异位妊娠:输卵管妊娠行保守性手术时,若术中未完全清除胚囊,或残存的滋养细胞继续生长,致术后 hCG 不降或上升,称为持续性异位妊娠。

2. 子宫变化

(1)子宫体:略增大,变软,是因血供增加所致。但输卵管妊娠时,子宫增大不像宫内妊娠那样随妊娠,月份增加而相应增大。

(2)子宫内膜:与正常妊娠变化相似。输卵管妊娠时,滋养细胞分泌的 hCG 刺激子宫内膜发生蜕膜反应,但蜕膜下的海绵层及血管系统发育较差。当胚胎受损或死亡时,滋养细胞活力下降,蜕膜碎片随阴道流血排出。如蜕膜完整剥离,则排出三角形蜕膜管型,但不见绒毛。子宫内膜病理学检查可见蜕膜样变;也可因胚胎死亡、绒毛及黄体分泌的激素下降、新的卵泡发育,而呈增生期或分泌期变化。

输卵管妊娠时,子宫内膜有时可见高度分泌反应或 Arias-Stella(A-S)反应,镜下可见:腺上皮细胞增大,核深染,突入腺腔,胞质富含空泡。

(三)临床表现

典型的临床表现包括停经、腹痛及阴道流血。

1. 症状

(1)停经:输卵管壶腹部及峡部妊娠一般停经 6～8 周,间质部妊娠停经时间较长。但约有

25％患者无明显停经史。

(2)阴道流血:常表现为短暂停经后不规则阴道流血,量少,点滴状,色暗红或深褐色。部分患者阴道流血量较多,似月经量,约5％表现为大量阴道流血。阴道流血表明胚胎受损或已死亡,导致 hCG 下降,卵巢黄体分泌的激素难以维持蜕膜生长而发生剥离出血,并伴有蜕膜碎片或管型排出。当病灶去除后,阴道流血才逐渐停止。

(3)腹痛:95％以上输卵管妊娠患者以腹痛为主诉就诊。输卵管妊娠未破裂时,增大的胚囊膨胀输卵管,导致输卵管痉挛及逆蠕动,患侧出现下腹一侧隐痛或胀痛。输卵管妊娠破裂时,突感患侧下腹部撕裂样剧痛,疼痛为持续性或阵发性;血液积聚在直肠子宫陷凹而出现肛门坠胀感(里急后重);出血多时可引起全腹疼痛,恶心呕吐;血液刺激横膈,出现肩胛部放射痛(称为 Danforth 征)。

(4)昏厥和休克:部分患者由于腹腔内急性出血及剧烈腹痛,入院时即处于休克状态,面色苍白、四肢厥冷、脉搏快而细弱、血压下降。休克程度取决于内出血速度及出血量,与阴道流血量不成比例。

2.体征

(1)腹部体征:出血量不多时,患侧下腹明显压痛、反跳痛,轻度肌紧张;出血量较多时可见腹膨隆,全腹压痛及反跳痛,但压痛仍以输卵管妊娠处为甚,移动性浊音阳性。

(2)盆腔体征:妇科检查可见阴道少量血液,后穹隆饱满、触痛;宫颈举痛明显,有血液自宫腔流出;子宫略增大、变软,内出血多时子宫有漂浮感;子宫后方或患侧附件扪及压痛性肿块,边界多不清楚,其大小、质地、形状随病变差异而不同;肿块过大时可将子宫推向对侧,如肿块形成过久,机化变硬,边界可逐渐清楚。

(四)诊断

输卵管妊娠流产或破裂后,多数有典型的临床表现。

根据停经、阴道流血、腹痛、休克等表现可以诊断。如临床表现不典型,则应密切监护病情变化,结合辅助检查做出诊断。

1.超声检查

阴道超声检查是诊断输卵管妊娠的主要方法之一。输卵管妊娠的典型声像图为:①子宫内不见妊娠囊,内膜增厚;②宫旁一侧见边界不清、回声不均的混合性肿块,有时宫旁肿块内可见妊娠囊、胚芽及原始心管搏动,是输卵管妊娠的直接证据;③直肠子宫陷凹处有积液。

2.妊娠试验

异位妊娠时 hCG 往往低于正常宫内妊娠,且 hCG 的倍增在 48 h 内常不足 66％。hCG 阴性不能完全排除异位妊娠。

3.腹腔穿刺

内出血时,血液积聚于直肠子宫陷凹,后穹隆穿刺可抽出陈旧性不凝血。当有血肿形成或粘连时,抽不出血液也不能否定异位妊娠的存在。当出血多、移动性浊音阳性时,可直接经下腹壁一侧穿刺。

4.腹腔镜检查

腹腔镜检查是诊断异位妊娠的金标准,可在确诊的同时进行手术。

5.子宫内膜病理检查

诊断性刮宫见到蜕膜而无绒毛时可排除宫内妊娠;若见绒毛极少,须随访。

（五）鉴别诊断

输卵管妊娠应与流产、急性盆腔炎、急性阑尾炎、卵巢囊肿破裂及卵巢囊肿蒂扭转鉴别。这些疾病都可以有一侧下腹部疼痛,有或者没有停经史。

1. 流产

可以有量多的出血,可以同时有绒毛组织排出,可以有宫体压痛,但无反跳痛,有子宫增大,宫口扩张,后穹窿穿刺阴性,而宫外孕破裂的情况下可以有抽出不凝血。配合B超检查可以鉴别。

2. 急性盆腔炎

有下腹持续性疼痛,无阴道流血,无停经史,无子宫增大,附件可有肿块,后穹窿穿刺可抽出脓液或者炎性渗出液,白细胞增高,B超检查可见附件区有不规则肿块。根据症状、体征、辅助检查可以进行鉴别。

3. 急性阑尾炎

有持续性疼痛,从上腹部开始由脐周转到右下腹,无阴道流血,无停经史,有右下腹压痛及反跳痛,无子宫增大,无宫口扩张,后穹窿穿刺阴性,hCG阴性。根据这些可以鉴别。

4. 卵巢囊肿破裂

可有一侧下腹突发性剧痛,无阴道流血,无停经史,有腹部压痛、反跳痛,无子宫增大,无宫口扩张,后穹窿穿刺可抽出囊液,B超附件可及囊肿和包块,血hCG阴性。通过症状及B超检查,血hCG检查可鉴别。

5. 卵巢囊肿蒂扭转

可有一侧下腹突发性腹痛,无阴道流血,无停经史,有腹部压痛、反跳痛,无子宫增大,无宫口扩张,后穹窿穿刺阴性,血hCG阴性。根据这些可以鉴别。

（六）治疗

根据病情缓急,采取相应处理。

1. 大量内出血时的紧急处理

内出血多,致休克时,应快速备血、建立静脉通道、输血、吸氧等抗休克治疗,并尽快手术。术中快速钳夹患侧输卵管病灶,暂时控制出血,清除腹腔积血后,视病变情况采取以下手术方式。

(1)输卵管切除术(salpingectomy):适用于腹腔大量出血,伴有休克的急性患者。一般施行患侧输卵管切除术,输卵管间质部妊娠时可行子宫角切除及患侧输卵管切除,必要时切除子宫。若对侧输卵管有粘连、闭锁时可行输卵管分离术及伞端造口术。

(2)保守性手术:适用于要求生育的年轻妇女,特别对侧输卵管已切除者。输卵管保守性手术包括输卵管造口术(salpingostomy)、输卵管切开术(salpingotomy)及输卵管伞部压出术(fimbrial expression)。输卵管保守性手术的选择应根据输卵管妊娠部位、输卵管损伤情况而定:输卵管伞部妊娠可行伞部压出术排出胚囊;壶腹部妊娠可纵形切开壶腹部,取出血块和胚囊,切口不缝合,称为造口术或开窗术,如缝合切口,则为切开术;峡部妊娠可切除病灶,行两侧断端吻合术。输卵管保守性手术可增加后续妊娠的几率,但也伴有绒毛组织残留的风险。故术后3~7 d内应复查血hCG,如血hCG值下降不显著,应考虑加用甲氨蝶呤(Methotrexate,MTX)治疗。

2. 无或少量内出血的治疗

对无内出血或仅有少量内出血、无休克、病情较轻的患者,可采用药物治疗或手术治疗。

(1)药物治疗:用于治疗异位妊娠的药物以 MTX 为首选。MTX 是叶酸拮抗剂,可抑制四氢叶酸生成,从而干扰 DNA 合成,使滋养细胞分裂受阻,胚胎发育停止而死亡。

适应证:①一般情况良好,无活动性腹腔内出血;②盆腔肿块最大直径<3 cm;③血 β-hCG<2 000 U/L;④超声未见胚胎原始心管搏动;⑤肝、肾功能及血红细胞、白细胞、血小板计数正常;⑥无 MTX 使用禁忌证。

治疗方案:①单次给药:剂量为 50 mg/m²,肌内注射一次,可不加用四氢叶酸,成功率达 87%以上;②分次给药:MTX 0.4 mg/kg 肌内注射,每日一次,共 5 次,一般总量为 100 mg,同时需加用四氢叶酸。给药期间应测定血 β-hCG 及超声严密监护。

用药后随访:①单次或分次用药后 2 周内,宜每隔三日复查血 β-hCG 及超声;②血 β-hCG 呈下降趋势并三次阴性,症状缓解或消失,肿块缩小为有效;③若用药后第七日血 β-hCG 下降>15%至≤25%,超声检查无变化,可考虑再次用药(方案同前);④血 β-hCG 下降<15%,症状不缓解或反而加重,或有内出血,应考虑手术治疗;⑤用药后 35 d,血 β-hCG 也可为低值(<15 mIU/mL),也有用药后 10 d 血 β-hCG 才降至正常者。

局部用药可采用在超声引导下穿刺,将 MTX 直接注入输卵管妊娠囊内。也可以在腹腔镜直视下穿刺输卵管妊娠囊,吸出部分囊液后,将药液注入其中。此外,中医采用活血化瘀、消症杀胚药物,有一定疗效。

(2)手术治疗:可采用腹腔镜或开腹方式行输卵管切除术或保守性手术,方法同前。

二、其他类型的异位妊娠

(1)宫颈妊娠:指受精卵在宫颈管内着床和发育。虽罕见,然而一旦发病,则病情危重,处理较困难。临床表现为:停经、早孕反应、阴道流血或有血性分泌物,可突然阴道大量流血而危及生命,不伴腹痛是其特点。妇科检查:宫颈紫蓝色、软、膨大,流血多时宫颈外口扩张,可见胚胎组织,但宫体大小及硬度正常。除血 hCG 外,超声检查见宫颈管内妊娠囊即可确诊。

治疗方法具体如下。

若发生失血性休克,应先积极纠正休克,同时可行以下治疗:①备血后刮除宫颈管内胚胎组织,纱条填塞或小水囊压迫创面止血,或直视下切开宫颈剥除胚胎,褥式缝合管壁,继而修复宫颈管;②在宫腔镜下吸取胚胎组织,创面以电凝止血;③子宫动脉栓塞(同时用栓塞剂和 MTX)。必要时切除子宫以挽救患者生命。

若阴道流血量少或无流血,可采用 MTX 全身用药,用药方案见"输卵管妊娠";或经宫颈注射于胚囊内。应用 MTX 治疗后,可待血 hCG 值明显下降后再行刮宫术,术前可酌情行子宫动脉栓塞,可降低大出血的风险。

(2)卵巢妊娠:指受精卵在卵巢组织内着床和生长、发育。发病率占异位妊娠的 0.36%～2.74%。临床表现与输卵管妊娠极相似,常被诊断为输卵管妊娠或卵巢黄体破裂。腹腔镜诊断极有价值,但确诊仍需病理检查。诊断标准:①双侧输卵管完整,并与卵巢分开;②胚囊位于卵巢组织内;③卵巢与胚囊必须以卵巢固有韧带与子宫相连;④胚囊壁上有卵巢组织。治疗可行卵巢楔形切除。

(3)腹腔妊娠:指位于输卵管、卵巢及阔韧带以外之腹腔内的妊娠,分为原发性和继发性两种。原发性腹腔妊娠少见,继发性腹腔妊娠多见于输卵管妊娠流产或破裂后,或继发于卵巢妊娠时胚囊落入腹腔。

患者常有停经、早孕反应,可有输卵管妊娠流产或破裂症状,随之流血停止、腹痛缓解。

此后腹部逐渐增大,胎动时孕妇腹痛不适。腹部可清楚扪及胎儿肢体,常出现肩先露、臀先露、胎头高浮,子宫轮廓不清。即使足月后也难以临产,宫颈口不开,胎先露不下降。腹腔妊娠时胎儿往往不能存活,可被大网膜及腹腔脏器包裹,日久可干尸化或成石胎。超声检查子宫内无胎儿,或胎儿位于子宫以外。

确诊后,应立即剖腹取出胎儿。胎盘的处理应视情况而定:如胎盘附着于子宫、输卵管及阔韧带,可将胎盘及其附着器官一并切除;若胎儿死亡,胎盘循环停止已久,可试行胎盘剥除;若胎盘附着于重要器官而不宜切除或无法剥除者,可留置胎盘于腹腔内,术后可逐渐吸收。

(4)宫内、宫外同时妊娠:指宫腔内妊娠与异位妊娠同时存在,极罕见,但辅助生殖技术开展及促排卵药物的应用使其发生率明显增高(约1%)。超声可协助诊断,但确诊需行病理检查。

(5)剖宫产瘢痕妊娠(CSP):虽较少见,但随着剖宫产率的增加,其发生率呈明显增长趋势。CSP的发病机制尚未明了,可能为:受精卵通过子宫内膜和剖宫产瘢痕间的微小腔道着床在瘢痕组织中,其后,胚囊由瘢痕组织的肌层和纤维组织包绕,完全与子宫腔隔离。

目前认为,除剖宫产外,其他子宫手术也可形成子宫内膜和手术瘢痕间的微小腔道,如刮宫术、肌瘤剜出术以及宫腔镜手术等。瘢痕组织中胚囊可继续发育、生长,但有自然破裂而引起致命性出血的潜在危险。另外,胚囊滋养细胞也有可能:①浸润膀胱,引起相应症状和体征;②穿透子宫下段瘢痕组织,胚囊落入腹腔,继续生长,形成腹腔妊娠。剖宫产瘢痕妊娠5~16周间的临床表现多为无痛性少量阴道流血。诊断主要依靠超声检查。超声检查可见:①子宫腔与颈管内均未见孕囊;②孕囊位于子宫峡部的前部;③约有2/3患者的孕囊和膀胱壁间肌性组织厚度<5 mm、且有缺损;④偶见子宫下段肌性组织断损,孕囊突于其间。必要时,也可借助磁共振、宫腔镜以及腹腔镜检查协助诊断。

目前,尚无标准的治疗方案,多采用MTX药物全身或局部治疗,或子宫动脉栓塞(同时用栓塞剂和MTX),一般于栓塞后24~48 h行刮宫术,降低大出血的风险,也可行开腹或腹腔镜下瘢痕(包括孕囊)楔形切除术。必要时,可行全子宫切除术。

(6)子宫残角妊娠:残角子宫是子宫畸形的一种类型,多与发育较好的子宫腔不相通。受精卵经残角子宫侧输卵管进入残角子宫内妊娠,称为子宫残角妊娠。可在早孕时即发生胚胎死亡而出现类似流产症状,若胎儿继续生长,常在中期妊娠时发生残角自然破裂而引起严重内出血致休克。即使至妊娠足月,临产后胎儿常死亡,若未确诊而盲目试产也引起残角子宫破裂。一旦确诊,可行残角子宫及同侧输卵管切除,若为足月活胎,可行剖宫产后切除残角子宫。

异位妊娠是妇科急腹症之一。临床表现主要为停经后阴道不规则流血,可伴腹痛。异位妊娠腹腔内出血多时有昏厥、休克等临床表现。因此,有性生活的育龄期女性,若有阴道不规则流血或下腹疼痛,都应首先排除异位妊娠的可能。异位妊娠治疗包括MTX为主的药物保守治疗和手术治疗。

第三节 胎儿窘迫

胎儿在子宫内因急、慢性缺氧危及其健康和生命者,称胎儿窘迫(fetal distress),分急性及慢性两类,发生率为 2.7%～38.5%。

急性者常发生在分娩时,慢性者常发生在妊娠晚期,与胎盘功能及母体并发症相关,可延续至分娩期并加重。

一、病因

母体血液含氧量不足、母胎间血氧运输或交换障碍及胎儿自身因素异常均可导致胎儿窘迫的发生。

1.胎儿急性缺氧

子宫胎盘血液循环障碍、气体交换受阻或脐带血液循环障碍。常见病因有:①前置胎盘、胎盘早剥;②药物:缩宫素使用不当、麻醉及镇静剂过量;③脐带异常,如脐带脱垂、真结、扭转等;④母体严重血液循环障碍。

2.胎儿慢性缺氧

常见病因有:①母体血液氧含量不足;②子宫胎盘血管病变、细胞变性、坏死,如妊娠期高血压病、糖尿病、过期妊娠等,胎盘血管可发生痉挛、硬化、狭窄,导致绒毛间腔血流灌注不足;③胎儿运输及利用氧能力降低,如胎儿患有严重心血管畸形、各种原因所致的溶血性贫血等疾病时。

二、病理生理

胎儿对宫内缺氧有一定代偿能力。轻、中度或一过性缺氧时,往往通过减少自身及胎盘耗氧量、增加血红蛋白释氧而缓解,不产生严重后果,但长时间重度缺氧则可引起严重并发症。

1.血气变化

胎盘功能不良引起的胎儿缺氧,常较早地出现呼吸性及代谢性酸中毒。因胎盘血管阻力增高,脐静脉血液回流减少,使胎儿下腔静脉中来自肢体远端含氧较少的血液比例相对增加,胎儿可利用氧减少,无氧酵解占优势,乳酸形成增加;又因胎盘功能障碍,二氧化碳通过胎盘弥散减少。

2.心血管系统

因胎盘功能不良引起胎儿缺氧时,可观察到胎儿体内血液的重新分布:心、脑、肾上腺血管扩张,血流量增加,其他器官血管收缩,血流量减少。胎儿的血压也发生变化,血压变化则取决于两个相反因素:一是胎盘血管阻力增高及儿茶酚胺分泌增加使血压增高;二是酸中毒时,心肌收缩力减弱使心排出量减少,引起血压下降。缺氧早期血压轻度增高或维持正常水平,晚期则血压下降。胎儿心率变化取决于儿茶酚胺浓度及心脏局部因素相互作用的结果,儿茶酚胺使心率加快,而心肌细胞缺氧,局部 H^+ 浓度增高时,心率减慢。

3.泌尿系统

缺氧使胎肾血管收缩,血流量减少,肾小球滤过率降低,胎儿尿形成减少,羊水量下降。

4.消化系统

缺氧使胃肠道血管收缩,肠蠕动亢进,肛门括约肌松弛,胎粪排出。

5.呼吸系统

缺氧初期深呼吸增加,出现不规则喘气,使粪染的羊水吸入呼吸道深处,继之呼吸暂停直至消失。

6.中枢神经系统

缺氧初期血液重新分布维持中枢神经系统供氧。但长期严重缺氧、酸中毒使心肌收缩力下降,心排出量减少致血压下降,脑血流降低,血管壁损害,致脑水肿及出血;脑细胞缺氧,代谢障碍,细胞变性坏死,产生神经系统损伤后遗症。

三、临床表现及诊断

主要临床表现为:胎心率或胎心监护异常、胎动减少或消失。诊断胎儿窘迫时不能单凭1次胎心听诊的结果,而应综合其他因素一并考虑。有条件者最好采用胎儿电子监护仪监护,了解胎心基线率、基线变异及周期变化。

1.急性胎儿窘迫

多发生在分娩期。常因脐带脱垂、前置胎盘、胎盘早剥、休克、产程延长,或宫缩过强及不协调等引起。

(1)胎心率异常:缺氧早期,胎儿处于代偿期,胎心率于无宫缩时增快,>160 次/分钟;缺氧严重时,胎儿失代偿,胎心率<110 次/分钟。CST/OCT 的评估为Ⅲ类,提示胎儿缺氧,出现晚期减速、变异减速,胎心率<100 次/分钟,基线变异≤5 次/分钟,伴频繁晚期减速提示胎儿缺氧严重,随时可发生胎死宫内。

(2)羊水胎粪污染:羊水污染分 3 度:Ⅰ度浅绿色;Ⅱ度黄绿色、混浊;Ⅲ度稠厚、呈棕黄色。若胎先露部固定,前羊水囊中羊水的性状可与胎先露部上方羊水不同。因此,胎心率<110 次/分钟,而前羊水仍清,应在无菌条件下,于宫缩间隙期轻轻上推胎儿先露部,了解其后羊水性状。注意切勿用力上推胎儿先露部,以免脐带脱垂。宫内胎粪排出受孕周影响,单纯羊水粪染不是胎儿窘迫的证据,需要结合胎儿监护进行评估,伴有胎心监护Ⅲ类异常,有胎儿窘迫存在,继续待产粪吸入,造成不良胎儿结局。

(3)胎动异常:胎儿缺氧初期胎动频繁,继而减少至消失。

(4)酸中毒:出生后脐动脉血血气分析能充分证明是代谢性酸中毒(pH<7.10 和碱剩余>12 mmol/L)。

2.慢性胎儿窘迫

常发生在妊娠晚期,多因妊娠期高血压病、慢性肾炎、糖尿病、严重贫血、妊娠期肝内胆汁淤积症及过期妊娠等所致胎盘功能低下。

(1)胎动减少或消失:胎动<10 次/12 小时为胎动减少,是胎儿缺氧的重要表现之一,应予警惕,24 h 后可消失。

(2)胎儿生物物理评分低下:10～8 分无急慢性缺氧,8～6 分可能有急或慢性缺氧,6～4 分有急或慢性缺氧,4 分以下有急性伴慢性缺氧。

(3)胎儿生长受限:持续慢性胎儿缺氧,使胎儿宫内生长受限,各器官体积减小,胎儿体质量低。

(4)胎儿脉搏血氧定量(fetal pulse oxymetry)异常:其原理是通过测定胎儿血氧饱和度了解血氧分压情况。该检查方法主要优点为:①无创伤连续监护;②预测缺氧较敏感,当氧分压无明显变化,pH值下降或二氧化碳分压增高,血氧饱和度已明显下降。

(5)胎儿电子监护异常:当CST/OCT的评估为Ⅱ类时应该综合考虑临床情况,持续胎儿监护,结合采取其他评估方法来判定胎儿有无缺氧,可能需要宫内复苏来改善胎儿状况。当CST/OCT的评估为Ⅲ类,提示胎儿缺氧,应立即采取相应措施纠正胎儿缺氧,包括改变孕妇体位、给孕妇吸氧、停止缩宫素使用、抑制宫缩、纠正孕妇低血压等措施。如果这些措施均不奏效,应该紧急终止妊娠。

四、处理

(一)急性胎儿窘迫

积极做好救治准备,采取果断措施,紧急处理。

1. 积极寻找原因并予以治疗

仰卧位低血压综合征者,应立即让患者取左侧卧位;纠正水、电解质紊乱或酸中毒;缩宫素使用不当致宫缩过强者,应立即停用缩宫素,必要时使用抑制宫缩的药物,羊水过少,可羊膜腔输液。

2. 吸氧

面罩或鼻导管持续给氧,每分钟流量10 L,提高母血含氧量,提升胎儿血氧分压。

3. 尽快终止妊娠

根据产程进展,决定分娩方式。无论剖宫产或阴道分娩,均需做好新生儿抢救准备。

(1)宫口未开全:胎心率低于110次/分钟或高于180次/分钟;胎儿电子监护CST/OCT评估为Ⅲ类,提示胎儿缺氧,采取纠正措施无效,应即剖宫产。

(2)宫口开全:无头盆不称,胎头双顶径已过坐骨棘平面以下,一旦诊断胎儿窘迫,即应尽快经阴道助产分娩。

(二)慢性胎儿窘迫

根据病因,结合孕周、胎儿成熟度及胎儿窘迫的严重程度拟定处理方案。

1. 一般处理

卧床休息,取左侧卧位,定时低流量吸氧,每日2~3次,每次30 min,积极治疗妊娠并发症,加强胎儿监护。

2. 终止妊娠

近足月胎动减少或胎儿电子监护CST/OCT评估为Ⅲ类,或胎儿生物物理评分≤4分时,应行剖宫产。

3. 期待疗法

孕周小、新生儿存活可能性小,须根据当地医疗条件,尽量采取非手术治疗,促胎肺成熟,以期延长孕龄。并与家属沟通,期待过程中随时可能胎死宫内;胎盘功能低下影响胎儿发育者,预后不良。

(三)胎儿脐动脉血血气分析

证明是代谢性酸中毒时(pH<7.10和碱剩余>12 mmol/L),应及时转诊,并告知预后。

五、小结

胎儿窘迫指胎儿在子宫内因急性或慢性缺氧危及其健康或生命。主要表现为胎心率或胎心监护异常、胎动减少或消失、胎儿生物物理评分下降、胎儿酸中毒等,单纯羊水粪染不是胎儿窘迫的证据。胎儿脐动脉血血气能充分证明是代谢性酸中毒($pH < 7.10$ 和碱剩余 > 12 mmol/L)。积极做好救治准备,出现急性胎儿窘迫时应尽早消除病因、给氧,尽快终止妊娠。慢性胎儿窘迫,除一般处理外,应积极处理妊娠并发症,加强对胎儿的监护,缺氧严重时需剖宫产终止妊娠。

第四节 早 产

早产(preterm labor,PTL)是指妊娠满 28 周(国外妊娠满 20 周)至不满 37 足周(196～258 d)或新生儿出生体质量 1 000～2499 g。早产分为自发性早产和治疗性早产,自发性早产包括早产和未足月胎膜早破后早产;治疗性早产为因妊娠并发症而需要提前终止妊娠者。早产时娩出的新生儿体质量 1 000～2 499 g 称为早产儿,各器官发育不成熟,呼吸窘迫综合征、坏死性小肠炎、高胆红素血症、脑室内出血、动脉导管持续开放、视网膜病变、脑瘫等发病率增高。分娩孕周越小,出生体质量越低,围生儿预后越差。早产占分娩总数的 5%～15%。近年,由于早产儿及低体质量儿治疗学的进步,使其生存率明显提高,伤残率下降。

一、病因

高危因素包括:有晚期流产及(或)早产史;前次双胎早产;妊娠间隔时间过短;孕中期阴道超声发现子宫颈长度(cervical length,CL)< 25 mm 的孕妇;有子宫颈手术史者;孕妇年龄在 17 岁或 > 35 岁;过度消瘦(体质指数 < 19 kg/m^2,或孕前体质量 < 50 kg);辅助生殖技术助孕者;胎儿及羊水量异常者;妊娠并发症者;有不良嗜好者。常见诱因:①宫内感染,30%～40% 的早产,常伴胎膜早破、绒毛膜羊膜炎;②泌尿生殖道感染,B 族链球菌、沙眼衣原体、支原体致下生殖道感染、细菌性阴道病、无症状性菌尿、急性肾盂肾炎等。

二、临床表现

孕妇可有晚期流产、早产及产伤史,此次妊娠满 28 周后至 37 周前出现较规则宫缩,间隔时间 5～6 min,持续时间达 30 s 以上,阴道检查发现宫颈管消失、宫口扩张。部分患者可伴有少量阴道流血或阴道流液。

三、诊断及预测

妊娠满 28 周至不满 37 周,出现规律宫缩(每 20 min 4 次或每 60 min 内 8 次),伴有宫颈管进行性缩短(宫颈管消退 $\geq 80\%$)、宫颈扩张,诊断为早产临产。符合早产孕周,虽有上述规律宫缩,但宫颈尚未扩张,而经阴道超声测量 CL≤ 20 mm 为先兆早产。

目前确定是否预防性应用特殊类型的孕酮或者宫颈环扎术的预测指标,如下所示。

(1)前次晚期自然流产或早产史,但不包括治疗性晚期流产或早产。

(2)妊娠 24 周前阴道超声测量 CL< 25 mm,标准化测量 CL 的方法:①经阴道超声检查前排空膀胱;②探头放于阴道前穹窿,不宜过度用力;③标准矢状面,将图像放大到全屏的

75％以上，测量宫颈内口至外口的直线距离，连续测量 3 次后取其最短值。宫颈漏斗的发现并不能增加预测敏感性。但目前不推荐对早产低风险人群常规筛查 CL。

确诊早产后，应行进一步病因分析，通常采用的方法如下。①超声检查排除胎儿畸形，确定胎儿数目及多胎妊娠；类型、明确胎儿先露部、了解胎儿生长状况及宫内安危、排除死胎、估计羊水量，排除前置胎盘及胎盘早剥等。②阴道窥器检查及阴道流液检查，了解有无胎膜早破。③宫颈及阴道分泌物、羊水培养。

四、治疗

治疗方法：①胎儿存活、无明显畸形、无绒毛膜羊膜炎及胎儿窘迫、无严重妊娠并发症、宫口开大 2 cm 以下，早产预测阳性者，应设法延长孕周，防止早产；②早产不可避免时，应设法提高早产儿的存活率。

（一）药物治疗

目的：防止即刻早产，完成促胎肺成熟，赢得转运时间。原则：避免两种或以上宫缩抑制剂联合使用，不宜 48 h 后持续使用宫缩抑制剂。

一线用药的主要治疗原则是应用抑制宫缩、抗感染及促胎肺成熟药物。

1. 抑制宫缩

（1）钙通道阻断剂：硝苯地平，通过平滑肌细胞膜上的钙通道抑制钙离子重吸收，抑制子宫收缩。用法：口服，首次剂量 20 mg，然后 10～20 mg，每日 3～4 次，根据宫缩调整。服药中应防止血压过低。

（2）前列腺素抑制剂：吲哚美辛，通过抑制环氧合酶，减少花生四烯酸转化为前列腺素，从而抑制子宫收缩。主要用于妊娠 32 周前早产。用法：口服、经阴道或直肠给药，首次剂量 50～100 mg，然后 25 mg 每日 4 次。孕妇会有恶心、胃酸反流、胃炎等；需要监测羊水量，监测发现胎儿动脉导管狭窄立即停药。孕妇血小板功能不良、出血性疾病、肝功能不良、胃溃疡、有对阿司匹林过敏的哮喘病史者禁用。

（3）β_2 肾上腺素能受体兴奋剂：利托君（Ritodrine），与子宫平滑肌细胞膜上的肾上腺素能受体结合，使细胞内环磷酸腺苷（c-AMP）水平升高，抑制肌球蛋白轻链激酶活化，从而抑制平滑肌收缩。用法：首次剂量 50～100 μg/min 静脉点滴，每 10 min 增加剂量 50 μg/min，至宫缩停止，最大剂量不超过 350 μg/min，也可口服。对合并心脏病、重度高血压、未控制的糖尿病等患者慎用或不用。应注意孕妇主诉及心率、血压、宫缩的变化，限制静脉输液量，控制孕妇心率在 140 次/分钟以下，如患者心率＞120 次/分钟，应适当减慢滴速及药量；出现胸痛，立即停药并作心电监护，应监测血糖，注意补钾。

（4）缩宫素受体拮抗剂：非一线用药，主要是阿托西班，通过竞争性结合子宫平滑肌及蜕膜的缩宫素受体，削弱兴奋子宫平滑肌的作用。用法：首次剂量为 6.75 mg 静脉点滴 1 min，继之 18 mg/h 维持 3 h，接着 6 mg/h 持续 45 h。价格较昂贵，不良反应轻，无明确禁忌。

2. 硫酸镁

硫酸镁作为胎儿中枢神经系统保护剂治疗，用于产前子痫和子痫患者＜32 孕周的早产，使用时机和使用剂量尚无一致意见。

硫酸镁 4.0 g，30 min 静脉滴完，然后以 1 g/h 维持，24 h 总量不超过 30 g。应用前及使用过程中监测同妊娠期高血压病。

3.控制感染

对于胎膜完整者不宜使用抗生素。当分娩在即而下生殖道 B 族溶血性链球菌检测阳性,应用抗生素。

4.促胎肺成熟

所有妊娠 28～34 周加 6 天的先兆早产应当给予 1 个疗程的糖皮质激素。能降低新生儿病死率、呼吸窘迫综合征、脑室周围出血、坏死性小肠炎的发病率,缩短新生儿入住 ICU 的时间。常用药物为倍他米松和地塞米松,两者效果相当。倍他米松 12 mg 肌内注射,次日重复 1 次;地塞米松 6 mg 肌内注射,12 h 重复 1 次,共 4 次。若早产临产,做不完整疗程者,也应给药。

(二)产时处理与分娩方式

早产儿尤其是＜32 孕周的极早产儿,有条件者应转到有救治能力的医院分娩。产程中加强胎心监护,识别胎儿窘迫,尽早处理。可用硬脊膜外阻滞麻醉分娩镇痛。没有指征不做产钳及会阴侧切。臀位特别是足先露,应根据当地早产儿治疗护理条件权衡剖宫产利弊。早产儿出生后延长 30～120 s 后断脐带,可减少新生儿的输血,减少 50％的新生儿脑室内出血。

五、预防

(一)一般预防

1.加强科普宣传

做好孕前保健,对计划妊娠者注意早产的高危因素,积极处理高危因素。妊娠间隔时间＞半年,避免低龄(＜17 岁)或高龄(＞35 岁)怀孕;避免多胎、体质量过低妊娠;营养均衡;戒烟酒;控制原发疾病,如高血压、糖尿病、甲状腺功能亢进、红斑狼疮等;停止服用可能致畸的药物。

2.重视孕期保健

早孕期超声检查确定胎龄及多胎妊娠,双胎应了解绒毛膜性,评估胎儿非整倍体染色体异常及部分重要器官畸形的风险。首次产检时应详细了解早产高危因素,做好孕期指导,尽可能针对性预防。

(二)特殊类型孕酮的应用

预防早产的特殊类型孕酮有 3 种,微粒化孕酮胶囊、阴道孕酮凝胶、17α-羟孕酮己酸酯。适应证略有不同。

(1)有晚期流产或早产史,无早产症状者,不论宫颈长短,推荐使用 17α-羟孕酮己酸酯。

(2)有前次早产史,孕 24 周前经阴道超声 CL＜25 mm,可经阴道给予微粒化孕酮胶囊 200 mg/d 或孕酮凝胶 90 mg/d,至妊娠 34 周。

(3)无早产史,孕 24 周前经阴道超声 CL＜20 mm,推荐使用微粒化孕酮胶囊 200 mg/d 阴道给药,或阴道孕酮凝胶 90 mg/d,至妊娠 36 周。

(三)宫颈环扎术

主要有经阴道完成的改良 McDonalds 术式和 Shirodkar 术式,以及经腹完成的(开放性手术或腹腔镜手术)宫颈环扎术 3 种方式。无论哪种手术,均力求环扎部位尽可能高位。改良 McDonalds 术式侵入性最小,经腹宫颈环扎术仅应用于经阴道环扎失败者。

适应证如下所示。

(1)既往有宫颈功能不全妊娠丢失史,此次妊娠 12～14 周行宫颈环扎术对预防早产有效。

(2)有前次早产或晚期流产史,此次为单胎妊娠,妊娠 24 周前 CL＜25 mm,无早产临产症状、绒毛膜羊膜炎、持续阴道流血、胎膜早破、胎儿窘迫、胎儿严重畸形或死胎等宫颈环扎术禁忌证，推荐使用宫颈环扎术。

对子宫发育异常、宫颈锥切术后、双胎妊娠不推荐使用宫颈环扎术，但应据孕妇情况酌情掌握。尚无证据说明孕酮联合宫颈环扎术、卧床休息、口服药物及无依据的筛查等能提高疗效。

六、小结

早产指妊娠满 28 周至不满 37 足周间或新生儿出生体质量 1 000～2499 g 分娩者。分为自发性早产和治疗性早产。表现为伴有宫颈管消失和宫口扩张的规律性宫缩。预测指标为病史及妊娠 24 周前经阴道超声测量 CL＜25 mm。治疗主要是防止即刻早产，完成促胎肺成熟，赢得转运时间。原则：避免两种或以上宫缩抑制剂联合使用，不宜 48 h 后持续使用宫缩抑制剂。应根据孕妇及胎儿的情况权衡利弊合理选择分娩方式，重点在预防。

第五节　过期妊娠

月经周期规则，妊娠达到或超过 42 周（≥294 d）尚未分娩者，称过期妊娠（postterm pregnancy）。晚期足月妊娠（late-term pregnancy）是指 41 周～41 周加 6 天。晚期和过期妊娠是胎儿窘迫、胎粪吸入综合征、成熟障碍综合征、新生儿窒息、围生儿死亡及巨大儿、难产的重要原因之一。

一、原因

大多数病因不明，初产妇，既往有过期妊娠史、男性胎儿、孕妇肥胖等发生机会多。可能与下列因素有关。

1. 雌、孕激素比例失调

正常妊娠足月分娩时，雌激素增高，孕激素降低。当雌激素不能明显增高，孕激素占优势，抑制前列腺素及缩宫素作用，无法启动分娩。

2. 子宫收缩刺激反射减弱

头盆不称时胎儿先露部不能与子宫下段及宫颈密切接触，反射性子宫收缩减少。

3. 胎儿畸形

如无脑儿垂体阙如，不能产生足够促肾上腺皮质激素，胎儿肾上腺皮质萎缩，从而雌激素前身物质 16α-羟基硫酸脱氢表雄酮分泌不足，使雌激素形成减少。

4. 遗传因素

胎盘硫酸酯酶缺乏症（placental sulfatase deficiency）是一种罕见的伴性隐性遗传病，导致雌激素的产生明显减少，难以启动分娩。

二、病理变化

1. 胎盘变化

有两种类型：一种是功能正常，形态学检查与足月妊娠胎盘相似；另一种类型是胎盘功能减退,其合成、代谢、运输等功能明显降低。检查发现:①母体面呈片状或多灶性梗死及钙化,胎儿面及胎膜被胎粪污染,呈黄绿色。②光镜下见合体细胞结节增多,绒毛间腔变窄,部分结节断裂,表面有纤维蛋白沉积。滋养层基底膜增厚,纤维素样坏死绒毛增加。③电镜下见合体细胞表面微绒毛明显减少,细胞内吞饮小泡减少,内质网空泡变。

2.羊水

妊娠 42 周后,约 30% 孕妇的羊水量减少至 300 mL 以下;羊水胎粪污染率是足月妊娠的 2～3 倍;伴有羊水过少时,胎粪污染率可高达 71%。

3.胎儿预后与胎盘功能有关

(1)正常生长及巨大儿:胎盘形态与功能基本正常,能维持胎儿在宫内继续生长,使出生体质量增加。约 25% 胎儿的体质量＞4 000 g,其中 5.4% 胎儿的体质量＞4 500 g。

(2)成熟障碍:表现为过度成熟和羊水粪染。10%～20% 胎儿并发成熟障碍综合征,与慢性胎盘功能不良致胎儿缺氧、营养耗竭有关。

三、对母儿影响

1.对围生儿影响

除围生儿致病和死产率高外,胎儿窘迫、新生儿窒息、抽搐、胎粪吸入综合征、过熟儿综合征、低 Apgar 评分等发生率增高,新生儿重症监护病房的住院率增加,巨大儿、阴道助产、剖宫产和肩难产的风险高。

2.对母体影响

因产程异常、产后出血、严重的会阴裂伤、感染及手术产率增高,产妇焦虑增加。

四、诊断

准确核实孕周,确定胎盘功能是否正常,指导产科干预。

(一)核实孕周

(1)超声检查确定孕周:目前最准确的方法,其误差仅为 3～5 d。6～7 周的早孕超声检查(ultrasound dating)时:测量胎儿头臀径(the crown rump length,CRL)＋6.5 估计孕周。孕 16 周后至 20 周测量胎儿双顶径和股骨长度估计孕周亦比较可靠。

(2)辅助生殖者,可以根据超声检查检测排卵日计算,若排卵后≥280 d 仍未分娩者,应诊断为过期妊娠。

(3)其他:妊娠最初血、尿 hCG 停经 4～5 周增高、早孕反应出现时间、胎动开始时间可以提供推算预产期的参考。

(二)判断胎盘功能

1.胎动计数

如胎动<10 次/12 小时或逐日下降超过 50%,提示胎儿缺氧。

2.胎儿电子监护仪检测

胎儿电子监护仪检测包括 NST、OCT。配合超声评估胎儿安危,每周 1～2 次,或进行 OCT,如宫缩良好,无频繁晚期减速,提示胎儿贮备力良好。

3.超声检查

观察羊水量、胎动、胎儿呼吸运动、胎儿肌张力,其中羊水量减少是胎儿慢性缺氧的信号。

如加上 NST，生物物理 5 项评分总分≤4 分提示胎儿明显缺氧。

五、处理

准确判断孕周对恰当处理至关重要，力求避免过期妊娠的发生，应当于孕 41 周实施引产，也有建议在孕 42 周至 42 加 6～7 天，周进行引产。对确诊过期妊娠者，应根据胎盘功能、胎儿大小、宫颈成熟度等综合分析，选择恰当的分娩方式。

1.引产

对确诊过期妊娠而无胎儿窘迫、无明显头盆不称等，可考虑引产。

(1)引产前促宫颈成熟(preinduction cervical ripening)：引产前宫颈 Bishop 评分≤4 分，必须先行促宫颈成熟治疗。常用 PGE_2 阴道制剂和宫颈扩张球囊。

(2)引产：宫颈 Bishop 评分≥7 分者，应予以缩宫素引产。对胎头已衔接者，通常用人工破膜加缩宫素静脉滴注，也有人提出剥膜引产，但有争议。不宜剥膜与破膜同时实施。

产程中最好连续胎心监测，间断吸氧。注意羊水性状，及早发现胎儿窘迫，及时处理。对羊水Ⅲ度污染者，胎头娩出后应立即清除口咽部黏液，胎儿娩出后，立即在直接喉镜指引下气管插管吸出气管内黏液，以减少胎粪吸入综合征的发生。

2.剖宫产指征

①胎盘功能不良，胎儿贮备力差，不能耐受宫缩，胎心监测持续晚期减速者。②估计胎儿体质量≥4 000 g 且合并糖尿病者，建议剖宫产终止妊娠；估计胎儿体质量≥4 000 g 而无糖尿病者，可阴道试产，但需放宽剖宫产指征。③合并胎位异常者。④存在妊娠并发症。⑤产时胎儿窘迫，估计短时间内不能经阴道结束分娩者。⑥引产失败或产程进展缓慢，疑有头盆不称者。

六、小结

过期妊娠是指孕达到或超过 42 周尚未分娩者。晚期足月妊娠指 41 周～41 周加 6 天者。可能与激素失调、子宫收缩反射减弱、胎儿畸形及遗传因素等有关。过期妊娠母婴并发症高。准确诊断和恰当处理重点在精确判断孕龄，确定胎盘功能是否正常，指导产科干预。降低围生儿患病和病死率，胎儿孕期监测和引产是目前主要手段，结合产力、产道及胎儿情况决定分娩方式。

第六节 死 胎

妊娠 20 周后胎儿在子宫内死亡，称死胎(fetal death)；胎儿在分娩过程中死亡称死产(still-birth)，属死胎的一种。

一、病因

1.胎儿缺氧

胎儿缺氧是造成死胎最常见的原因，占死胎的一半。引起缺氧的因素有以下几种。

(1)母体因素：①微小动脉供血不足：妊娠期高血压疾病，全身小动脉痉挛，子宫胎盘血流量减少，绒毛缺血缺氧；②红细胞携氧量不足：妊娠合并重度贫血、心力衰竭、肺心病者，红细胞携氧不足;③出血性疾病:各种因素导致的产前出血、子宫破裂、子宫局部胎盘血供障碍;④其他并发症:妊娠合并糖尿病、妊娠期肝内胆汁淤积症、孕妇的溶血性疾病、严重的感染、抗磷脂抗体综合征、多胎妊娠等。

（2）胎儿因素:严重的胎儿心血管系统功能障碍、胎儿畸形的结构异常和（或）遗传异常易发生流产和死胎。

（3）胎盘因素及脐带异常:各种引起母儿气体和营养物质交换的子宫胎盘功能不全和胎盘结构异常（胎盘早剥、前置胎盘）;脐带先露、脐带脱垂、脐带缠绕及脐带打结等可使胎儿与母体的血流交换中断,导致胎儿缺氧死亡。

2.遗传因素和染色体畸变

遗传基因突变或妊娠期使用对胎儿有致畸作用的药物、接触放射线、化学毒物等可使遗传基因发生突变,致染色体畸变,最终导致胎儿死亡。

二、病理变化

1.胎体变化

胎儿死亡后皮肤脱落,呈暗红色,颅骨重叠,内脏器官变软而脆,称浸软胎(macerated fetus)。羊水吸收后,胎儿身体各脏器及组织互相压迫、干枯,称压扁胎(fetus compressus)。双胎妊娠时一个胎儿死亡,另一个继续妊娠,已死亡胎儿枯干似纸质,称为纸样胎(fetus papyraceus)。

2.凝血功能障碍

胎儿死亡 4 周以上,退行性变的胎盘组织释放促凝物质,激活母体凝血系统,引起弥散性血管内凝血(DIC)。

三、临床表现及诊断

（1）孕妇感胎动消失,腹部不再继续长大,乳房松软变小。胎儿在宫内死亡时间愈长,分娩时易发生 DIC。

（2）腹部检查,发现宫底高度小于停经月份,无胎动及胎心音。

（3）超声检查可以确诊。胎动和胎心消失,若胎儿死亡已久,可见颅骨重叠、颅板塌陷、颅内结构不清,胎儿轮廓不清,胎盘肿胀。

（4）新生儿尸检与胎儿附属物检查,染色体核型分析和染色体微阵列分析提供遗传诊断。

四、处理

凡确诊死胎,无论死亡时间长短均应积极处理,处理前做好与患者及家属的沟通。

（1）胎儿死亡不久可直接引产,术前详细询问病史,判断是否合并易导致产后出血及产褥感染的疾病,如肝炎、血液系统疾病等,及时给予治疗。

（2）胎儿死亡超过 4 周应常规检查凝血功能,包括纤维蛋白原、血小板计数、凝血酶原时间等,若纤维蛋白原<1.5 g/L,血小板$<100×10^9$/L,应给予肝素治疗,待凝血指标恢复正常后再实施引产,术前应备新鲜血,以防产后出血和感染。

引产方法有:①羊膜腔内注射依沙吖啶引产;②高浓度缩宫素引产:用缩宫素前可以先口服己烯雌酚 5 mg 或戊酸雌二醇 3 mg,每日 3 次,连用 5 d,以提高子宫平滑肌对缩宫素的敏感性;③米非司酮配伍前列腺素引产:用于妊娠 28 周前,非瘢痕子宫;④妊娠 28 周前,瘢痕子宫,制订个体化引产方案。妊娠 28 周后的引产应参照相关指南实施。尽量阴道分娩,若死胎已近足月;宫口开大后可考虑给予毁胎。在引产过程中若出现先兆子宫破裂需行剖宫取胎术。必要时于产时取羊水作细菌培养及衣原体培养,胎盘娩出后应详细检查胎盘、脐带,对不明原因胎死宫内者,应争取尸检,以明确死亡原因。产后注意子宫收缩,严密观察产后出血,应用抗生素预防感染。

五、小结

死胎指妊娠 20 周后胎儿在子宫内死亡者,常见原因是母体、胎儿、胎盘及脐带等因素导致的胎儿缺氧,胎儿基因突变和染色体异常。胎儿死亡 4 周以上未排出体外可致母体凝血功能障碍。主要临床表现为孕妇自觉胎动消失,腹部不再继续长大,乳房变小,超声检查可以确诊。凡确诊死胎尚未排出者,无论胎儿死亡时间长短均应积极引产,使胎儿尽早排出,应争取尸检,查明死因,同时避免产后出血、感染等并发症。

第七节　妊娠期急性脂肪肝

妊娠期急性脂肪肝(acute fatty liver of pregnancy,AFLP)是妊娠期肝脏严重、急性脂肪变性所致。多见于妊娠晚期,以凝血功能障碍、肝功能衰竭及明显肝脏脂肪浸润为特征。该病发生率约 1/7 000～1/6 000。起病急,病情重,有较高的母儿病死率,是严重的产科并发症。

一、发病机制

AFLP 的发病机制尚不十分清楚,但在初产妇、双胎及多胎妊娠时 AFLP 发病风险增加。胎儿性别为男性时,AFLP 的发生风险增高 3 倍。此外,病毒感染、药物(如四环素)、遗传因素、营养不良等均有可能通过损害线粒体脂肪酸氧化使 AFLP 发生风险增高。

1.胎儿线粒体脂肪酸氧化异常

它是 AFLP 发病的主导学说。该学说认为,AFLP 是胎源性疾病,属于线粒体细胞病的一种。其特点为呕吐、低血糖、乳酸酸中毒、氮质血症以及器官内小泡性脂肪沉积。异常的线粒体 β-氧化是其发病原因。长链 3-羟酰基辅酶 A 脱氢酶(LCHAD)是催化线粒体脂肪酸 β-氧化的限速酶。胎儿 LCHAD 发生突变可导致 LCHAD 功能缺陷,引起胎儿脂肪酸积聚并进入母体循环,使母肝细胞脂肪沉积和肝功能受损。在婴儿,LCHAD 缺陷可导致非酮症低血糖、肝性脑病、心肌病、周围神经系统疾病以及猝死等。

2.妊娠期激素水平增高

与 AFLP 发病有关。妊娠妇女体内雌激素、肾上腺皮质激素、生长激素等均明显升高,可使脂肪酸代谢障碍,致使游离脂肪酸堆积于肝、脑、肾、胰腺等脏器,并对其造成损害。此外,研究还显示过量雌孕激素可使小鼠肝细胞内线粒体中链脂肪酸 β-氧化及三羧酸循环减少。

二、病理生理

AFLP 的基本病理生理是大量的脂质聚集在以肝脏为主的多个脏器内(包括肾脏、胰腺、脑组织和骨髓)等,引起多脏器功能损害。

1.肝脏

AFLP 患者肝脏内脂肪含量可高达 13%～19%。肝脏内过量的脂肪酸堆集,导致产生大量的氨,引起肝性脑病;抑制肝糖原合成和糖异生,导致继发性低血糖;最终发生肝功能衰竭。

2.肾脏

AFLP 患者肾小管上皮会沉积大量的游离脂肪酸,引起肾小管重吸收障碍,导致水钠潴留,进而出现高血压、蛋白尿、全身水肿等类似子痫前期的表现,随病情进展最终发生急性肾衰竭。

3.胰腺

过多堆集的游离脂肪酸对胰腺有毒害作用,部分患者出现胰腺炎症状。

三、临床表现和辅助检查

(一)临床表现

1.发病时间

平均起病孕周 35～36 周。但也有妊娠 22 周发病的报道。

2.前驱症状

几乎所有患者起病前 1～2 周出现倦怠、全身不适,临床易忽视。

3.消化道症状

恶心、呕吐(70%)、上腹不适(50%～80%),厌食,部分患者(15%～50%)出现黄疸,呈进行性加深,通常无皮肤瘙痒。

4.类似子痫前期的症状

约半数患者出现血压升高、蛋白尿、水肿等。如处理不及时,病情继续进展,出现低血糖、凝血功能障碍、上消化道出血、急性胰腺炎、尿少、无尿和肾衰竭、腹腔积液、败血症、意识障碍、精神症状及肝性脑病,常于短期内死亡。胎儿出现宫内窘迫、死胎、新生儿死亡。

(二)辅助检查

1.实验室检查

(1)血常规:白细胞显著升高、血小板减少。

(2)肝、肾功能:转氨酶轻到中度升高(多数不超过 500 U/L);血清碱性磷酸酶、胆红素明显增高,可出现胆酶分离现象,低蛋白血症;尿酸、肌酐、尿素氮水平增高,低血糖,严重者出现乳酸酸中毒。

(3)凝血因子减少:低纤维蛋白原血症、凝血酶原时间延长、抗凝血酶Ⅲ减少。

(4)基因检测:胎儿或新生儿行 LCHAD 突变检测可有阳性发现。

2.影像学

(1)超声检查:超声图像显示弥散性肝实质回声增强,呈现“亮肝”。

(2)CT 检查:显示病变肝脏密度降低,肝脏 CT 值低于 40 HU 提示明显脂肪变性。

(3)MRI:是检测细胞质内少量脂肪的敏感方法。

影像学检查具有一定假阴性率,故阴性结果不能排除 AFLP 的诊断。影像学检查的最主要意义在于排除其他肝脏疾病,如肝脏缺血、梗死、破裂和 Budd-Chiari 综合征。

3.肝穿刺活检

AFLP 特征性的镜下改变是肝细胞小泡样脂肪变性,可表现为微小的胞质空泡或弥散性细胞质气球样变。肝内胆汁淤积的组织学特征也较常见,约 50% 的病例可见到肝细胞炎症改变,但均不明显,无大片肝细胞坏死,肝小叶完整。上述变化可在分娩后数天到数周内完全消失,AFLP 不会进展为肝硬化。

四、诊断

诊断依据:发病于妊娠晚期,无其他原因解释的肝功能异常,终止妊娠后可完全恢复。AFLP 的诊断需排除病毒性肝炎、药物性肝损、妊娠期肝内胆汁淤积症、HELLP 综合征、胆道疾病等。

病理诊断:肝穿刺活检是诊断 AFLP 的标准。但其为侵入性操作,仅适用于临床诊断困难,产后肝功能不能恢复,及在疾病早期、未出现 DIC 时需要明确诊断以作为终止妊娠指征的患者。

五、鉴别诊断

1. 病毒性肝炎

血清病毒标志物呈阳性,转氨酶升高更加明显,常超过 1 000 U/L,而尿酸水平通常正常,不会出现子痫前期症状。

2. 子痫前期

单纯子痫前期患者通常无黄疸及低血糖,如不合并胎盘早剥,极少发展成严重的凝血功能障碍,少见氮质血症。

3. 妊娠期肝内胆汁淤积症

黄疸常伴有瘙痒,以胆汁酸升高为主,无低血糖及肾功能损害表现及神经系统症状。

六、治疗

治疗原则:一旦确诊,迅速终止妊娠,加强支持治疗,维持内环境稳定。

(一)终止妊娠

1. 分娩前稳定母儿状态

控制高血压,纠正低血糖、电解质和凝血异常。监测生命体征,控制静脉液体和血制品的量;评估母体病情的变化,监测胎儿情况。

2. 终止妊娠方式

阴道试产适用于已临产、病情稳定,胎儿无宫内窘迫,产程中需严密监护母儿状态。如估计不能短时间内经阴道分娩,应剖宫产终止妊娠。术前应纠正凝血功能障碍并采取预防产后出血的措施。

3. 手术麻醉方式

目前对 AFLP 剖宫产中麻醉方式的选择尚无确定结论,但考虑到凝血功能异常时行椎管内阻滞麻醉有脊髓或硬膜外血肿形成的风险,一般倾向于选择全身麻醉。

(二)对症支持处理

(1)疾病早期给予低脂、低蛋白、高糖类饮食,保证能量供给;晚期患者无法进食时给予肠内、肠外营养。

(2)纠正凝血功能障碍主要依靠补充凝血因子及血小板。

(3)监测血糖水平,静脉输注葡萄糖防止低血糖。

(4)对于出现子痫前期症状者,解痉、降压。

（5）重症患者在围生期转入 ICU 监护。

（6）产后出血的处理：止血、继续纠正凝血功能障碍、补充血容量。

（7）肾功能不全患者控制液体入量，警惕肺水肿的发生，纠正酸中毒、维持电解质平衡、纠正氮质血症，必要时血液透析。

（8）预防继发性感染，围术期给广谱而肝肾毒性低的抗生素。

（三）新生儿的监测

AFLP 产妇的新生儿存在线粒体内脂肪酸 β-氧化相关酶缺陷的可能，故应从出生后即给予密切监护，警惕低血糖、肝衰竭等疾病发生。明确 LCHAD 缺陷者，推荐低长链脂肪酸饮食。

七、母儿预后

目前认为 AFLP 是一种胎源性疾病，在妊娠终止前病情不会缓解。过去，该病孕产妇病死率很高，随着早期诊断及治疗水平的提高，近年来 AFLP 产妇的病死率已经降低到 10% 以下。产后完全恢复需要数周，一般不留后遗症。AFLP 围生儿病死率高达 50%，目前，及时终止妊娠改善了围生儿预后，病死率已降至 20% 左右。但由于线粒体内脂肪酸 β-氧化相关酶缺陷的可能性，这些新生儿应从出生后即给予密切监护。

八、小结

AFLP 是严重的产科并发症，多见于妊娠晚期，以凝血功能障碍、肝功能衰竭及明显肝脏脂肪浸润为特征。有较高的母儿病死率。及时终止妊娠，对症支持是该病最主要的治疗。

第八节　妊娠期肝内胆汁淤积症

妊娠期肝内胆汁淤积症（intrahepatic cholestasis of pregnancy，ICP）是一种特发于妊娠中、晚期的疾病，病因及发病机制至今不明。该病临床表现以皮肤瘙痒、生化检测以肝内胆汁淤积的血液学指标异常、病程上以临床表现及生化异常在产后迅速消失或恢复正常为特征。ICP 是一种良性疾病，但对围生儿有严重的不良影响，可导致早产、羊水粪染、难以预测的胎死宫内、新生儿窒息等，增加围生儿病率及病死率，并导致剖宫产率上升。

一、病因

目前病因尚不清楚，可能与雌激素、遗传、环境等因素有关。多数学者认为 ICP 是在遗传易感性基础上，妊娠中晚期雌孕激素水平显著增加而导致孕妇肝脏对胆汁酸的代谢障碍。

1. 雌激素

临床研究发现，ICP 多发生在妊娠晚期、多胎妊娠、既往口服避孕药者，这些均为高雌激素水平状态，由于体内高雌激素可使肝细胞膜中胆固醇与磷脂比例上升，流动性降低，影响对胆汁酸的通透性，使胆汁流出受阻，雌激素作用于肝细胞表面的雌激素受体，改变肝细胞蛋白质合成，导致胆汁回流增加。

2.遗传和环境

流行病学研究发现,ICP发病与季节有关,冬季高于夏季。世界各地ICP发病率显著不同,北欧的瑞典、芬兰,南美的智利、玻利维亚是高发地区;我国在长江流域的发生率亦高。此外,在母亲或姐妹中有ICP病史的妇女中ICP发病率明显增高,这些现象表明遗传和环境在ICP发生中可能起一定作用。

二、对母儿影响

1.对孕妇的影响

ICP患者脂溶性维生素K的吸收减少,易致凝血功能异常,导致产后出血。

2.对胎儿、新生儿影响

由于胆汁酸的毒性使围生儿发病率和病死率明显升高。可致胎膜早破、胎儿窘迫、早产、羊水胎粪污染等,甚至可出现不可预测的胎死宫内、新生儿颅内出血等。

三、临床表现

1.皮肤瘙痒

首先出现的症状,常起于妊娠晚期。手掌、脚掌、脐周是瘙痒的常见部位,可逐渐加剧延及四肢、躯干、颜面部,瘙痒持续至分娩,大多数在分娩后数小时或数日消失。

2.黄疸

瘙痒发生后2~4周部分患者可出现黄疸,发生率为15%左右,多数为轻度黄疸,于分娩后1周消退。

3.其他表现

四肢皮肤见抓痕,少数孕妇可有恶心、呕吐、食欲缺乏、腹痛、腹泻、轻微脂肪痢等非特异性症状。

四、诊断

根据临床表现及实验室检查诊断不困难,但需排除其他疾病导致的肝功能异常或瘙痒。根据疾病严重程度分为轻度和重度。

1.临床表现

孕晚期出现皮肤瘙痒、少数人有黄疸等不适。

2.辅助检查

(1)血清胆汁酸测定:是诊断ICP最重要的实验室指标,在瘙痒症状出现或转氨酶升高前几周血清胆汁酸就已升高,其水平越高,病情越重。

(2)肝功能测定:大多数ICP患者的门冬氨酸转氨酶(AST)和丙氨酸转氨酶(ALT)均有轻到中度升高,升高波动在正常值的2~10倍,在分娩后4~6周内肝功能恢复正常,不遗留肝脏损害。部分患者血清胆红素也可轻到中度升高,以直接胆红素升高为主。

(3)肝脏超声检查:ICP患者肝脏无特征性改变,肝脏超声检查仅对排除孕妇有无肝胆系统基础疾病有意义。

3.ICP疾病严重程度的分度

(1)轻度:①生化指标:血清总胆汁酸10~39 μmol/L,总胆红素<12 μmol/L,直接胆红素<6 μmol/L;②临床症状:瘙痒为主,无明显其他症状。

（2）重度：①生化指标：血清总胆汁酸≥40 μmol/L，和（或）总胆红素≥12 μmol/L，直接胆红素≥6 μmol/L。②临床症状：瘙痒严重，伴有其他症状；合并多胎妊娠、妊娠期高血压病、复发性 ICP、曾因 ICP 致围生儿死亡者。

英国 ICP 指南强调"排除性诊断"和"产后修复诊断"。"排除性诊断"是指 ICP 的诊断是基于用其他原因无法解释的皮肤瘙痒和肝功能异常，应在排除皮肤及其他肝脏疾病后才疑诊为 ICP。"产后修复诊断"是指 ICP 的皮肤瘙痒多在分娩后 24～48 h 消退；肝功能在分娩后 4～6 周左右恢复正常。产后只有满足上述两条诊断标准后，才能最终确诊为 ICP。

五、治疗

ICP 治疗目标是缓解症状，改善肝功能，降低血清总胆汁酸水平，达到延长孕周、改善妊娠结局的目的。

1. 一般处理

适当卧床休息，取左侧卧位，以增加胎盘血流量。监测胎心、胎动，34 周后每周一次电子胎儿监护。每 1～2 周复查肝功能、血胆汁酸，以监测病情。

2. 药物治疗

（1）熊去氧胆酸（Ursodesoxycholic acid，UDCA）：是治疗 ICP 的首选药物，可缓解瘙痒、降低血清学指标，延长孕周，改善母儿预后。目前尚未发现 UDCA 造成人类胎儿毒副作用和围生儿远期不良影响的报道。UDCA 用量为 1 000 mg，分 3～4 次口服。

（2）S-腺苷蛋氨酸（S-adenosylmethionine，SAMe）：是治疗 ICP 的二线药物。用量为静脉滴注每日 1 g，疗程 12～14 d；口服每次 500 mg，每日 2 次。

（3）地塞米松：在改善症状和生化治疗、改善母儿结局方面疗效不确切。同时由于激素对母胎的不良反应，不主张长期使用。

3. 产科处理

ICP 孕妇会发生临床上无任何先兆的胎心消失，因此选择最佳的分娩方式和时机，获得良好的围生结局是对 ICP 孕期管理的最终目的。关于 ICP 终止妊娠时机，至今没有良好的循证医学证据，终止妊娠的时机及方法需要综合考虑孕周、病情严重程度及治疗后的变化来评估。

（1）终止妊娠的时机：足月后尽早终止妊娠可避免继续待产可能出现的死胎风险，目前多数学者建议 37～38 周终止妊娠，产时加强胎儿监护。

（2）终止妊娠的方式：轻度 ICP，无产科其他剖宫产指征，孕周＜40 周，可考虑阴道试产。对下列情况可考虑剖宫产：①重度 ICP；②既往死胎、死产、新生儿窒息或死亡史；③胎盘功能严重下降或高度怀疑胎儿窘迫；④合并双胎或多胎、重度子痫前期等；⑤存在其他阴道分娩禁忌证者。

六、小结

ICP 是以妊娠晚期出现瘙痒、血中胆汁酸增高为主的病变。本病主要影响胎儿，早产率和围生儿病死率均升高。临床表现为妊娠晚期出现瘙痒，实验室检查血清胆汁酸明显升高，转氨酶和血清胆红素轻中度升高。诊断时注意"排除性诊断"和"产后修复诊断"。ICP 治疗目标是缓解症状，改善肝功能，降低血清总胆汁酸水平，达到延长孕周，改善妊娠结局的目的。

第九节　妊娠期高血压病

妊娠期高血压病(hypertensive disorders complicating pregnancy)是妊娠与血压升高并存的一组疾病,发生率为 5%～12%。该组疾病严重影响母婴健康,是孕产妇和围产儿病死率升高的主要原因,包括妊娠期高血压(gestational bypertension)、子痫前期(preeclampsia)、子痫(eclampsia),以及慢性高血压并发子痫前期和慢性高血压合并妊娠(chronic hypertension com-plicatingpregnancy)。前三种疾病与后两种在发病机制及临床处理上略有不同。本节重点阐述前二种疾病。

一、高危因素与病因

1.高危因素

流行病学调查发现孕妇年龄≥40 岁;子痫前期病史;抗磷脂抗体阳性;高血压、慢性肾炎、糖尿病;初次产检时 BMI≥35 kg/m^2;子痫前期家族史(母亲或姐妹);本次妊娠为多胎妊娠、首次怀孕、妊娠间隔时间≥10 年以及孕早期收缩压≥130 mmHg 或舒张压≥80 mmHg 等均与该病发生密切相关。

2.病因

至今病因不明,因该病在胎盘娩出后常很快缓解或可自愈,有学者称之为"胎盘病",但很多学者认为是母体、胎盘、胎儿等众多因素作用的结果。关于其病因主要有以下学说。

(1)子宫螺旋小动脉重铸不足:正常妊娠时,子宫螺旋小动脉管壁平滑肌细胞、内皮细胞凋亡,代之以绒毛外滋养细胞,且深达子宫壁的浅肌层。充分的螺旋小动脉重铸使血管管径扩大,形成子宫胎盘低阻力循环,以满足胎儿生长发育的需要。但妊娠期高血压患者的滋养细胞浸润过浅,只有蜕膜层血管重铸,俗称"胎盘浅着床"。螺旋小动脉重铸不足使胎盘血流量减少,引发子痫前期一系列表现。造成子宫螺旋小动脉重铸不足的机制尚待研究。

(2)炎症免疫过度激活:胎儿是一个半移植物,成功的妊娠要求母体免疫系统对其充分耐受。子痫前期患者无论是母胎界面局部还是全身均存在着炎症免疫反应过度激活现象。现有的证据显示,母胎界面局部处于主导地位的天然免疫系统在子痫前期发病中起重要作用,Toll样受体家族、蜕膜自然杀伤细胞(dNK)、巨噬细胞等的数量、表型和功能异常均可影响子宫螺旋小动脉重铸,造成胎盘浅着床。特异性免疫研究集中在 T 细胞,正常妊娠时母体 Th1/Th2免疫状态向 Th2 漂移,但子痫前期患者蜕膜局部 T 淋巴细胞向 Th1 型漂移。近年发现,CD4$^+$CD25$^+$ 调节性 T 细胞(regulatoryTcell,Treg 细胞)参与 Th1/Th2 免疫状态的调控。当Treg 细胞显著减少时,促进 Th1 占优势,使母体对胚胎免疫耐受降低,引发子痫前期。

(3)血管内皮细胞受损:血管内皮细胞损伤是子痫前期的基本病理变化,它使扩血管物质如一氧化氮(NO)、前列环素 I$_2$ 合成减少,而缩血管物质如内皮素(ET)、血栓素 A$_2$ 等合成增加,从而促进血管痉挛。此外,血管内皮损伤还可激活血小板及凝血因子,加重子痫前期高凝状态。引起子痫前期血管内皮损伤的因素很多,如炎性介质、肿瘤坏死因子、白细胞介素-6、极低密度脂蛋白等,还有氧化应激反应。

(4)遗传因素:妊娠期高血压病具有家族倾向性,提示遗传因素与该病发生有关,但遗传方式尚不明确。由于子痫前期的异质性,尤其是其他遗传学和环境因素的相互作用产生了复杂的表型。在子痫前期遗传易感性研究中,尽管目前已定位了十几个子痫前期染色体易感区域,但在该区域内进一步寻找易感基因仍面临很大的挑战。影响子痫前期基因型和表型的其他因素,包括多基因型、基因种族特点、遗传倾向和选择、基因相互作用及环境,特别是基因和环境相互作用是极重要的。

(5)营养缺乏:已发现多种营养如低清蛋白血症、钙、镁、锌、硒等缺乏与子痫前期发生发展有关。有研究发现饮食中钙摄入不足者血清钙下降,导致血管平滑肌细胞收缩。硒可防止机体受脂质过氧化物的损害,提高机体的免疫功能,避免血管壁损伤。锌在核酸和蛋白质的合成中有重要作用。维生素 E 和维生素 C 均为抗氧化剂,可抑制磷脂过氧化作用,减轻内皮细胞的损伤。这些证据需要核实。

(6)胰岛素抵抗:近年研究发现有妊娠期高血压病患者存在胰岛素抵抗,高胰岛素血症可导致 NO 合成下降及脂质代谢紊乱,影响前列腺素 E 的合成,增加外周血管的阻力,升高血压。因此,认为胰岛素抵抗与妊娠期高血压病的发生密切相关。

二、发病机制

迄今为止,本病的发病机制尚未完全阐明。有学者提出子痫前期发病机制"两阶段"学说。第一阶段为临床前期,即子宫螺旋动脉滋养细胞重铸障碍,导致胎盘缺血、缺氧,释放多种胎盘因子;第二阶段胎盘因子进入母体血液循环,则促进系统性炎症反应的激活及血管内皮损伤,引起子痫前期、子痫各种临床症状。

三、病理生理变化及对母儿的影响

本病基本病理生理变化是全身小血管痉挛,内皮损伤及局部缺血。全身各系统各脏器灌流减少,对母儿造成危害,甚至导致母儿死亡。

1.脑

脑血管痉挛,通透性增加,脑水肿、充血、局部缺血、血栓形成及出血等。CT 检查脑皮质呈现低密度区,并有相应的局部缺血和点状出血,提示脑梗死,并与昏迷及视力下降、失明相关。大范围脑水肿所致中枢神经系统症状主要表现为感觉迟钝、思维混乱。个别患者可出现昏迷,甚至发生脑疝。子痫前期脑血管阻力和脑灌注压均增加。高灌注压可致明显头痛。

研究认为子痫与脑血管自身调节功能丧失相关。

2.肾脏

肾小球扩张,内皮细胞肿胀,纤维素沉积于内皮细胞。血浆蛋白自肾小球漏出形成蛋白尿,尿蛋白的多少与妊娠期高血压病的严重程度相关。肾血流量及肾小球滤过量下降,导致血浆尿酸浓度升高,血浆肌酐上升约为正常妊娠的 2 倍。肾脏功能严重损害可致少尿及肾衰竭,病情严重时肾实质损害,血浆肌酐可达到正常妊娠的数倍,甚至超过 $177 \sim 265 \ \mu mol/L$,若伴肾皮质坏死,肾功能损伤将无法逆转。

3.肝脏

子痫前期可出现肝功能异常,如各种转氨酶水平升高,血浆碱性磷酸酶升高。肝脏的特征性损伤是门静脉周围出血,严重时门静脉周围坏死。肝包膜下血肿形成,甚至发生肝破裂危及母儿生命。

4.心血管

血管痉挛,血压升高,外周阻力增加,心肌收缩力和射血阻力(即心脏后负荷)增加,心输出量明显减少,心血管系统处于低排高阻状态,心室功能处于高动力状态,加之内皮细胞活化使血管通透性增加,血管内液进入细胞间质,导致心肌缺血、间质水肿、心肌点状出血或坏死、肺水肿,严重时导致心力衰竭。

5.血液

(1)容量:由于全身小动脉痉挛,血管壁渗透性增加,血液浓缩,大部分患者血容量在妊娠晚期不能像正常孕妇增加 1 500 mL 达到 5 000 mL,血细胞比容上升。当血细胞比容下降时,多合并贫血或红细胞受损或溶血。

(2)凝血:妊娠期高血压病患者伴有一定量的凝血因子缺乏或变异所致的高凝血状态,特别是重症患者可发生微血管病性溶血,主要表现血小板减少(血小板$<100\times10^9$/L),肝酶升高,溶血,其特征为红细胞碎片、血红蛋白尿及血红蛋白血症。

6.内分泌及代谢

由于血浆孕激素转换酶增加,妊娠晚期盐皮质激素、去氧皮质酮升高可致钠潴留,血浆胶体渗透压降低,细胞外液可超过正常妊娠,但水肿与妊娠期高血压病的严重程度及预后关系不大。通常电解质与正常妊娠无明显差异。子痫抽搐后,乳酸性酸中毒及呼吸代偿性的二氧化碳丢失可致血中碳酸氢盐浓度降低,患者酸中毒的严重程度与乳酸产生的量及其代谢率以及呼出的二氧化碳有关。

7.子宫胎盘

血流灌注子宫螺旋小动脉重铸不足导致胎盘灌流下降,螺旋动脉平均直径仅为正常孕妇螺旋动脉直径 1/2,加之伴有内皮损害及胎盘血管急性动脉粥样硬化,使胎盘功能下降,胎儿生长受限,胎儿窘迫。若胎盘床血管破裂可致胎盘早剥,严重时母儿死亡。

四、诊断

根据病史、临床表现、体征及辅助检查即可做出诊断,应注意有无并发症及凝血机制障碍。

1.病史

有本病高危因素及上述临床表现,特别注意有无头痛、视力改变、上腹不适等。

2.高血压

同一手臂至少 2 次测量,收缩压≥140 mmHg 和(或)舒张压≥90 mmHg 定义为高血压。若血压较基础血压升高 30/15 mmHg,但低于 140/90 mmHg 时,不作为诊断依据,但须严密观察。对首次发现血压升高者,应间隔 4 h 或以上复测血压。对严重高血压患者收缩压≥160 mmHg 和(或)舒张压≥110 mmHg,为观察病情指导治疗,应密切观察血压。为确保测量准确性,应选择型号合适的袖带(袖带长度应该是上臂围的 1.5 倍)。

3.尿蛋白

高危孕妇每次产检均应检测尿蛋白。尿蛋白检查应选中段尿。对可疑子痫前期孕妇应测 24 h 尿蛋白定量。尿蛋白≥0.3 g/24 h 或随机尿蛋白≥3.0 g/L 或尿蛋白定性≥(+)定义为蛋白尿。避免阴道分泌物或羊水污染尿液。

当泌尿系统感染、严重贫血、心力衰竭和难产时,可导致蛋白尿。

4.辅助检查

(1)妊娠期高血压应进行以下常规检查:①血常规;②尿常规;③肝功能、血脂;④肾功能、尿酸;⑤凝血功能;⑥心电图;⑦胎心监测;⑧B超检查胎儿、胎盘、羊水。

（2）子痫前期、子痫：视病情发展、诊治需要应酌情增加以下有关检查项目：①眼底检查；②凝血功能系列：血浆凝血酶原时间、凝血酶时间、部分活化凝血活酶时间、血浆纤维蛋白原、凝血酶原国际标准化比率、纤维蛋白（原）降解产物、D-二聚体、3P 试验、AT-Ⅲ；③B 超等影像学检查：肝、胆、胰、脾、肾等脏器；④血电解质；⑤动脉血血气分析；⑥心脏彩超及心功能测定；⑦脐动脉血流指数、子宫动脉等血流变化、头颅 CT 或 MRI 检查。

五、鉴别诊断

子痫前期应与慢性肾炎合并妊娠相鉴别，子痫应与癫痫、脑炎、脑膜炎、脑肿瘤、脑血管畸形破裂出血、糖尿病高渗性昏迷、低血糖昏迷相鉴别。

六、预测

妊娠期高血压病的预测对早防早治、降低母婴病死率有重要意义，但目前尚无有效、可靠和经济的预测方法。首次产前检查应进行风险评估，主张联合多项指标综合评估预测。

1. 高危因素

妊娠期高血压病发病的高危因素均为该病较强的预测指标。

2. 生化指标

①可溶性酪氨酸激酶 1（soluble Fms-like tyrosine kinase-1，sFlt-1）升高者子痫前期的发生率升高 5～6 倍；②胎盘生长因子（placental growth factor，PLGF）在妊娠 5～15 周血清浓度<32 pg/mL，妊娠 16～20 周<60 pg/mL，对子痫前期预测的敏感性、特异度较高；③胎盘蛋白 13（placental protein 13，PP13）可作为早发型子痫前期危险评估的合理标志物；④可溶性内皮因子（soluble endoglin，sEng）在子痫前期（PE）临床症状出现前 2～3 个月水平即已升高，预测的敏感性较强。

3. 物理指标

子宫动脉搏血流动指数（pulsatile index，PI）的预测价值较肯定。妊娠早期子宫动脉 PI>95 th‰，妊娠中期（23 周）子宫动脉 PI>95 th‰，预测子痫前期的敏感度较高。

4. 联合预测

①分子标志物间联合：sFlt-1/PLGF>10 提示 5 周内可能发生 PE；妊娠早期 PLGF 联合 PP13，PLGF 联合 sEng，预测检出率较高。②分子标志物联合子宫动脉（UA）多普勒：UA 多普勒联合 PP13 及 β-hCG，检出率高达 100‰，假阳性率仅 3‰；UA 多普勒联合 PLGF 或 sFlt-1 或 sEng；UA 多普勒联合 PP13 及妊娠相关血浆蛋白 A（pregnancy-associated plasmaprotein-A，PAPP-A）；抑制素 A（inhibin A）联合 UA 多普勒，检出率较高，假阳性率较低。

七、预防

对低危人群目前尚无有效的预防方法。对高危人群可能有效的预防措施：①适度锻炼。妊娠期应适度锻炼合理安排休息，以保持妊娠期身体健康。②合理饮食。妊娠期不推荐严格限制盐的摄入，也不推荐肥胖孕妇限制热量摄入。③补钙。低钙饮食（摄入量<600 mg/d）的孕妇建议补钙，口服至少 1 g/d。④阿司匹林抗凝治疗。高凝倾向孕妇孕前或孕后每日睡前口服低剂量阿司匹林（25～75 mg/d）直至分娩。

八、治疗

妊娠期高血压病治疗的目的是控制病情、延长孕周、确保母儿安全。治疗基本原则是休息、镇静、解痉,有指征地降压、利尿,密切监测母胎情况,适时终止妊娠。应根据病情轻重分类,进行个体化治疗。妊娠期高血压应休息、镇静、监测母胎情况,酌情降压治疗;子痫前期应镇静、解痉,有指征地降压、利尿,密切监测母胎情况,适时终止妊娠;子痫应控制抽搐,病情稳定后终止妊娠。

(一)评估和监测

妊娠期高血压病情复杂、变化快,分娩和产后生理变化及各种不良刺激均可能导致病情加重。因此,对产前、产时和产后的病情进行密切监测十分重要,以便了解病情轻重和进展情况,及时合理干预,早防早治,避免不良临床结局发生。

1. 基本检查

了解有无头痛、胸闷、眼花、上腹部疼痛等自觉症状。检查血压、血尿常规。注意体质量指数、尿量、胎动、胎心监护。

2. 孕妇特殊检查

孕妇特殊检查包括眼底检查、凝血指标、心肝肾功能、血脂、血尿酸及电解质等检查。

3. 胎儿特殊检查

胎儿特殊检查包括胎儿发育情况、B超和胎心监护监测胎儿状况和脐动脉血流等。根据病情决定检查频度和内容,以掌握病情变化。

(二)一般治疗

(1)妊娠期高血压患者可在家或住院治疗,轻度子痫前期应住院评估决定是否院内治疗,重度子痫前期及子痫患者应住院治疗。

(2)应注意休息并取侧卧位,但子痫前期患者住院期间不建议绝对卧床休息。保证充足的蛋白质和热量。不建议限制食盐摄入。

(3)保证充足睡眠,必要时可睡前口服地西泮 2.5～5 mg。

(三)降压治疗

降压治疗的目的:预防子痫、心脑血管意外和胎盘早剥等严重母胎并发症。收缩压≥160 mmHg和(或)舒张压≥110 mmHg 的高血压孕妇必须降压治疗,收缩压≥140 mmHg 和(或)舒张压≥90 mmHg 的高血压孕妇可以使用降压治疗;妊娠前已用降压药治疗的孕妇应继续降压治疗。

目标血压:孕妇无并发脏器功能损伤,收缩压应控制在 130～155 mmHg,舒张压应控制在80～105 mmHg;孕妇并发脏器功能损伤,则收缩压应控制在 130～139 mmHg,舒张压应控制在 80～89 mmHg。降压过程力求下降平稳,不可波动过大。为保证子宫胎盘血流灌注,血压不可低于 130/80 mmHg。

常用的口服降压药物有拉贝洛尔、硝苯地平短效或缓释片、肼屈嗪。如口服药物血压控制不理想,可使用静脉用药:拉贝洛尔、尼卡地平、酚妥拉明、肼屈嗪。为防止血液浓缩、有效循环血量减少和高凝倾向,妊娠期一般不使用利尿剂降压。不推荐使用阿替洛尔和哌唑嗪。禁止使用血管紧张素转换酶抑制剂(ACEI)和血管紧张素Ⅱ受体拮抗剂(ARB)。

1. 拉贝洛尔(Labetalol)

拉贝洛尔为 α、β肾上腺素能受体阻滞剂,降低血压但不影响肾及胎盘血流量,并可对抗血小板凝集,促进胎儿肺成熟。该药显效快,不引起血压过低或反射性心动过速。

用法:50～150 mg 口服,3～4 次/日。静脉注射:初始剂量 20 mg,10 min 后若无有效降压则剂量加倍,最大单次剂量 80 mg,直至血压控制,每日最大总剂量 220 mg。静脉滴注:50～100 mg 加入 5％葡萄糖 250～500 mL,根据血压调整滴速,待血压稳定后改口服。

2. 硝苯地平(Nifedipine)

硝苯地平为钙离子通道阻滞剂,可解除外周血管痉挛,使全身血管扩张,血压下降,由于其降压作用迅速,一般不主张舌下含化,紧急时舌下含服 10 mg。用法:口服 10 mg,3 次/日,24 h 总量不超过 60 mg。其不良反应为心悸、头痛,与硫酸镁有协同作用。

3. 尼莫地平(Nimoldipine)

尼莫地平为钙离子通道阻滞剂,其优点在于选择性地扩张脑血管。用法:20～60 mg 口服,2～3 次/日;静脉滴注,20～40 mg 加入 5％葡萄糖溶液 250 mL,每日总量不超过 360 mg,该药不良反应为头痛、恶心、心悸及颜面潮红。

4. 尼卡地平(Nicardipine)

二氢吡啶类钙离子通道阻滞剂。用法:口服初始剂量 20～40 mg,3 次/日;静脉滴注 1 mg/h 起,根据血压变化每 10 min 调整剂量。

5. 酚妥拉明(Phentolamine)

α 肾上腺素能受体阻滞剂。用法:10～20 mg 溶入 5％葡萄糖 100～200 mL,以 10 μg/min 静脉滴注。

6. 甲基多巴(Methyldopa)

甲基多巴可兴奋血管运动中枢的 α 受体,抑制外周交感神经而降低血压,妊娠期使用效果较好。用法:250 mg 口服,3 次/日。根据病情酌情增减,最高不超过 2 g/d。

其不良反应为嗜睡、便秘、口干、心动过缓。

7. 硝酸甘油(Nitroglycerin)

硝酸甘油作用于氧化亚氮合酶,可同时扩张动脉和静脉,降低前后负荷,主要用于合并心力衰竭和急性冠脉综合征时高血压急症的降压治疗。起始剂量 5～10 μg/min 静脉滴注,每 5～10 min 增加滴速至维持剂量 20～50 μg/min。

8. 硝普钠(Sodium Nitroprusside)

强效血管扩张剂,扩张周围血管使血压下降。由于药物能迅速通过胎盘进入胎儿体内,并保持较高浓度,其代谢产物(氰化物)对胎儿有毒性作用,不宜在妊娠期使用。分娩期或产后血压过高,应用其他降压药效果不佳时,方考虑使用。用法:50 mg 加入 5％葡萄糖溶液 500 mL,以 0.5～0.8 μg/(kg·min)静脉缓滴。妊娠期应用仅适用于其他降压药物无效的高血压危象孕妇。用药期间,应严密监测血压及心率。

(四)硫酸镁防治子痫

硫酸镁是子痫治疗的一线药物,也是重度子痫前期预防子痫发作的预防用药。硫酸镁控制子痫再次发作的效果优于地西泮、苯巴比妥和冬眠合剂等镇静药物。除非存在硫酸镁应用禁忌或硫酸镁治疗效果不佳,否则不推荐使用苯二氮䓬类(如地西泮)和苯妥英钠用于子痫的预防或治疗。对于轻度子痫前期患者也可考虑应用硫酸镁。

1. 作用机制

①镁离子抑制运动神经末梢释放乙酰胆碱,阻断神经肌肉接头间的信息传导,使骨骼肌松弛;②镁离子刺激血管内皮细胞合成前列环素,抑制内皮素合成,降低机体对血管紧张素Ⅰ的反应,从而缓解血管痉挛状态;③镁离子通过阻断谷氨酸通道阻止钙离子内流,解除血管痉挛、

减少血管内皮损伤;④镁离子可提高孕妇和胎儿血红蛋白的亲和力,改善氧代谢。

2.用药指征

①控制子痫抽搐及防止再抽搐;②预防重度子痫前期发展成为子痫;③子痫前期临产前用药预防抽搐。

3.用药方案

静脉给药结合肌内注射。

(1)控制子痫:静脉用药,负荷剂量硫酸镁 2.5~5 g,溶于 10%葡萄糖 20 mL 静脉推注(15~20 min),或者 5%葡萄糖 100 mL 快速静脉滴注,继而(1~2)g/h 静脉滴注维持。或者夜间睡前停用静脉给药,改为肌内注射,用法:25%硫酸镁 20 mL+2%利多卡因 2 mL 深部臀肌内注射。24 h 硫酸镁总量 25~30 g,疗程 24~48 h。

(2)预防子痫发作:负荷和维持剂量同控制子痫处理。用药时间长短依病情而定,一般每日静脉滴注 6~12 h,24 h 总量不超过 25 g。用药期间每日评估病情变化,决定是否继续用药。

4.注意事项

血清镁离子有效治疗浓度为 1.8~3.0 mmol/L,超过 3.5 mmol/L 即可出现中毒症状。使用硫酸镁必备条件:① 膝腱反射存在;② 呼吸 ≥16 次/分钟;③ 尿量 ≥17 mL/h 或≥400 mL/24 h;④备有 10%葡萄糖酸钙。镁离子中毒时停用硫酸镁并静脉缓慢推注(5~10 min)10%葡萄糖酸钙 10 mL。如患者同时合并肾功能不全、心肌病、重症肌无力等,则硫酸镁应慎用或减量使用。条件许可,用药期间可监测血清镁离子浓度。

(五)镇静药物的应用

镇静药物可缓解孕产妇精神紧张、焦虑症状,改善睡眠,当应用硫酸镁无效或有禁忌时可用于预防并控制子痫。

1.地西泮(Diazepam)

地西泮具有较强的镇静、抗惊厥、肌肉松弛作用,对胎儿及新生儿的影响较小。用法:2.5~5 mg口服,3 次/日或睡前服用;10 mg 肌内注射或静脉缓慢推入(>2 min)可用于预防子痫发作。1 h 内用药超过 30 mg 可能发生呼吸抑制,24 h 总量不超过 100 mg。

2.冬眠药物

可广泛抑制神经系统,有助于解痉降压,控制子痫抽搐。冬眠合剂由哌替啶 100 mg、氯丙嗪 50 mg、异丙嗪 50 mg 组成,通常以 1/3 或 1/2 量肌内注射,或加入 5%葡萄糖 250 mL 内静脉滴注。由于氯丙嗪可使血压急剧下降,导致肾及子宫胎盘血供减少,导致胎儿缺氧,且对母儿肝脏有一定的损害,现仅用于硫酸镁治疗效果不佳者。

3.苯巴比妥钠

苯巴比妥钠具有较好的镇静、抗惊厥、控制抽搐作用,用于子痫发作时 0.1 g 肌内注射,预防子痫发作时 30 mg 口服,3 次/日。由于该药可致胎儿呼吸抑制,分娩前 6 h 宜慎重。

(六)有指征者利尿治疗

子痫前期患者不主张常规应用利尿剂,仅当患者出现全身性水肿、肺水肿、脑水肿、肾功能不全、急性心力衰竭时,可酌情使用呋塞米等快速利尿剂。

甘露醇主要用于脑水肿,该药属高渗性利尿剂,患者心力衰竭或潜在心力衰竭时禁用。甘油果糖适用于肾功能有损伤的患者。严重低蛋白血症有腹腔积液者应补充清蛋白后再应用利尿剂效果较好。

(七)促胎肺成熟

孕周＜34 周的子痫前期患者,预计 1 周内可能分娩者均应接受糖皮质激素促胎肺成熟治疗。

(八)分娩时机和方式

子痫前期患者经积极治疗母胎状况无改善或者病情持续进展时,终止妊娠是唯一有效的治疗措施。

1.终止妊娠时机

(1)妊娠期高血压、轻度子痫前期的孕妇可期待至足月。

(2)重度子痫前期患者:妊娠＜26 周经治疗病情不稳定者建议终止妊娠;妊娠 26～28 周根据母胎情况及当地母儿诊治能力决定是否期待治疗;妊娠 28～34 周,如病情不稳定,经积极治疗 24～48 h 病情仍加重,促胎肺成熟后终止妊娠;如病情稳定,可考虑期待治疗,并建议转至具备早产儿救治能力的医疗机构;妊娠≥34 周患者,胎儿成熟后可考虑终止妊娠;妊娠 37 周后的重度子痫前期应终止妊娠。

(3)子痫:控制 2 h 后可考虑终止妊娠。

2.终止妊娠的方式

妊娠期高血压病患者,如无产科剖宫产指征,原则上考虑阴道试产。但如果不能短时间内阴道分娩,病情有可能加重,可考虑放宽剖宫产指征。

3.分娩期间注意事项

注意观察自觉症状变化;监测血压并继续降压治疗,应将血压控制在≤160/110 mmHg;监测胎心变化;积极预防产后出血;产时不可使用任何麦角新碱类药物。

4.早发型重度子痫

前期期待治疗、妊娠 34 周之前发病者称为早发型(early on set);妊娠 34 周之后发病者为晚发型(late on set)。早发型重度子痫前期期待治疗的指征为:①孕龄不足 32 周经治疗症状好转,无器官功能障碍或胎儿情况恶化,可考虑延长孕周;②孕龄 32～34 周,24 h 尿蛋白定量＜5 g;轻度胎儿生长受限、胎儿监测指标良好;彩色多普勒超声测量显示无舒张期脐动脉血反流;经治疗后血压下降;无症状、仅有实验室检查提示胎儿缺氧经治疗后好转者。

(九)子痫处理

子痫是妊娠期高血压病最严重的阶段,是妊娠期高血压病所致母儿死亡的最主要原因,应积极处理。处理原则为控制抽搐,纠正缺氧和酸中毒,控制血压,抽搐控制后终止妊娠。

1.一般急诊处理

子痫发作时需保持气道通畅,维持呼吸、循环功能稳定,密切观察生命体征、尿量(应留置导尿管监测)等。避免声、光等刺激。预防坠地外伤、唇舌咬伤。

2.控制抽搐

硫酸镁是治疗子痫及预防复发的首选药物。当患者存在硫酸镁应用禁忌或硫酸镁治疗无效时,可考虑应用地西泮、苯妥英钠或冬眠合剂控制抽搐。子痫患者产后需继续应用硫酸镁 24～48 h,至少住院密切观察 4 d。

用药方案:①25％硫酸镁 2 0mL 加于 25％葡萄糖液 20mL 静脉推注(＞5 min),继之用以 2～3 g/h 静脉滴注,维持血药浓度,同时应用有效镇静药物控制抽搐;②20％甘露醇 250 mL

快速静脉滴注降低颅压。

3.控制血压

脑血管意外是子痫患者死亡的最常见原因。当收缩压持续≥160 mmHg,舒张压≥110 mmHg时要积极降压以预防心脑血管并发症。

4.纠正缺氧和酸中毒

面罩和气囊吸氧,根据二氧化碳结合力及尿素氮值,给予适量4‰碳酸氢钠纠正酸中毒。

5.适时终止妊娠

一般抽搐控制后2 h可考虑终止妊娠。对于早发型子痫前期治疗效果较好者,可适当延长孕周,但须严密监护孕妇和胎儿。

(十)产后处理(产后6周内)

重度子痫前期患者产后应继续使用硫酸镁24~48 h预防产后子痫。子痫前期患者产后3~6 d是产褥期血压高峰期,高血压、蛋白尿等症状仍可能反复出现甚至加剧,因此这期间仍应每日监测血压及尿蛋白。如血压≥160/110 mmHg应继续给予降压治疗。哺乳期可继续应用产前使用的降压药物,禁用ACEI和ARB类(卡托普利、依那普利除外)。注意监测及记录产后出血量,患者应在重要器官功能恢复正常后方可出院。

第十节 妊娠期糖尿病

妊娠合并糖尿病有两种情况,一种为原有糖尿病(diabetes mellitus,DM)的基础上合并妊娠,又称糖尿病合并妊娠;另一种为妊娠前糖代谢正常,妊娠期才出现的糖尿病,称为妊娠期糖尿病(gestational diabetes mellitus,GDM)。糖尿病孕妇中90%以上为GDM,糖尿病合并妊娠者不足10%。GDM发生率世界各国报道1%~14%。我国GDM发生率1%~5%,近年有明显增高趋势。GDM患者糖代谢多数于产后能恢复正常,但将来患2型糖尿病机会增加。糖尿病孕妇的临床经过复杂,对母儿均有较大危害,必须引起重视。

一、妊娠期糖代谢的特点

在妊娠早中期,随孕周增加,胎儿对营养物质需求量增加,通过胎盘从母体获取葡萄糖是胎儿能量的主要来源,孕妇血浆葡萄糖水平随妊娠进展而降低,空腹血糖约降低10%。原因:①胎儿从母体获取葡萄糖增加;②妊娠期肾血浆流量及肾小球滤过率均增加,但肾小管对糖的再吸收率不能相应增加,导致部分孕妇自尿中排糖量增加;③雌激素和孕激素增加母体对葡萄糖的利用。因此,空腹时孕妇清除葡萄糖能力较非妊娠期增强。孕妇空腹血糖较非孕妇低,这也是孕妇长时间空腹易发生低血糖及酮症的病理基础。到妊娠中晚期,孕妇体内拮抗胰岛素样物质增加,如肿瘤坏死因子、瘦素、胎盘生乳素、雌激素、孕酮、皮质醇和胎盘胰岛素酶等使孕妇对胰岛素的敏感性随孕周增加而下降,为维持正常糖代谢水平,胰岛素需求量必须相应增加。对于胰岛素分泌受限的孕妇,妊娠期不能代偿这一生理变化而使血糖升高,使原有糖尿病加重或出现GDM。

二、妊娠对糖尿病的影响

妊娠可使既往无糖尿病的孕妇发生 GDM，也使原有糖尿病前期患者的病情加重。妊娠早期空腹血糖较低，应用胰岛素治疗的孕妇如果未及时调整胰岛素用量，部分患者可能会出现低血糖。随妊娠进展，拮抗胰岛素样物质增加，胰岛素用量需要不断增加。分娩过程中体力消耗较大，进食量少，若不及时减少胰岛素用量，容易发生低血糖。产后胎盘排出体外，胎盘分泌的抗胰岛素物质迅速消失，胰岛素用量应立即减少。由于妊娠期糖代谢的复杂变化，应用胰岛素治疗的孕妇，若未及时调整胰岛素用量，部分患者可能会出现血糖过低或过高，严重者甚至导致低血糖昏迷及酮症酸中毒。

三、糖尿病对妊娠的影响

妊娠合并糖尿病对母儿的影响及影响程度取决于糖尿病病情及血糖控制水平。病情较重或血糖控制不良者，对母、儿的影响极大，母儿的近、远期并发症较高。

1. 对孕妇的影响

(1)高血糖可使胚胎发育异常甚至死亡，流产发生率达 15%～30%。糖尿病患者宜在血糖控制正常后再考虑妊娠。

(2)发生妊娠期高血压病的可能性较非糖尿病孕妇高 2～4 倍。GDM 并发妊娠高血压及子痫前期可能与存在严重胰岛素抵抗状态及高胰岛素血症有关。糖尿病孕妇因糖尿病导致微血管病变，使小血管内皮细胞增厚及管腔变窄，组织供血不足。糖尿病合并肾脏病变时，妊娠期高血压及子痫前期发病率高达 50% 以上。糖尿病孕妇一旦并发高血压，病情较难控制，母儿并发症明显增加。

(3)感染是糖尿病主要的并发症。未能很好控制血糖的孕妇易发生感染，感染亦可加重糖尿病代谢紊乱，甚至诱发酮症酸中毒等急性并发症。与糖尿病有关的妊娠期感染有外阴阴道假丝酵母菌病、肾盂肾炎、无症状菌尿症、产褥感染及乳腺炎等。

(4)羊水过多发生率较非糖尿病孕妇多 10 倍。其原因可能与胎儿高血糖、高渗性利尿致胎尿排出增多有关。发现糖尿病孕期越晚，孕妇血糖水平越高，羊水过多越常见。血糖得到控制，羊水量也能逐渐转为正常。

(5)因巨大胎儿发生率明显增高，难产、产道损伤、手术产概率增高，产程延长易发生产后出血。

(6)易发生糖尿病酮症酸中毒。由于妊娠期复杂的代谢变化，加之高血糖及胰岛素相对或绝对不足，代谢紊乱进一步发展到脂肪分解加速，血清酮体急剧升高，进一步发展为代谢性酸中毒。发生糖尿病酮症酸中毒的常见诱因有：①GDM 未得到及时诊断而导致血糖过高；②糖尿病患者未及时治疗或血糖控制不满意时妊娠，随孕周增加胰岛素用量未及时调整；③使用肾上腺皮质激素和 β-肾上腺素能受体兴奋剂影响孕妇糖代谢；④合并感染时胰岛素未及时调整用量等。糖尿病酮症酸中毒对母儿危害大，不仅是孕妇死亡的主要原因，发生在妊娠早期还有导致胎儿致畸作用，发生在妊娠中晚期易导致胎儿窘迫及胎死宫内。

(7)GDM 孕妇再次妊娠时，复发率高达 33%～69%。远期患糖尿病概率增加，17%～63% 将发展为 2 型糖尿病。同时，远期心血管系统疾病的发生率也高。

2. 对胎儿的影响

(1)巨大胎儿：发生率高达 25%～42%。其原因为孕妇血糖高，胎儿长期处于母体高血糖所致的高胰岛素血症环境中,促进蛋白、脂肪合成和抑制脂解作用,导致躯体过度发育。GDM孕妇过胖或体质量指数过大是发生巨大儿的重要危险因素。

(2)胎儿生长受限(FGR):发生率为21%。妊娠早期高血糖有抑制胚胎发育的作用,导致妊娠早期胚胎发育落后。糖尿病合并微血管病变者,胎盘血管常出现异常,影响胎儿发育。

(3)流产和早产:妊娠早期血糖高可使胚胎发育异常,最终导致胚胎死亡而流产。合并羊水过多易发生早产,并发妊娠期高血压病、胎儿窘迫等并发症时,常需提前终止妊娠,早产发生率为10%～25%。

(4)胎儿畸形:发生率高于非糖尿病孕妇,严重畸形发生率为正常妊娠的7～10倍,与受孕后最初数周高血糖水平密切相关,是构成围产儿死亡的重要原因。以心血管畸形和神经系统畸形最常见。孕前患糖尿病者应在妊娠期加强对胎儿畸形的筛查。

3.对新生儿的影响

(1)新生儿呼吸窘迫综合征:发生率增高。高血糖刺激胎儿胰岛素分泌增加,形成高胰岛素血症,后者具有拮抗糖皮质激素促进肺泡Ⅰ型细胞表面活性物质合成及释放的作用,使胎儿肺表面活性物质产生及分泌减少,胎儿肺成熟延迟。

(2)新生儿低血糖:新生儿脱离母体高血糖环境后,高胰岛素血症仍存在,若不及时补充糖,易发生低血糖,严重时危及新生儿生命。

四、临床表现与诊断

妊娠期有三多症状(多饮、多食、多尿),或外阴阴道假丝酵母菌感染反复发作,孕妇体质量≥90 kg,本次妊娠并发羊水过多或巨大胎儿者,应警惕合并糖尿病的可能。但大多数妊娠期糖尿病患者无明显的临床表现。

1.糖尿病合并妊娠的诊断

(1)妊娠前已确诊为糖尿病患者。

(2)妊娠前未进行过血糖检查但存在糖尿病高危因素者,如肥胖(尤其重度肥胖)、一级亲属患2型糖尿病、GDM史或大于胎龄儿分娩史、多囊卵巢综合征患者及妊娠早期空腹尿糖反复阳性,首次产前检查时应明确是否存在妊娠前糖尿病,达到以下任何一项标准应诊断为糖尿病合并妊娠。

1)空腹血糖(fasting plasma glucose,FPG)≥7.0 mmol/L(126 mg/dL)。

2)糖化血红蛋白(GHbAlc)≥6.5%(采用 NGSP/DCCT 标化的方法)。

3)伴有典型的高血糖或高血糖危象症状,同时任意血糖≥11.1 mmol/L(200 mg/dL)。如果没有明确的高血糖症状,任意血糖≥11.1 mmol/L 需要次日复测上述1)或者2)确诊。

不建议孕早期常规葡萄糖耐量试验(OGTT)检查。

2.妊娠期糖尿病(GDM)的诊断

GDM 诊断标准和方法如下。

(1)有条件的医疗机构,在妊娠24～28 周及以后,应对所有尚未被诊断为糖尿病的孕妇,进行75 g OGTT。

OGTT 的方法:OGTT 前1 d 晚餐后禁食至少8 h 至次日晨(最迟不超过上午9 时),OGTT 试验前连续3 d 正常体力活动、正常饮食,即每日进食碳水化合物不少于150 g,检查期间静坐、禁烟。检查时,5 min 内口服含75 g 葡萄糖的液体300 mL,分别抽取服糖前、服糖后

1 h、2 h 的静脉血（从开始饮用葡萄糖水计算时间），放入含有氟化钠的试管中采用葡萄糖氧化酶法测定血浆葡萄糖水平。

75 g OGTT 的诊断标准：空腹及服糖后 1、2 h 的血糖值分别为 5.1 mmol/L、10.0 mmol/L、8.5 mmol/L。任何一点血糖值达到或超过上述标准即诊断为 GDM。

(2)医疗资源缺乏地区，建议妊娠 24～28 周首先检查 FPG。FPG≥5.1 mmol/L，可以直接诊断为 GDM，不必再做 75 g OGTT；而 4.4 mmol/L≤FPG＜5.1 mmol/L 者，应尽早做 75 g OGTT；FPG＜4.4 mmol/L，可暂不行 75 g OGTT。

(3)孕妇具有 GDM 高危因素，首次 OGTT 正常者，必要时在妊娠晚期重复 OGTT。

未定期孕期检查者，如果首次就诊时间在妊娠 28 周以后，建议初次就诊时进行 75 g OGTT 或 FPG 检查。

GDM 的高危因素：①孕妇因素：年龄≥35 岁、妊娠前超重或肥胖、糖耐量异常史、多囊卵巢综合征；②家族史：糖尿病家族史；③妊娠分娩史：不明原因的死胎、死产、流产史、巨大儿分娩史、胎儿畸形和羊水过多史、GDM 史；④本次妊娠因素：妊娠期发现胎儿大于孕周、羊水过多，反复外阴阴道假丝酵母菌病者。

五、处理

1.糖尿病患者可否妊娠的指标

(1)糖尿病患者于妊娠前应确定糖尿病严重程度。未经治疗的 D、F、R 级糖尿病一旦妊娠，对母儿危险均较大，应避孕，不宜妊娠。

(2)器质性病变较轻、血糖控制良好者，可在积极治疗、密切监护下继续妊娠。

(3)从妊娠前开始，在内科医师协助下严格控制血糖值。确保受孕前、妊娠期及分娩期血糖在正常范围。

2.糖尿病孕妇的管理

(1)妊娠期血糖控制满意标准：孕妇无明显饿感，空腹血糖控制在 3.3～5.3 mmol/L；餐前 30 min：3.3～5.3 mmol/L；餐后 2 h：4.4～6.7 mmol/L；夜间：4.4～6.7 mmol/L。

(2)医学营养治疗：饮食控制很重要。理想的饮食控制目标：既能保证和提供妊娠期间热量和营养需要，又能避免餐后高血糖或饥饿性酮症出现，保证胎儿正常生长发育。多数 GDM 患者经合理饮食控制和适当运动治疗，均能控制血糖在满意范围。妊娠早期糖尿病孕妇需要热量与孕前相同。妊娠中期以后，每日热量增加 836 kJ(200 kcal)。其中糖类占 50%～60%，蛋白质占 20%～25%，脂肪占 25%～30%。但要注意避免过分控制饮食，否则会导致孕妇饥饿性酮症及胎儿生长受限。

(3)药物治疗：大多数 GDM 孕妇通过生活方式的干预即可使血糖达标，不能达标的 GDM 患者首先推荐应用胰岛素控制血糖。目前，口服降糖药物二甲双胍和格列苯脲在 GDM 患者中应用的安全性和有效性不断得到证实，但我国尚缺乏相关研究，且这两种口服降糖药均未在我国获得妊娠期治疗 GDM 的注册适应证，因此，对于胰岛素用量较大或拒绝应用胰岛素的孕妇，应用上述口服降糖药物的潜在风险远小于未控制孕妇高血糖本身对胎儿的危害，在患者知情同意的基础上，可谨慎用于部分 GDM 患者。

胰岛素用量个体差异较大，尚无统一标准。一般从小剂量开始，并根据病情、孕期进展及血糖值加以调整，力求控制血糖在正常水平。妊娠不同时期机体对胰岛素需求不同：①妊娠前应用胰岛素控制血糖的患者,妊娠早期因早孕反应进食量减少,需要根据血糖监测情况必要时减少胰岛素用量。②随着妊娠进展,抗胰岛素激素分泌逐渐增多,妊娠中、晚期的胰岛素需要量常有不同程度增加。妊娠32~36周胰岛素用量达最高峰,妊娠36周后胰岛素用量稍下降,特别在夜间。妊娠晚期胰岛素需要量减少,不一定是胎盘功能减退,可能与胎儿对血葡萄糖利用增加有关,可在加强胎儿监护的情况下继续妊娠。

(4)妊娠期糖尿病酮症酸中毒的处理:在监测血气、血糖、电解质并给予相应治疗的同时,主张应用小剂量胰岛素 0.1 U/(kg·h) 静脉滴注。每 1~2 h 监测血糖 1 次。血糖>13.9 mmol/L,应将胰岛素加入 0.9%氯化钠注射液静脉滴注;血糖≤13.9 mmol/L,开始将胰岛素加入 5%葡萄糖氯化钠注射液中静脉滴注,酮体转阴后可改为皮下注射。

3. 孕期母儿监护

妊娠早期妊娠反应可能给血糖控制带来困难,应密切监测血糖变化,及时调整胰岛素用量以防发生低血糖。孕前患糖尿病者需每周检查一次直至妊娠第 10 周。妊娠中期应每两周检查一次,一般妊娠20周时胰岛素需要量开始增加,需及时进行调整。每1~2个月测定肾功能及糖化血红蛋白含量,同时进行眼底检查。妊娠32周以后应每周产前检查一次。注意孕妇血压、水肿、尿蛋白情况。注意对胎儿发育、胎儿成熟度、胎儿状况和胎盘功能等监测,必要时及早住院。GDM 患者主要需定期监测其血糖、胎儿发育等。

4. 分娩时机

(1)不需要胰岛素治疗的 GDM 孕妇,无母儿并发症的情况下,严密监测到预产期,未自然临产者采取措施终止妊娠。

(2)妊娠前糖尿病及需胰岛素治疗的 GDM 者,如血糖控制良好,严密监测下,妊娠38~39周终止妊娠;血糖控制不满意者及时收入院。

(3)有母儿并发症者,血糖控制不满意,伴血管病变、合并重度子痫前期、严重感染、胎儿生长受限、胎儿窘迫,严密监护下,适时终止妊娠,必要时抽取羊水,了解胎肺成熟情况,完成促胎儿肺成熟。

5. 分娩方式

糖尿病不是剖宫产的指征,决定阴道分娩者,应制订产程中分娩计划,产程中密切监测孕妇血糖、宫缩、胎心变化,避免产程过长。

选择性剖宫产手术指征:糖尿病伴微血管病变及其他产科指征,如怀疑巨大胎儿、胎盘功能不良、胎位异常等产科指征者。妊娠期血糖控制不好,胎儿偏大或者既往有死胎死产史者,应适当放宽剖宫产手术指征。

6. 分娩期处理

(1)一般处理:注意休息、镇静,给予适当饮食,严密观察血糖、尿糖及酮体变化,及时调整胰岛素用量,加强胎儿监护。

(2)阴道分娩:临产时情绪紧张及疼痛可使血糖波动,胰岛素用量不易掌握,严格控制产时血糖水平对母儿均十分重要。临产后仍采用糖尿病饮食,产程中一般应停用皮下注射胰岛素,孕前患糖尿病者静脉输注 0.9%氯化钠注射液加胰岛素,根据产程中测得的血糖值调整静脉输液速度。血糖>5.6 mmol/L,静脉滴注胰岛素 1.25 U/h;血糖 7.8~10.0 mmol/L,静脉滴注胰岛素 1.5 U/h;血糖>10.0 mmol/L,静脉滴注胰岛素 2 U/h。同时复查血糖,根据血糖异常继续调整。产程不宜过长,否则增加酮症酸中毒、胎儿缺氧和感染危险。

（3）剖宫产：在手术前 1 d 停止应用晚餐前精蛋白锌胰岛素，手术日停止皮下注射所有胰岛素，一般在早晨监测血糖及尿酮体。根据其空腹血糖水平及每日胰岛素用量，改为小剂量胰岛素持续静脉滴注。一般按 3～4 g 葡萄糖加 1 U 胰岛素比例配制葡萄糖注射液，并按每小时静脉输入 2～3 U 胰岛素速度持续静脉滴注，每 1～2 h 测血糖 1 次，尽量使术中血糖控制在 6.67～10.0 mmol/L。术后每 2～4 h 测 1 次血糖，直到饮食恢复。

（4）产后处理：产褥期胎盘排出后，体内抗胰岛素物质迅速减少，大部分 GDM 患者在分娩后即不再需要使用胰岛素，仅少数患者仍需胰岛素治疗。胰岛素用量应减少至分娩前的 1/3～1/2，并根据产后空腹血糖值调整用量。多数在产后 1～2 周胰岛素用量逐渐恢复至孕前水平。于产后 6～12 周行 OGTT 检查，若仍异常，可能为产前漏诊的糖尿病患者。

（5）新生儿出生时处理：新生儿出生时应留脐血，进行血糖、胰岛素、胆红素、血细胞比容、血红蛋白、钙、磷、镁的测定。无论出生时状况如何，均应视为高危新生儿，尤其是妊娠期血糖控制不满意者，需给予监护，注意保暖和吸氧，重点防止新生儿低血糖，应在开奶同时，定期滴服葡萄糖液。

第三节　妊娠剧吐

妊娠剧吐（hyperemesis gravidarum，HG）是发生于妊娠早期，以严重的恶心、呕吐为主要症状，伴有孕妇脱水、电解质紊乱和酸中毒。诊治不当患者可因营养失调、代谢性酸中毒、电解质紊乱、肝、肾衰竭危及生命，发病率为 0.5%～2%。

一、病因

至今病因不明。

1.内分泌因素

（1）绒毛膜促性腺激素（hCG）水平增高：鉴于早孕反应出现与消失的时间与孕妇血 hCG 值上升与下降的时间相一致，加之葡萄胎、多胎妊娠孕妇血 hCG 值明显升高，剧烈呕吐发生率也高，说明妊娠剧吐可能与 hCG 水平升高有关，但不能解释 hCG 水平下降后，某些孕妇整个孕期仍然持续呕吐，而某些妇女（如绒癌患者）尽管 hCG 水平显著升高，但并不会出现恶心和呕吐。

（2）甲状腺功能改变：60% 的 HG 患者可伴发短暂的甲状腺功能亢进，患者呕吐的严重程度与游离甲状腺激素显著相关。

2.精神、社会因素

精神过度紧张、焦急、忧虑及生活环境和经济状况较差的孕妇易发生妊娠剧吐，提示此病可能与精神、心理等因素有关。

3.其他

妊娠剧吐也可能与维生素 B_1 缺乏、过敏反应、幽门螺杆菌感染有关。

二、临床表现

孕 5～10 周出现恶心、呕吐,开始以晨间、餐后为重,逐渐发展为频繁呕吐,呕吐物除食物、胆汁外,严重者可含血液,呈咖啡渣样。不能进食和严重呕吐导致孕妇脱水、电解质紊乱、尿比重增加、尿酮体阳性,甚至酸中毒。机体动用脂肪供能,体质量减轻超过 5%,脂肪代谢的中间产物丙酮增多引起代谢性酸中毒。孕妇肝、肾功能受损时可出现黄疸,血转氨酶、肌酐和尿素氮升高,尿中出现蛋白和管型。严重者可因维生素 B_1(硫胺素)缺乏引发 Wernicke 脑病,维生素 K 缺乏导致凝血功能障碍。

三、诊断及鉴别诊断

根据病史、临床表现及妇科检查,不难确诊。其诊断至少应包括每日呕吐≥3 次,尿酮体阳性,体质量较孕前减轻≥5%。

妊娠剧吐主要应与葡萄胎及可能引起呕吐的疾病如肝炎、胃肠炎等相鉴别。

对妊娠剧吐患者还应行实验室检查以协助了解病情。

(1)尿液检查:测定尿量、尿比重、酮体,注意有无蛋白尿及管型尿。

(2)血液检查:血常规、动脉血气、电解质、肝肾功能等评估病情程度。

(3)必要时行眼底检查及神经系统检查。

(4)超声检查:排除多胎妊娠、滋养细胞疾病等。

四、并发症

妊娠剧吐可致维生素 B_1 缺乏,导致 Wernicke 脑病,临床表现为眼球震颤、视力障碍、共济失调、急性期言语增多,以后逐渐精神迟钝、嗜睡,个别发生木僵或昏迷。若不及时治疗,死亡率达 50%。

妊娠剧吐可致维生素 K 缺乏,并伴有血浆蛋白及纤维蛋白原减少,孕妇出血倾向增加,可发生鼻出血、骨膜下出血,甚至视网膜出血。

五、治疗

妊娠后服用多种维生素可减轻妊娠恶心、呕吐。对精神情绪不稳定的孕妇,给予心理治疗,解除其思想顾虑。

妊娠剧吐患者应住院治疗,禁食,根据化验结果,明确失水量及电解质紊乱情况,酌情补充水分和电解质,每日补液量不少于 3 000 mL,尿量维持在 1 000 mL 以上。输液中应加入氯化钾、维生素 C 等,并给予维生素 B_1 肌内注射。

止吐剂一线药物为维生素 B_6 或维生素 B_6-多西拉敏复合制剂。二线药物为苯海拉明、5-羟色胺 3 受体拮抗剂(恩丹西酮)。对合并有代谢性酸中毒者,可给予碳酸氢钠或乳酸钠纠正。营养不良者,静脉补充必需氨基酸、清蛋白、脂肪乳。一般经上述治疗 2～3 d 后,病情多可好转。若患者体质量减轻大于 5%～10%,不能进食,可选择鼻饲管或中心静脉全胃肠外营养。孕妇可在呕吐停止后,试进少量流质饮食,可逐渐增加进食量,同时调整补液量。

经治疗后多数病情好转可继续妊娠,若出现下列情况危及孕妇生命时,需考虑终止妊娠:①持续肝功能异常;②持续蛋白尿;③体温升高,持续在 38 ℃以上;④心动过速(≥120 次/分钟);⑤伴发 Wernicke 脑病等。

　　妊娠剧吐发生于妊娠早期,以严重的恶心、呕吐为主要症状,伴有孕妇脱水、电解质紊乱和酸中毒。常规治疗包括禁食、纠正水、电解质紊乱和酸碱平衡失调以及加用维生素 B_6、维生素 C。及时、及早补充维生素 B_1 有效防治 Wernicke 脑病。常规治疗无效时,应考虑终止妊娠。

第七章 胎儿异常与多胎妊娠

第一节 胎儿生长受限

胎儿生长发育是指细胞、组织、器官分化完善与功能成熟的连续过程。小于孕龄儿(small for gestation age,SGA)指出生体质量低于同胎龄应有体质量第 10 百分位数以下或低于其平均体质量 2 个标准差的新生儿。该类胎儿的新生儿病死率增高,故引起了产科和儿科医生的高度重视。但并非所有的出生体质量小于同孕龄体质量第 10 百分位数者均为病理性的生长受限,25%~60%的 SGA 是因为种族、产次或父母身高体质量等因素而造成的"健康小样儿"。这部分胎儿除了体质量及体格发育较小外,各器官无功能障碍,无宫内缺氧表现。

可将 SGA 分为三种情况:①正常的 SGA(normal SGA):即胎儿结构及多普勒血流评估均未发现异常;②异常的 SGA(abnormal SGA):存在结构异常或者遗传性疾病的胎儿;③胎儿生长受限(felal growth restriction,FGR):指无法达到其应有生长潜力的 SGA。严重的 FGR 被定义为胎儿的体质量小于第 3 百分位数,同时伴有多普勒血流的异常。低出生体质量儿被定义为胎儿分娩时的体质量小于 2 500 g。

一、病因

影响胎儿生长的因素复杂,约 40%患者病因尚不明确。主要危险因素有以下几种。

1. 母体因素

最常见,占 50%~60%。

(1)营养因素:孕妇偏食、妊娠剧吐以及摄入蛋白质、维生素及微量元素不足,胎儿出生体质量与母体血糖水平呈正相关。

(2)妊娠并发症与合并症:并发症如妊娠期高血压病、多胎妊娠、妊娠期肝内胆汁淤积症等,合并症如心脏病、慢性高血压、肾炎、贫血、抗磷脂抗体综合征等,均可使胎盘血流量减少,灌注下降。

(3)其他:孕妇年龄、地区、体质量、身高、经济状况、子宫发育畸形、吸烟、吸毒、酗酒、宫内感染、母体接触放射线或有毒物质等。

2. 胎儿因素

研究证实,生长激素、胰岛素样生长因子、瘦素等调节胎儿生长的物质在脐血中降低,可能会影响胎儿内分泌和代谢。胎儿基因或染色体异常、先天发育异常时,也常伴有胎儿生长受限。

3. 胎盘及脐带因素

胎盘各种病变导致子宫胎盘血流量减少,胎儿血供不足。脐带因素有脐带过长、脐带过细(尤其近脐带根部过细)、脐带扭转、脐带打结、脐带边缘或帆状插入等。

二、分类及临床表现

胎儿发育分三阶段。第一阶段(妊娠 17 周之前):主要是细胞增生,所有器官的细胞数目均增加。第二阶段(妊娠 17～32 周):细胞继续增生但速率下降,细胞体积开始增大。第三阶段(妊娠 32 周之后):细胞增生肥大为其主要特征,胎儿突出表现为糖原和脂肪沉积。胎儿生长受限根据其发生时间、胎儿体质量以及病因分为 3 类。

1. 内因性均称型 FGR 属于原发性胎儿生长受限

一般发生在胎儿发育的第一阶段,因胎儿在体质量、头围和身长三方面均受限,头围与腹围均小,故称均称型。其病因包括基因或染色体异常、病毒感染、接触放射性物质及其他有毒物质。

特点:体质量、身长、头径相称,但均小于该孕龄正常值。外表无营养不良表现,器官分化或成熟度与孕龄相符,但各器官的细胞数量均减少,脑重量轻,神经元功能不全和髓鞘形成迟缓;胎盘小,但组织无异常。胎儿无缺氧表现。胎儿出生缺陷发生率高,围生儿病死率高,预后不良。产后新生儿脑神经发育障碍,智力障碍的发生率比较高。

2. 外因性不均称型 FGR 属于继发性胎儿生长受限

胚胎早期发育正常,至孕中晚期才受到有害因素影响,如合并妊娠期高血压病等所致的慢性胎盘功能不全。

特点:新生儿外表呈营养不良或过熟儿状态,发育不均称,身长、头径与孕龄相符而体质量偏低。胎儿常有宫内慢性缺氧及代谢障碍,各器官细胞数量正常,但细胞体积缩小,以肝脏为著。胎盘体积正常,但功能下降,伴有缺血缺氧的病理改变,常有梗死、钙化、胎膜黄染等,加重胎儿宫内缺氧,使胎儿在分娩期对缺氧的耐受力下降,导致新生儿脑神经受损。新生儿在出生后躯体发育正常,容易发生低血糖。

3. 外因性均称型 FGR 为上述两型的混合型

其病因有母儿双方因素,多系缺乏重要生长因素,如叶酸、氨基酸、微量元素或有害药物影响所致。在整个妊娠期间均产生影响。

特点:新生儿身长、体质量、头径均小于该孕龄正常值,外表有营养不良表现。各器官细胞数目减少,导致器官体积均缩小,肝脾严重受累,脑细胞数也明显减少。胎盘小,外观正常。胎儿少有宫内缺氧,但存在代谢不良。新生儿的生长与智力发育常常受到影响。

上述的分类方法有助于病因学的诊断,但对于胎儿预后结局的改善和临床治疗的评估并无明显帮助,许多的 FGR 胎儿并不适合这种分类而且难以划分。不均称型 FGR 可表现为胎儿的腹围相对于其他生长测量指标更为落后,通常情况下与胎盘疾病、母体疾病相关。均称型 FGR 的胎儿生长测量的各条径线均落后于正常值,需要考虑的病因有:孕龄的评估是否正确,非整倍体,遗传方面的疾病,药物毒物的接触史。这种均称型 FGR 的胎儿有时很难和健康的 SGA 区别。

三、诊断

孕期准确诊断 FGR 并不容易,往往需要在分娩后才能确诊。密切关注胎儿发育情况是提高 FGR 诊断率及准确率的关键。没有高危因素的孕妇应在孕早期明确孕周,准确地判断胎龄,并通过孕妇体质量和宫高的变化,初步筛查出 FGR,进一步经超声检查确诊。有高危因素的孕妇还需从孕早期开始定期行超声检查,根据各项衡量胎儿生长发育指标及其动态情况,结合子宫胎盘的灌注情况及孕妇的产前检查表现,尽早诊断 FGR。

1. 临床指标

测量子宫长度、腹围、体质量,推测胎儿大小,简单易行,用于低危人群的筛查。

(1)宫高、腹围值连续 3 周测量均在第 10 百分位数以下者,为筛选 FGR 指标,预测准确率达 85% 以上。

(2)计算胎儿发育指数:胎儿发育指数=宫高(cm)-3×(月份+1),指数在-3 和+3 之间为正常,小于-3 提示可能为 FGR。

(3)在孕晚期,孕妇每周增加体质量 0.5 kg,若体质量增长停滞或增长缓慢时,可能为 FGR。

2. 辅助检查

(1)超声胎儿生长测量:①测头围与腹围比值(HC/AC)。胎儿头围在孕 28 周后生长减慢,而胎儿体质量仍按原速度增长,故只测头围不能准确反映胎儿生长发育的动态变化,应同时测量胎儿腹围和头围(HC/AC),比值小于正常同孕周平均值的第 10 百分位数,即应考虑可能为 FGR,有助于估算不均称型 FGR。②测量胎儿双顶径(BPD)。正常孕妇孕早期每周平均增长 3.6~4.0 mm,孕中期 2.4~2.8 mm,孕晚期 2.0 mm。如超声动态监测双顶径时发现每周增长<2.0 mm,或每 3 周增长<4.0 mm,或每 4 周增长<6.0 mm,于妊娠晚期双顶径每周增长<1.7 mm,均应考虑有 FGR 的可能。③羊水量与胎盘成熟度。多数 FGR 出现羊水偏少、胎盘老化的超声图像。

(2)彩色多普勒超声检查:脐动脉舒张期血流缺失或倒置对诊断 FGR 意义大。妊娠晚期脐动脉 S/D 比值通常≤3 为正常值,脐血 S/D 比值升高时,也应考虑有 FGR 的可能。测量子宫动脉的血流(PI 及是否存在切迹)可以评估是否存在胎盘灌注不良可能,从而预测 FGR 的发生。

(3)抗心磷脂抗体(ACA)的测定:近年来,有关自身抗体与不良妊娠的关系已越来越多被人们所关注,研究表明,抗心磷脂抗体(ACA)与 FGR 的发生有关。

四、处理

(一)寻找病因

临床怀疑 FGR 的孕妇,应尽可能找出可能的致病原因,如极早发现妊娠期高血压病,行TORCH 感染检查、抗磷脂抗体测定,超声检查排除胎儿先天畸形,必要时行胎儿染色体检查。

(二)妊娠期治疗

治疗越早,效果越好,孕 32 周前开始疗效佳,孕 36 周后疗效差。FGR 的治疗原则是:积极寻找病因、补充营养、改善胎盘循环、加强胎儿监测、适时终止妊娠。常见的改善胎盘循环及补充营养的方法有静脉营养等,但治疗效果欠佳。

1. 一般治疗

均衡膳食,吸氧,这种方法在均称型 FGR 妊娠孕妇中未得到证实。尽管如此,许多医生建议一种改良式的休息方式即左侧卧位,增加母体心排出量的同时可能会使胎盘血流达到最大量。

2. 母体静脉营养

氨基酸是胎儿蛋白质合成的主要来源,为胎儿生长发育的物质基础,以主动运输方式通过胎盘到达胎儿;能量合剂有助于氨基酸的主动转运;葡萄糖是胎儿热能的来源。故理论上给予母体补充氨基酸、能量合剂及葡萄糖有利于胎儿生长。但临床单纯应用母体静脉营养的治疗效果并不理想。可能的原因是:①真正营养缺乏造成的 FGR 很少;②在胎儿生长受限时,胎盘功能减退,胎盘绒毛内血管床减少,间质纤维增加,出现绒毛间血栓,胎盘梗死等一系列胎盘老化现象,子宫-胎盘供血不足,导致物质转换能力下降。

3.药物治疗

β-肾上腺素激动剂能舒张血管、松弛子宫,改善子宫胎盘血流,促进胎儿生长发育,硫酸镁能恢复胎盘正常的血流灌注。丹参能促进细胞代谢、改善微循环、降低毛细血管通透性,有利于维持胎盘功能。低分子肝素、阿司匹林用于抗磷脂抗体综合征引起 FGR 者有效。预计34 周前分娩的生长受限胎儿应该注射糖皮质激素,以促胎肺成熟。

(三)胎儿健康情况(fetal well-being)监测

可以进行无应激试验(NST)、胎儿生物物理评分、胎儿血流监测如脐动脉彩色多普勒、大脑中动脉血流、静脉导管血流等。脐血流的舒张期缺失、倒置和静脉导管的反向 A 波提示了较高的围生儿发病率与病死率。胎儿的多普勒血流改变往往早于胎心电子监护或生物物理评分。

(四)产科处理

1.继续妊娠指征

胎儿状况良好,胎盘功能正常,妊娠未足月、孕妇无合并症及并发症者,可以在密切监护下妊娠至足月,但不应超过预产期。

2.终止妊娠指征

①治疗后 FGR 无改善,胎儿停止生长 3 周以上;②胎盘提前老化,伴有羊水过少等胎盘功能低下表现;③NST、胎儿生物物理评分及胎儿血流测定等提示胎儿缺氧;④妊娠并发症、并发症病情加重,妊娠继续将危害母婴健康或生命者,均应尽快终止妊娠,一般在孕 34 周左右考虑终止妊娠,如孕周未达 34 周者,应促胎肺成熟后再终止妊娠。

3.分娩方式选择

FGR 胎儿对缺氧耐受力差,胎儿胎盘贮备不足,难以耐受分娩过程中子宫收缩时的缺氧状态,应适当放宽剖宫产指征。①阴道产:胎儿情况良好,胎盘功能正常,胎儿成熟,Bishop 宫颈成熟度评分≥7 分,羊水量及胎位正常,无其他禁忌者,可经阴道分娩;若胎儿难以存活,无剖宫产指征时予以引产。②剖宫产:胎儿病情危重,产道条件欠佳,阴道分娩对胎儿不利,应行剖宫产结束分娩。

五、预后

FGR 的近期及远期并发症发病率均较高。近期并发症主要有新生儿窒息、低体温、低血糖、红细胞增多症等;远期并发症主要有脑瘫,智力障碍、行为异常、神经系统障碍;成年后高血压、冠心病、糖尿病等心血管疾病及代谢性疾病的发病率较高,约为正常儿的 2 倍。

小于孕龄儿(SGA)指出生体质量低于同胎龄应有体质量第 10 百分位数以下或低于其平均体质量 2 个标准差的新生儿。胎儿生长受限(FGR)指无法达到其应有生长潜力的 SGA。胎儿生长发育受限病因复杂。治疗的关键取决于病因,鉴别潜在的疾病是进行适当处理的必要步骤。由非整倍体、遗传综合征、病毒感染等原因导致的生长受限的结局无法通过产科治疗而改变。另外,子宫胎盘功能不良也是胎儿生长受限的潜在病因,常规宫内治疗效果并不确切。

第二节　多胎妊娠

一次妊娠宫腔内同时有两个或两个以上胎儿时称为多胎妊娠(multiple pregnancy),以双胎妊娠(twin pregnaney)多见。近年辅助生殖技术广泛开展,多胎妊娠发生率明显增高。多胎妊娠易引起妊娠期高血压病、妊娠期肝内胆汁淤积症、贫血、胎膜早破及早产、胎儿发育异常等并发症。单绒毛膜双胎还可能合并双胎输血综合征、选择性生长受限等特殊并发症,因此双胎妊娠属高危妊娠范畴。

一、双胎类型及特点

1. 双卵双胎

两个卵子分别受精形成的双胎妊娠,称为双卵双胎(dizygotictwin)。双卵双胎约占双胎妊娠的70%,与应用促排卵药物、多胚胎宫腔内移植及遗传因素有关。两个卵子分别受精形成两个受精卵,各自的遗传基因不完全相同,故形成的两个胎儿有区别,如血型、性别不同或相同,但指纹、外貌、精神类型等多种表型不同。胎盘多为两个,也可融合成一个,但血液循环各自独立。胎盘胎儿面有两个羊膜腔,中间隔有两层羊膜、两层绒毛膜。

同期复孕(superfecundation)是两个卵子在短时间内不同时间受精而形成的双卵双胎。检测 HLA 型别可识别精子的来源。

2. 单卵双胎

由一个受精卵分裂形成的双胎妊娠,称为单卵双胎(monozygotietwin)。单卵双胎约占双胎妊娠30%。形成原因不明,不受种族、遗传、年龄、胎次、医源的影响。一个受精卵分裂形成两个胎儿,具有相同的遗传基因,故两个胎儿性别、血型及外貌等均相同。由于受精卵在早期发育阶段发生分裂的时间不同,形成下述 4 种类型。

(1)双羊膜囊双绒毛膜单卵双胎:分裂发生在桑椹期(早期胚泡),相当于受精后 3 d 内,形成两个独立的受精卵、两个羊膜囊。两个羊膜囊之间隔有两层绒毛膜、两层羊膜,胎盘为两个或一个。此种类型约占单卵双胎的 30% 左右。

(2)双羊膜囊单绒毛膜单卵双胎:分裂发生在受精后第 4~8 d,胚胎发育处于胚泡期,即已分化出滋养细胞,羊膜囊尚未形成。胎盘为一个,两个羊膜囊之间仅隔有两层羊膜,此种类型约占单卵双胎的 68%。

(3)单羊膜囊单绒毛膜单卵双胎:受精卵在受精后第 9~13 d 分裂,此时羊膜囊已形成,两个胎儿共存于一个羊膜腔内,共有一个胎盘。此类型占单卵双胎的 1%~2%。

(4)联体双胎:受精卵在受精第 13 d 后分裂,此时原始胚盘已形成,机体不能完全分裂成两个,形成不同形式的联体儿,极罕见。如两个胎儿共有一个胸腔或共有一个头部等。寄生胎(fetusinfetus)也是联体双胎的一种形式,发育差的内细胞团被包入正常发育的胚胎体内,常位于胎儿的上腹部腹膜后,胎体的发育不完全。联体双胎发生率为单卵双胎的 1/1 500。

二、诊断

1.病史及临床表现

双卵双胎多有家族史,妊娠前曾用促排卵药或体外受精多个胚胎移植。但体外受精—胚胎移植后双胎未必一定为双卵双胎。亦可能移植两个胚胎后,只有一个胚胎存活,而该受精卵又分裂为单绒毛膜性双胎。双胎妊娠通常恶心呕吐等早孕反应重。妊娠中期后体质量增加迅速,腹部增大明显,下肢水肿、静脉曲张等压迫症状出现早且明显,妊娠晚期常有呼吸困难,活动不便。

2.产科检查

子宫大于停经周数,妊娠中晚期腹部可触及多个小肢体或 3 个以上胎极;胎头较小,与子宫大小不成比例;不同部位可听到两个胎心,其间隔有无音区,或同时听诊 1 min,两个胎心率相差 10 次以上。双胎妊娠时胎位多为纵产式,以两个头位或一头一臀常见。

3.B 超检查

对诊断及监护双胎有较大帮助。妊娠 35 d 后,宫腔内可见两个妊娠囊;妊娠 6 周后,可见两个原始心管搏动。可筛查胎儿结构畸形,如联体双胎、开放性神经管畸形等。B 超还可帮助确定两个胎儿的胎位。

4.绒毛膜性判断

由于单绒毛膜性双胎特有的双胎并发症较多,因此在妊娠早期进行绒毛膜性判断非常重要。在妊娠 6~10 周,可通过宫腔内孕囊数目进行绒毛膜性判断,如宫腔内有两个孕囊,为双绒毛膜双胎,如仅见一个孕囊,则单绒毛膜性双胎可能性较大。妊娠 11~13 周,可以通过判断胎膜与胎盘插入点呈"双胎峰"或者"T"字征来判断双胎的绒毛膜性。前者为双绒毛膜性双胎,后者为单绒毛膜性双胎。此时,还可以检测双胎的颈项透明层厚度来预测非整倍体发生的概率。妊娠早期之后,绒毛膜性的检测难度增加,此时可以通过胎儿性别、两个羊膜囊间隔厚度、胎盘是否独立做综合判断。

三、并发症

1.孕妇的并发症

(1)妊娠期高血压病:比单胎妊娠多 3~4 倍,且发病早、程度重,容易出现心肺并发症及子痫。

(2)妊娠期肝内胆汁淤积症:发生率是单胎的 2 倍,胆酸常高出正常值 10 倍以上,易引起早产、胎儿窘迫、死胎、死产,围产儿病死率增高。

(3)贫血:是单胎的 2.4 倍,与铁及叶酸缺乏有关。

(4)羊水过多:发生率约 12%,单卵双胎常在妊娠中期发生急性羊水过多,与双胎输血综合征及胎儿畸形有关。

(5)胎膜早破:发生率约达 14%,可能与宫腔内压力增高有关。

(6)宫缩乏力:子宫肌纤维伸展过度,常发生原发性宫缩乏力,致产程延长。

(7)胎盘早剥:是双胎妊娠产前出血的主要原因,可能与妊娠期高血压病发生率增加有关。第一胎儿娩出后,宫腔容积骤然缩小,是胎盘早剥另一常见原因。

(8)产后出血:经阴道分娩的双胎妊娠平均产后出血量≥500 mL,与子宫过度膨胀致产后宫缩乏力及胎盘附着面积增大有关。

(9)流产:高于单胎 2～3 倍,与胚胎畸形、胎盘发育异常、胎盘血液循环障碍、宫腔内容积相对狭窄可能有关。

2.围产儿并发症

(1)早产:约 50％双胎妊娠并发早产,其风险约为单胎妊娠的 7～10 倍,多因胎膜早破或宫腔内压力过高及严重母儿并发症所致。

(2)脐带异常:单羊膜囊双胎易发生脐带互相缠绕、扭转,可致胎儿死亡。脐带脱垂也是双胎常见并发症,多发生在双胎胎位异常或胎先露未衔接出现胎膜早破时,以及第一胎儿娩出后,第二胎儿娩出前,是胎儿急性缺氧死亡的主要原因。

(3)胎头交锁及胎头碰撞:前者多发生在第一胎儿为臀先露、第二胎儿为头先露者,分娩时第一胎儿头部尚未娩出,而第二胎儿头部已入盆,两个胎头颈部交锁,造成难产;后者两个胎儿均为头先露,同时入盆,引起胎头碰撞难产。

(4)胎儿畸形:双绒毛膜双胎和单绒毛膜双胎妊娠胎儿畸形的发生率分别为单胎妊娠的 2 倍和 3 倍。有些畸形为单卵双胎所特有,如联体双胎、无心畸形等。

3.单绒毛膜双胎特有并发症

单绒毛膜性双胎由于两胎儿共用一个胎盘,胎盘之间存在血管吻合,故可以出现较多且较严重的并发症,围产儿发病率和病死率均增加。

(1)双胎输血综合征(twin to twin transfusion syndrome,TTTS):是双羊膜囊单绒毛膜单卵双胎的严重并发症。通过胎盘间的动一静脉吻合支,血液从动脉向静脉单向分流,使一个胎儿成为供血儿,另一个胎儿成为受血儿,造成供血儿贫血、血容量减少,致使生长受限、肾灌注不足、羊水过少,甚至因营养不良而死亡;受血儿血容量增多、动脉压增高、各器官体积增大、胎儿体重增加,可发生充血性心力衰竭、胎儿水肿、羊水过多。既往对于双胎输血综合征的诊断通常是通过产后检查新生儿,如果两个胎儿体质量相差≥20％、血红蛋白相差>50 g/L,提示双胎输血综合征。目前国际上对 TTTS 的诊断主要依据为:①单绒毛膜性双胎;②双胎出现羊水量改变,一胎羊水池最大深度大于 8 cm,另一胎小于 2 cm 即可诊断。有时供血儿出现羊水严重过少,被挤压到子宫的一侧,成为"贴附儿"(stuck-twin)。根据 Quintero 分期,TTTS 可分为 5 期:Ⅰ期,仅羊水量异常;Ⅱ期,超声不能显示供血儿膀胱;Ⅲ期,出现脐动脉、静脉导管、脐静脉多普勒血流的异常;Ⅳ期,任何一胎水肿或腹腔积液;Ⅴ期,任何一胎死亡。双胎输血综合征如果不经治疗,胎儿的病死率高达 90％。

(2)选择性胎儿生长受限(selective IUGR,sIUGR):亦为单绒毛膜性双胎特有的严重并发症。目前诊断主要是根据 FGR 胎儿体质量估测位于该孕周第 10 百分位以下,两胎儿体质量相差 25％以上。但诊断仍存在争议。其发病原因主要为胎盘分配不均,FGR 胎儿通常存在脐带边缘附着或帆状插入。sIUGR 可分为 3 型,Ⅰ型为仅出现体质量相差;Ⅱ型为小胎儿出现脐血流舒张期缺失或倒置;Ⅲ型为小胎儿出现间歇性脐血流舒张期改变。

sIUGR 和双胎输血综合征在诊断上易出现混淆,但其诊断必须要满足单绒毛膜性双胎这一前提。TTTS 诊断的必要条件为双胎羊水量的异常,受血儿羊水过多,而供血儿出现羊水过少。sIUGR 胎儿羊水量可正常,或仅出现一胎的羊水异常,其诊断依据为两胎之间出现的体质量差异。

(3)一胎无心畸形:亦称动脉反向灌注序列(twin reversed arterial perfusion sequence,

TRAPS),为少见畸形,发生率为单绒毛膜妊娠的 1%,妊娠胎儿的 1/35 000。双胎之一心脏阙如、残留或无功能。最显著的特征是结构正常的泵血胎通过一根胎盘表面动脉—动脉吻合向寄生的无心胎供血。如不治疗,正常胎儿可发生心力衰竭而死亡。

(4)单绒毛膜单羊膜囊双胎:为极高危的双胎妊娠,由于两胎儿共用一个羊膜腔,两胎儿之间无胎膜分隔,因脐带缠绕和打结而发生宫内意外可能性较大。

四、处理

1.妊娠期处理及监护

(1)补充足够营养:进食含高蛋白质、高维生素以及必需脂肪酸的食物,注意补充铁、叶酸及钙剂,预防贫血及妊娠期高血压病。

(2)防治早产:是双胎产前监护的重点,双胎孕妇应增加每日卧床休息时间,减少活动量,产兆若发生在 34 周以前,应给予宫缩抑制剂。一旦出现宫缩或阴道流液,应住院治疗。

(3)及时防治妊娠期并发症:妊娠期发现高血压病、肝内胆汁淤积症等应及早治疗。

(4)监护胎儿生长发育情况及胎位变化:发现胎儿畸形,尤其是联体双胎,应及早终止妊娠。对双绒毛膜性双胎,定期(每 4 周 1 次)B 超监测胎儿生长情况。对单绒毛膜性双胎,应每 2 周 B 超监测胎儿生长发育以期早期排除是否出现特殊并发症等。如有条件,单绒毛膜性双胎应由胎儿医学专家进行随访,随访的内容包括胎儿生长发育情况、体质量估测相差、羊水情况、多普勒血流评估。B 超发现胎位异常,一般不予纠正。但妊娠晚期确定胎位,对分娩方式选择有帮助。

2.终止妊娠的指征

①合并急性羊水过多,压迫症状明显,孕妇腹部过度膨胀,呼吸困难,严重不适;②胎儿畸形;③母亲有严重并发症,如子痫前期或子痫,不允许继续妊娠时;④已到预产期尚未临产,胎盘功能减退者。

3.分娩期处理

多数双胎妊娠能经阴道分娩。产程中应注意:①产妇应有良好体力,应保证产妇足够的摄入量及睡眠;②严密观察胎心变化;③注意宫缩及产程进展,对胎头已衔接者,可在产程早期行人工破膜,加速产程进展,如宫缩乏力,可在严密监护下,给予低浓度缩宫素静脉滴注;④第二产程必要时行会阴后一侧切开,减轻胎头受压。第一胎儿娩出后,胎盘侧脐带必须立即夹紧,以防第二胎儿失血。助手应在腹部固定第二胎儿为纵产式,并密切观察胎心、宫缩及阴道流血情况,及时阴道检查了解胎位及排除脐带脱垂,及早发现胎盘早剥。若无异常,等待自然分娩,通常在 20 min 左右第二个胎儿娩出,若等待 15 min 仍无宫缩,可行人工破膜并静脉滴注低浓度缩宫素,促进子宫收缩。若发现脐带脱垂、胎盘早剥,立即用产钳助产或臀牵引,迅速娩出胎儿。若胎头高浮,应行内转胎位术及臀牵术。若第二胎儿为肩先露,先行外转胎位术,不成功改用联合转胎位术娩出胎儿。必要时第二胎采用剖宫产术终止妊娠。

双胎妊娠有下列情况之一,应考虑剖宫产:①第一胎儿为肩先露、臀先露;②宫缩乏力致产程延长,经保守治疗效果不佳;③胎儿窘迫,短时间内不能经阴道结束分娩;④联体双胎孕周>26 周;⑤严重妊娠并发症需尽快终止妊娠,如重度子痫前期、胎盘早剥等。

无论阴道分娩还是剖宫产,均需积极防治产后出血:①临产时应备血;②胎儿娩出前需建立静脉通道;③第二胎儿娩出后立即使用宫缩剂,并使其作用维持到产后 2 h 以上。

4.单绒毛膜双胎及其特有并发症的处理

双胎的胎儿预后取决于绒毛膜性,而并不是合子性(卵性)。如在 26 周之前确诊为双胎输血综合征,可在胎儿镜下用激光凝固胎盘表面可见的血管吻合支,使胎儿存活率提高。对于较晚发现的双胎输血综合征合并羊水过多,可采取快速羊水减量术。对于严重的 sIUGR 或者单绒毛膜双胎一胎合并畸形或 TRAPS,可采用选择性减胎术(射频消融术或脐带电凝术),减去 FGR 胎儿或畸形胎儿。若无并发症,单绒毛膜性双胎的分娩孕周一般为 35～37 周,通常不超过 37 周。严重 sIUGR 和 TTTS 在严密监护下可期待至 32～34 周分娩。单绒毛膜单羊膜囊双胎的分娩孕周亦为 32～34 周。

第八章　胎儿附属器异常

第一节　前置胎盘

胎盘正常附着部位为子宫体部的后壁、前壁或侧壁。若妊娠 28 周后,胎盘附着于子宫下段,下缘达到或覆盖宫颈内口,位置低于胎先露部,称为前置胎盘(placenta previa)。前置胎盘是妊娠期的严重并发症之一,也是妊娠晚期阴道流血最常见的原因,发病率国内报道为 0.24%～1.57%,国外报道为 0.3%～0.5%。

一、病因

尚不清楚,可能与下述因素有关。

1.子宫内膜损伤或病变

受精卵植入受损的子宫内膜,子宫蜕膜血管形成不良、胎盘供血不足,为摄取足够的营养而增大胎盘面积,伸展到子宫下段,形成前置胎盘。高龄、多产、多次刮宫、产褥感染、瘢痕子宫等是常见因素。

有 2 次刮宫史者发生前置胎盘的风险增加 1 倍;子宫下段切口瘢痕妨碍胎盘随子宫峡部的伸展而向上"迁移",增加前置胎盘的发生率,瘢痕子宫再次妊娠发生前置胎盘的危险性升高 5 倍。

2.胎盘异常

胎盘面积过大而延伸至子宫下段,如多胎妊娠、副胎盘、膜状胎盘等,双胎妊娠前置胎盘的发生率较单胎妊娠高 1 倍。

3.受精卵滋养层发育迟缓

受精卵到达宫腔时,滋养层尚未发育到能着床的阶段,继续下移,着床于子宫下段而形成前置胎盘。

4.辅助生殖技术

辅助生殖技术受孕者,由于受精卵的体外培养和人工植入,受精卵可能与子宫内膜发育不同步,并且人工植入时可诱发宫缩,导致其着床于子宫下段,增加前置胎盘发生的风险。

二、分类

根据胎盘下缘与宫颈内口的关系,分为 4 种类型。

1.完全性前置胎盘或称为中央性前置胎盘

胎盘组织覆盖整个宫颈内口。

2.部分性前置胎盘

胎盘组织覆盖部分宫颈内口。

3.边缘性前置胎盘

胎盘附着于子宫下段,下缘达到宫颈内口,但未覆盖宫颈内口。

4.低置胎盘

胎盘附着于子宫下段,边缘距宫颈内口<20 mm,但未达到宫颈内口。

胎盘下缘与宫颈内口的关系可随子宫下段逐渐伸展、宫颈管逐渐消失、宫颈口逐渐扩张而改变。因此,前置胎盘的类型可因诊断时期不同而不同,通常以处理前最后一次检查来确定其分类。

既往有剖宫产史,此次妊娠为前置胎盘,且胎盘附着于原手术瘢痕部位,其胎盘粘连、植入发生率高,可引起致命性的大出血,因此也有人称之为"凶险性"前置胎盘。

三、临床表现

1.症状

妊娠晚期或临产时,突发无诱因、无痛性阴道流血是前置胎盘的典型症状。妊娠晚期子宫峡部逐渐拉长形成子宫下段,子宫下段伸展牵拉宫颈内口,宫颈管逐渐缩短,临产后的宫缩使宫颈管消失成为软产道的一部分。附着于子宫下段及宫颈内口的胎盘不能相应地伸展,与其附着处的子宫壁错位剥离,血窦破裂出血。前置胎盘可反复出血,出血时间、出血频率、出血量与前置胎盘类型有关。初次出血量一般不多,但也有初次即发生大出血而导致休克者。完全性前置胎盘初次出血时间较早,多发生在妊娠 28 周左右,出血频繁,出血量较多;边缘性前置胎盘初次出血时间较晚,多发生在妊娠末期或临产后,出血量较少;部分性前置胎盘的初次出血时间及出血量介于以上两者之间。

2.体征

患者一般情况取决于出血量和出血速度。反复出血呈现贫血貌,急性大量出血可致面色苍白、四肢湿冷、脉搏细弱、血压下降等休克表现。腹部检查子宫软、无压痛,大小与妊娠周数相符。由于胎盘占据子宫下段,故常见胎先露高浮,约 1/3 患者胎位异常,臀先露居多。胎盘附着子宫前壁时,耻骨联合上方可闻及胎盘血流杂音。临产时检查,宫缩为阵发性,间歇期能完全松弛。反复出血或一次大量出血可出现胎心异常,甚至胎心消失。

四、诊断

(一)病史及临床表现

既往有多次分娩、刮宫史,子宫手术史,或有不良生活习惯、辅助生殖技术受孕、双胎等病史,出现上述症状和体征,应考虑前置胎盘的诊断。

(二)辅助检查

1.超声检查

超声可清楚显示胎盘、子宫壁、胎先露和宫颈的位置,根据胎盘下缘与宫颈内口的关系,确定前置胎盘的类型。超声检查包括经腹部超声和经阴道超声,由于经腹部超声容易漏诊附着于子宫后壁的前置胎盘,膀胱的充盈程度也影响其对胎盘位置的判断,故经阴道超声更准确,是评估胎盘状况的"标准",而且目前认为不会增加出血的危险。不过超声无法判断是否合并胎盘粘连,出现以下超声声像则提示可能存在不同程度胎盘植入:胎盘内多个不规则的无回声区伴丰富血流信号;胎盘后方低回声带消失;子宫与膀胱壁的强回声线变薄、中断,以及膀胱子宫浆膜交界面血管分布增多且粗而不规则等。

妊娠中期胎盘约占据宫壁一半面积,邻近或覆盖宫颈内口的机会较多,妊娠晚期胎盘占据宫壁面积减少到 1/3 或 1/4,子宫下段的形成及伸展会增加胎盘下缘与宫颈内口的距离,因此超声检查描述胎盘位置时,应考虑妊娠周数,妊娠中期发现胎盘位置低,不宜诊断为前置胎盘,可称为"胎盘前置状态"。

2.磁共振检查(MRI)

怀疑合并胎盘粘连、植入者,可采用 MRI 辅助检查,超声结合 MRI 可提高诊断的准确率。怀疑"凶险性"前置胎盘者,MRI 有助于了解胎盘侵入子宫肌层的深度、局部吻合血管分布情况,及是否侵犯膀胱等宫旁组织。动态观察 MRI 图像可见有"沸水症"。

(三)产后检查胎盘和胎膜

阴道分娩后应仔细检查胎盘胎儿面边缘有无血管断裂,有无副胎盘。胎膜破口距胎盘边缘在 7 cm 以内,可做为诊断部分性、边缘性前置胎盘或低置胎盘的佐证。

前置胎盘最有效的辅助诊断方法是超声检查,诊断明确者不必再行阴道检查。若需要排除宫颈、阴道疾病,必要时可在具备输液、输血及立即手术的条件下进行阴道窥诊,不做阴道检查,禁止肛查。

五、鉴别诊断

应与胎盘早剥、脐带帆状附着前置血管破裂、胎盘边缘血窦破裂鉴别。诊断时,应排除阴道壁病变、宫颈癌、宫颈糜烂及息肉等引起的出血。

六、对母儿的影响

1.产时、产后出血

附着于子宫前壁的前置胎盘行剖宫产时,如子宫切口无法避开胎盘,则出血明显增多。胎儿分娩后,子宫下段收缩力较差,附着的胎盘不易剥离,剥离后因开放的血窦不易关闭而常发生产后出血。

2.植入性胎盘

由于子宫下段蜕膜发育不良,前置胎盘绒毛可植入子宫下段肌层,分娩时易导致难以控制的大出血。1%～5%前置胎盘合并胎盘植入,但"凶险性"前置胎盘合并胎盘植入的几率明显增高。

3.产褥感染

前置胎盘的胎盘剥离面接近宫颈外口,细菌易经阴道上行侵入胎盘剥离面,加之多数产妇因反复失血而致贫血,机体抵抗力下降,产褥期容易发生感染。

4.围生儿预后不良

出血量多可致胎儿窘迫,甚至缺氧死亡。有时为挽救孕妇或胎儿生命需提前终止妊娠,早产率增加,低出生体质量发生率及围生儿病死率亦明显增加。

七、处理

原则是抑制宫缩、止血、纠正贫血和预防感染。根据阴道流血量、有无休克、妊娠周数、胎儿是否存活、是否临产及前置胎盘类型等进行相应的处理。

(一)期待疗法

适用于妊娠＜34 周,无症状或阴道流血量少、一般情况良好、胎儿存活、胎肺未成熟的孕妇。目的是在母儿安全的前提下延长孕周,提高围生儿存活率。尽管国外有资料证明,住院与门诊治疗前置胎盘孕妇的妊娠结局并无明显差异,但对于有阴道流血的患者,我国仍强调住院期待治疗,并且应在有母儿抢救条件的医院进行。

1.一般处理

卧床休息,取侧卧位,血止后再适当活动。每日间断吸氧 3 次,每次 20~30 min,以提高胎儿血氧供应。严密观察阴道流血量,禁止性生活及其他刺激,便秘者可适当给予润肠通便,避免用力屏气。常规备血,做好急诊手术准备。

2.纠正贫血

补充铁剂,维持血红蛋白含量在 110g /L 以上,血细胞比容在 0.30 以上。血红蛋白低于70 g/L,可输血治疗。

3.抑制宫缩

为赢得促胎肺成熟的时间,可酌情选用宫缩抑制剂。

4.促胎肺成熟

妊娠<34 周加 6 天,给予促胎肺成熟治疗。

5.预防感染

反复阴道流血者需预防宫内感染的发生。

6.监测胎儿宫内情况和胎盘位置变化

期待过程中应加强对胎儿的监护,评估胎儿成熟程度,超声随访胎盘位置是否迁移。

(二)终止妊娠

1.终止妊娠的时机

(1)紧急终止妊娠:阴道大出血危及孕妇生命安全时,不论胎龄大小均应立即剖宫产;阴道流血量较多,胎肺不成熟者,可经短时间促肺成熟后终止妊娠;期待治疗过程中出现胎儿窘迫,胎儿已能存活,可急诊剖宫产终止妊娠。

(2)择期终止妊娠:无产前出血或出血量少者,完全性前置胎盘在妊娠达 36 周,部分性及边缘性前置胎盘在妊娠满 37 周后终止妊娠。

2.终止妊娠的方法

(1)剖宫产:择期剖宫产是处理前置胎盘的首选。

剖宫产指征:①完全性前置胎盘;②部分性及边缘性前置胎盘出血量较多,先露高浮,短时间内不能结束分娩者;③胎心、胎位异常者。

术前应积极纠正休克、备血、输液,做好处理产后出血及抢救新生儿的准备。子宫切口的选择原则上应避开胎盘,以免增加孕妇和胎儿的失血。对于前壁胎盘,可参考产前超声定位及术中探查所见,遵循个体化原则灵活选择子宫切口。胎儿娩出后,立即子宫肌壁内注射宫缩剂,待子宫收缩后剥离胎盘,如果剥离过程中发现合并胎盘植入,不可强行剥离,应根据植入面积大小给予相应处理。若胎盘剥离后,子宫下段胎盘剥离面出血多,可参考产后出血的处理采取相应措施。若各项措施均无效,尤其合并胎盘大部分植入者,应向家属交代病情,果断切除子宫。

(2)阴道分娩:适用于边缘性前置胎盘和低置胎盘,出血不多、枕先露、无头盆不称及胎位异常,估计短时间内能分娩者。在有条件的医院,备足血源的情况下,可在严密监测下进行阴道试产。宫颈口扩张后,人工破膜,加强宫缩促使胎头下降压迫胎盘,减少出血并加速产程进展。一旦产程停滞或阴道流血增多,应立即剖宫产结束分娩。

（三）紧急转运

若反复出血或阴道流血多，而当地医院无条件处理，应在充分评估母儿情况，建立静脉通道，在输血输液、止血、抑制宫缩的条件下，由医务人员护送，迅速转诊至上级医院。

（四）"凶险性"前置胎盘的处理

"凶险性"前置胎盘的处理需多科协作，必须在有良好医疗条件的医院内进行，因此应当尽早明确诊断，及时转诊，平衡母体及胎儿两方面的利益，合理期待，尽量择期剖宫产终止妊娠。必须重视围术期处理，做好产后出血抢救的准备，由技术熟练、急救经验丰富的医生实施手术。

八、预防

采取有效的避孕措施，避免多次人工流产及刮宫损伤，预防感染。发生妊娠期出血时，应及时就医，尽早做出诊断和处理。

前置胎盘是妊娠晚期可危及母儿生命的严重并发症之一。妊娠晚期突发无痛性阴道流血，应考虑前置胎盘。阴道流血时间、频率、出血量与前置胎盘类型有关。超声检查为目前诊断前置胎盘最有效的方法。根据阴道流血量、有无休克、妊娠周数、胎儿是否存活、是否临产及前置胎盘类型等可采取期待疗法或终止妊娠。如果前置胎盘发生严重出血而危及孕妇生命安全时，不论胎龄大小均应立即终止妊娠。剖宫产是处理前置胎盘的主要手段。"凶险性"前置胎盘合并胎盘植入的几率高，分娩时易导致难以控制的大出血，严重危及母儿生命，强调早期明确诊断，无救治条件应及时转诊。重视围术期处理及产后出血的抢救。

第二节　胎盘早剥

妊娠 20 周后或分娩期，正常位置的胎盘于胎儿娩出前，全部或部分从子宫壁剥离，称为胎盘早剥（placental abruption），是妊娠晚期的严重并发症之一。由于起病急、发展快，处理不当可威胁母儿生命。国内报道发生率为 $0.46\% \sim 2.1\%$，国外为 $1\% \sim 2\%$。发生率的高低与产后是否仔细检查胎盘有关，有些轻型胎盘早剥症状不明显，易被忽略。

一、病因

发病机制尚不完全清楚，可能与以下因素有关。

1. 子宫胎盘血管病变

胎盘早剥多发生于子痫前期、慢性高血压及慢性肾脏病的孕妇。这些疾病引起全身血管痉挛、硬化，子宫底蜕膜也可发生螺旋小动脉痉挛或硬化，引起远端毛细血管缺血坏死而破裂出血，在底蜕膜层与胎盘之间形成血肿，导致胎盘从子宫壁剥离。

2. 机械因素

外伤如腹部直接被撞击或挤压、性交、外倒转术等均可诱发胎盘早剥。脐带过短或脐带缠绕相对过短，临产后胎儿下降，脐带牵拉使胎盘自子宫壁剥离。羊水过多突然破膜时，羊水流出过快或双胎分娩时第一胎儿娩出过快，使宫内压骤减，子宫突然收缩而导致胎盘早剥。

3.子宫静脉压升高

妊娠晚期或临产后,若孕妇长时间处于仰卧位,妊娠子宫可压迫下腔静脉使回心血量减少,血压下降(仰卧位低血压综合征),子宫静脉淤血,静脉压升高,致使蜕膜静脉床淤血、破裂,引起胎盘剥离。

4.其他

高龄孕妇、经产妇易发生胎盘早剥;不良生活习惯如吸烟、酗酒及吸食可卡因等是国外发生率增高的原因;胎盘位于子宫肌瘤部位易发生胎盘早剥;宫内感染、有血栓形成倾向的孕妇胎盘早剥发生率增高;有胎盘早剥史的孕妇再次妊娠发生胎盘早剥的风险明显增高。

二、病理及病理生理

胎盘早剥的主要病理变化是底蜕膜出血,形成血肿,使该处胎盘自子宫壁剥离。如剥离面小,血液很快凝固而出血停止,临床可无症状或症状轻微。

如继续出血,胎盘剥离面也随之扩大,形成较大的胎盘后血肿,血液可冲开胎盘边缘及胎膜经宫颈管流出,表现为外出血,称为显性剥离。

如胎盘边缘或胎膜与子宫壁未剥离,或胎头进入骨盆入口压迫胎盘下缘,使血液积聚于胎盘与宫壁之间不能外流而致无阴道流血,称为隐性剥离。

由于血液不能外流,胎盘后出血越积越多,子宫底升高,当出血达到一定程度,压力增大,血液冲开胎盘边缘和胎膜经宫颈管流出,即为混合性出血。有时胎盘后血液可穿破羊膜而溢入羊膜腔,形成血性羊水。

胎盘早剥尤其是隐性剥离时,胎盘后血肿增大及压力增加,使血液浸入子宫肌层,引起肌纤维分离、断裂及变性,当血液经肌层浸入浆膜层时,子宫表面可见蓝紫色淤斑,尤以胎盘附着处明显,称为子宫胎盘卒中,有时血液可进一步渗入阔韧带、输卵管系膜,或经输卵管流入腹腔。卒中后的子宫收缩力减弱,可造成产后出血。

剥离处的胎盘绒毛及蜕膜可释放大量组织凝血活酶,进入母体血液循环后激活凝血系统,导致弥散性血管内凝血(DIC),在肺、肾等器官内形成微血栓,引起器官缺氧及功能障碍。

DIC继续发展可激活纤维蛋白溶解系统,产生大量纤维蛋白原降解产物(FDP),引起继发性纤溶亢进。由于凝血因子的大量消耗及高浓度FDP的生成,最终导致严重的凝血功能障碍。

三、临床表现及分类

根据病情严重程度,将胎盘早剥分为3度。

1.Ⅰ度

以显性出血为主,多见于分娩期,胎盘剥离面积小,常无腹痛或腹痛轻微。腹部检查体征不明显,子宫无压痛或胎盘剥离处轻微压痛,宫缩有间歇,胎位清楚,胎心率多正常。常常靠产后检查胎盘,发现胎盘母体面有陈旧凝血块及压迹才得以确诊。

2.Ⅱ度

以隐性出血为主,亦可为混合性出血,胎盘剥离面约为胎盘面积的1/3,多见于子痫前期、慢性高血压等有血管病变的孕妇。主要症状为突发的持续性腹痛,腰酸及腰背痛,疼痛程度与胎盘后积血多少呈正相关。常无阴道流血或流血不多,贫血程度与阴道流血量不相符。腹部检查:子宫往往大于妊娠月份,宫底随胎盘后血肿的增大而增高,子宫多处于高张状态,压痛,尤以胎盘剥离处最明显,但子宫后壁胎盘早剥时压痛可不明显。胎位可扪及,胎儿多存活。

3.Ⅲ度

胎盘剥离面一般超过胎盘面积的 1/2,临床表现较Ⅱ度加重,出现面色苍白、四肢湿冷、脉搏细弱、血压下降等休克征象,且休克的严重程度与阴道流血量不相符。腹部检查:子宫硬如板状,宫缩间歇期不能放松,胎位扪不清,胎心消失。若无凝血功能障碍为Ⅲa,有凝血功能障碍为Ⅲb。

四、辅助检查

(一)超声检查

可协助了解胎盘附着部位及胎盘早剥的程度,明确胎儿大小及存活情况。提示胎盘早剥的超声声像图有胎盘与子宫壁之间边缘不清楚的液性暗区、胎盘增厚、胎盘绒毛膜板凸入羊膜腔、羊水内出现流动的点状回声等。不过仅 25% 的胎盘早剥能经超声检查证实,即使阴性也不能排除胎盘早剥,但可与前置胎盘鉴别。

(二)实验室检查

了解贫血程度及凝血功能。可行血常规、尿常规、二氧化碳结合力及肝、肾功能等检查。Ⅱ、Ⅲ度患者应做以下试验。

(1)DIC 筛选试验:包括血小板计数、血浆凝血酶原时间、血浆纤维蛋白原定量。

(2)纤溶确诊试验:包括凝血酶时间、副凝试验和优球蛋白溶解时间。

(3)情况紧急时,可行血小板计数,并用全血凝块试验监测凝血功能,粗略估计血纤维蛋白原含量。

(三)胎儿监护

胎心监护出现基线变异消失、正弦波形、变异减速、晚期减速及胎心率缓慢等,应警惕胎盘早剥的发生。

五、诊断与鉴别诊断

依据病史、临床症状及体症,可做出临床诊断。

Ⅱ、Ⅲ度患者出现典型临床表现时诊断较容易,主要与先兆子宫破裂相鉴别。Ⅰ度患者临床表现不典型,可结合超声检查判断,并与前置胎盘相鉴别,超声有误诊可能,应重视临床症状及凝血常规的变化。

六、并发症

1.弥散性血管内凝血(DIC)

胎盘剥离面积大,尤其是胎死宫内的患者,可能发生 DIC。临床表现为阴道流血不凝或血凝块较软,皮肤、黏膜出血,甚至咯血、呕血及血尿。

2.产后出血

子宫胎盘卒中者子宫肌层发生病理改变而影响收缩,可致严重的产后出血;并发凝血功能障碍,产后出血更难避免且不易纠正,是导致出血性休克的重要原因。

3.羊水栓塞

胎盘早剥时,剥离面子宫血管开放,破膜后羊水可沿开放的血管进入母血液循环,导致羊水栓塞。

4.急性肾衰竭

胎盘早剥出血、休克及 DIC 等,导致肾血流量严重减少,尤其Ⅱ、Ⅲ度胎盘早剥常由子痫前期等引起,存在肾内小动脉痉挛、肾小球前小动脉狭窄、肾脏缺血等基础病变,易发生肾皮质或肾小管缺血坏死,出现急性肾衰竭。

5.胎儿宫内死亡

胎盘早剥出血引起胎儿急性缺氧,围生儿窒息率、病死率、早产率均升高,胎盘早剥面积超过 50％,胎儿宫内死亡的风险显著增加。

七、处理

胎盘早剥的治疗原则为早期识别,积极纠正休克,及时终止妊娠,控制 DIC,减少并发症。处理是否及时与恰当将决定母儿的预后。

(一)纠正休克

建立静脉通道,输注红细胞、血浆、冷沉淀等,迅速补充血容量及凝血因子,以纠正休克,改善全身状况。应保持血细胞比容不小于 0.30,尿量 >30 mL/h。

(二)及时终止妊娠

胎盘早剥一旦发生,胎儿娩出前剥离面可能继续扩大,持续时间越长,病情越重,出现并发症的风险越高,因此原则上胎盘早剥一旦确诊,必须及时终止妊娠,控制子宫出血。终止妊娠的方式取决于胎盘剥离的严重程度、孕妇生命体征、孕周、胎儿宫内状况、胎方位、能否短期内分娩等。

1.剖宫产

适用于:①Ⅱ、Ⅲ度胎盘早剥,估计不可能短期内分娩者;②Ⅰ度胎盘早剥,出现胎儿窘迫,需抢救胎儿者;③有产科剖宫产指征者;④病情急剧加重,危及孕妇生命时,不论胎儿存活与否,均应立即剖宫产。术前常规检查凝血功能,并备足新鲜血、血浆和血小板等。术中娩出胎儿和胎盘后,立即注射宫缩剂、人工剥离胎盘、按摩子宫,发生子宫胎盘卒中者,给予热盐水湿敷,多数可使子宫收缩良好而控制出血。若发生难以控制的出血,或发生 DIC,应快速输入新鲜血及凝血因子,及时行子宫切除术。

2.阴道分娩

(1)Ⅰ度胎盘早剥,全身情况良好,病情较轻,以显性出血为主,宫口已开大,估计短时间内能结束分娩者,可经阴道分娩,先行人工破膜使羊水缓慢流出,减少子宫容积,以腹带紧裹腹部加压,使胎盘不再继续剥离。如子宫收缩乏力,可滴注缩宫素缩短产程。产程中应密切观察心率、血压、宫底高度、阴道流血量及胎儿宫内情况;一旦发现病情加重或出现胎儿窘迫征象,或破膜后产程进展缓慢,应剖宫产结束分娩。

(2)胎儿死亡者,若孕妇生命体征平稳,病情无明显加重的趋势,且产程已发动,首选经阴道分娩。但出血过多或存在其他产科指征,仍以剖宫产终止妊娠为上策。

目前认为,对于妊娠 32～34 周Ⅰ度胎盘早剥者,可给予非手术治疗以延长孕周、促胎肺成熟。32 周以前者,如为显性出血,子宫松弛,孕妇及胎儿状况稳定,亦可考虑非手术治疗同时促胎肺成熟。

非手术治疗过程中应密切监测胎盘早剥的情况,一旦出现阴道流血增加、子宫张力增高或胎儿窘迫等,应立即终止妊娠。

（三）并发症的处理

1.产后出血

胎盘早剥患者易发生产后出血，产后应密切观察子宫收缩、宫底高度、阴道流血量及全身情况。分娩后及时应用宫缩剂，按摩子宫，警惕 DIC 的发生。

2.凝血功能障碍和急性肾衰竭

在迅速终止妊娠，阻止促凝物质继续进入孕妇血液循环的基础上纠正凝血功能障碍：①按比例及时补充足量的红细胞悬液、新鲜冷冻血浆、血小板，酌情输入冷沉淀、纤维蛋白原 3～6 g；②在 DIC 高凝阶段及早应用肝素，阻断 DIC 的发展；③纤溶亢进阶段，出血不止，可在肝素化和补充凝血因子的基础上应用抗纤溶药物以抑制纤维蛋白原的激活因子。患者出现少尿（尿量<17 mL/h）或无尿（尿量<100 mL/24 h）应考虑肾衰竭可能，在补足血容量的基础上给予呋塞米 40 mg 静脉推注，可重复使用。必要时行血液透析治疗。

八、预防

对妊娠期高血压病及慢性肾炎孕妇，应加强孕期管理，并积极治疗。防止外伤、避免不良生活习惯、预防宫内感染等。对高危患者不主张行胎儿倒转术，妊娠晚期和分娩期，应避免长时间仰卧，人工破膜应在宫缩间歇期进行等。

胎盘早剥是妊娠 20 周后或分娩期发生的妊娠严重并发症。主要病理变化是底蜕膜出血，形成血肿，使正常位置的胎盘在胎儿娩出前自子宫壁剥离，可严重危及母儿生命。根据胎盘剥离面积的大小及病情严重程度，分为 3 度，Ⅰ度胎盘剥离以外出血为主，Ⅱ、Ⅲ度常为内出血或混合性出血。临床表现为突发的持续性腹痛，检查子宫呈高张状态，压痛。超声检查可排除前置胎盘。Ⅱ、Ⅲ度患者可出现严重并发症，确诊后应立即终止妊娠。胎盘早剥危及孕妇生命时，不管胎儿存活与否，均应立即剖宫产。

第九章 产程观察

第一节 第一产程的临床经过及处理

第一产程为宫颈扩张期,是产程的开始。在规律宫缩的作用下,宫口扩张和胎头下降。但与此同时,也可发生各种异常,须严密观察,确保产程进展顺利。

一、临床表现

(一)规律宫缩

产程开始时,出现伴有疼痛的子宫收缩,习称"阵痛"。开始时宫缩持续时间较短(约 30 s)且弱,间歇期较长(5~6 min)。随产程进展,宫缩持续时间渐长(50~60 s)且强度增加,间歇期渐短(2~3 min)。当宫口近开全时,宫缩持续时间可达 1 min 或更长,间歇期仅 1~2 min。

(二)宫口扩张

宫口扩张是临产后规律宫缩的结果,通过阴道检查或肛诊,可以确定宫口扩张程度。当宫缩渐频并增强时,宫颈管逐渐短缩直至消失,宫口逐渐扩张。宫口于潜伏期扩张速度较慢,进入活跃期后加快,当宫口开全时,宫颈边缘消失,子宫下段及阴道形成宽阔筒腔,有利于胎儿通过。若宫口不能如期扩张,可能存在宫缩乏力、骨产道异常、胎位异常、头盆不称等原因。

(三)胎头下降

胎头下降程度是决定胎儿能否经阴道分娩的重要观察指标。通过阴道检查或肛查,能够明确胎头颅骨最低点的位置,并能协助判断胎方位。

(四)胎膜破裂

胎膜破裂简称破膜,胎儿先露部衔接后,将羊水阻断为前后两部,在胎先露前面的羊水,称为前羊水,约 100 mL,形成的前羊膜囊称为胎胞,宫缩时胎胞楔入宫颈管内,有助于扩张宫口。当羊膜腔内压力增加到一定程度时,胎膜自然破裂。正常破膜多发生在宫口近开全时。

二、产程、母体观察及处理

为了细致观察产程,做到检查结果记录及时,发现异常能尽早处理,目前多采用产程图(partogram),产程图的横坐标为临产时间(小时),纵坐标左侧为宫口扩张程度(cm),纵坐标右侧为先露下降程度(cm),画出宫口扩张曲线和胎头下降曲线,使产程进展一目了然。

(一)产程必须观察项目和处理

1.子宫收缩

产程中必须连续定时观察并记录宫缩持续时间、间歇时间及强度,掌握其规律,指导产程进行。检测宫缩最简单的方法是助产人员将手掌放于产妇腹壁上,宫缩时宫体部隆起变硬,间歇期松弛变软。用胎儿监护仪描记宫缩曲线,可以看出宫缩强度、频率和每次宫缩持续时间,是反映宫缩的客观指标。监护仪有以下两种类型。

（1）外监护：临床最常用，适用于第一产程任何阶段。将宫缩压力探头固定在产妇腹壁宫体近宫底部，连续描记 40 min。

（2）内监护：适用于胎膜已破、宫口扩张 1 cm 及以上。将内电极固定在胎儿头皮上，测定宫腔静止压力及宫缩时压力变化，通过宫口进入羊膜腔内的塑料导管，导管内充满液体，外端连接压力探头记录宫缩产生的压力。所得结果较外监护准确，但有宫腔内感染、电极导致胎儿头皮损伤的缺点，临床较少使用。

2.胎心

胎心监测是产程中极为重要的观察指标。

（1）听诊器听取：有普通听诊器、木制胎心听诊器和电子胎心听诊器 3 种，现常使用电子胎心听诊器。胎心听取应在宫缩间歇时。潜伏期应每隔 1～2 h 听胎心一次，活跃期宫缩较频时，应每 15～30 min 听胎心一次，每次听诊 1 min。此法能获得每分钟胎心率，但不能分辨胎心率变异、瞬间变化及其与宫缩、胎动的关系。

（2）使用胎儿监护仪：多用外监护描记胎心曲线。观察胎心率变异及其与宫缩、胎动的关系，观察时应每隔 15 min 对胎心监护曲线进行评估，宫缩频时每隔 5 min 评估 1 次。此法能较客观地判断胎儿在宫内的状态。

3.宫口扩张及胎头下降

描记宫口扩张曲线及胎头下降曲线，是产程图中重要的两项指标，表明产程进展情况，并能指导产程处理。

（1）宫口扩张曲线：将第一产程分为潜伏期和活跃期。潜伏期指从临产出现规律宫缩至宫口扩张 3 cm。此期间扩张速度较慢，平均 2～3 h 扩张 1 cm，需 8 h，最大时限 16 h。活跃期是指宫口扩张 3～10 cm。目前国际上倾向于将宫口扩张 4 cm 作为活跃期的起点，且不主张在 6 cm 前过多干预产程。此期间扩张速度加快，需 4 h，最大时限为 8 h。活跃期又分为 3 期：加速期指宫口扩张 3～4 cm，约需 1.5 h；最大加速期指宫口扩张 4～9 cm，约需 2 h；减速期指宫口扩张 9～10 cm，约需 30 min。

（2）胎头下降曲线：以胎头颅骨最低点与坐骨棘平面关系标明胎头下降程度。坐骨棘平面是判断胎头高低的标志。胎头颅骨最低点平坐骨棘平面时，以"0"表示；在坐骨棘平面上 1 cm 时，以"-1"表示；在坐骨棘平面下 1 cm 时，以"＋1"表示，其余依此类推。潜伏期胎头下降不显著，活跃期下降加速，平均下降 0.86 cm/h，可作为估计分娩难易的有效指标。

4.胎膜破裂

胎膜多在宫口近开全时自然破裂，前羊水流出。一旦发现胎膜破裂，应立即听胎心，并观察羊水性状和流出量，有无宫缩，同时记录破膜时间。

5.阴道检查

阴道检查能直接触清宫口四周边缘，准确估计宫颈管消退、宫口扩张、胎膜破否、胎先露部及位置。若先露为头，还能了解矢状缝及囟门，确定胎方位，并可减少肛查时手指进出肛门次数以降低感染概率，因此阴道检查有取代肛门检查之趋势。但应注意，必须在严密消毒后进行。如宫口扩张及胎头下降程度不明、疑有脐带先露或脐带脱垂、轻度头盆不称经试产 4 h，产程进展缓慢时，阴道检查尤为重要。

6.肛门检查

肛门检查可适时在宫缩时进行。亦能了解宫颈软硬度、厚薄，宫口扩张程度，是否破膜，骨盆腔大小,确定胎方位以及胎头下降程度。

肛查方法:产妇仰卧,两腿屈曲分开,检查前用消毒纸覆盖阴道口避免粪便污染。检查者右手示指戴指套蘸润滑剂伸入直肠内,拇指伸直,其余各指屈曲。示指向后触及尾骨尖端,了解尾骨活动度,再触摸两侧坐骨棘是否突出并确定胎头高低,然后用指端掌侧探查宫口,摸清其四周边缘,估计宫颈管消退和宫口扩张情况。宫口近开全时仅能摸到边缘。宫口开全时摸不到宫口边缘。未破膜者在胎头前方可触到有弹性的胎胞;已破膜者能触到胎头,若无胎头水肿,还能扪及颅缝及囟门位置,有助于确定胎方位。

(二)母体观察及处理

1.精神安慰

产妇的精神状态影响宫缩和产程进展。初产妇产程长,容易产生焦虑、紧张和急躁情绪,应安慰产妇并耐心讲解分娩是生理过程,使产妇与助产人员密切合作,以便能顺利分娩。若产妇于宫缩时喊叫不安,应在有宫缩时指导产妇进行深呼吸,或用双手轻揉下腹部。若腰骶部胀痛,用手拳压迫腰骶部常能减轻不适感。

2.血压

宫缩时血压常会升高 5~10 mmHg,间歇期复原。产程中应每隔 4~6 h 测量 1 次。发现血压升高,应增加测量次数并给予相应处理。

3.饮食与活动

为保证精力和体力充沛,应鼓励产妇少量多次进食,吃高热量易消化食物,注意摄入足够水分,必要时可静脉补液支持,以维持产妇体力。宫缩不强且未破膜时,产妇可在病室内走动,有助于加速产程进展。

4.排尿与排便

应鼓励产妇每 2~4 h 排尿 1 次,以免膀胱充盈影响宫缩及胎头下降。每次腹部检查,应该触诊耻骨上区,以判断膀胱是否充盈。排尿困难者,必要时导尿。初产妇宫口扩张<4 cm、经产妇<2 cm 时,可行温肥皂水灌肠,既能清除粪便避免分娩时排便造成污染,又能通过反射作用刺激宫缩加速产程进展。但胎膜早破、阴道流血、胎头未衔接、胎位异常、有剖宫产史,宫缩强估计 1 h 内分娩及患严重心脏病等情况时不宜灌肠。

5.其他

用肥皂水和温开水清洗外阴;初产妇、有难产史的经产妇,应再次行骨盆外测量。

第二节　第二产程的临床经过及处理

第二产程是胎儿娩出期,应密切观察产程和正确接产,使胎儿顺利娩出。

一、临床表现

胎膜大多自然破裂。若仍未破膜,且影响胎头下降,应行人工破膜。破膜后,宫缩常暂时停止,产妇略感舒适,随后重现宫缩且较前增强,每次持续 1 min 或更长,间歇 1~2 min。当胎头降至骨盆出口压迫骨盆底组织时，产妇有排便感，不自主地向下屏气。随产程进展，会阴体渐膨隆和变薄，肛门括约肌松弛。宫缩时胎头露出于阴道口，露出部分不断增大，宫缩间歇期，胎头又缩回阴道内，称为胎头拨露（head visible on vulval gapping）。

当胎头双顶径越过骨盆出口，宫缩间歇时胎头不再回缩，称为胎头着冠（crowning of head）。此时会阴极度扩张，产程继续进展，胎头的枕骨于耻骨弓下露出，出现仰伸动作，胎儿额、鼻、口、颏部相继娩出。胎头娩出后，接着出现胎头复位及外旋转，随后前肩和后肩也相继娩出，胎体很快顺利娩出，后羊水随之涌出。经产妇的第二产程短，有时仅需几次宫缩即可完成上述动作。

二、观察产程及处理

（一）密切监测胎心

第二产程宫缩频而强，需密切监测胎儿有无急性缺氧，应勤听胎心，每 5～10 min 听 1 次胎心，有条件时应用胎儿监护仪监测。若发现胎心减慢，应立即行阴道检查，尽快结束分娩。

（二）指导产妇屏气

正确使用腹压是缩短第二产程的关键，但个别产妇不会正确地向下用力，因此，应该指导她们双足蹬在产床上，两手握产床把手，宫缩时深吸气屏住，然后如排便样向下屏气增加腹压。宫缩间歇时，产妇呼气并使全身肌肉放松。如此反复屏气，能加速产程进展。

（三）接产准备

当初产妇宫口开全、经产妇宫口扩张 4 cm 且宫缩规律有力时，应将产妇送至分娩室，作好接产准备工作。让产妇仰卧于产床（少数坐于特制产椅上行坐位分娩），两腿屈曲分开露出外阴部，在臀下放便盆或塑料布，用消毒纱球蘸肥皂水擦洗外阴部，顺序是大阴唇、小阴唇、阴阜、大腿内上 1/3、会阴及肛门周围，然后用温开水冲掉肥皂水。用消毒干纱球盖住阴道口，防止冲洗液流入阴道。最后用聚维酮碘（povidone iodine）消毒，取下阴道口纱球和臀下便盆或塑料布，铺无菌巾于臀下。接产者准备接产。

（四）接产

1. 会阴撕裂诱因

会阴水肿、会阴过紧缺乏弹性、耻骨弓过低、胎儿过大、胎儿娩出过快等均易造成会阴撕裂。接产者在接产前应做出正确判断。

2. 接产要领

保护会阴并协助胎头俯屈，让胎头以最小径线（枕下前囟径）在宫缩间歇时缓慢通过阴道口，这是预防会阴撕裂的关键，产妇屏气必须与接产者配合。胎肩娩出时也要注意保护好会阴。

3. 接产步骤

接产者站在产妇右侧，当胎头拨露使阴唇后联合紧张时，开始保护会阴。方法是：在会阴部铺盖无菌巾，接产者右肘支在产床，右手拇指与其余四指分开，利用手掌大鱼际肌顶住会阴部。每当宫缩时应向上向内方托压，左手同时应下压胎头枕部，协助胎头俯屈和使胎头缓慢下降。宫缩间歇时，保护会阴的右手稍放松，以免压迫过久过紧引起会阴水肿。当胎头枕部在耻骨弓下露出时，左手应按分娩机制协助胎头仰伸。此时若宫缩强，应嘱产妇呼气消除腹压，并嘱产妇在宫缩间歇时稍向下屏气，使胎头缓慢娩出，以免过强的产力造成会阴撕裂。若胎头娩出发现脐带绕颈一周且较松时，可用手将脐带顺胎肩推上或从胎头退下，若脐带绕颈过紧或绕颈两周及两周以上,应快速松解脐带,立刻用两把血管钳夹住一段脐带从中间剪断,注意勿伤及胎儿颈部。

胎头娩出后,右手仍应注意保护会阴,不要急于娩出胎肩,而应先以左手自鼻根向下颏挤压,挤出口鼻内的黏液和羊水,以减少胎儿胸部娩出后吸入羊水和血液,然后协助胎头复位及外旋转,使胎儿双肩径与骨盆出口前后径相一致。

接产者左手向下轻压胎儿颈部,协助前肩从耻骨弓下先娩出,再托胎颈向上使后肩从会阴前缘缓慢娩出。双肩娩出后,保护会阴的右手方可放松,然后双手协助胎体及下肢相继以侧位娩出。

4.会阴切开指征

会阴过紧或胎儿过大,估计分娩时会阴撕裂难以避免者或母儿有病理情况急需结束分娩者。

5.会阴切开术

会阴切开术包括会阴后一侧切开术和会阴正中切开术。

(1)会阴左侧后一侧切开术:阴部神经阻滞及局部浸润麻醉生效后,术者于宫缩时以左手示、中两指伸入阴道内,撑起左侧阴道壁,右手用钝头直剪自会阴后联合中线向左侧45°(会阴高度膨隆为60°～70°)剪开会阴,长4～5 cm。切开后用纱布压迫止血。胎盘娩出后即刻缝合。

(2)会阴正中切开术:局部浸润麻醉后,术者于宫缩时沿会阴后联合正中垂直剪开2 cm。此法优点为剪开组织少、出血不多、术后组织肿胀及疼痛轻微,切口愈合快;缺点为切口有自然延长撕裂至肛门括约肌的危险。胎儿大、接产技术不熟练者不宜采用。

第三节　第三产程的临床经过及处理

第三产程是胎盘娩出期,正确处理娩出的新生儿仔细检查胎盘完整性及预防产后出血等均是该期的内容。

一、临床表现

胎儿娩出后,宫底降至脐平,产妇略感轻松,宫缩暂停数分钟后再次出现。由于宫腔容积突然明显缩小,胎盘不能相应缩小与子宫壁发生错位而剥离,剥离面出血形成胎盘后血肿。子宫继续收缩,剥离面积继续扩大,直至胎盘完全剥离而娩出。胎盘剥离征象有:①宫体变硬呈球形,下段被扩张,宫体呈狭长形被推向上,宫底升高达脐上;②剥离的胎盘降至子宫下段,阴道口外露的一段脐带自行延长;③阴道少量流血;④接产者用手掌尺侧在产妇耻骨联合上方轻压子宫下段时,宫体上升而外露的脐带不再回缩。胎盘剥离及排出方式有两种:①胎儿面娩出式:多见,胎盘从中央开始剥离,而后向周围剥离,其特点是胎盘胎儿面先排出,随后见少量阴道流血;②母体面娩出式:少见,胎盘从边缘开始剥离,血液沿剥离面流出,其特点是胎盘母体面先排出,胎盘排出前先有较多量阴道流血。

二、处理

(一)新生儿处理

1. 清理呼吸道

胎儿胸部娩出,应迅速擦拭新生儿面部,断脐后,吸除口鼻中的黏液。以免发生吸入性肺炎。当确认呼吸道通畅而仍未啼哭时,可用手轻拍新生儿足底。新生儿大声啼哭后即可处理脐带。

2. 处理脐带

用两把血管钳钳夹脐带,两钳相隔 2～3 cm,在其中间剪断。用 75% 酒精消毒脐带根部及其周围,在距脐根 0.5 cm 处用无菌粗线结扎第一道,再在结扎线外 0.5 cm 处结扎第二道,在第二道结扎线外 0.5 cm 处剪断脐带,挤出残余血液,用 5% 聚维酮碘溶液或 75% 酒精消毒脐带断面,待脐带断面干后,以无菌纱布覆盖,再用脐带布包扎。需要注意的是必须扎紧脐带防止出血,又要避免用力过猛造成脐带断裂;消毒时药液不可接触新生儿皮肤,以免皮肤灼伤;处理脐带时新生儿要保暖。目前常用气门芯、脐带夹、血管钳等方法取代双重结扎脐带法,均有脐带脱落早和感染发生率低的效果。

3. 新生儿阿普加评分(Apgar score)及其意义

虽然判断新生儿窒息及严重程度有多种方法,但目前仍普遍采用新生儿阿普加评分法。该评分法是以出生后 1 min 内的心率、呼吸、肌张力、喉反射及皮肤颜色 5 项体征为依据,每项为 0～2 分,满分为 10 分。8～10 分属正常新生儿。4～7 分为轻度窒息,又称青紫窒息,需清理呼吸道、人工呼吸、吸氧、用药等措施才能恢复。0～3 分为重度窒息,又称苍白窒息,缺氧严重需紧急抢救,行直视下喉镜气管内插管并给氧。对缺氧较严重的新生儿,应在出生后 5 min、10 min 时再次评分,直至连续两次评分均≥8 分。1 min 评分是出生当时的情况,反映在宫内的情况;5 min 及以后评分是反映复苏效果,与预后关系密切。新生儿阿普加评分以呼吸为基础,皮肤颜色最灵敏,心率是最终消失的指标。临床恶化顺序为皮肤颜色→呼吸→肌张力→反射→心率。复苏有效顺序为心率→反射→皮肤颜色→呼吸→肌张力。肌张力恢复越快,预后越好。

4. 处理新生儿

擦净新生儿足底胎脂,打新生儿足印及产妇拇指印于新生儿病历上。对新生儿做详细体格检查,系以标明新生儿性别、体重、出生时间、母亲姓名和床号的手腕带和包被。将新生儿抱给母亲,进行首次吸吮乳头。

(二)协助胎盘娩出

正确处理胎盘娩出,能够减少产后出血的发生。接产者不应在胎盘尚未完全剥离时用力按揉、下压宫底或牵拉脐带,以免引起胎盘部分剥离而出血或拉断脐带,甚至造成子宫内翻。当确认胎盘已完全剥离时,于宫缩时以左手握住宫底(拇指置于子宫前壁,其余 4 指放在子宫后壁)并按压,同时右手轻拉脐带,协助娩出胎盘。当胎盘娩出至阴道口时,接产者用双手捧住胎盘,向一个方向旋转并缓慢向外牵拉,协助胎盘胎膜完整剥离排出。若发现胎膜部分断裂,用血管钳夹住断裂上端的胎膜,再继续向原方向旋转,直至胎膜完全排出。仔细检查胎盘的母体面,确定没有胎盘成分遗留。胎盘胎膜排出后,按摩子宫刺激其收缩以减少出血,同时注意观察并测量出血量。

(三)检查胎盘、胎膜

将胎盘铺平,先检查胎盘母体面胎盘小叶有无缺损。疑有缺损可用 Kustner 牛乳测试法,从脐静脉注入牛乳,若见牛乳自胎盘母体面溢出,则溢出部位为胎盘小叶缺损部位。然后将胎盘提起,检查胎膜是否完整,再检查胎盘胎儿面边缘有无血管断裂,能够及时发现副胎盘。副胎盘为一小胎盘,与正常胎盘分离,但两者间有血管相连。若有副胎盘、部分胎盘残留或大部分胎膜残留时,应在无菌操作下徒手入宫腔取出残留组织。若手取胎盘困难,用大号刮匙清宫。若确认仅有少许胎膜残留,可给予子宫收缩剂待其自然排出。

(四)检查软产道

胎盘娩出后,应仔细检查会阴、小阴唇内侧、尿道口周围、阴道、阴道穹窿及宫颈有无裂伤。若有裂伤,应立即缝合。

(五)预防产后出血

正常分娩出血量多不超过 300 mL。遇有产后出血高危因素(有产后出血史、分娩次数≥5 次、多胎妊娠、羊水过多、巨大儿、滞产等)产妇,可在胎儿前肩娩出时静脉注射缩宫素 10～20 U,也可在胎儿前肩娩出后立即肌内注射缩宫素 10 U 或缩宫素 10 U 加于 0.9％氯化钠注射液 20 mL 内静脉快速注入,均能促使胎盘迅速剥离减少出血。若胎盘未完全剥离而出血多时,应行手取胎盘术。若第三产程超过 30 min,胎盘仍未排出且出血不多时,应排空膀胱后,再轻轻按压子宫及静脉注射子宫收缩剂,仍不能使胎盘排出时,应行手取胎盘术。若胎盘娩出后出血较多时,可经下腹部直接在宫体肌壁内或肌内注射麦角新碱 0.2～0.4 mg,并将缩宫素 20 U 加于 5％葡萄糖液 500 mL 内静脉滴注。

第十章 异常分娩

第一节 产力异常

产力是分娩的动力,产力中以子宫收缩力为主,子宫收缩力贯穿于分娩全过程。在分娩过程中,子宫收缩的节律性、对称性及极性不正常或强度、频率有改变,称子宫收缩力异常,简称产力异常(abnormal uterine action)。临床上子宫收缩力异常分为子宫收缩乏力(简称宫缩乏力)和子宫收缩过强(简称宫缩过强)两类,每类又分为协调性子宫收缩和不协调性子宫收缩。

一、子宫收缩乏力

(一)病因

子宫收缩乏力(uterine ineria)多由几种因素引起,常见的原因如下。

1.头盆不称或胎位异常

由于胎儿先露部下降受阻,不能紧贴子宫下段及宫颈内口,不能引起反射性子宫收缩,导致继发性宫缩乏力。

2.子宫局部因素

子宫肌纤维过度伸展(如多胎妊娠、巨大胎儿、羊水过多等)使子宫肌纤维失去正常收缩能力。高龄产妇、经产妇(mulipara)或宫内感染者、子宫肌纤维变性、结缔组织增生而影响子宫收缩。子宫发育不良、子宫畸形、子宫肌瘤等,均可引起原发性宫缩乏力。

3.精神因素

产妇恐惧及精神过度紧张使大脑皮质功能紊乱,待产时间长、睡眠减少、疲乏、膀胱充盈、临产后进食不足以及过多地消耗体力、水及电解质紊乱,均可导致宫缩乏力。

4.内分泌失调

临产后产妇体内缩宫素、乙酰胆碱和前列腺素合成与释放不足,或子宫对这些促进子宫收缩的物质敏感性降低,以及雌激素不足致缩宫素受体量少,均可导致宫缩乏力。胎儿肾上腺发育未成熟时,胎儿胎盘单位合成与分泌硫酸脱氢表雄酮量少,致宫颈成熟度欠佳,亦可引起原发性宫缩乏力。

5.药物影响产程

早期使用大剂量解痉、镇静、镇痛剂及宫缩抑制剂如硫酸镁、哌替啶、吗啡、盐酸利托君等,可以使宫缩受到抑制。

(二)临床表现及诊断

1.协调性子宫收缩乏力

其特点为子宫收缩具有正常的节律性、对称性和极性,但收缩力弱,低于 180 Montevideo 单位,持续时间短,间歇期长且不规律,宫缩<2 次/10 min。当宫缩高峰时,宫体隆起不明显,用手指压宫底部肌壁仍可出现凹陷。协调性宫缩乏力多属继发性宫缩乏力,即产程早期宫缩

正常,于第一产程活跃期后期或第二产程时宫缩减弱,常见于中骨盆与骨盆出口平面狭窄,胎先露部下降受阻,持续性枕横位或枕后位等。此种宫缩乏力对胎儿影响不大。

2.不协调性宫缩乏力

其特点为子宫收缩的极性倒置,宫缩的兴奋点不是起自两侧宫角部,而是来自子宫下段的一处或多处冲动,子宫收缩波由下向上扩散,收缩波小而不规律,频率高,节律不协调,宫缩时宫底部不强,而是子宫下段强,宫缩间歇期子宫壁也不完全松弛,这种宫缩不能使宫口如期扩张,不能使胎先露部如期下降,属于无效宫缩。此种宫缩乏力多属于原发性宫缩乏力,即产程一开始就出现宫缩乏力,故需与假临产鉴别。鉴别方法是给予镇静剂如哌替啶 100 mg 肌内注射,能使宫缩停止者为假临产,不能使宫缩停止者为原发性宫缩乏力。

这些产妇往往有头盆不称和胎位异常,使胎先露部不能紧贴子宫下段及宫颈内口,不能引起反射性子宫收缩。产妇自觉下腹部持续疼痛、拒按,烦躁不安,严重者出现脱水、电解质紊乱、肠胀气、尿潴留,胎盘—胎儿循环障碍,出现胎儿宫内窘迫。产科检查:下腹部有压痛,胎位触不清,胎心不规律,宫口扩张早期缓慢或停滞,潜伏期延长,胎先露部下降延缓或停滞。

(三)对母儿影响

1.对产妇的影响

由于产程延长,产妇休息不好,进食少,精神与体力消耗,可出现疲乏无力、肠胀气、排尿困难等,严重时可引起脱水、酸中毒、低钾血症,影响子宫收缩,手术产率升高。

第二产程延长,膀胱被压迫于胎先露部(特别是胎头)与耻骨联合之间,可导致组织缺血、水肿、坏死,形成膀胱阴道瘘或尿道阴道瘘。胎膜早破以及频繁阴道检查增加感染机会。产后宫缩乏力容易引起产后出血,并使产褥感染率增加。

2.对胎儿的影响

宫缩乏力导致产程延长,胎头和脐带受压时间过久,易发生胎儿窘迫。

同时由于手术助产率升高,致新生儿产伤、窒息、颅内出血及吸入性肺炎等发生率增加。不协调性宫缩乏力不能使子宫壁完全放松,对胎盘—胎儿循环影响大,容易发生胎儿宫内窘迫。

(四)预防

应对孕妇进行产前教育,进入产程后重视消除产妇不必要的思想顾虑和恐惧心理,使孕妇了解分娩是生理过程,增强其对分娩的信心。开展陪伴分娩或家属陪伴分娩,有助于消除产妇的紧张情绪,可预防精神紧张所致的宫缩乏力。分娩前鼓励多进食,必要时静脉补充营养。避免过多使用镇静药物,注意检查有无头盆不称等。注意及时排空直肠和膀胱,必要时可导尿。

(五)处理

1.协调性宫缩乏力

不论是原发性还是继发性宫缩乏力,首先应寻找原因,检查有无头盆不称与胎位异常,阴道检查了解宫颈扩张和胎先露部下降情况。若发现有头盆不称或胎位异常,估计不能经阴道分娩者,应及时行剖宫产术;若判断无头盆不称和胎位异常,估计能经阴道分娩者,应采取加强宫缩的措施。

(1)第一产程。

1)一般处理:消除产妇对分娩的顾虑和紧张情绪,指导其休息、饮食及大小便,注意补充营养与水分。不能进食者静脉补充营养,排尿困难时应及时导尿。破膜 12 h 以上应给予抗生素预防感染。

2)加强子宫收缩:经上述一般处理,子宫收缩力仍弱,诊断为协调性宫缩乏力,产程无明显进展,可选用下列方法加强宫缩:①人工破膜:宫口扩张≥3 cm、无头盆不称、胎头已衔接而产程延缓者,可行人工破膜。破膜后,胎头直接紧贴子宫下段及宫颈内口,引起反射性子宫收缩,加速产程进展。破膜前必须检查有无脐带先露,破膜应在宫缩间歇期进行。破膜后术者手指应停留在阴道内,经过1~2次宫缩待胎头入盆后,术者再将手指取出,以免脐带脱垂,同时观察羊水量、性状和胎心变化。破膜后宫缩仍不理想,可用缩宫素静脉滴注加强宫缩。②缩宫素静脉滴注:适用于协调性宫缩乏力、宫口扩张≥3 cm、胎心良好、胎位正常、头盆相称者。原则是以最小浓度获得最佳宫缩,一般将缩宫素2.5 U加于0.9%生理盐水500 mL内,使每滴液含缩宫素0.33 mU,从4~5滴/分钟即1~2 mU/min开始,根据宫缩强弱进行调整,调整间隔为15~30 min,每次增加1~2 mU/min为宜,最大给药剂量通常不超过20 mU/min(60滴/分),维持宫缩时宫腔内压力达50~60 mmHg,宫缩间隔2~3 min,持续40~60 s。对于不敏感者,可酌情增加缩宫素剂量。

应用缩宫素时,应有医师或助产士在床旁守护,监测宫缩、胎心、血压及产程进展等状况。

评估宫缩强度的方法有3种:①触诊子宫;②电子胎儿监护;③宫腔内导管测量子宫收缩力,计算Montevideo单位(MU),MU的计算是将10 min内每次宫缩产生的压力(mmHg)相加而得,假如10 min内有4次宫缩,每次宫缩的压力分别为52、57、48和60 mmHg,则宫缩强度为217 MU。

一般临产时宫缩强度为80~120 MU,活跃期宫缩强度为200~250 MU,应用缩宫素促进宫缩时必须达到200~300 MU时,才能引起有效宫缩。若10 min内宫缩≥5次、宫缩持续1 min以上或胎心率异常,应立即停止滴注缩宫素。外源性缩宫素在母体血中的半衰期为1~6 min,故停药后能迅速好转,必要时加用镇静剂。若发现血压升高,应减慢滴注速度。由于缩宫素有抗利尿作用,水的重吸收增加,可出现尿少,需警惕水中毒的发生。有明显产道梗阻或伴瘢痕子宫者亦不宜应用。

加强宫缩前需要评估宫缩的频率,持续时间及强度。同时行阴道检查,了解宫颈口的扩张情况、长度、软硬程度、位置及先露部的位置。

临床上常用Bishop评分法(Bishop score)了解宫颈成熟度,判断引产和加强宫缩的成功率,满分为13分,≥10分均成功,7~9分的成功率为80%,4~6分成功率为50%,≤3分多失败。

经上述处理,试产2~4 h产程仍无进展或出现胎儿窘迫征象时,应及时行剖宫产术。

(2)第二产程:若无头盆不称,于第二产程期间出现宫缩乏力时,也应加强宫缩,给予缩宫素静脉滴注促进产程进展。若胎头双顶径已通过坐骨棘平面,等待自然分娩,或行会阴后一侧切开以产钳助产术或胎头吸引术结束分娩;若胎头仍未衔接或出现胎儿窘迫征象时,应行剖宫产术。

(3)第三产程:为预防产后出血,当胎儿前肩娩出时,可静脉推注缩宫素10 U,并同时给予缩宫素10~20 U静脉滴注,加强子宫收缩,促使胎盘剥离与娩出及子宫血窦关闭。产程长、破膜时间长,给予抗生素预防感染。

2.不协调性宫缩乏力

不协调性宫缩乏力处理原则是调节子宫收缩,恢复正常节律性和极性。给予镇静剂哌替啶 100 mg、吗啡 10 mg 肌内注射或地西泮 10 mg 静脉推注,使产妇充分休息,醒后不协调性宫缩多能恢复为协调性宫缩。在宫缩恢复协调性之前,严禁应用缩宫素。若经上述处理,不协调性宫缩未能得到纠正,或出现胎儿窘迫征象,或伴有头盆不称和胎位异常,应行剖宫产术。

若不协调性宫缩已被纠正,但宫缩仍较弱时,按协调性宫缩乏力处理。

二、子宫收缩过强

(一)协调性子宫收缩过强

1.临床表现及诊断

子宫收缩的节律性、对称性和极性均正常,仅子宫收缩力过强、过频(10 min 内宫缩≥5 次),宫腔压力≥60 mmHg。宫口扩张速度≥5 cm/h(初产妇)或 10 cm/h(经产妇),产道无阻力,分娩在短时间内结束,总产程<3 h 结束分娩,称为急产(precipitous labor),以经产妇多见。若存在产道梗阻或瘢痕子宫,宫缩过强时可能出现病理缩复环(pathologicretraction-ring),甚至发生子宫破裂。

2.对母儿影响

(1)对产妇的影响:宫缩过强、过频,产程过快,可致初产妇宫颈、阴道以及会阴撕裂伤。胎先露部下降受阻,可发生子宫破裂。宫缩过强使宫腔内压力增高,增加羊水栓塞的风险。接产时来不及消毒可致产褥感染。胎儿娩出后子宫肌纤维缩复不良,易发生胎盘滞留或产后出血。

(2)对胎儿及新生儿的影响:宫缩过强、过频影响子宫胎盘血液循环,易发生胎儿窘迫、新生儿窒息甚至死亡。胎儿娩出过快,胎头在产道内受到的压力突然解除,可致新生儿颅内出血。无准备的分娩,来不及接产,新生儿易发生感染。若坠地可致骨折、外伤。

3.处理

应以预防为主,有急产史的孕妇,应提前住院待产。临产后慎用缩宫药物及其他促进宫缩的处理方法,如灌肠、人工破膜等。提前做好接产及抢救新生儿窒息的准备。胎儿娩出时,嘱产妇勿向下屏气。若急产来不及消毒及新生儿坠地者,新生儿应给予维生素 K_1 10 mg 肌内注射,预防颅内出血,并尽早肌内注射精制破伤风抗毒素 1 500 U。产后仔细检查宫颈、阴道、外阴,若有撕裂应及时缝合。若属未消毒的接产,应给予抗生素预防感染。

(二)不协调性子宫收缩过强

1.强直性子宫收缩(tetanic contraction of uterus)

其特点是子宫强烈收缩,失去节律性,宫缩无间歇。常见于缩宫药物使用不当时,如缩宫素静脉滴注剂量过大、肌内注射缩宫素或米索前列醇引产等。

(1)临床表现及诊断:产妇烦躁不安,持续性腹痛,拒按。胎位触不清,胎心听不清。有时可出现病理缩复环、血尿等先兆子宫破裂征象。

(2)处理:一旦确诊为强直性子宫收缩,应及时给予宫缩抑制剂,如 25% 硫酸镁 20 mL 加于 5% 葡萄糖液 20 mL 内缓慢静脉推注(不少于 5 min),或肾上腺素 1 mg 加于 5% 葡萄糖液 250 mL 内静脉滴注。若合并产道梗阻,应立即行剖宫产术。若胎死宫内可用乙醚吸入麻醉,若仍不能缓解强直性宫缩,应行剖宫产术。

2.子宫痉挛性狭窄环(constrictionring of uterus)

其特点是子宫局部平滑肌呈痉挛性不协调性收缩形成的环状狭窄,持续不放松,称为子宫痉挛性狭窄环。狭窄环发生在宫颈、宫体的任何部分,多在子宫上下段交界处,也可在胎体某一狭窄部,以胎颈、胎腰处常见,多因精神紧张、过度疲劳以及不适当地应用缩宫药物或粗暴地进行阴道内操作所致。

(1)临床表现及诊断:产妇出现持续性腹痛,烦躁不安,宫颈扩张缓慢,胎先露部下降停滞,胎心时快时慢。阴道检查时在宫腔内触及较硬而无弹性的狭窄环,此环与病理缩复环不同,特点是不随宫缩上升。

(2)处理:应认真寻找导致子宫痉挛性狭窄环的原因,及时纠正。停止阴道内操作及停用缩宫药物等。若无胎儿窘迫征象,给予镇静剂如哌替啶 100 mg 或吗啡 10 mg 肌内注射,25％硫酸镁 20 mL 加于 5％葡萄糖注射液 20 mL 内缓慢静脉注射,等待异常宫缩自然消失。当宫缩恢复正常时,可行阴道助产或等待自然分娩。若经上述处理,子宫痉挛性狭窄环不能缓解,宫口未开全,胎先露部较高,或出现胎儿窘迫征象,应立即行剖宫产术。若胎死宫内,宫口已开全,可行乙醚麻醉,经阴道分娩。

第二节　产道异常

产道异常包括骨产道异常及软产道异常,临床上以骨产道异常多见,产道异常可使胎儿娩出受阻。

一、骨产道异常

骨盆径线过短或形态异常,致使骨盆腔小于胎先露部可通过的限度,阻碍胎先露部下降,影响产程顺利进展,称为狭窄骨盆(contracted pelvis)。狭窄骨盆可以为一个径线过短或多个径线同时过短,也可以为一个平面狭窄或多个平面同时狭窄。当一个径线狭窄时,要观察同一个平面其他径线的大小,再结合整个骨盆腔大小与形态进行综合分析,做出正确判断。

(一)狭窄骨盆的分类

1.骨盆入口平面狭窄(contracted pelvic inlet)

骨盆入口平面狭窄常见于扁平型骨盆,以骨盆入口平面前后径狭窄为主。骨盆入口平面狭窄的程度可分为 3 级:Ⅰ级临界性狭窄,对角径 11.5 cm(入口前后径 10 cm),多数经阴道分娩;Ⅱ级相对性狭窄,对角径 10.0～11.0 cm(入口前后径 8.5～9.5 cm),阴道分娩的难度明显增加;Ⅲ级绝对性狭窄,对角径≤9.5 cm(入口前后径<8.0 cm),必须以剖宫产结束分娩。扁平型骨盆常见以下两种类型。

(1)单纯扁平骨盆(simple flat pelvis):骨盆入口呈横扁圆形,骶岬向前下突出,使骨盆入口前后径缩短而横径正常。

(2)佝偻病性扁平骨盆(rachitic flat pelvish):骨盆入口呈横的肾形,骶岬向前突,骨盆入口前后径短。骶骨变直向后翘。尾骨呈钩状突向骨盆出口平面。由于坐骨结节外翻,耻骨弓角度增大,骨盆出口横径变宽。

2.中骨盆平面狭窄(contracted midpelvis)

中骨盆平面狭窄较入口平面狭窄更常见,主要见于男型骨盆及类人猿型骨盆,以坐骨棘间径及中骨盆后矢状径狭窄为主。中骨盆平面狭窄的程度可分为 3 级：Ⅰ 级为临界性狭窄，坐骨棘间径 10 cm，坐骨棘间径加中骨盆后矢状径 13.5 cm；Ⅱ 级为相对性狭窄，坐骨棘间径 8.5～9.5 cm，坐骨棘间径加中骨盆后矢状径 12.0～13.0 cm；Ⅲ 级为绝对性狭窄，坐骨棘间径≤8.0 cm，坐骨棘间径加中骨盆后矢状径≤11.5 cm。

3.骨盆出口平面狭窄（contracted pelvic outlet）

骨盆出口平面狭窄常与中骨盆平面狭窄相伴行，主要见于男型骨盆，以坐骨结节间径及骨盆出口后矢状径狭窄为主。骨盆出口狭窄的程度可分为 3 级：Ⅰ 级为临界性狭窄，坐骨结节间径 7.5 cm，坐骨结节间径加出口后矢状径 15.0 cm；Ⅱ 级为相对性狭窄，坐骨结节间径 6.0～7.0 cm，坐骨结节间径加出口后矢状径 12.0～14.0 cm；Ⅲ 级为绝对性狭窄，坐骨结节间径≤5.5 cm，坐骨结节间径加出口后矢状径≤11.0 cm。中骨盆平面和出口平面的狭窄常见以下两种类型。

（1）漏斗型骨盆（furnelshapedpelvis）：骨盆入口各径线值正常，两侧骨盆壁内收，状似漏斗得名。其特点是中骨盆及骨盆出口平面均明显狭窄，使坐骨棘间径和坐骨结节间径缩短，坐骨切迹宽度（骶棘韧带宽度）<2 横指，耻骨弓角度<90°，坐骨结节间径加出口后矢状径<15 cm，常见于男型骨盆。

（2）横径狭窄骨盆（transversely contracted pelvis）：与类人猿型骨盆类似。骨盆各平面横径均缩短，入口平面呈纵椭圆形。常因中骨盆及骨盆出口平面横径狭窄导致难产。

4.骨盆三个平面狭窄

骨盆外形属正常女型骨盆，但骨盆三个平面各径线均比正常值小 2cm 或更多，称为均小骨盆（generally contracted pelvis），多见于身材矮小、体形匀称的妇女。

5.畸形骨盆

畸形骨盆指骨盆失去正常形态及对称性，包括跛行及脊柱侧突所致的偏斜骨盆和骨盆骨折所致的畸形骨盆。

偏斜骨盆的特征是骨盆两侧的侧斜径（一侧髂后上棘与对侧髂前上棘间径）或侧直径（同侧髂后上棘与髂前上棘间径）之差>1 cm。骨盆骨折常见于尾骨骨折使尾骨尖前翘或骶尾关节融合使骨盆出口前后径缩短，导致骨盆出口狭窄而影响分娩。

（二）狭窄骨盆的临床表现

1.骨盆入口平面狭窄的临床表现

（1）胎头衔接受阻：一般情况下初产妇在预产期前 1～2 周胎头已衔接，若骨盆入口狭窄时，即使已经临产胎头仍未入盆，初产妇腹部多呈尖腹，经产妇呈悬垂腹，经检查胎头跨耻征阳性。胎位异常如臀先露、面先露或肩先露的发生率是正常骨盆的 3 倍。偶有胎头尚未衔接，阴道口见到胎头产瘤的假象，误认为胎头位置较低，此时在耻骨联合上方仍可触及胎头双顶径，多见于扁平骨盆且盆腔较浅时。

（2）若已临产，根据骨盆狭窄程度、产力强弱、胎儿大小及胎位情况不同，临床表现也不尽相同：①骨盆临界性狭窄：若胎位、胎儿大小及产力正常，胎头常以矢状缝在骨盆入口横径衔接，多取后不均倾势，即后顶骨先入盆，后顶骨逐渐进入骶凹处，再使前顶骨入盆，则矢状缝位于骨盆入口横径上成入盆均倾势，可经阴道分娩。临床表现为潜伏期及活跃期早期延长，活跃期晚期产程进展顺利。若胎头迟迟不入盆，此时常出现胎膜早破及脐带脱垂，其发生率为正常骨盆的 4～6 倍。胎头又不能紧贴宫颈内口诱发反射性宫缩，常出现继发性宫缩乏力。潜伏期延长,宫颈扩张缓慢。②骨盆绝对性狭窄:即使产力、胎儿大小及胎位均正常,胎头仍不能入盆,常发生梗阻性难产。产妇出现腹痛拒按、排尿困难,甚至尿潴留等症状。检查可见产妇下腹压痛、耻骨联合分离、宫颈水肿,甚至出现病理缩复环、肉眼血尿等先兆子宫破裂征象,若未及时处理则可发生子宫破裂。

如胎先露部嵌入骨盆入口时间较长,血液循环障碍,组织坏死,可形成泌尿生殖道瘘。在强大的宫缩压力下,胎头颅骨重叠,严重时可出现颅骨骨折及颅内出血。

2. 中骨盆平面狭窄的临床表现

(1)胎头能正常衔接:潜伏期及活跃期早期进展顺利。当胎头下降达中骨盆时,由于内旋转受阻,胎头双顶径被阻于中骨盆狭窄部位之上,常出现持续性枕横位或枕后位。同时出现继发性宫缩乏力,活跃期晚期及第二产程延长甚至第二产程停滞。

(2)胎头受阻于中骨盆:有一定可塑性的胎头开始变形,颅骨重叠,胎头受压,使软组织水肿,产瘤较大,严重时可发生颅内出血及胎儿宫内窘迫。若中骨盆狭窄程度严重,宫缩又较强,可发生先兆子宫破裂及子宫破裂。强行阴道助产,可导致严重软产道裂伤及新生儿产伤。

3. 骨盆出口平面狭窄的临床表现

骨盆出口平面狭窄与中骨盆平面狭窄常同时存在。若单纯骨盆出口平面狭窄者,第一产程进展顺利,胎头达盆底受阻,第二产程停滞继发性宫缩乏力,胎头双顶径不能通过出口横径。强行阴道助产,可导致严重软产道裂伤及新生儿产伤。

(三)狭窄骨盆的诊断

在分娩过程中,骨盆是个不变因素。在估计分娩难易时,骨盆是首先考虑的一个重要因素。在妊娠期间应评估骨盆有无异常,有无头盆不称,及早做出诊断,以决定适当的分娩方式。

1. 病史

询问产妇有无佝偻病、脊髓灰质炎、脊柱和髋关节结核以及外伤史。若为经产妇,应了解既往有无难产史及新生儿有无产伤等。

2. 全身检查

测量身高,孕妇身高<145 cm 应警惕均小骨盆。观察孕妇体形,步态有无跛足,有无脊柱及髋关节畸形,米氏菱形窝是否对称等。

3. 腹部检查

(1)一般检查:观察腹部形态,尖腹及悬垂腹者提示可能有骨盆入口平面狭窄。用软尺测量子宫底高度及腹围,四步触诊法了解胎先露、胎方位及先露是否衔接。B超检查胎先露部与骨盆关系,测量胎儿双顶径、腹径及股骨长,预测胎儿体质量,判断能否通过骨产道。

(2)评估头盆关系:正常情况下,部分初产妇在预产期前1~2周,经产妇于临产后,胎头应入盆。若已临产,胎头仍未入盆,则应充分估计头盆关系。检查头盆是否相称的具体方法:孕妇排空膀胱后仰卧,两腿伸直,检查者一手放在耻骨联合上方,另一手将胎头向骨盆腔方向推压。若胎头低于耻骨联合平面,称胎头跨耻征阴性,提示头盆相称;若胎头与耻骨联合在同一平面,称胎头跨耻征可疑阳性,提示可疑头盆不称;若胎头高于耻骨联合平面,称胎头跨耻征阳性,提示头盆不称(cephalopelvic disproportion ,CPD)。对出现跨耻征阳性的孕妇,应让其取两腿屈曲半卧位,再次检查胎头跨耻征,若转为阴性,提示为骨盆倾斜度异常,而不是头盆不称。头盆不称提示可能有骨盆相对性或绝对性狭窄,但是不能单凭胎头跨耻征阳性轻易做出临床诊断,需要观察产程进展或试产后方可做出最终诊断。

4.评估骨盆大小

利用影像学技术如 X 线、CT 和 MRI 检查可精确测量骨盆腔的大小,但临床未广泛应用。现主要通过产科检查评估骨盆大小。检查内容包括:测量对角径、中骨盆前后径、出口前后径、出口后矢状径、坐骨结节间径及耻骨弓角度等;检查骶岬是否突出、坐骨切迹宽度、坐骨棘内突程度、骶凹弧度及骶尾关节活动度等。骨盆各平面径线<正常值 2 cm 或以上为均小骨盆。对角径<11.5 cm,骶岬突出为骨盆入口平面狭窄,属扁平骨盆。坐骨切迹宽度间接反映中骨盆后矢状径大小,中骨盆平面狭窄及骨盆出口平面狭窄往往同时存在,因此通过测定坐骨结节间径、出口后矢状径、耻骨弓角度、坐骨棘内突程度及坐骨切迹宽度,间接判断中骨盆狭窄程度;坐骨结节间径<8 cm,坐骨结节间径与出口后矢状径之和<15 cm,耻骨弓角度<90°,坐骨切迹宽度<2 横指时,为中骨盆平面和出口平面狭窄,属漏斗型骨盆。

5.胎位及产程监测

初产妇临产后胎头仍未衔接或呈臀先露、肩先露等异常胎先露;胎头内旋转受阻,呈持续性枕横位、枕后位等;产力和胎位正常而产程进展缓慢时,均提示狭窄骨盆的可能,应及时进行产科检查,明确狭窄骨盆的诊断。

(四)狭窄骨盆对母儿的影响

1.对产妇的影响

若为骨盆入口平面狭窄,影响胎先露部衔接,容易发生胎位异常;若为中骨盆平面狭窄,影响胎头内旋转,容易发生持续性枕横位或枕后位。由于胎头下降受阻,常引起继发性宫缩乏力,导致产程延长或停滞,使手术助产、产后出血以及软产道裂伤增多。产道受压过久,可形成生殖道瘘;严重梗阻性难产若不及时处理,可导致先兆子宫破裂,甚至子宫破裂。因胎膜早破、手术助产增加以及产程异常行阴道检查次数过多,产褥感染机会亦增加。

2.对胎儿及新生儿的影响

骨盆入口狭窄使胎头高浮,容易发生胎膜早破及脐带脱垂,导致胎儿窘迫,甚至胎儿死亡;产程延长,胎头受压,缺氧缺血容易发生颅内出血;产道狭窄,手术助产机会增多,易发生新生儿产伤及感染。

(五)狭窄骨盆分娩时处理

骨盆绝对性狭窄已很少见,临床多见的是骨盆相对性狭窄。分娩时应明确狭窄骨盆的类型和程度,了解产力、胎方位、胎儿大小、胎心率、宫口扩张程度、胎先露下降程度、破膜与否,同时结合年龄、产次、既往分娩史进行综合分析、判断,决定分娩方式。

1.骨盆入口平面狭窄的处理

(1)绝对性骨盆入口狭窄:骨盆入口前后径≤8.0 cm,对角径≤9.5 cm,胎头跨耻征阳性者,足月活胎不能入盆,不能经阴道分娩,应行剖宫产术结束分娩。

(2)相对性骨盆入口狭窄:骨盆入口前后径 8.5~9.5 cm,对角径 10.0~11.0 cm,胎头跨耻征可疑阳性。足月胎儿体质量<3 000 g,产力、胎位及胎心均正常时,应在严密监护下进行阴道试产,试产时间以 2~4 h 为宜。试产充分与否的判断,除参考宫缩强度外,应以宫口扩张程度为衡量标准。骨盆入口狭窄的试产应使宫口扩张至 3~4 cm 以上。胎膜未破者可在宫口扩张>3 cm 时行人工破膜。若破膜后宫缩较强,产程进展顺利,多数能经阴道分娩。试产过程中若出现宫缩乏力,可用缩宫素静脉滴注加强宫缩。试产 2~4 h,胎头仍迟迟不能入盆,宫口扩张缓慢,或出现胎儿窘迫征象,应及时行剖宫产术结束分娩。

2.中骨盆平面狭窄的处理

中骨盆平面狭窄主要导致胎头俯屈及内旋转受阻,易发生持续性枕横位或枕后位。产妇多表现活跃期或第二产程延长及停滞、继发性宫缩乏力等。若宫口开全,胎头双顶径达坐骨棘水平或更低,可经阴道徒手旋转胎头为枕前位,待其自然分娩,或行产钳或胎头吸引术助产。若胎头双顶径未达坐骨棘水平,或出现胎儿窘迫征象,应行剖宫产术结束分娩。

3.骨盆出口平面狭窄的处理

骨盆出口平面狭窄不应进行阴道试产。临床上常用坐骨结节间径与出口后矢状径之和估计出口大小。若两者之和>15 cm时,多数可经阴道分娩,有时需行产钳或胎头吸引术助产,应做较大的会阴后一侧切开,以免会阴严重撕裂。若两者之和≤15cm,足月胎儿不易经阴道分娩,应行剖宫产术结束分娩。

4.骨盆三个平面狭窄的处理

若估计胎儿不大,产力、胎位及胎心均正常,头盆相称,可以阴道试产,通常可通过胎头变形和极度俯屈,以胎头最小径线通过骨盆腔,可能经阴道分娩。

若胎儿较大,头盆不称,胎儿不能通过产道,应及时行剖宫产术。

5.畸形骨盆的处理

根据畸形骨盆种类、狭窄程度、胎儿大小、产力等情况具体分析。若畸形严重,明显头盆不称者,应及时行剖宫产术。

二、软产道异常

软产道包括阴道、宫颈、子宫及盆底软组织。软产道异常也可导致异常分娩,但相对少见。软产道异常可由先天发育异常及后天疾病引起。

(一)阴道异常

1.阴道横隔

阴道横隔多位于阴道上、中段,在横隔中央或稍偏一侧常有一小孔,易被误认为宫颈外口。若仔细检查,在小孔上方可触及逐渐开大的宫口边缘,而该小孔的直径并不变大。阴道横隔影响胎先露部下降,当横隔被撑薄,此时可在直视下自小孔处将横隔做 X 形切开。待分娩结束再切除剩余的隔,用可吸收线间断或连续锁边缝合残端。若横隔高且坚厚,阻碍胎先露部下降,则需行剖宫产术结束分娩。

2.阴道纵隔

阴道纵隔若伴有双子宫、双宫颈,位于一侧子宫内的胎儿下降,通过该侧阴道分娩时,纵隔被推向对侧,分娩多无阻碍。当阴道纵隔发生于单宫颈时,有时纵隔位于胎先露部的前方,胎先露部继续下降,若纵隔薄可自行断裂,分娩无阻碍。若纵隔厚阻碍胎先露部下降时,须在纵隔中间剪断,待分娩结束后,再剪除剩余的隔,用可吸收线间断或连续锁边缝合残端。

3.阴道包块

阴道包块包括阴道囊肿、阴道肿瘤和阴道尖锐湿疣。阴道壁囊肿较大时,阻碍胎先露部下降,此时可行囊肿穿刺抽出其内容物,待产后再选择时机进行处理。阴道内肿瘤阻碍胎先露部下降而又不能经阴道切除者,应行剖宫产术,原有病变待产后再行处理。阴道尖锐湿疣并不少见,较大或范围广的尖锐湿疣可阻塞产道,阴道分娩可能造成严重的阴道裂伤,以行剖宫产术为宜。

（二）宫颈异常

1. 宫颈粘连和瘢痕

宫颈粘连和瘢痕可为损伤性刮宫感染、手术和物理治疗所致。宫颈粘连和瘢痕易致宫颈性难产。轻度的宫颈膜状粘连可试行粘连分离、机械性扩展或宫颈放射状切开，严重的宫颈粘连和瘢痕应行剖宫产术。

2. 宫颈坚韧

宫颈坚韧常见于高龄初产妇，宫颈成熟不良，缺乏弹性或精神过度紧张使宫颈挛缩，宫颈不易扩张。此时可静脉推注地西泮 10 mg；也可于宫颈两侧各注入 0.5％利多卡因 5～10 mL，若不见缓解，应行剖宫产术。

3. 宫颈水肿

宫颈水肿多见于扁平骨盆、持续性枕后位或滞产，宫口未开全时过早使用腹压，致使宫颈前唇长时间被压于胎头与耻骨联合之间，血液回流受阻引起水肿，影响宫颈扩张。轻者可抬高产妇臀部，减轻胎头对宫颈压力，也可于宫颈两侧各注入 0.5％利多卡因 5～10 mL 或地西泮10 mg 静脉推注，待宫口近开全，用手将水肿的宫颈前唇上推，使其逐渐越过胎头，即可经阴道分娩。若经上述处理无明显效果，可行剖宫产术。

4. 子宫颈癌

癌肿质硬而脆，经阴道分娩易致宫颈裂伤、出血及癌肿扩散，应行剖宫产术。若为早期浸润癌，可先行剖宫产术，随即行子宫颈癌根治术。

（三）子宫异常

1. 子宫畸形

子宫畸形包括纵隔子宫、双子宫、双角子宫等，子宫畸形时难产发生概率明显增加；胎位和胎盘位置异常的发生率增加；易出现子宫收缩乏力、产程异常、宫颈扩张慢和子宫破裂。

子宫畸形合并妊娠者，临产后应严密观察，适当放宽剖宫产手术指征。

2. 瘢痕子宫

瘢痕子宫包括曾经行剖宫产术、穿过子宫内膜的肌瘤挖除术，输卵管间质部及宫角切除术、子宫成形术的孕妇，瘢痕子宫再孕分娩时子宫破裂的风险增加。近年来由于初产妇剖宫产率升高，剖宫产后再孕分娩者增加，但并非所有曾行剖宫产的妇女再孕后均须剖宫产。剖宫产后阴道分娩（vaginal birth after caesarean，VBAC）应根据前次剖宫产术式、指征、术后有无感染、术后再孕间隔时间、既往剖宫产次数、有无紧急剖宫产的条件以及本次妊娠胎儿大小、胎位、产力及产道情况等综合分析决定。若只有 1 次剖宫产史、切口为子宫下段横切口、术后再孕间隔时间超过两年且胎儿体质量适中时，阴道试产成功率较高。若前次剖宫产为子宫体部纵切口或"T"形切口、术后有感染，剖宫产指征为骨盆狭窄、剖宫产次数≥2 次、巨大儿，本次妊娠有剖宫产指征如胎位异常、前置胎盘等，则不宜阴道分娩。阴道试产过程中发现子宫破裂征象，应紧急剖宫产同时修补子宫破口，必要时需切除子宫。

（四）盆腔肿瘤

1. 子宫肌瘤

子宫肌瘤对分娩的影响主要取决于肌瘤大小、数量和生长部位。黏膜下肌瘤合并妊娠，容易发生流产及早产；肌壁间肌瘤可引起子宫收缩乏力，产程延长；宫颈肌瘤或子宫下段肌瘤或嵌顿于盆腔内的浆膜下肌瘤，均可阻碍胎先露衔接及下降，应行剖宫产术，并可同时行肌瘤切除术。若肌瘤在骨盆入口以上而胎头已入盆，肌瘤未阻塞产道则可经阴道分娩，待产后再行处理。

2.卵巢肿瘤

妊娠合并卵巢肿瘤时，由于卵巢随子宫提升，子宫收缩的激惹和胎儿先露部下降的挤压，卵巢肿瘤容易发生蒂扭转、破裂和感染。卵巢肿瘤位于骨盆入口，阻碍胎先露衔接者，应行剖宫产术，并同时切除卵巢肿瘤。

第三节　胎位异常

胎位异常（abnormal fetalposition）包括胎头位置异常、臀先露及肩先露，是造成难产常见的因素。以头为先露的难产，又称头位难产。

一、持续性枕后位、枕横位

在分娩过程中，胎头多为枕后位或枕横位衔接，枕部在下降过程中，向前旋转成枕前位，以最小径线通过产道自然分娩，若胎头枕骨持续不能转向前方，直至临产后仍位于母体骨盆后方或侧方，致使分娩发生困难者，称为持续性枕后位（persistent occiput posterior position）或持续性枕横位（persistent occiput transverse position）。发病率5%左右。

（一）原因

1.骨盆异常

骨盆异常常发生在男型骨盆或类人猿型骨盆。这两类骨盆入口平面前半部较狭窄，后半部较宽，胎头容易以枕后位或枕横位衔接。同时常伴有中骨盆狭窄，影响胎头在中骨盆平面向前旋转，为适应骨盆形态，而成为持续性枕后位或持续性枕横位。此外，扁平骨盆前后径短小，均小骨盆各径线均小，容易使胎头以枕横位衔接，胎头俯屈不良，旋转困难使胎头枕横位嵌顿在中骨盆形成持续性枕横位。

2.胎头俯屈不良

持续性枕后（横）位胎头俯屈不良，以较枕下前囟径（9.5 cm）增加1.8 cm的枕额径（11.3 cm）通过产道，影响胎头在骨盆腔内旋转。

若以枕后位衔接，胎儿脊柱与母体脊柱接近，不利于胎头俯屈，前囟成为胎头下降的最低部位，而最低点又常转向骨盆前方，当前囟转至前（侧）方，胎头枕部转至后（侧）方，形成持续性枕后（横）位。

3.子宫收缩乏力

影响胎头下降、俯屈及内旋转，容易造成持续性枕后（横）位。反过来，持续性枕后（横）位使胎头下降受阻，也容易导致宫缩乏力，两者互为因果关系。

4.其他

前壁胎盘、膀胱充盈、宫颈肌瘤、头盆不称、胎儿发育异常等均可影响胎头内旋转，形成持续性枕后（横）位。

（二）诊断

1.临床表现

临产后胎头衔接较晚及俯屈不良,胎先露部不易紧贴子宫下段及宫颈内口,常导致协调性宫缩乏力及宫口扩张缓慢。枕骨持续性位于骨盆后方压迫直肠,枕后位的产妇自觉肛门坠胀及排便感,致使宫口尚未开全时过早使用腹压,发生宫颈前唇水肿和产妇疲劳,影响产程进展。持续性枕后(横)位常致活跃晚期及第二产程延长。若在阴道口已见到胎发,多次宫缩时屏气却不见胎头继续下降,应考虑持续性枕后位。

2.腹部检查

胎背偏向母体后方或侧方,前腹壁容易触及胎儿肢体,且在胎儿肢体侧容易听及胎心。

3.肛门或阴道检查

枕后位时盆腔后部空虚。若胎头矢状缝位于骨盆左斜径上,前囟在骨盆右前方,后囟(枕部)在骨盆左后方则为枕左后位,反之为枕右后位。查明胎头矢状缝位于骨盆横径上,后囟在骨盆左侧方,则为枕左横位,反之为枕右横位。当出现胎头水肿、颅骨重叠、囟门触不清时,需行阴道检查,借助胎儿耳郭及耳屏位置及方向判定胎位,若耳郭朝向骨盆后方,诊断为枕后位;若耳郭朝向骨盆侧方,诊断为枕横位。

4.B超检查

根据胎头眼眶及枕部位置,能准确探清胎头位置。

（三）分娩机制

在无头盆不称的情况下,多数枕后位及枕横位在强有力宫缩作用下,可使胎头枕部向前旋转 90°～135°成为枕前位。在分娩过程中,若不能转成枕前位时,其分娩机制如下。

1.枕后位

枕后位内旋转时向后旋转 45°,使矢状缝与骨盆前后径一致。胎儿枕部朝向骶骨呈正枕后位,其分娩方式如下。

(1)胎头俯屈较好:胎头继续下降至前囟先露抵达耻骨联合下时,以前囟为支点,胎头继续俯屈使顶部及枕部自会阴前缘娩出。继之胎头仰伸,相继由耻骨联合下娩出额、鼻、口、颏。此为枕后位经阴道分娩最常见的方式。

(2)胎头俯屈不良:当鼻根出现在耻骨联合下时,以鼻根为支点,胎头先俯屈,从会阴前缘娩出前囟、顶部及枕部,然后胎头仰伸,使鼻、口、颏部相继由耻骨联合下娩出。因胎头以较大的枕额周径旋转,胎儿娩出更加困难,多需手术助产。

2.枕横位

一部分枕横位于下降过程中内旋转受阻,或枕后位的胎头枕部仅向前旋转 45°成为持续性枕横位时,虽能经阴道分娩,多数需用手或胎头吸引术将胎头转成枕前位娩出。

（四）对母儿影响

1.对产程的影响

持续性枕后(横)位容易导致第二产程延缓及胎头下降停滞,若未及时处理常导致第二产程延长,甚至滞产。

2.对产妇的影响

胎头长时间压迫软产道,可发生缺血坏死脱落,形成生殖道瘘。胎位异常导致继发性宫缩乏力,使产程延长,常需手术助产,容易发生软产道损伤,增加产后出血及感染机会。

3.对胎儿的影响

第二产程延长和手术助产机会增多,常出现胎儿窘迫和新生儿窒息,围产儿病死率增高。

(五)处理

若骨盆无异常、胎儿不大时,可以试产。试产时应严密观察产程,注意胎头下降、宫口扩张程度、宫缩强弱及胎心有无改变。

1.第一产程

(1)潜伏期:应保证产妇充分营养与休息。若情绪紧张、睡眠不好可给予哌替啶或地西泮。让产妇向胎肢体方向侧卧,以利胎头枕部转向前方。若宫缩欠佳,应尽早使用缩宫素。

(2)活跃期:宫口开大 3～4 cm 产程停滞,除外头盆不称可行人工破膜,使胎头下降,压迫宫颈,增强宫缩,推动胎头内旋转。若产力欠佳,静脉滴注缩宫素。若宫口开大>1 cm/h,伴胎先露部下降,多能经阴道分娩。在试产过程中,出现胎儿窘迫征象,应行剖宫产术。若经过上述处理效果不佳,宫口开大<1 cm/h 或无进展时,也应行剖宫产术。宫口开全之前,嘱产妇勿过早屏气用力,以免引起宫颈前唇水肿,影响产程进展。

2.第二产程

进展缓慢,初产妇已近 2 h,经产妇已近 1 h,应行阴道检查。当胎头双顶径已达坐骨棘平面或更低时,可先行徒手将胎头枕部转向前方,使矢状缝与骨盆出口前后径一致,或自然分娩,或阴道助产(低位产钳术或胎头吸引术)。若转为枕前位有困难时,也可向后转为正枕后位,再以产钳助产。若以枕后位娩出时,需作较大的会阴后一侧切开,以免造成会阴裂伤。若胎头位置较高,疑有头盆不称,应行剖宫产术。

3.第三产程

因产程延长,容易发生产后宫缩乏力,胎盘娩出后应立即静脉注射或肌内注射子宫收缩剂,以防发生产后出血。应做好新生儿复苏抢救准备。有软产道裂伤者,应及时修补,并给予抗生素预防感染。

二、胎头高直位

胎头呈不屈不仰姿势衔接于骨盆入口,其矢状缝与骨盆入口前后径相一致,称为高直位(sincipital presentation)。包括:①高直前位:胎头枕骨向前靠近耻骨联合者,又称枕耻位;②高直后位:胎头枕骨向后靠近骶岬者,又称枕骶位。约占分娩总数的 1.08%,报道为0.06%～1.6%。

(一)病因

胎头高直位的病因尚不清楚,可能与下列因素有关。

1.头盆不称

头盆不称是胎头高直位发生最常见的原因。常见于骨盆入口平面狭窄、扁平骨盆、均小骨盆及横径狭小骨盆,特别是当胎头过大、过小及长圆形胎头时易发生胎头高直位。

2.腹壁松弛及腹直肌分离

胎背易朝向母体前方,胎头高浮,当宫缩时易形成胎头高直位。

3.胎膜早破

胎膜突然破裂,羊水迅速流出,宫缩时胎头矢状缝易固定于骨盆入口前后径上,形成胎头高直位。

(二)诊断

1.临床表现

由于临产后胎头未俯屈,入盆困难,活跃期早期宫口扩张延缓或停滞;一旦胎头入盆后,产程进展顺利;若胎头不能衔接,表现活跃期停滞。高直后位时,胎头不能进入骨盆入口,胎头不下降,先露部高浮,活跃期早期延缓和停滞,即使宫口开全,由于胎头高浮也易发生滞产、先兆子宫破裂或子宫破裂。

2.腹部检查

胎头高直前位时,胎背靠近腹前壁,不易触及胎儿肢体,胎心位置稍高在近腹中线。胎头高直后位时,胎儿肢体靠近腹前壁,有时可在耻骨联合上方触及胎儿下颏。

3.阴道检查

胎头矢状缝在骨盆入口的前后径上,高直前位时,后囟在耻骨联合后,前囟在骶骨前,反之为胎头高直后位。

4.B超检查

高直前位时可在母体腹壁正中探及胎儿脊柱;高直后位时在耻骨联合上方探及眼眶反射。高直前(后)位时胎头双顶径与骨盆入口横径一致。

(三)分娩机制

胎头高直前位临产后,胎儿脊柱朝向母体腹壁,有屈曲的余地,宫缩时,由于杠杆的作用,使胎头极度俯屈,以胎头枕骨在耻骨联合后方为支点,使前囟和额部先后沿骶岬下滑入盆衔接、下降,双顶径达坐骨棘平面以下时,待胎头极度俯屈的姿势纠正后,胎头不需内旋转或仅转$45°$,以正枕前位或枕前位经阴道分娩。高直后位临产后,胎头枕部及胎背与母体腰骶部贴近,较长的胎头矢状缝,置于较短的骨盆入口前口径上,妨碍胎头俯屈及下降,使胎头处于高浮状态迟迟不能入盆,即使入盆下降至盆底也难以向前旋转$180°$,故以枕前位娩出的可能性极小。

(四)处理

高直前位时,若骨盆正常、胎儿不大、产力强,应给予阴道试产机会。加强宫缩促使胎头俯屈,胎头转为枕前位可经阴道分娩或阴道助产。若试产失败再行剖宫产术结束分娩。高直后位一经确诊,应行剖宫产术。

三、前不均倾位

枕横位入盆的胎头前顶骨先入盆,称为前不均倾位(anterior asynelitim)。发生率为$0.50\%\sim0.81\%$。

(一)诊断

1.临床表现

胎头后顶骨不能入盆,使胎头下降停滞,产程延长。前顶骨与耻骨联合之间的膀胱颈受压,产妇过早出现尿潴留。

2.腹部检查

临产早期,耻骨联合上方可扪及胎头顶部。随前顶骨入盆胎头折叠于胎肩之后,使在耻骨联合上方不易触及胎头,形成胎头衔接入盆的假象。

3.阴道检查

胎头矢状缝在骨盆入口横径上,矢状缝向后移靠近骶岬侧,后顶骨的大部分尚在骶岬之上,盆腔后半部空虚;同时,前顶骨紧嵌于耻骨联合后方,宫颈前唇因受压常出现水肿,尿道亦因受压而不易插入导尿管。

(二)分娩机制

前不均倾位时,因耻骨联合后面直而无凹陷,前顶骨紧紧嵌顿于耻骨联合后,使后顶骨无法越过骶岬而入盆,需行剖宫产术。

(三)处理

临产后在产程早期,产妇应取坐位或半卧位,以减小骨盆倾斜度,尽量避免胎头以前不均倾位衔接。

一旦确诊为前不均倾位,除个别胎儿小,宫缩强、骨盆宽大给予短时间试产外,均应尽快行剖宫产术。

四、面先露

胎头以颜面为先露称为面先露(face presentation),多于临产后发现。常由额先露继续仰伸形成,以颏骨为指示点,有 6 种胎位,颏左(右)前、颏左(右)横、颏左(右)后,以颏左前及颏右后位较多见。国内报道发病率为 $0.8\% \sim 2.7\%$,国外报道为 $1.7\% \sim 2.0\%$。

(一)病因

1.骨盆狭窄

骨盆入口狭窄时,胎头衔接受阻,阻碍胎头俯屈,导致胎头极度仰伸。

2.头盆不称

临产后胎头衔接受阻,造成胎头极度仰伸。

3.腹壁松弛

经产妇悬垂腹时胎背向前反曲,颈椎及胸椎仰伸形成面先露。

4.脐带过短或脐带绕颈

脐带过短或脐带绕颈使胎头俯屈困难。

5.畸形无脑儿

因无顶骨,可自然形成面先露。先天性甲状腺肿,胎头俯屈困难,也可导致面先露。

(二)诊断

1.临床表现

潜伏期延长、活跃期延长或停滞,胎头迟迟不能入盆。

2.腹部检查

因胎头极度仰伸入盆受阻,胎体伸直,宫底位置较高。颏后位时,在胎背侧触及极度仰伸的枕骨隆突是面先露的特征,于耻骨联合上方可触及胎儿枕骨隆突与胎背之间有明显凹沟,胎心较遥远而弱。颏前位时,胎体伸直使胎儿胸部更贴近孕妇腹前壁,使胎儿肢体侧的下腹部胎心听诊更清晰。

3.肛门及阴道检查

触不到圆而硬的颅骨,可触到高低不平、软硬不均的颜面部,若宫口开大时可触及胎儿口、鼻、颧骨及眼眶,并依据颏部所在位置确定其胎位。

4.B超检查

根据胎头枕部及眼眶位置,可以明确面先露并确定胎位。

(三)分娩机制

很少发生在骨盆入口上方,通常是额先露在胎头下降过程中胎头进一步仰伸而形成面先露。分娩机制包括:仰伸、下降、内旋转及外旋转。

颏右前位时,胎头以前囟颏径,衔接于骨盆入口左斜径上,下降至中骨盆平面。胎头极度仰伸,颏部为最低点,向左前方转 45°,使颏部达耻骨弓下,形成颏前位。当先露部达盆底,颏部抵住耻骨弓,胎头逐渐俯屈,使口、鼻、眼、额、顶、枕相继自会阴前缘娩出,经复位及外旋转,使胎肩及胎体相继娩出。

颏后位时,若能向前内旋转 135°,可以颏前位娩出;若内旋转受阻,成为持续性颏后位,足月活胎不能经阴道自然娩出。颏横位时,多数可向前转 90°为颏前位娩出,而持续性颏横位不能自然娩出。

(四)对母儿影响

1. 对产妇的影响

颏前位时,因胎儿颜面部不能紧贴子宫下段及宫颈内口,常引起宫缩乏力,致使产程延长;颜面部骨质不能变形,容易发生会阴裂伤。颏后位时,导致梗阻性难产,若不及时处理,造成子宫破裂,危及产妇生命。

2. 对胎儿及新生儿的影响

由于胎头受压过久,可引起颅内出血、胎儿窘迫、新生儿窒息。

胎儿面部受压变形,颜面皮肤青紫、肿胀,尤以口唇为著,影响吸吮,严重时可发生会厌水肿影响吞咽及呼吸。新生儿于生后保持仰伸姿势达数日之久,产后需加强护理。

(五)处理

面先露均在临产后发生。如出现产程延长及停滞时,应及时行阴道检查。颏前位时,若无头盆不称,产力良好,有可能经阴道自然分娩。若出现继发性宫缩乏力,第二产程延长,可用产钳助娩,但会阴后一侧切开要足够大。若有头盆不称或出现胎儿窘迫征象,应行剖宫产术。持续性颏后位时,难以经阴道分娩,应行剖宫产术结束分娩。颏横位若能转成颏前位,可以经阴道分娩,持续性颏横位常出现产程延长和停滞,应行剖宫产术。

五、臀先露

臀先露(breech presentation)是最常见的异常胎位,占妊娠足月分娩总数的 3%～4%。臀先露以骶骨为指示点,有骶左(右)前、骶左(右)横、骶左(右)后 6 种胎位。

(一)病因

1. 胎儿在宫腔内活动范围过大

羊水过多经产妇腹壁松弛及早产儿羊水相对偏多,胎儿易在宫腔内自由活动形成臀先露。

2. 胎儿在宫腔内活动范围受限

子宫畸形(如单角子宫双角子宫等)、胎儿畸形(如无脑儿、脑积水等)、双胎妊娠及羊水过少等,容易发生臀先露。胎盘附着在宫底及宫角,臀先露的发生率为 73%,而头先露为 5%。

3. 胎头衔接受阻

狭窄骨盆、前置胎盘、肿瘤阻塞骨盆腔及巨大胎儿等,也易发生臀先露。

(二)分类

根据胎儿双下肢所取的姿势分为 3 类。

1.单臀先露(frank breech presentation)

胎儿双髋关节屈曲,双膝关节直伸,以臀部为先露,称单臀先露,又称腿直臀先露。此类最多见。

2.完全臀先露(complete breech presentation)

胎儿双髋关节及双膝关节均屈曲,犹如盘膝坐,以臀部和双足为先露,称为完全臀先露,又称混合臀先露。此类较多见。

3.不完全臀先露(incomplete breech presentation)

以一足或双足、一膝或双膝、一足一膝为先露。膝先露是暂时的,产程开始后常转为足先露。此类较少见。

(三)诊断

1.临床表现

妊娠晚期胎动时,孕妇常有季肋部胀痛感。临产后因胎臀不能紧贴子宫下段及宫颈内口,常导致宫缩乏力,宫口扩张缓慢,致使产程延长。

2.腹部检查

四步触诊在宫底部触到圆而硬、按压时有浮球感的胎头;若未衔接,在耻骨联合上方触到不规则、软而宽的胎臀;胎心在脐左(或右)上方听得最清楚。衔接后,胎臀位于耻骨联合之下,胎心听诊以脐下最明显。

3.阴道检查

宫口扩张 2 cm 以上且胎膜已破时,可直接触到胎臀外生殖器及肛门,此时应注意与颜面相鉴别。若为胎臀,可触及肛门与两坐骨结节连在一条直线上,手指放入肛门内有环状括约肌收缩感,取出手指可见有胎粪。若为颜面,口与两颧骨突出点呈三角形,手指放入口内可触及齿龈和弓状的下颌骨。若触及胎足时,应与胎手相鉴别,胎足趾短而平齐,且有足跟,胎手指长,指端不平齐。

4.B超检查

可判断臀先露类型以及胎儿大小、胎头姿势、胎儿畸形等。

(四)分娩机制

以骶右前位为例加以阐述。

1.胎臀娩出

临产后,胎臀以粗隆间径衔接于骨盆入口右斜径,并不断下降,前髋下降稍快,先抵骨盆,在遇盆底阻力后,臀部向母体右前方作 45°内旋转,使前髋位于耻骨联合后方,而粗隆间径与母体骨盆出口前后径一致。胎体为适应产道弯曲度而侧屈,后臀先从会阴前缘娩出,胎体稍伸直,使前臀从耻骨弓下娩出。继之双腿双足娩出。当胎臀及两下肢娩出后,胎体行外旋转,使胎背转向前方或右前方。

2.胎肩娩出

当胎体行外旋转的同时,胎儿双肩径于骨盆入口右斜径或横径入盆,并沿此径线逐渐下降,当双肩达骨盆底时,前肩向右旋转 45°转至耻骨弓下,使双肩径与骨盆出口前后径一致,同时胎体侧屈使后肩及后上肢从会阴前缘娩出,继之前肩及前上肢从耻骨弓下娩出。

3.胎头娩出

当胎肩通过会阴时,胎头矢状缝衔接于骨盆入口左斜径或横径,并沿此径线逐渐下降,同时胎头俯屈。当枕骨达骨盆底时,胎头向母体左前方旋转 45°,使枕骨朝向耻骨联合。胎头继续下降,当枕骨下凹到达耻骨弓下时,以此处为支点,胎头继续俯屈,使颏、面及额部相继自会阴前缘娩出,随后枕部自耻骨弓下娩出。

(五)对母儿影响

1. 对产妇的影响

胎臀形状不规则,对前羊膜囊压力不均匀,易致胎膜早破;胎臀不能紧贴子宫下段及宫颈内口,容易发生产程延长;臀先露扩张宫颈及刺激宫旁神经丛的张力不如头先露,易致继发性宫缩乏力和产后出血。若宫口未开全强行牵拉,容易造成宫颈撕裂甚至延及子宫下段。

2. 对胎儿及新生儿的影响

容易发生胎膜早破,发生脐带脱垂是头先露的 10 倍,脐带受压可致胎儿窘迫甚至死亡;胎膜早破,使早产儿及低体质量儿增多。后出胎头牵出困难,常发生脊柱损伤、脑幕撕裂、新生儿窒息、臀丛神经损伤、胸锁乳突肌损伤导致的斜颈及颅内出血,颅内出血的发病率是头先露的 10 倍,臀先露导致围产儿的发病率与病死率均增高。

(六)处理

1. 妊娠期

于妊娠 30 周前,臀先露多能自行转为头先露。若妊娠 30 周后仍为臀先露应予矫正。常用的矫正方法有以下几种。

(1)胸膝卧位:让孕妇排空膀胱,松解裤带,胸膝卧位的姿势,每日 2～3 次,每次 15 min,连做一周后复查。这种姿势可使胎臀退出盆腔,借助胎儿重心改变自然完成头先露的转位。成功率 70% 以上。

(2)激光照射或艾灸至阴穴:近年多用激光照射两侧至阴穴(足小趾外侧,距趾甲角0.1 寸),也可用艾条灸,每日 1 次,每次 15～20 min,5 次为一疗程。

(3)外转胎位术(external version):应用上述矫正方法无效者,于妊娠 32～34 周时,可行外转胎位术,因有发生胎盘早剥、脐带缠绕等严重并发症的可能,应用时要慎重,术前半小时口服利托君 10 mg。行外转胎位术时,最好在 B 超及胎儿电子监测下进行。孕妇平卧,两下肢屈曲稍外展,露出腹壁。查清胎位,听胎心率。操作步骤包括松动胎先露部(两手插入胎先露部下方向上提拉,使之松动)、转胎(两手把握胎儿两端,一手将胎头沿胎儿腹侧,保持胎头俯屈,轻轻向骨盆入口推移,另手将胎臀上推,与推胎头动作配合,直至转为头先露)。动作应轻柔,间断进行。若术中或术后发现胎动频繁而剧烈或胎心率异常,应停止转动并退回原胎位观察半小时。

2. 分娩期

应根据产妇年龄、胎产次、骨盆类型、胎儿大小、胎儿是否存活、臀先露类型以及有无并发症,于临产初期做出正确判断,决定分娩方式。

(1)剖宫产:足月臀先露选择性剖宫产的指征如下:狭窄骨盆软产道异常、胎儿体质量大于3 500 g、胎儿窘迫、妊娠并发症、高龄初产、B 超见胎头过度仰伸、有脐带先露或膝先露、有难产史、不完全臀先露、瘢痕子宫等,均应行剖宫产术。

(2)阴道分娩。

1)阴道分娩的条件:①孕龄≥36 周;②单臀先露;③胎儿体质量为 2 500～3 500 g;④无胎头仰伸;⑤骨盆大小正常;⑥无其他剖宫产指征。

2)阴道分娩的处理:①第一产程:产妇应侧卧休息,不宜站立走动,给予足够的水分和营养以保持较好的体力。少做肛查及阴道检查,不灌肠,尽量避免胎膜破裂。一旦破膜,应立即听胎心。若有胎心异常,应行阴道检查,了解有无脐带脱垂。若有脐带脱垂,胎心尚好,宫口未开全,为抢救胎儿,需立即行剖宫产术。若无脐带脱垂,可严密观察胎心及产程进展。当宫口开大 4～5 cm 时,胎足即可经宫口脱出至阴道。为了使宫颈和阴道充分扩张,消毒外阴之后,使用"堵"外阴方法。当宫缩时用无菌巾以手掌堵住阴道口,让胎臀下降,避免胎足先下降,待宫口及阴道充分扩张后才让胎臀娩出。此法有利于后出胎头的顺利娩出。在"堵"的过程中,应每隔 10～15 min 听胎心一次,并注意宫口是否开全。宫口已开全再堵易引起胎儿窘迫或子宫破裂。宫口近开全时,要做好接产和抢救新生儿窒息的准备。②第二产程:接产前,应导尿。初产妇应做会阴后一侧切开术。有 3 种分娩方式:a.自然分娩,胎儿自然娩出,不做任何牵拉。极少见,仅见于经产妇、胎儿小、宫缩强、骨盆宽大者。b.臀位助产,当胎臀自然娩出至脐部后,胎肩及后出胎头由接产者协助娩出。脐部娩出后,一般应在 2～3 min 娩出胎头,最长不能超过 8 min。后娩出胎头,有主张用单叶产钳,效果佳。c.臀牵引术,胎儿全部由接产者牵拉娩出,此种手术对胎儿损伤大,一般情况下应禁止使用。③第三产程:产程延长易并发子宫收缩乏力性出血。胎盘娩出后,应肌内注射缩宫素或前列腺素制剂,防止产后出血。行手术操作及有软产道损伤者,应及时检查并缝合,给予抗生素预防感染。

六、肩先露

当胎体横卧于骨盆入口以上,其纵轴与母体纵轴相垂直,先露部为肩时称为肩先露(shoulder presentation)。占妊娠足月分娩总数的 0.25%。以肩胛骨为指示点,有肩左前、肩左后,肩右前、肩右后 4 种胎位。是最不利于分娩的胎位。除死胎及早产儿胎体可折叠而自然娩出外,足月活胎不可能经阴道自然娩出。若不及时处理,容易造成子宫破裂,威胁母儿生命。

(一)病因

肩先露的常见原因:①经产妇所致腹壁松弛,如悬垂腹时子宫前倾使胎体纵轴偏离骨产道,斜向一侧或呈横产式;②早产儿,尚未转至头先露时;③前置胎盘;④骨盆狭窄;⑤子宫异常或肿瘤,影响胎头入盆;⑥羊水过多。

(二)诊断

1.腹部检查

子宫呈横椭圆形,子宫横径较正常妊娠宽,子宫底高度低于孕周,宫底部及耻骨联合上方空虚;母体腹部一侧触及胎头,另侧触及胎臀。肩前位时,胎背朝向母体腹壁,触之宽大平坦;肩后位时,母体腹壁触及不规则的胎儿小肢体。胎心在脐周两侧最清楚。根据腹部检查多能确定胎位。

2.肛门检查或阴道检查

胎膜未破者不易查清胎位,但横位临产后胎膜多已破裂,若宫口已扩张,阴道检查可触到肩胛骨或肩峰、锁骨、肋骨及腋窝。腋窝尖端指向胎儿肩部及头端位置,据此可决定胎头在母体左或右侧。肩胛骨朝向母体前或后方,可决定肩前位或肩后位。例如胎头在母体右侧,肩胛骨朝向后方,则为肩右后位。胎手若已脱出于阴道口外,可用握手法鉴别是胎儿左手或右手,因检查者只能与胎儿同侧的手相握。例如肩右前位时左手脱出,检查者用左手与胎儿左手相握,余类推。

3.B超检查

通过胎头、脊柱、胎心等检测,能准确诊断肩先露,并能确定胎位。

(三)对分娩的影响

(1)横位的先露部为肩,对宫颈口及子宫下段贴合不均匀,常发生胎膜早破及宫颈乏力。

(2)胎膜破裂羊水外流,胎儿上肢或脐带容易脱垂,导致胎儿窘迫,以致死亡。

(3)临产后,宫缩不断加强,胎肩及胸廓一部分被挤入盆腔内,胎体折叠弯曲,胎颈被拉长,上肢脱出于阴道口外,胎头和胎臀被阻于骨盆入口上方,形成忽略性(嵌顿性)肩先露(neglected shoulder presentation),为对母体最不利的胎位。随子宫收缩继续增强,子宫上段越来越厚,子宫下段被动扩张越来越薄,由于子宫上下段肌壁厚薄相差悬殊,形成环状凹陷,并随宫缩逐渐升高,甚至可以高达脐上,形成病理缩复环(pathologie retraction ring),为子宫破裂的先兆,若不及时处理,将发生子宫破裂。忽略性肩先露时,妊娠足月无论活胎或死胎均无法经阴道娩出,增加产妇手术产及术中术后出血、感染等概率。

(四)临床表现

肩先露不能紧贴子宫下段及宫颈内口,缺乏直接刺激,容易发生宫缩乏力;胎肩对宫颈压力不均,容易发生胎膜早破。破膜后羊水迅速外流,胎儿上肢或脐带容易脱出,导致胎儿窘迫甚至死亡。

(五)处理

1.妊娠期

定期产前检查,妊娠后期发现肩先露,及时采用胸膝卧位、激光照射(或艾灸)至阴穴矫正。上述矫正方法无效,应试行外转胎位术转成头先露,并包扎腹部以固定胎头。若行外转胎位术失败,应提前住院决定分娩方式。

2.分娩期

应根据胎产次、胎儿大小、胎儿是否存活、宫口扩张程度、胎膜是否破裂、有无并发症等,综合判断决定分娩方式。

(1)足月活胎,伴有产科指征(如狭窄骨盆、前置胎盘、有难产史等),应于临产前行择期剖宫产术。

(2)初产妇、足月活胎,临产后应行剖宫产术。

(3)经产妇、足月活胎,首选剖宫产术。若宫口开大 5 cm 以上,破膜不久,羊水未流尽,可在硬膜外麻醉或全麻下行内转胎位术,转成臀先露,待宫口开全助产娩出。

(4)双胎妊娠足月活胎,第二胎儿为肩先露,可行内转胎位术。

(5)出现先兆子宫破裂或子宫破裂征象,无论胎儿死活,均应立即行剖宫产术。术中若发现宫腔感染严重,应将子宫一并切除。

(6)胎儿已死,无先兆子宫破裂征象,若宫口近开全,在全麻下行断头术或碎胎术。术后应常规检查子宫下段、宫颈及阴道有无裂伤。若有裂伤应及时缝合。注意防治产后出血,给予抗生素预防感染。

七、复合先露

胎头或胎臀伴有肢体(上肢或下肢)作为先露部同时进入骨盆入口,称为复合先露(compound presentation)。临床以一手或一前臂沿胎头脱出最常见,多发生于早产者,发病率为0.8%~1.66%。

(一)病因

胎先露部与骨盆入口未能完全嵌合,或在胎先露部周围有空隙均可发生。以经产妇腹壁松弛者、临产后胎头高浮、骨盆狭窄、胎膜早破、早产、双胎妊娠及羊水过多等为常见。

(二)临床经过及对母儿影响

仅胎手露于胎头旁,或胎足露于胎臀旁者,多能顺利经阴道分娩。只有在破膜后,上臂完全脱出则能阻碍分娩。下肢和胎头同时入盆,直伸的下肢也能阻碍胎头下降,若不及时处理可致梗阻性难产,威胁母儿生命。胎儿可因脐带脱垂死亡,也可因产程延长、缺氧造成胎儿窘迫,甚至死亡等。

(三)诊断

常因产程进展缓慢行阴道检查时发现。以胎头与手复合先露最为常见,应注意与臀先露及肩先露相鉴别。

(四)处理

发现复合先露,首先应排除头盆不称。确认无头盆不称,让产妇向脱出肢体的对侧侧卧,肢体常可自然缩回。脱出肢体与胎头已入盆,待宫口近开全或开全后上推肢体,将其回纳,然后经腹部下压胎头,使胎头下降,以产钳助娩。若有明显头盆不称或伴有胎儿窘迫征象,应尽早行剖宫产术。

第四节　异常分娩的诊治要点

产力、产道及胎儿等任何一种或两种及以上因素发生改变,均可导致分娩异常,判断和处理时应当综合考虑。

如骨盆狭窄可导致胎位异常及宫缩乏力,宫缩乏力亦可引起胎位异常。而后两种因素异常通过人为调节,有望转化为正常。

(一)原因

产力、产道及胎儿单项或复合异常,均可导致分娩异常。

1.产力异常

产力异常包括各种收缩力异常(子宫、腹肌及膈肌、肛提肌),其中主要是子宫收缩力异常。子宫收缩力异常又分为收缩乏力(协调性子宫收缩乏力及不协调性子宫收缩乏力)及过强(协调性子宫收缩过强及不协调性子宫收缩过强)。子宫收缩乏力可致产程延长或停滞;子宫收缩过强可引起急产或严重的并发症。

2.产道异常

产道异常有骨产道异常及软产道异常,以骨产道狭窄多见。骨产道狭窄(入口、中骨盆、出口),可导致产力异常或胎位异常。骨产道过度狭窄,即使正常大小的胎儿也难以通过(头盆不称)。

3.胎儿异常

胎儿异常包括胎位异常(头先露、臀先露及肩先露等)及胎儿相对过大。

(二)临床表现及诊断

明显的胎位异常、胎儿发育异常、软产道或骨产道异常,在产前容易诊断。而多数的异常分娩发生在分娩过程中。

1.母亲方面

(1)产妇全身衰竭产程延长,产妇烦躁不安、体力衰竭、进食减少。严重者出现脱水、代谢性酸中毒及电解质紊乱,肠胀气或尿潴留。

(2)子宫收缩力异常应区别是子宫收缩乏力或过强。临床上多见继发性宫缩乏力,当骨盆狭窄、头盆不称或胎位异常时,产程开始一段时间宫缩正常,随着胎头下降受阻,胎头不能紧贴子宫下段及宫颈内口,造成继发性子宫收缩乏力;产妇精神紧张或不适当地应用缩宫素,可出现子宫收缩不协调,如双胎妊娠及羊水过多时,子宫壁过度伸展致使子宫收缩乏力,宫颈水肿或宫颈扩张缓慢、停滞。子宫收缩过强,胎头下降受阻,可发生先兆子宫破裂甚至子宫破裂。

(3)胎膜早破:头盆不称或胎位异常时,先露部与骨盆之间有空隙,前后羊水交通,前羊膜囊受力不均,宫缩时,胎膜承受压力过大而破裂。羊水过多、双胎妊娠、重度宫颈裂伤也容易发生胎膜早破,胎膜早破往往是异常分娩的先兆,必须查明有无头盆不称或胎位异常,破膜后应立即听胎心,注意有无脐带脱垂。

2.胎儿方面

(1)胎头水肿或血肿:产程进展缓慢或停滞时,胎头先露部软组织长时间受产道挤压或牵拉使骨膜下血管破裂,形成胎头水肿(又称产瘤)或头皮血肿。

(2)胎头下降受阻:临产后,发现胎头下降受阻,应想到骨盆狭窄、胎位异常、子宫收缩乏力、软产道异常、胎头过大、胎儿畸形、子宫痉挛狭窄环等。潜伏期胎头迟迟不入盆,应检查胎头有无跨耻征,警惕宫缩乏力及头盆不称。活跃期及第二产程,胎头下降速度<1 cm/h或停留原处,最多见为中骨盆狭窄及持续性枕后位及枕横位、脐带缠绕过紧等。分娩过程中,颅骨缝轻度重叠,有利于胎儿娩出。骨产道狭窄致产程延长时,胎儿颅骨缝过度重叠,表明存在头盆不称。

(3)胎儿窘迫:产程延长,尤其第二产程延长,导致胎儿缺氧,胎儿代偿能力下降或失代偿可出现胎儿窘迫征象。

3.产程曲线异常

可以单独存在,也可以并存。

(1)潜伏期延长(prolonged latent phase)为潜伏期超过16 h。

(2)活跃期延长(protracted active phase)为活跃期超过8 h。活跃期宫口扩张初产妇<1.2 cm/h、经产妇<1.5 cm/h,提示活跃期延长。

(3)活跃期停滞(arrested active phase)为活跃期宫口扩张停止>4 h。

(4)第二产程延长(protracted second stage):初产妇第二产程>2 h(硬膜外麻醉无痛分娩时以超过3 h为标准),经产妇第二产程>1 h,称为第二产程延长。

(5)胎头下降延缓(protracted descent):在宫颈扩张减速期及第二产程时,胎头下降最快。此阶段下降速度初产妇<1.0 cm/h,经产妇<2.0 cm/h,称为胎头下降延缓。

(6)胎头下降停滞(arrested descent):减速期后胎头下降停止>1 h,称为胎头下降停滞。

（7）滞产（prolongedLabor）：总产程超过 24 h，称为滞产。

临产后应密切注意产程进展，认真绘制产程图。当产程图中出现产程进展异常情况，积极寻找原因，做出相应的处理。

（三）治疗

尽可能做到产前预测，产时及时准确诊断，针对原因适时处理。无论出现哪种产程异常，均需仔细评估子宫收缩力、胎儿大小与胎位、骨盆狭窄程度以及头盆关系等，综合分析决定分娩方式。

1.一般处理

解除产妇的恐惧与精神紧张，补充足够营养，鼓励进食，必要时给予 10% 葡萄糖液、维生素 C 和补充电解质。可给予温肥皂水灌肠，出现尿潴留时应予以导尿。

2.产科处理

凡有先兆子宫破裂、骨盆明显狭窄或明显畸形、肩先露、颏后位、高直后位、前不均倾位、初产妇混合臀位或足位、臀位伴有骨盆狭窄、巨大胎儿、连体胎儿等，均应考虑剖宫产术。若遇有轻度头盆不称，特别是骨盆入口平面临界性狭窄，要结合产力、胎位及胎儿大小等条件，给予充分试产的机会。对于中骨盆及出口平面的头盆不称及有妊娠并发症试产要慎重。

若有明显头盆不称、高直后位、颏后位及前不均倾位均应剖宫产。第一产程末及第二产程出现胎头下降延缓或停滞，可能是胎头在中骨盆平面与出口平面受阻。若为持续性枕横位或枕后位，可考虑徒手旋转胎头至枕前位，胎头继续下降，当 S≥＋3，可自然分娩或行低位产钳及胎头吸引助产，若 S≤＋2，应行剖宫产术。

试产过程中，必须检查胎心。胎心率变快转慢或不规律，特别是胎心监护出现重度变异减速或晚期减速，基线变异减小等，应警惕胎儿窘迫，并寻找原因，对症处理。经处理，若胎心仍不见好转，宫口已开全者，应行阴道助产，估计短时间内不能经阴道分娩者，应行剖宫产术。

试产时必须严密观察产力、胎心、宫口扩张和胎先露下降情况。试产时间不宜过长，一般 2～4 h，人工破膜后不超过 2 h。在试产过程中发现潜伏期及活跃期延长，宫口扩张延缓或停滞，胎头下降延缓或停滞等异常情况，首先应进行阴道检查，如发现有明显头盆不称应行剖宫产术；如无头盆不称，潜伏期延长，应使用镇静剂哌替啶 100 mg 或地西泮 10 mg 静脉推注，可很快转入活跃期，如应用镇静剂后或转入活跃期出现子宫收缩乏力，可使用缩宫素加强产力，常用 1.5 U 缩宫素加入 5% 葡萄糖液 500 mL 内，调整滴注速度，使宫缩间隔 2～3 min，持续 1 min左右。宫口扩张 3～5 cm 时，可行人工破膜，如胎头下降顺利，可经阴道分娩；如应用缩宫素及人工破膜 2 h，胎头下降仍不明显，应查明原因，如有明显头盆不称或胎位异常，需行剖宫产术。

第十一章 分娩期并发症

第一节 羊水栓塞

羊水栓塞是分娩过程中由于羊水及其内有形物质进入母体血液循环引起的肺栓塞、休克、弥散性血管内凝血、肾衰竭等一系列的病理改变,是产科的一种少见而危险的并发症。羊水栓塞为产科的严重并发症,是孕产妇死亡的重要原因之一,是羊水进入母体循环后引起的一系列过敏反应,病因多为子宫收缩过强或呈强直性,宫内压力高,在胎膜破裂后,羊水由裂伤的子宫颈内膜进入母血循环所致。剖宫产或羊膜腔穿刺时,羊水可从手术切口或穿刺处进入母血循环。

一、临床表现

突发寒战、烦躁不安、咳嗽、气急、发绀、呕吐等症。如羊水侵入量极少,则症状较轻,有时可自行恢复。如羊水混浊或入量较多时相继出现典型的临床表现。

1. 呼吸循环衰竭

根据病情分为暴发型和缓慢型两种。暴发型为前驱症状之后,很快出现呼吸困难、发绀。急性肺水肿时咳嗽、吐粉红色泡沫痰、心率快、血压下降甚至消失。少数病例仅尖叫一声后,心跳、呼吸骤停而死亡。缓慢型的呼吸循环系统症状较轻,甚至无明显症状,待至产后出现流血不止、血液不凝时才被发现。

2. 全身出血倾向

部分羊水栓塞患者经抢救渡过了呼吸循环衰竭时期,继而出现DIC,呈现以大量阴道流血为主的全身出血倾向,如黏膜、皮肤、针眼出血及血尿等,且血液不凝。

3. 多系统脏器损伤

本病全身脏器均受损害,除心脏外肾是最常受损害的器官。由于肾缺氧,出现尿少、尿闭、血尿、氮质血症,可因肾衰竭而死亡;脑缺氧时患者可发生烦躁、抽搐、昏迷。

二、辅助检查

(1)X线片:典型者可见双侧弥散性点片状浸润阴影,沿肺门周围分布伴右心扩大及轻度肺不张。

(2)肺动脉或下腔静脉中取血而找到羊水成分可确诊。

(3)DIC实验室检查的依据:①血小板$<100\times10^9$/L或进行性下降;②纤维蛋白原<1.5 g/L;③凝血酶原时间>15 s或超过对照组3 s以上;④鱼精蛋白副凝(3 P)试验阳性;⑤试管法凝血时间>30 min(正常$8\sim12$ min);⑥血涂片可见破碎的红细胞。以上检查中有3项阳性方能诊断DIC。

(4)骤死病例唯有经过尸体解剖检查(尸检)方可确诊。肺组织切片检查可在微动脉及毛细血管内发现羊水内容物。如不能进行尸检,死后立即抽取右心血液,如能找到羊水内容物或用苏丹Ⅲ染色见红色脂肪球也可确诊。

三、治疗方案及选择

羊水栓塞治疗关键在于早诊断、早处理。主要原则:改善低氧血症,抗过敏,抗休克;防止DIC和肾衰竭;预防感染。

1. 抗过敏及早使用大剂量糖皮质激素

给予地塞米松 20～40 mg 或甲基泼尼松龙 40～80 mg。

2. 纠正缺氧

高流量面罩给氧,必要时气管插管加压给氧。

3. 解除肺动脉高压

罂粟碱 30～90 mg 加入 50%葡萄糖 20 mL 缓慢静脉注射,每日用量最大不超过 300 mg;阿托品 1 mg,每 15～30 min 静脉注入 1 次,至症状好转终止,主要适用于心率慢者;氨茶碱 250 mg 加入 25%葡萄糖液 10 mL 缓慢静脉注射,可重复应用。

4. 抗休克

(1)补充血容量:可选用低分子右旋糖酐 500～1 000 mL,静脉滴注,伴失血者应补充新鲜血及平衡液溶液扩容,有条件者行静脉插管,既可了解中心静脉压指导补液量,又可采集血标本,检测凝血功能及查找羊水有形成分。

(2)升压药:休克症状急剧而严重者,如血容量已补足而血压仍不稳定者应使用升压药,多巴胺 10～20 mg 加于 5%～10%葡萄糖液 250 mL 中静脉滴注,开始滴速为 20 滴/分钟(每分钟滴入 75～100 μg),如血压仍不能维持,可加适量间羟胺静脉滴注,间羟胺 20～80 mg 加于 5%～10%葡萄糖液 250～500 mL 中静脉滴注,滴速为 20～30 滴/分钟。

(3)纠正酸中毒:查血气分析及电解质,首次静脉滴注 5%碳酸氢钠 200～300 mL,最好能根据血气检查结果补碱。

5. 预防 DIC

(1)尽早使用肝素抑制血管内凝血:出现症状 10 min 内用最好。肝素 25～50 mg 加入 0.9%生理盐水 100 mL 中,静脉滴注 1 h。然后,25～50 mg 加入 5%葡萄糖液 200 mL 缓慢滴注,肝素一次用量 0.5～1 mg/kg,24 h 总量<100 mg。

(2)胎儿娩出后应警惕产后出血,尽可能用新鲜血、血小板、冻干血浆、补充纤维蛋白原等,以补充凝血因子,预防产后出血。如出血量较多,在输血的同时给止血药,如氨基己酸 4～6 g 加入 5%葡萄糖液 100 mL 中,15～30 min 滴完,维持量每小时 1 g。

6. 防治心功能衰竭

注意控制输液量,必要时,毛花苷 C 0.2～0.4 mg 加 10%葡萄糖注射液 20 mL 静脉注射(时间不少于 15 min),必要时 4～6 h 可重复 1 次。

7. 防治肾衰竭

在血容量补足及血压回升后,如每小时尿量仍<17 mL,则可选用以下方法:①呋塞米 20～40 mg 静脉注射;②20%甘露醇 250 mL 30 min 内静脉滴注,如仍无改善,常属高危性肾衰竭,应尽早开始血液透析。

8. 预防感染

静脉给予对肾毒性小的广谱抗生素。

9. 产科处理

羊水栓塞发生在胎儿娩出前,应积极维护孕妇呼吸、循环功能,防治 DIC 及抢救休克,迅速终止妊娠。

宫口开而未开全者行剖宫产终止妊娠。宫口开全者行产钳或胎头吸引助产。产后严密观察子宫出血情况。对凝血功能不良致大出血者,在纠正凝血功能的同时,必要时行次全子宫切除术。

第二节　脐带先露与脱垂

脐带先露与脱垂系指脐带在胎儿先露与产道之间,因受压而使胎儿循环受到不同程度的影响,导致胎儿窘迫,甚至死亡,或因胎儿窘迫导致新生儿窒息、死亡。其发生率在 0.4%～10%,其围生儿病死率高达 20%～30%。

一、分类

按脱垂的程度不同分为 3 类。

1. 脐带先露

脐带先露又称脐带前置。系在胎膜未破时,脐带位于先露前方。当宫口部分扩张后,阴道检查时可触及脐带在前羊膜囊内。

2. 脐带隐性脱垂

脐带滑至胎头或面部与骨盆之间,未破膜时很难发现,常在阴道检查中才发现。

3. 脐带脱垂

胎膜已破,脐带超过先露部,并经宫颈口进入阴道内或降至阴道口外,多为脐带先露的结果。

二、病因

凡胎先露不能完全与骨盆入口衔接者均可发生脐带脱垂。有以下常见原因。

1. 胎位异常

特别是臀位,其中以足先露为多见,其他包括横位、面先露或额先露等。

2. 早产

因为胎儿小,胎先露高浮于骨盆入口之上,或已衔接但不能完全填满骨盆入口,先露与骨盆之间仍有空隙,可导致脐带从其空隙脱出。

3. 多胎妊娠

因常伴有胎位异常、羊水过多、胎膜早破或早产,发生脐带脱垂者要比单胎妊娠高近 5～6 倍。

4. 头盆不称

无论是骨盆狭窄,还是因胎头方位异常或胎头过大的相对头盆不称,由于先露不能与骨盆入口完全衔接,导致脐带有可能从其间隙脱出。

5.羊水过多

常引起先露高浮不能入盆,一旦破膜,由于宫内压力较大,大量羊水涌出时,脐带易随之脱出。

6.脐带过长或脐带附着位置低

过长过低的脐带易超过先露抵达骨盆入口。

7.人为因素

主要指人工破膜时操作不当,如先露未入盆者人工破膜、宫缩期大孔破膜,易导致脐带脱出。

三、诊断

脐带脱垂常发生于第1、2产程,临产前很少发生(少于5%)。可根据以下情况诊断:①产时直接看到脐带脱至阴道内或阴道口外;②阴道检查或肛门检查时,能触及条索状有动脉搏动的脐带;③胎心监护或胎心听诊时,发现胎心有变化,常为减速,在改变产妇体位时可以缓解,提示脐带受压情况,很可能是隐性脐带脱垂;④将胎先露向盆腔方向按压时,出现胎心变化,提示脐带受压;⑤B超检查,常能在临产前提示胎儿先露前方脐带声像,可认为是脐带先露,如能用阴道探头更能清楚显示;⑥破膜后发生胎心变化,应做阴道检查,了解有无脐带先露或脱垂。

四、预防

孕妇有胎位异常、先露高浮、胎儿过小、早产、双胎或多胎、羊水过多及胎膜早破等高危因素,应有出现脐带脱垂的思想准备。除应及早住院外,还应做好监护,发现胎心异常及时行阴道检查。对于已胎膜早破者,尤其是先露未入盆者,应保持卧床,必要时抬高床尾。在做人工破膜时,应在宫缩间隙时行高位小孔破膜,使羊水缓慢流出,并及时听胎心有无变化。

产前B超检查提示有脐带先露者,应提早入院,如胎儿已足月成熟,可于临产前做选择性剖宫产,以免发生脐带脱垂。

五、处理

1.第1产程

如发生脐带脱垂或脐带先露,胎儿存活者,应抬高臀部,取头低臀高位。如脐带脱出阴道外,应先将其小心还纳入阴道内,避免冷空气刺激,引起脐血管痉挛,同时立即就地行剖宫产术以挽救胎儿。如宫口已开大,但未开全,胎膜已破,脐带脱入阴道内者,除上述抬高臀部外,对胎头先露者还应消毒外阴阴道后,用手上推胎头,以减少胎头对脐带的压迫,同时注意脐动脉搏动情况,直至立即行剖宫产将胎儿娩出为止。

如果在实施手术前脐动脉搏动已消失,提示胎儿已死亡,则只好放弃手术,待其自然分娩,尽量减少对产妇的损伤。

2.第2产程

如发现脐带脱垂,且胎儿存活者,应立即行产钳助产或行胎头吸引术,及时娩出胎儿。

3.臀位

脐带脱垂时如先露已入盆且宫口已开大,可密切监护胎心变化,随时因胎心变化立即行剖宫产或臀位牵引术。因臀位脐带脱垂,先露对脐带的压迫相对小一些,有时直至胎儿娩出,胎心都无变化。如果先露高,宫口未开大,则无须长时间等待,可行剖宫产术结束分娩。

4. 脐带还纳术

此术目前多数学者不主张实施,因其成功率低,且易延误时机,失去抢救胎儿的机会。在以往的实施中,多因产时宫缩压力的作用,以及还纳时造成的先露与骨盆之间隙增大,导致越还纳越使脐带脱出更多。现已基本予以废除,以剖宫产取而代之。除非在无剖宫产条件的情况下,应急使用之。

第三节 产后出血

胎儿娩出后 24 小时内阴道流血量超过 500 mL 称为产后出血。有人提出出血达到 500 mL;亦有人认为产后出血量难以准确测量,提出测定分娩前后血细胞比容,若产后血细胞比容减少 10% 定为产后出血。产后出血是产科常见而严重的并发症,亦是产妇死亡的重要原因之一。近年来其发生率约为 2%。按其原因可分为产后宫缩乏力性出血、胎盘滞留、软产道损伤及凝血功能障碍等。

一、病因

1. 宫缩乏力

宫缩乏力使子宫未能正常收缩及缩复,从而不能关闭胎盘附着部子宫肌壁血窦而致流血过多,是产后出血的主要原因。

(1)全身性因素:①产程过长或难产之后,产妇体力衰竭;②临产后使用过多的镇静剂或麻醉过深;③原有全身急慢性疾病等。

(2)局部因素:①子宫过度膨胀,如多胎、巨大胎儿及羊水过多;②多产、子宫有过感染致子宫肌纤维退行性变;③子宫肌水肿及渗血,如严重贫血、妊高征、子宫胎盘卒中等;④子宫肌发育不良,如合并子宫肌瘤、子宫畸形;⑤前置胎盘,因胎盘附着于子宫下段,其肌肉收缩力差,血窦不易关闭。

2. 胎盘滞留

胎儿娩出后 30 min,胎盘尚未娩出称为胎盘滞留,是产后出血的另一重要原因。胎盘滞留的原因可以是:①胎盘剥离不全;②胎盘剥离后滞留;③胎盘嵌顿;④胎盘粘连;⑤胎盘植入;⑥胎盘残留。

3. 软产道损伤

胎儿过大、产程过长、胎儿娩出过快或阴道手术助产都可致会阴、阴道、宫颈撕裂伤或外阴阴道血肿,甚至子宫下段破裂及腹膜后血肿,可引起不同程度的出血。

4. 凝血功能障碍

凝血功能障碍包括产妇原有全身性出血倾向疾病,如白血病、血小板减少性紫癜、再生障碍性贫血等;重症病毒肝炎,产科合并重度妊高征、胎盘早剥、死胎、羊水栓塞和宫内感染等;所释放的促凝血物质进入母体血液循环,激活凝血系统,引起弥散性血管内凝血并消耗凝血因子,发生产后出血,且血不凝。

二、临床表现及诊断

出血可发生于胎盘娩出前或后，或两者兼有。其临床表现与其失血量多少、速度、产妇体质和产程是否顺利有关。以短期内大量失血最为严重。产妇可迅速出现休克、自觉头晕、出汗、恶心、呕吐、呼吸短促、烦躁不安、面色苍白、表情淡漠、血压下降及脉搏微弱等。

明显外出血诊断并不困难，胎儿娩出后，需严密观察出血情况并准确测量出血量，同时应找出产后出血原因，及早明确诊断，采取正确有效措施。

1.胎盘娩出前出血

胎盘娩出前出血多为胎盘剥离不全（或胎盘滞留）及软产道损伤。前者多为间歇性出血，血呈暗红色，常有血块排出；后者出血为持续不断，血色鲜红且子宫收缩良好。

2.胎盘娩出后出血

首先检查子宫收缩情况及胎盘及胎膜是否完整。若胎盘胎膜完整，腹部检查子宫体松软，轮廓不清，应考虑子宫收缩乏力；若胎盘胎膜完整且无产道裂伤，而出血不凝，应考虑凝血功能障碍，可行血块观察试验、血小板计数、凝血酶原时间、纤维蛋白原、血浆鱼精蛋白副凝固试验及 D-二聚体测定以协助诊断。胎盘娩出后虽无阴道流血，而产妇出现休克，应考虑宫腔内积血，按压宫底则有大量血液或血块涌出。产后出血有时由于多个因素同时存在，且互相影响，故诊断时要全面考虑。

三、治疗

由于产后出血在短时间内失去大量血液，使产妇血容量不足，迅速进入休克，因此必须争分夺秒，积极抢救。

（一）补充血容量及纠正休克

抢救失血性休克首要是补足血容量始能维持患者有效循环和组织灌流，补液量应根据中心静脉压、尿量及临床症状等做决定。

（1）输液：对于有明显出血的病例，应建立两条静脉通道以便输血、输液。严重的病例可采用大隐静脉高位插管或股动脉加压输血。输血量应为实际失血量加扩大的毛细血管床容量，原则上是等量补血再加 500～600 mL。

（2）输液程序：尽早给予输血，最好是新鲜血。未配好血之前，可先输平衡液、右旋醣酐、5％碳酸氢钠，最后为葡萄糖液。

（3）注意观察患者神智、面色、皮肤温度及色泽情况，若有好转，血压正常稳定，脉压增大，尿量每小时多于 30 mL 可认为血容量已补足。

（4）大量输入库存血时，可引起游离钙的抑制，发生出血倾向，需适当补充钙盐，每输入 1 000 mL库血，可静脉注射 10％葡萄糖酸钙 10 mL 或输入 1 600 mL 库血后加输新鲜冷冻血浆 400 mL，可减少或防止凝血功能障碍发生。

（二）胎盘未剥离或未排出前出血的处理

（1）胎盘剥离不全或粘连伴阴道出血，即行人工剥离取出胎盘。

（2）胎儿娩出后 15 min 胎盘未娩出而阴道出血不多，Golan 提出用缩宫素（催产素）10～20 单位加生理盐水 20 mL 稀释后于脐静脉注入，胎盘可剥离自然娩出。

（3）若胎盘已剥离而未排出，膀胱过度膨胀时应导尿排空膀胱，用手按摩子宫使之收缩，轻压子宫底,另一手牵引脐带,协助娩出胎盘。

(4)胎盘嵌顿,可行乙醚麻醉,使狭窄环松解,或静脉推注地西泮(安定)10 mg,或阿托品 0.5 mg 皮下注射,若产妇无高血压情况亦可给予肾上腺素 0.3 mL 皮下注射,然后取出胎盘。

(三)手术

(1)若排出胎盘有缺损,应行清宫术。

(2)植入性胎盘,不可勉强剥离挖取,以免引起子宫穿孔,采用子宫切除术是最安全的治疗方法。

(四)胎盘娩出后出血的处理

1.即行阴道、宫颈及子宫下段检查

观察是否有损伤,若有损伤且估计可从阴道缝合者,在用纱布压迫止血下施缝合修补术;若损伤延及子宫下段或阔韧带内血肿形成,应即剖腹探查。

阴道壁深度裂伤者,应充分暴露其顶端,缝合顶端的第一针线结扎后留长线用做牵引,再用手指触摸其上方,如有裂隙再行补针,以防顶端出血,然后依次缝合,缝合时注意结扎止血及不留无效腔。

2.子宫收缩乏力出血

(1)子宫收缩剂的使用:可静脉滴注缩宫素(催产素)及肌内注射麦角新碱 0.2 mg,或经腹直接注射于子宫肌壁内,缩宫素(催产素)亦可经阴道行宫颈注射。应用上述药物效果不佳可采用前列腺素($PGF_{2\alpha}$)1 mg 肌内注射,或直接注射于子宫肌壁内,$PGF_{2\alpha}$对子宫肌有强烈的收缩作用。

(2)按摩子宫止血法:①双手按摩法:左手在耻骨联合上缘按压下腹中部,将子宫上推,右手置于子宫底部,拇指在前壁,其余四指在后壁,作均匀、连续不断按摩子宫,同时间断挤压子宫,使积存于宫腔内的血块及时排出,以免影响子宫收缩。②双合按摩法:上述按摩无效时,可选用此法。术者一手握拳置于阴道前穹窿,顶住子宫前壁,另一手自腹壁按压子宫后壁,使子宫体前屈,双手相对紧紧压迫子宫并按摩,持续 15 min,常可奏效。

(3)子宫颈管上端动脉压迫法:在阴道内,用拇示二指把握宫颈,压迫子宫颈管上端的子宫动脉。此法可刺激子宫收缩,且有压迫血窦作用。

(4)子宫腔填塞纱条止血法:是一种比较古老的止血方法,学术界看法不一,但近期国外文献仍提倡应用于因子宫松弛而出血不止患者。用手或卵圆钳将无菌宽条不脱脂棉纱条填入宫腔内,以刺激子宫收缩并压迫止血。填塞时应从宫腔底部填起,均匀且应填紧,阴道上段也要填满。24 h 后取出全部填塞的纱条,取出前应先肌内注射缩宫素(催产素)10 单位,要注意无菌操作,用广谱抗生素预防感染。

(5)用子宫颈钳钳夹子宫颈止血法:可用宫颈钳 2～3 把将宫颈前后唇一起钳夹,可刺激子宫收缩。

(6)结扎盆腔血管止血法:对迫切希望保留生育功能的产妇,可考虑采用此法。

1)结扎子宫动脉上行支:此法对控制来自子宫下段的出血最为有效,特别是低置胎盘或前置胎盘患者。方法:术者提起子宫,用 1 号铬制肠线或 1 号 Dexon 线进行缝扎。在结扎左侧子宫动脉上行支时于子宫动脉内侧 2～3 cm 处进针向后穿过子宫肌层,从子宫动脉外侧的阔韧带无血管区向前穿过结扎;结扎右侧子宫血管时,则从子宫动脉外侧阔韧带无血管区进针,从离子宫动脉内侧 2～3 cm 处出针进行结扎。注意缝扎时应尽量远离子宫颈并选在子宫峡部,通常是在子宫下段横切口稍上方,相当于内口水平处,以防误伤输尿管。

2)髂内动脉结扎术:认为是达到制止严重产科出血的最迅速和安全有效的手段。子宫收缩乏力、前置胎盘、胎盘早剥、胎盘粘连以及产伤引起的产后出血均是髂内动脉结扎的适应证。方法可分为腹膜内及腹膜外法,腹膜内法较常用。腹膜内法的操作步骤:取下腹正中直切口,进腹腔后,用手指探测一侧髂总动脉搏动点,沿此向下寻找髂内外动脉交叉处,找髂内动脉,剪开覆盖于其上的腹膜,推开位于其内侧缘的输尿管,分离髂内动脉旁的疏松组织,小心游离2～3 cm长的髂内动脉,用动脉钳提起,选用可吸收的缝线结扎,相距1 cm双重结扎,不要剪断。注意结扎前应先压迫该段血管并由台下助手触摸腘动脉或足背动脉搏动及观察该侧足趾颜色,以防误扎髂外动脉。

(7)髂内动脉造影栓塞术:近年来此法被引起重视,主要用于因下段产道撕裂伤所致的无法控制的产后出血和因宫缩乏力或子宫肌瘤所致的出血。栓塞物一般用吸收性明胶海绵,方法:常规消毒双侧腹股沟区,行股动脉穿刺,若患者处于休克状态时可经一侧动脉快速输血,以补充血容量,然后将导管自股动脉依次沿腹主动脉、髂内动脉、子宫动脉插入。并注入造影剂,若透视发现有造影剂外溢,则注入直径2 mm的吸收性明胶海绵颗粒至该血管出血部位,以栓塞止血。

(8)子宫切除术:当出血危及患者生命时,此术是最快、最安全的措施。适用于难以修补的子宫破裂、胎盘植入、严重的子宫卒中,或经各种方法处理后子宫仍不收缩等情况,为抢救产妇生命,在输血同时施行子宫切除术。一般施行次全子宫切除术,如合并中央或部分性前置胎盘应施行全子宫切除术。

(五)凝血功能障碍所致产后出血的处理

(1)产科弥散性血管内凝血(DIC)所致产后出血。

(2)妊娠合并血液病(血小板减少症、白血病、再生障碍性贫血等)所致产后出血。①首先排除来自宫缩乏力、产道损伤及胎盘因素的产后出血;②应用宫缩剂加强子宫收缩减少出血;③迅速给予新鲜血、血小板或凝血因子,提高凝血功能;④各种止血方法无效时,应及时施行全子宫切除。

血液病致产后出血应以预防为主,在妊娠期应与血液科合作积极治疗,预产期前1～2周入院待产,分娩期注意宫缩乏力。在准备新鲜血及血小板情况下,实行计划分娩,产时认真缝合创口,防止血肿形成。

四、预防

1.产前预防

(1)加强孕期保健,进行系统产前检查,积极治疗各种妊娠并发症,尤其应重视妊高征、肝炎、血液病等合并妊娠的防治工作。

(2)加强对各级保健人员培训,以提高各级保健人员对危险因素识别及技术和处理能力。

2.产时预防

(1)正确测定产后出血量是防治产后出血的关键。我国测量失血量方法有目测估计法、面积换算法、称重法、容积法及比色法等。采用容积法加面积法测定比较实用。面积法的折算方法为10 cm×10 cm纱布约5 mL,15 cm×15 cm约10 mL。

(2)掌握会阴侧切术的适应证及时机,提高缝合技术,避免产道撕裂及血肿发生。

（3）严密观察及处理产程，对多产、多胎妊娠、既往产后出血史、既往剖宫产史、妊娠高血压、胎膜早破、羊膜炎、产程延长、巨大胎儿等高危因素的产妇，产时应建立输液通道，并配血备用。

（4）正确处理第3产程，胎儿娩出后肌内注射或静脉注射缩宫素（催产素），及时娩出胎盘。

（5）掌握手术适应证及时机，减少产后出血。

3. 产后预防

严密观察产后子宫收缩情况，防止产后尿潴留，认真检查软产道有无撕裂，有撕裂者应及时缝合止血。

第十二章 产褥期及产褥期疾病

第一节 产褥感染

产褥感染是指分娩及产褥期生殖道受病原体侵袭,引起局部或全身的感染,又称产褥热。发病率为 1%～8%,目前,仍然是我国孕产妇死亡的四大原因之一。产褥病率是指分娩 24 h 以后的 10 d 内,每日口表测体温 4 次,有 2 次不低于 38 ℃者。产褥病率的主要病因是产褥感染,但也包括其他疾病如乳腺炎、上呼吸道感染、泌尿系感染等。

一、病因

(一)感染来源

1.外来感染

由外界病原菌进入生殖道所引起。产褥感染患者的恶露,被污染的衣物、用具、各种手术器械、物品等均可造成感染。分娩期多次肛门检查或阴道检查、临近预产期性生活、盆浴或不洁卫生习惯等因素,亦可造成外界病原菌侵入生殖道引起感染。

2.自身感染

由产妇体内原有的细菌引起。正常孕妇生殖道或其他部位寄生的病原体,多数并不致病,产后由于机体抵抗力下降,阴道内环境改变,使原有的条件致病菌可能会致病。近年研究表明,自身感染比外来感染更重要,不但导致产褥感染,还可通过胎盘、胎膜、羊水间接感染胎儿,导致流产、早产、胎儿发育不良、胎膜早破、死胎等。

(二)感染的诱因

分娩降低或破坏了女性生殖道的防御功能和自净作用,有利于病原体的入侵、繁殖而发病。如产妇贫血、营养不良、慢性疾病、近预产期性交、胎膜早破、产前产后出血、产科手术操作、产程延长、合并阴道炎、细菌性阴道病及宫颈炎等,均可成为产褥感染的诱因。病情的轻重取决于病原体的种类、数量、毒力及机体防御能力。

(三)病原体种类

产褥感染的病原体种类繁多,孕期及产褥期阴道内的生态环境复杂,存在大量需氧菌、厌氧菌、真菌、衣原体及支原体,以厌氧菌为主。非致病菌在特定的环境下可致病。

1.需氧性链球菌

需氧性链球菌是外源性感染的主要致病菌,以 B 族溶血性链球菌致病性最强,可产生外毒素与溶组织酶,因此其毒力、播散力均较强,可引起严重感染。其临床特点为发热早,体温超过 38 ℃,伴有寒战、脉速、腹胀、子宫复旧不良、子宫或附件区压痛等,甚至引发败血症。

2.埃希菌属

大肠埃希菌和变形杆菌是产褥感染常见的病原菌,也是引起菌血症和感染性休克最常见的病原菌。大肠埃希菌寄生在会阴、阴道、尿道口周围,可于产褥期迅速繁殖而致病。

3.葡萄球菌

主要致病菌是金黄色葡萄球菌和表皮葡萄球菌。金黄色葡萄球菌多为外源性感染,很容易引起严重的伤口感染,表皮葡萄球菌存在于阴道菌群中,引起感染较轻。

4.厌氧性链球菌

存在于正常阴道中,当产道损伤、组织缺氧时,该菌迅速繁殖,常与大肠埃希菌混合感染,产生大量脓液并发出恶臭。以消化链球菌和消化球菌最常见。

5.厌氧类杆菌属

厌氧类杆菌为一组厌氧的革兰阴性杆菌,此类菌有加速血液凝固的特点,可引起感染局部及邻近部位的血栓性静脉炎。

6.其他

支原体、衣原体、梭状芽胞杆菌、淋球菌等均可导致产褥感染。

二、病理及临床表现

(一)急性外阴、阴道、宫颈炎

分娩时由于会阴部损伤或手术产导致感染,表现为局部红肿、触痛、硬结,缝线陷于肿胀组织中,针孔流脓,拆线后伤口部分或全部裂开。多在产后 4～7 d 发生。阴道感染多发生在阴道裂伤或挫伤后,表现为阴道局部疼痛、黏膜充血、水肿或有溃疡,严重者日后可形成阴道粘连、瘢痕狭窄。急性宫颈炎往往由于宫颈裂伤引起,细菌可沿淋巴上行引起继发盆腔结缔组织炎。

(二)急性子宫内膜炎、子宫肌炎

病原体经胎盘剥离面侵入,扩散到蜕膜层,称子宫内膜炎,侵及子宫肌层,称子宫肌炎。两者常同时存在。多在产后 3～4 d 发病。根据临床表现可分为轻重两种情况。轻者表现为低热,体温不超过 38 ℃,恶露量多、混浊、有臭味,下腹疼痛及压痛,如能及时治疗,内膜数日修复。重者表现为寒战、高热、头痛、脉速、白细胞增高,而子宫内膜反应轻,往往局部体征不明显,易误诊。

(三)急性盆腔结缔组织炎、输卵管炎

病原体沿子宫、宫旁淋巴或血行达宫旁组织、输卵管,出现急性炎症反应,形成炎症包块;若侵及整个盆腔,可形成"冰冻骨盆"。也可因宫颈、阴道深度裂伤后感染直接蔓延引起。产后局部脓肿形成时,双合诊或肛检可触及包块。

(四)急性盆腔腹膜炎及弥散性腹膜炎

炎症继续发展,扩散至子宫浆膜,形成盆腔腹膜炎。患者病情重,可出现全身中毒症状,畏寒、高热(体温可持续 40 ℃左右)、恶心、呕吐及腹胀,全腹疼痛。检查时腹部有明显压痛、反跳痛。因腹膜表面有渗出的纤维素覆盖,易引起腹膜、大网膜、肠管之间互相粘连,炎性渗出物化脓积聚在直肠陷凹内,形成盆腔脓肿,若波及肠管及膀胱时,可出现腹泻、里急后重与排尿困难,急性期治疗不彻底可发展为慢性盆腔炎。

(五)血栓性静脉炎

厌氧性链球菌和类杆菌是常见的致病菌。常见盆腔内血栓性静脉炎及下肢血栓性静脉炎两大类。前者来源于胎盘剥离面感染,可累及卵巢静脉、子宫静脉、髂内静脉、髂总静脉、下腔静脉及阴道静脉,以卵巢静脉最常见。多为单侧性。多数在产后 1～2 周发病,出现寒战、高

热,呈弛张热,持续数周,不易与盆腔结缔组织炎相鉴别。下肢血栓性静脉炎,常起源于盆腔静脉炎或周围结缔组织炎,多累及股静脉、大隐静脉,常发生在产后 2～3 周,全身反应轻,患者自觉患肢疼痛难忍,受累静脉呈条索状,触痛明显,由于下肢静脉回流受阻,致使患肢肿胀发硬,皮肤发白,习称"股白肿"。下肢血栓性静脉炎病程持续较久,肿胀消退很慢。

(六)脓毒血症及败血症

当感染血栓脱落进入血液循环可引起脓毒血症。在身体各处如肺、脑、肾等处形成脓肿或肺栓塞而致死。若细菌大量进入血液循环并繁殖形成败血症,常继发于宫旁结缔组织炎和盆腔腹膜炎后。临床表现寒战、高热、谵妄、昏迷和抽搐,抢救不及时可发生中毒性休克而危及生命。

三、诊断与鉴别诊断

(一)病史

详细询问病史及分娩经过,对产后发热者排除引起产褥病率的其他疾病。

(二)体格检查

注意体温、脉搏、呼吸、血压,并注意全身各系统检查。局部检查需注意腹部、外阴、阴道、宫颈等伤口情况;恶露的量、性质及气味;双合诊或三合诊有时可触到增粗的输卵管或盆腔包块。

(三)辅助检查

做血、尿常规化验,测血清急性期反应物质中的 C 反应蛋白,有助于早期诊断感染。B 超检查、彩色多普勒、电子计算机 X 线断层扫描(CT)、磁共振成像(MIR)等检测手段能对产褥感染形成的包块、脓肿及静脉血栓做出定位及定性诊断。

(四)确定病原体

病原体的鉴定对产褥感染诊断与治疗非常重要。方法有病原体培养,确定病原体种类,并做药物敏感试验。分泌物涂片检查、病原体抗原和特异抗体检测。

主要与上呼吸道感染、急性乳腺炎、泌尿系感染等相鉴别。

四、预防

加强孕期卫生宣教,做好孕期保健,加强营养,增强体质,预防及纠正贫血,产前 2 个月避免性生活及盆浴。及时治疗外阴阴道炎及宫颈炎,避免胎膜早破、滞产。分娩期,正确处理产程,严格无菌操作,防止产道损伤和产后出血。产褥期严禁性生活,10 d 内不坐浴,对可能发生产褥感染者,应给予抗生素预防感染。

五、治疗

(一)一般治疗

半卧位以利引流及炎症局限在盆腔内。下肢血栓性静脉炎者要抬高患肢。加强营养,增强全身抵抗力。纠正贫血、低蛋白血症和电解质紊乱。贫血者应输新鲜血。高热时给予物理降温。伤口疼痛可给止痛药。

(二)局部治疗

腹部、会阴、阴道伤口感染时,可局部理疗。如有化脓,应及早拆线,换药引流,经处理后可尽早行修补术;有胎盘胎膜残留者要抗感染同时及时清除宫腔残留物;有盆腔脓肿形成者,可根据脓肿部位,选择经腹或经阴道后穹窿切开引流。严重感染者,可考虑子宫切除术。

(三)抗生素的应用

最好根据细菌培养及药物敏感试验结果选择广谱高效抗生素。临床上往往要在培养结果出来之前及早开始应用,因产褥感染多为需氧菌和厌氧菌混合感染,故应选用对两者有效的药物联合应用。一般常用青霉素类药物与氨基糖苷类或硝咪唑类药物联合应用为首选。注意用药量一定要足,对重症产褥感染者,可短时加用可的松类药物。若经 3～4 d 治疗效果不明显或病情加重,可根据细菌培养的药敏试验而改用抗生素。常选用的抗生素如下。

1.青霉素类药物

青霉素是高效广谱抗生素。可选用青霉素 800 万～1 000 万 单位/天,分 2 次静脉滴注。或氨苄西林 1～2 g/4 h,每日总量 6～12 g 静脉注射或静脉滴注。

2.氨基糖苷类抗生素

对大多数革兰阴性杆菌有效,对厌氧菌无效。常用庆大霉素 16 万～24 万 单位/天,分 2 次肌内注射或静脉滴注;阿米卡星(丁胺卡那)400～800 mg/d 静脉滴注或分 2 次肌内注射。

3.硝咪唑类药物

对所有厌氧菌都起杀菌作用。常用剂量甲硝唑注射液 100 mL(500 mg)静脉滴注,1～2 次/天;或替硝唑注射液 400～800 mg 静脉滴注,1～2 次/天。本类药哺乳期妇女慎用。

4.头孢菌素类药物

抗菌谱包括革兰阳性及阴性细菌。如头孢曲松(头孢三嗪)每次 1～2 g 静脉滴注,2 次/天;或头孢噻肟(凯福隆),每次 1～2 g,2 次/天,静脉滴注或静脉注射;或头孢西丁,每日 4～12 g,分次静脉滴注;或头孢替坦,每次 1～2 g,4 次/天,静脉滴注。

5.克林霉素

每次 0.6 g,3 次/天,静脉滴注。

(四)促进子宫复旧治疗

可用缩宫素、生化汤口服液(丸)、益母草等药物。

(五)血栓性静脉炎的处理

在应用大量抗生素治疗后体温仍持续不降同时,慎重加用肝素治疗。每 6 h 静脉滴注肝素 50 mg,24～48 h 后体温即可下降,肝素需持续应用 10 d。如肝素治疗无效,则需进一步检查有无脓肿存在。亦可应用右旋糖酐-40 及香丹注射液等药物抗凝、活血化瘀治疗。对"股白肿"应抬高下肢、热敷止痛。

第二节　产褥中暑

产褥中暑是指在产褥期因高温环境中,体内余热不能及时散发引起中枢性体温调节功能障碍的急性热病。

一、临床表现及诊断

(一)中暑先兆

起初出现口渴、多汗、心悸、恶心、胸闷、四肢无力等先驱症状,体温正常或稍高,若及时移至通风处,减少衣着,补充盐和水分,症状可很快消失。

(二)轻度中暑

先兆症状未及时处理,病情发展可出现面色潮红、胸闷、脉搏增快、呼吸急促、口渴,痱子布满全身,体温升高达 38.5 ℃以上。

(三)重度中暑

产妇体温高达 41 ℃~42 ℃,可出现谵妄抽搐、昏迷,面色苍白,呼吸急促,脉搏细数,血压下降,皮肤干燥无汗,瞳孔缩小,反射减弱。若不及时抢救,数小时内可因呼吸、循环衰竭而死亡。本症多发生于炎热季节,产妇居室不通风,衣着过多,结合典型临床表现不难做出诊断。应注意与产褥感染、败血症和产后子痫鉴别。

二、治疗

(1)患者置于阴凉,通风处。

(2)降温处理:物理降温或药物降温,已发生循环衰竭者慎用物理降温,药物降温可用 4 ℃葡萄糖盐水 1 000~1 500 mL 静脉滴注,1~2 h 滴完,4~6 h 可重复一次,体温降至 38 ℃时停止降温处理。

(3)积极纠正水、电解质紊乱:24 h 补液量控制在 2 000~3 000 mL,并注意补钾、钠盐,用地西泮、硫酸镁等抗惊厥、解痉。心力衰竭时用毛花苷丙等。呼吸衰竭用尼可刹米、洛贝林对症处理。

第三节 产褥期抑郁症

产褥期抑郁症是指产妇在产褥期内出现抑郁症状,是产褥期精神综合征中最常见的一种类型。多在产后 2 周出现症状。有关其发病率,国内资料极少,国外报道发病率高达 30%。

一、病因与发病因素

(一)病因

主要有神经内分泌和精神因素两方面。妊娠后期体内雌激素、孕激素显著提高,皮质类固醇激素、甲状腺素不同程度增加。分娩后上述激素迅速撤退,致脑组织和内外分泌系统的儿茶酚胺减少,影响高级脑活动。产妇经过妊娠分娩,身体疲惫、精神紧张,神经系统机能状态不佳,进一步促进内分泌机能状态的不稳定。

(二)发病因素

妊娠患有内科并发症的孕产妇,如甲状腺功能减退症、糖尿病、先兆子痫等;产前诊断有异常或有不良妊娠分娩史,担心胎儿安危而出现焦虑或压抑情绪;高龄或小于 18 岁的孕产妇;过去有抑郁型精神病,产后复发率约 30%;产前已有抑郁者与产后抑郁发生有显著的相关性,早产的产妇发病率高。

(三)临床表现

易激惹、恐怖、焦虑、沮丧和对自身及婴儿健康过度担忧,常失去生活自理及照料婴儿的能力,有时还会陷入错乱或嗜睡状态。

二、诊断

产褥期抑郁症至今尚无统一的诊断标准。美国精神学会(1994)在《精神疾病的诊断与统计手册》一书中,制订了产褥期抑郁症的诊断标准。

(1)在产后 2 周内出现下列 5 条或 5 条以上的症状,必须具备①②两条:①情绪抑郁;②对多数或全部活动明显缺乏兴趣或愉悦;③体质量显著下降或增加;④失眠或睡眠过度;⑤精神运动性兴奋或阻滞;⑥疲劳或乏力;⑦遇事皆感毫无意义或自罪感;⑧思维力减退或注意力涣散;⑨反复出现死亡想法。

(2)在产后 4 周内发病。

三、治疗

治疗方式包括心理治疗及药物治疗。

(一)心理治疗

通过心理咨询,解除焦虑不安等致病的心理因素。对产褥期妇女多加关心和照顾,尽量调整好家庭关系,保证休息与足够睡眠。

(二)药物治疗

应用抗抑郁症药,主要是选择 5-羟色胺再吸收抑制剂、三环类抗抑郁药等。如帕罗西汀开始剂量为 20 mg/d,逐渐增至 50 mg/d,口服;舍曲林开始剂量为 50 mg/d,逐渐增至 200 mg/d,口服;氟西汀开始剂量为 20 mg/d,逐渐增至 80 mg/d,口服;阿米替林开始剂量为 50 mg/d,逐渐增至 150 mg/d,口服等。上述药物不进入乳汁中,可用于治疗产褥期抑郁症。

四、预后

产褥期抑制症预后良好。约 70% 患者于 1 年内治愈,仅极少数患者持续 1 年以上。再次妊娠复发率约 20%;其第二代的认知能力可受一定的影响。

第十三章　小儿呼吸系统疾病

第一节　急性上呼吸道感染

急性上呼吸道感染(acute respiratory infection),简称上感,俗称"感冒",是小儿时期最常见的多发病,占 5 岁以下小儿所有疾病的 50% 以上。急性上呼吸道感染是指鼻、咽部黏膜的急性炎症。如果炎症在上呼吸道的某个局部范围表现明显,则可按该部位的炎症命名,如急性鼻炎、急性鼻窦炎、急性咽炎、急性扁桃体炎、急性喉炎等。呼吸道病毒是急性上呼吸道感染最常见的病原体,90% 以上的上感为各型病毒所致。常见的病毒包括呼吸道合胞病毒、流感病毒、副流感病毒、腺病毒、鼻病毒、柯萨奇病毒等。

一、临床表现

因年龄大小、体质强弱及病原体的不同,临床表现差异较大。发病一般较急,可有不同程度的发热,伴有鼻塞、流涕、打喷嚏、轻咳、食欲减退、呕吐、腹泻等症状,但一般状况较好。重症上感多为细菌或继发细菌感染引起,上述症状重,体温可高达 39 ℃～40 ℃,咳嗽、咽痛明显,患儿精神萎靡或烦躁不安,可伴有呕吐、腹泻。体检可发现咽部充血、滤泡增生,扁桃体肿大。扁桃体有化脓时,表面可见脓性分泌物,咽部红肿明显,提示有细菌感染。伴有腹腔淋巴结肿大者,可出现剧烈腹痛。新生儿及小婴儿可因鼻塞导致吃奶费力或呼吸困难,婴幼儿高热不退容易诱发惊厥(6 岁以上儿童少见)。

小儿上感还有两种特殊类型,即咽—结合膜热型和疱疹性咽峡炎型。前者由腺病毒 3 型、7 型所致,查体可见咽炎和结合膜炎同时存在,眼结合膜出现滤泡性炎症,充血、水肿,甚至眼睑水肿;后者由柯萨奇病毒 A 组所致,查体可见咽部充血,在咽腭弓、软腭及腭垂的黏膜上有直径 1～3 mm 的小疱疹,周围有红晕。

上呼吸道炎症如未及时恰当治疗,也可蔓延至邻近器官,引起并发症,如中耳炎、咽后壁脓肿、颈淋巴结炎、支气管炎、支气管肺炎等。婴儿及免疫力低下患儿还可能并发全身性感染,如败血症、脑膜炎等。

二、辅助检查

目前用于诊断呼吸道病毒感染的各种方法中,抗原比抗体的检测更为敏感。常用直接免疫荧光法检测抗原,通过对鼻咽分泌物中的纤毛柱状上皮细胞的呼吸道病毒抗原进行染色,确定特异性病毒抗原。外周血常规、CRP 检测对判断是否有细菌感染有一定帮助。

三、诊断与鉴别诊断

(1)某些传染病、流行性感冒、病毒性脑炎、急性阑尾炎等早期也常伴有普通上呼吸道感染的表现,必须详细询问有无流行病学史及接触史、有无其他疾病的伴随病史及伴随症状。

(2)如病情加重,出现高热不退、剧烈咳嗽、咳痰时,要想到炎症有蔓延至下呼吸道的可能,密切注意肺部体征,必要时行胸部 X 线检查。

(3)婴幼儿上呼吸道感染后的高热不退容易诱发惊厥,但诊断时要尤其慎重。如果惊厥持续时间长、抽动后精神不振,或有颈项强直体征时,应注意病毒性脑炎的发生,及时行腰椎穿刺检查。

(4)上呼吸道感染后伴有右下腹痛,应及时行腹部超声检查,以鉴别腹痛是由腹腔淋巴结炎引起或是急性阑尾炎所致。

(5)要注意与流行性感冒相鉴别,后者由流感病毒、副流感病毒所致,有明显的流行病史,高热、头痛、四肢酸痛等全身症状较呼吸道局部症状重,病程较长。

四、治疗

注意休息,多饮水,进食易消化的食物,保持室内空气清新,注意隔离,避免交叉感染。高热时予以退热;有惊厥时及时镇静;抗病毒药物可选用中药或西药,以口服为主;如有细菌或肺炎支原体感染证据时可选用相应的抗菌药物,避免抗菌药物的滥用。

1. 对症治疗

当体温超过 38.5 ℃时,可给予退热药口服(布洛芬、对乙酰氨基酚)或物理降温(如头部冷敷等)。体温轻度增高,对机体有一定的保护作用,不必急于退热。高热引起惊厥者,给退热剂同时应给予镇静剂,常用 5％水合氯醛(1.0 mL/kg)肛门灌肠。对既往有高热惊厥病史患儿,应及时予以退热剂或物理降温,以防惊厥发生。

2. 控制感染

上呼吸道感染大多由病毒引起,因此以抗病毒治疗为主。中药的抗病毒药物种类很多,临床上常做首选。西药的抗病毒药物有限,如利巴韦林等,疗效尚不十分确切。如病情重、有继发细菌感染证据或并发症时,需选用抗生素治疗,青霉素为首选。

第二节　急性感染性喉炎

急性感染性喉炎(acute infectious laryngitis)是喉部黏膜的急性弥散性炎症。多见于 6 个月至 3 岁小儿,以冬春季节多发。临床特征为犬吠样刺激性干咳、声音嘶哑及吸气性呼吸困难。早期多为病毒感染,后期常继发细菌感染。由于小儿喉腔狭小,喉软骨柔软,喉部黏膜下组织疏松,富含血管及淋巴组织,故当上呼吸道感染后,可引起喉部黏膜及黏膜下层炎症性水肿,致使声门变窄。除声门炎症改变外,尚有喉痉挛,故极易引起喉梗阻。由于小儿咳嗽功能差,不易将下呼吸道分泌物及时咳出,更易使呼吸困难加重。

一、临床表现

发病前 1～2 d 有上呼吸道感染症状,多伴有发热。常在夜间出现"空空"样干咳,有的呈"犬吠"样咳嗽,后期可出现脓痰,伴有声音嘶哑,严重者可失音。较大儿童常诉说伴有不同程度的喉痛,喉部发痒或异物感等。如声门因炎症加重狭窄以及喉痉挛时,可出现吸气困难,闻及吸气性喉喘鸣。小儿喉炎极易引起喉阻塞,重者不及时治疗可突然死于严重的低氧血症。

体格检查:患儿精神状态差,可因呼吸困难及缺氧表现烦躁不安或口周出现发绀;吸气性呼吸困难在体征上表现为胸骨上窝、锁骨上窝、肋间及上腹部软组织吸气期内陷。未合并气管及支气管感染时,肺部查体无阳性体征。小婴儿的喉部喘鸣常可传导至肺部,听诊时应注意与肺部啰音鉴别。

二、辅助检查

1.间接喉镜检查

间接喉镜检查是确诊的可靠证据。镜下可见喉黏膜弥散性对称性充血、肿胀,尤以声门下区黏膜红肿明显,声带呈红或鲜红色,有时可见声带有黏膜下出血,喉黏膜表面有时可见黏性分泌物附着。

2.检验检查

检验检查无特异性,早期病毒感染时,外周血白细胞多正常或偏高;合并细菌感染时白细胞增高明显。

三、诊断与鉴别诊断

1.诊断要点

(1)6个月至3岁小儿多见,有发热等上呼吸道感染症状,出现"空空"样或"犬吠"样干咳,伴有声音嘶哑(严重者可失音),吸气性呼吸困难及吸气性喉喘鸣,喉部黏膜充血、水肿。

(2)由于年龄及病情等影响,症状及体征也差异较大。症状轻者,可无明显吸气性呼吸困难及喘鸣;炎症重者,可导致声门狭窄以及喉痉挛,此时可出现明显的吸气困难,闻及吸气性喉喘鸣。

2.鉴别诊断

(1)小儿急性喉炎可发展为急性喉、气管、支气管炎,其喉部病变与急性喉炎相似,但气管、支气管黏膜也同时受累,全身症状较重,呼吸困难明显,易发生呼吸衰竭。X线胸部检查可有支气管炎或细支气管炎改变。

(2)要与呼吸道异物、维生素D缺乏所致的喉痉挛及先天性喉喘鸣相鉴别。

四、治疗

1.一般治疗

保持安静,避免不必要的处置和检查以免加重病情;烦躁时可给镇静剂,常用5%水合氯醛(1.0 mL/kg)肛门灌肠;吸氧有助于减轻呼吸困难;及时吸痰,保持气道无分泌物阻塞。

2.控制感染

疑有细菌感染时,可加用抗生素,静脉输入以青霉素类抗生素为首选;对病情进展迅速者,应及早选用头孢类广谱抗生素。细菌培养阳性者,最好参考药敏试验选择敏感性抗菌药物。疑有病毒感染者,可与抗病毒药物联合应用。

3.减轻喉头水肿

病情不重者可口服泼尼松1~2 mg/(kg·d);病情严重者需地塞米松静脉推注,每次2~5 mg,每日2~3次,至病情缓解。静脉用激素总疗程一般不超过2~3 d,如仍需维持用药,可予泼尼松口服。雾化吸入治疗有助于减轻喉部黏膜的充血水肿和炎症反应。可用1%麻黄碱10~20 mL,加地塞米松2~5 mg、庆大霉素2万~4万单位、吸入型盐酸氨溴索15 mg超声雾化吸入。近年来常选用压缩空气(或气流量 > 6 L/min 氧气)为动力的雾化装置,吸入用布地奈德混悬液,0.5~1 mg 加生理盐水 1 mL 雾化吸入,每 4~6 h 一次,对减轻喉黏膜的充血水肿和炎症效果较好。新型的雾化装置所需生理盐水量少,对气道的刺激小,不易诱发喉或气道痉挛;而吸入用布地奈德混悬液的脂溶性明显高于水溶性的地塞米松,作用时间长,且不良反应明显低于地塞米松,如病情需要可相对较长时间使用。

4.气管切开术

对Ⅳ度喉梗阻患儿,应立即行气管切开术抢救;对治疗无效的Ⅲ度喉梗阻患儿也应考虑气管切开术治疗。

第三节　急性支气管炎

急性支气管炎(acute bronchitis)是儿童时期常见的呼吸系统疾病,多继发于上呼吸道感染,病原体侵袭到支气管黏膜后,引起炎症改变,咳嗽是其主要特征。本病为支气管黏膜发生炎症所致,气管和毛细支气管常同时受累。病原体多为各种病毒或细菌,后者常在病毒感染基础上继发。近年来,肺炎支原体或衣原体也较常见。

一、临床表现

发病急缓不一,早期有上呼吸道感染症状,逐渐出现咳嗽。病初多为断续性干咳,随病情发展,咳嗽日渐明显,严重者呈剧烈咳嗽。2~3 d 后,有痰咳出,分泌物增多,初为白色黏痰,以后可出现黄色黏稠性痰。咳嗽重时可引起呕吐,年长儿可述胸骨后不适或胸痛,可伴有头痛、恶心、食欲减退、疲乏无力等。体温表现不一,多数无发热,少数伴低热,亦可见高热持续者。

咳嗽一般持续 1 周左右,或更长,当痰液由黏稠变稀薄时,咳嗽逐渐消失。体格检查一般状态较好,无呼吸困难和发绀。肺部听诊呼吸音粗,有时可闻及干性啰音或湿性啰音,啰音不固定,随体位而改变,拍背或咳嗽后可消失。

二、辅助检查

病毒学检测同急性上呼吸道感染。外周血白细胞正常或稍高。疑有肺炎支原体感染时,需要做肺炎支原体方面的相关检测。胸部 X 线检查可正常或见肺纹理增粗,肺门影增浓偶见。

三、诊断与鉴别诊断

1.诊断要点

(1)年长儿病情较轻,一般状况较好,咳嗽,无热或低热(亦有高热持续者)。婴幼儿往往病情较重,与肺炎早期不易区别,无呼吸困难。

(2)肺听诊呼吸音粗、无固定啰音。

(3)肺部 X 线检查可正常或肺纹理增粗。

2.鉴别诊断

(1)支气管炎如未有效控制,较容易发展成支气管肺炎,应注意随诊和复查肺部 X 线片。

(2)急性支气管炎应与急性上呼吸道感染、急性支气管肺炎及呼吸道异物相鉴别。慢性或反复支气管炎,应仔细查找原因,注意与咳嗽变异性哮喘、肺内结核、呼吸道先天畸形、支气管扩张、支气管异物等疾病相鉴别。

四、治疗

1.一般治疗

一般治疗同上呼吸道感染,多饮水,使痰液易于排出。

2.控制感染

病毒感染者予以抗病毒药物治疗;对白细胞增高者、体弱儿、婴幼儿或有发热、痰液黏稠者,可适当选用青霉素或头孢类抗生素;疑有支原体感染者,可给予大环内酯类抗生素治疗。

3.对症治疗

咳嗽对排痰有益,一般不用镇咳剂。痰黏稠者可给予盐酸氨溴索、N-乙酰半胱氨酸、中药类祛痰剂等药物以稀释痰液,利于痰液的排出和吸收。婴幼儿急性支气管炎伴有喘息时,可雾化吸入 β_2 受体激动剂及糖皮质激素;无吸入条件时,可口服丙卡特罗或氨溴特罗口服液等治疗。病情迁延者可加用超短波等物理治疗或中医中药辅助治疗。

第四节 急性毛细支气管炎

急性毛细支气管炎(acute bronchiolitis)是由病毒感染为主所致的病变部位在毛细支气管的炎症。本病多由呼吸道合胞病毒(RSV)引起,此外,副流感病毒、腺病毒、鼻病毒、肺炎支原体等也可引起,也可出现混合感染。RSV 侵袭毛细支气管后,致使病变部位黏膜肿胀,黏膜下炎性细胞浸润,黏膜上皮损伤脱落,黏液分泌增多,加之毛细支气管的不同程度痉挛,最终导致部分或完全性阻塞,形成呼气性呼吸困难。病变轻者,炎症消退后渗出物被吸收或咳出而愈;少数病变重者,可因管壁的瘢痕修复,管腔内渗出物发生机化,使细支气管阻塞,形成闭塞性细支气管炎。本病以 2 岁内多发,其中 2~6 个月婴儿的发病率最高。多见于冬春两季,散发,有时亦呈流行性,是婴幼儿期引起喘鸣的常见肺部疾病。

一、临床表现

本病多见于 6 个月内小儿,一般不超过 2 岁。体温多正常或略高,无继发感染者少见高热。病前 2~3 d 常有上呼吸道感染前驱症状,随后可出现剧烈咳嗽、呼气性呼吸困难及阵发性喘憋。喉部可闻及"哮哮"声。呼吸困难常呈阵发性。夜间及晨起好发作;剧烈活动、哭闹或吃奶后喘鸣加重,休息及改善通气后有时可自行缓解。严重病例可合并急性呼吸衰竭、心力衰竭及中毒性脑病等,有的可骤然出现呼吸暂停及窒息。

喘息发作时,患儿呼吸及心率加快,轻者烦躁不安,鼻翼扇动;重者口周发绀,呈喘憋状,表现为明显的三凹征,易合并充血性心力衰竭。胸部叩诊呈过清音,肺肝界下移。听诊双肺呼吸音延长,可闻及典型的呼气性喘鸣音或高调哮鸣音;喘憋时常听不到湿啰音,缓解时可闻及弥散性细湿啰音或中湿啰音。喘憋严重时喘鸣音有时反而减弱,应予以注意。腹部查体肝脏增大多见,但往往并非因充血性心力衰竭所致,经常为肺气肿引起的肺肝界下移。

二、辅助检查

病毒学检测同急性上呼吸道感染。外周血白细胞正常或稍高。血气检查,病初时 PaO_2 及 $PaCO_2$ 减低,严重时 $PaCO_2$ 增高,发生呼吸性酸中毒。胸部 X 线检查可见双肺多有不同程度肺气肿或肺纹理增强改变;有时可见支气管周围炎性阴影或节段性肺不张;肺泡受累时,可出现间质性肺炎及肺浸润病变。疑有肺炎支原体感染时,需要做肺炎支原体方面的相关检测。

三、诊断与鉴别诊断

1.诊断要点

(1)6 个月内小儿多见,一般不超过 2 岁,冬春季节多发。

(2)体温正常或略高,无混合感染者少见高热。

(3)喉部可闻及"咝咝"声,呈呼气性呼吸困难,剧烈活动、哭闹或吃奶后喘鸣加重,安静后可减轻。

(4)胸部叩诊呈过清音,肺肝界下移,双肺呼吸音延长,双肺可闻及典型的呼气性喘鸣音(或高调哮鸣音)。

(5)胸片示双肺不同程度肺气肿或肺纹理增强改变;有时可见支气管周围炎性阴影或节段性肺不张。

2.鉴别诊断

要注意与婴幼儿哮喘首次发作相鉴别,临床表现极其相似,在就诊当时难以鉴别,需要日后定期随访观察。

尤其要注意对有过敏体质(如易患湿疹等)或有哮喘家族史的毛细支气管炎患儿进行跟踪随访,该类患儿日后容易发展为支气管哮喘。

四、治疗

1.一般治疗

(1)有低氧者予以吸氧。

(2)极度烦躁时可给 5%水合氯醛每次 1 mL/kg,口服或灌肠,但需注意,应用镇静剂时要密切注意呼吸节律的变化。

(3)保持呼吸道通畅,有痰随时吸出,痰液黏稠者可予盐酸氨溴索(如沐舒坦等)治疗以稀释痰液。

2.控制喘憋

控制喘憋尚无特效的缓解药物。可试用空气压缩泵雾化吸入支气管扩张剂(如沙丁胺醇等)和糖皮质激素(如布地奈德等)。全身性糖皮质激素应慎用。对于上述治疗无效的中、重度毛细支气管炎患儿,可试用高渗盐水雾化吸入治疗,即 3%盐水雾化吸入(压缩空气或气流量 > 6 L/min的氧气为动力的雾化器装置),每次 2~4 mL,每日 4~6 次,疗程 1~3 d。但需注意,如果雾化吸入后出现剧烈咳嗽或喘憋加重,则应停用。此外,静脉注射氨茶碱或硫酸镁可尝试使用,但尚缺乏确切的循证依据。

3.抗病毒及其他病原体治疗

(1)α 干扰素雾化吸入:重组人干扰素 α_{1b},每次 2~4 $\mu g/kg$。

(2)利巴韦林静脉注射或雾化吸入。由于尚缺乏确切的循证依据,故不推荐常规应用。

(3)明确或疑似肺炎支原体感染可予大环内酯类抗生素治疗。

(4)有继发细菌感染时需酌情加用其他抗生素。

4.生物制品治疗

(1)静脉注射免疫球蛋白(IVIg)可在重症患儿或上述治疗方法无效时考虑应用。研究表明,IVIg 可缓解临床症状,减少患儿排毒量和缩短排毒期限。应用方法为每天 400 mg/kg,连续 3~5 d。

(2)静脉注射抗 RSV 单克隆抗体对高危婴儿(早产儿、支气管肺发育不良、先天性心脏病、免疫缺陷病)和毛细支气管炎后反复喘息发作者有确切的预防作用;RSV 单克隆抗体上市后研究显示,预防治疗可显著降低住院率。但值得注意的是,该药不能治疗 RSV 感染。

5.其他治疗

及时纠正酸碱失衡及离子紊乱,有心力衰竭时积极强心、利尿、减轻心脏负荷;出现脑水肿时及时降颅内压及保护脑细胞;有呼吸衰竭时需要气管插管、人工通气治疗。

第五节　小儿肺炎

肺炎(pneumonia)是小儿时期常见病和多发病之一,占我国小儿死亡原因的首位。本病目前尚无统一的分类方法。按 X 线表现及病理解剖学改变分为大叶性肺炎、小叶性肺炎(支气管肺炎)、间质性肺炎;按病原分类可分为病毒性、细菌性、支原体性、真菌性等;按有无其他系统的受累分为轻型肺炎及重型肺炎;按病程分类可分为急性(< 1 个月)、迁延型(1~3 个月)、慢性(> 3 个月)三种;按感染的场所和感染来源将肺炎分为社区获得性肺炎和医院内肺炎;根据临床表现是否典型分为典型肺炎和非典型肺炎,前者的病原菌主要是肺炎链球菌、金黄色葡萄球菌、流感嗜血杆菌、大肠埃希菌等,后者的病原菌主要见于肺炎支原体、衣原体、军团菌、病毒(如 SARS 病毒、人禽流感病毒等新发病毒、变异病毒)等。

小儿临床最为常用的肺炎分类是依据病原学和病理学,病原体明确者以病因命名,病原体不明确者可按病理分类命名。小儿最常见的肺炎类型是支气管肺炎,以下予以重点介绍。

支气管肺炎又称小叶性肺炎,是小儿时期最为常见的肺炎类型。发病率较高,占儿科住院患者的 24.5%~65.2%,是我国 5 岁以下儿童的第一位死因,严重威胁我国儿童的健康。感染性支气管肺炎常见病原包括细菌、病毒、非典型微生物(支原体、衣原体、嗜肺军团菌等),此外还有真菌和原虫等,以上病原可单独或混合感染;不同病原体所致肺炎的病理改变亦不同。病原体经呼吸道(少数经血行)侵入支气管及肺泡后,引起支气管及肺泡受累,最终可导致通气及换气功能障碍。当炎症蔓延到支气管时,支气管腔因黏膜充血、水肿及渗出物堵塞,致使管腔狭窄甚至闭塞,发生阻塞性肺气肿或肺不张,导致通气功能障碍。当肺泡受累后,肺泡壁充血、水肿,使肺泡壁增厚,同时肺泡腔内充满炎性渗出物,致使气体弥散,阻力增加,导致换气功能障碍。在重症肺炎时,上述两种障碍可不同程度同时存在,最终导致缺氧及二氧化碳潴留,引起全身性代谢和器官功能障碍,如呼吸功能不全、心脏功能不全、休克或 DIC、中毒性脑病、中毒性肠麻痹、水电解质和酸碱平衡紊乱等。

一、临床表现

(1)起病大多较急,病前常有上呼吸道感染症状。发热、咳嗽、呼吸困难是本病的主要临床表现,但不同病原菌引起的肺炎症状各有特点。发热热型不定,体温一般在 38 ℃左右,有的可达 39 ℃～40 ℃,但重度营养不良或新生儿也可不发热。呼吸困难表现为呼吸加快,轻者可出现鼻翼扇动,重者出现点头样呼吸。反应差、口吐白沫是新生儿及小婴儿肺炎的早期重要症状,应予以特殊注意。

(2)患儿精神状态差,烦躁不安,呼吸急促。呼吸困难严重者可出现口周和指、趾端发绀,胸骨上窝、锁骨上窝、肋间及上腹部软组织吸气期内陷。肺部听诊早期呼吸音粗或闻及干性啰音,以后可闻及较固定的细小湿啰音。肺内病灶融合扩大时,可听到管状呼吸音,叩诊呈浊音。如果发现一侧有叩诊实音或呼吸音消失,则应考虑有无合并胸腔积液或脓胸。

(3)重症支气管肺炎除呼吸系统外,还常累及其他系统,出现相应的临床表现:①循环系统:重症者可出现不同程度的心功能不全或心肌炎、弥散性血管内凝血及休克。合并心力衰竭时,患儿一般状态差,突然烦躁不安,明显发绀;呼吸困难加剧,呼吸急促,心率突然增快,婴儿 > 180 次/分钟,幼儿 > 160 次/分钟,不能用发热、呼吸困难解释;或心脏扩大,心音低钝,出现奔马律;肝脏迅速增大,超过 2 cm 以上;有的患儿可伴有少尿或无尿,眼睑或双下肢水肿。并发心肌炎者,表现为面色苍白,心动过速、心音低钝、心律不齐,心电图表现为 ST 段下移和 T 波低平、双向和倒置。并发弥散性血管内凝血者,表现为血压下降,四肢凉,皮肤、黏膜出血等。并发休克者,表现为皮肤发花,面色苍白或发灰,出汗,四肢厥冷,脉速,呼吸浅,神情淡漠甚至不清,血压降低,体温过高或不升,以及无尿等。②神经系统:并发中毒性脑病时,一般状态差,早期表现为烦躁不安,后期出现嗜睡、意识障碍、昏迷甚至抽搐;查体可见呼吸不规则,前囟膨隆、张力高,双眼凝视,瞳孔对光反射减弱甚至消失;脑脊液除压力增高外,其他检查均正常。③消化系统:并发中毒性肠麻痹时,呕吐、腹泻、腹胀是本病突出症状,一般状态差。有消化道出血时,呕吐物中有咖啡样物,有柏油样便出现。查体可见腹部膨隆,肠鸣音消失。

二、辅助检查

1.外周血检查

(1)白细胞:细菌性肺炎时白细胞总数大多增高,以中性粒细胞增多为主,可有核左移和中毒性颗粒。但在重症金黄色葡萄球菌或革兰阴性杆菌肺炎,白细胞可不高或降低。病毒性肺炎的白细胞大多正常或降低。

(2)C 反应蛋白(CRP):急性细菌感染时,CRP 浓度上升;肺炎支原体感染时也部分增高;而病毒感染时则上升不明显。

(3)降钙素原(PCT):当严重细菌、真菌、寄生虫感染以及脓毒症和多脏器功能衰竭时 PCT 在血浆中的水平升高。病毒感染时 PCT 不会升高。

2.病原学检查

常见病原学检查主要包括病原培养分离、免疫学特异性抗原和抗体检测、应用 PCR 技术对病原特异性基因片断进行检测。

（1）病原培养分离：细菌检查可取下呼吸道分泌物、胸腔穿刺液、血液、肺活检组织等相应标本做病原培养和分离鉴定，是确定感染的最可靠方法；通过对培养分离的细菌进行药物敏感试验，可选择最敏感的抗生素进行特定病原的靶向治疗。病毒学检查以病毒分离最为可靠、重复性好、特异性强，但需时间长、操作烦琐，无早期诊断的价值。

（2）免疫学检测：可采用免疫荧光法检测呼吸道脱落细胞内的病毒抗原、酶免疫法或金标法检测呼吸道分泌物中病毒特异抗原等。采用经典免疫荧光试验（IFA）、酶联免疫吸附试验（ELISA）等可检测病毒特异性抗体。疾病早期抗病毒特异性的 IgM 升高，继则 IgG 抗体升高。急性期与恢复期双份血清抗体滴度进行性升高价值最大，如恢复期血清抗体≥4 倍上升，可作为病毒感染诊断、血清分型的很好指标，即使病原分离阴性，亦可确诊。但抗体测定对早期诊断的价值很小，影响抗体的因素也较多。

（3）其他病原体检测：血清特异性抗体测定是目前临床诊断肺炎支原体、肺炎衣原体、沙眼衣原体感染的最常用检测方法。培养分离是金标准，但无早期诊断价值。

3. X 线检查

不同病原体感染，肺部 X 线表现各有其特点。不同疾病时期，肺部 X 线表现亦有变化。早期可仅有两肺纹理增粗、肺野透过度减低、肺门阴影增浓等，以后可出现大小不等的小点片状阴影，多见于两肺中下野。小点片状阴影可融合成大片状浸润影。肺不张、肺气肿、脓胸、脓气胸、肺大疱等发生时可出现相应的 X 线改变。

4. 血气分析

血气分析是判断缺氧程度、有无呼吸衰竭及电解质和酸碱失衡的可靠依据。

三、诊断与鉴别诊断

1. 呼吸道合胞病毒性肺炎

（1）多见于婴幼儿，尤多见于 1 岁以内小儿；发热多不明显，少数可有高热。

（2）喘憋是本病的典型特征，可突然发生；喘憋以呼气困难为主，轻者烦躁，严重者有较明显的呼吸困难、喘憋、口唇发绀、鼻翼扇动及三凹征。

（3）肺部听诊可闻及广泛的哮鸣音，喘憋时常听不到湿性啰音，趋于缓解时可有弥散性中小水泡音、捻发音。

（4）重症病例可出现低氧血症、代谢性酸中毒或呼吸性酸中毒，易并发呼吸衰竭、心力衰竭。

（5）X 线表现为两肺可见小点、片状、斑片状阴影，部分病儿有不同程度的肺气肿及支气管周围炎的影像。

（6）外周血白细胞总数大多正常。取鼻咽拭子或气管内分泌物行病毒分离或抗体检测有助于确定病原。

2. 腺病毒肺炎

腺病毒肺炎主要由 3 型、7 型腺病毒引起，11 型及 21 型也可引起。

（1）多见于 6 个月至 2 岁小儿，潜伏期 4～6 d，起病急，稽留高热。

（2）咳嗽出现早，特点为剧烈的频咳或阵咳，多为干咳；病情严重者会出现喘憋、呼吸困难及发绀。

（3）肺部体征出现晚，与呼吸困难症状不平行，多在发病 3～5 d 后方出现水泡音。

(4)患儿中毒症状重,除呼吸系统外,可伴有心血管、神经、消化等多器官系统受累;网状内皮系统反应强烈,可出现肝脾大及肝功能损伤。

(5)血白细胞正常或偏低。胸部 X 线表现比体征出现早,可见大小不等的片状或融合病灶,肺气肿多见。

3.肺炎支原体肺炎

(1)学龄期儿童高发,首发症状多为发热和咳嗽,热型不定。

(2)早期咳嗽为干咳,约 1 周后有痰。

(3)常表现为症状和体征的不平衡,有的症状重、体征轻,表现为高热持续不退,咳嗽剧烈,精神不振等,但胸片示肺内病变不重,听诊啰音不明显;有的症状轻、体征重,表现为高热消退较快,咳嗽不剧烈或仅轻咳,精神状况良好,但胸片示肺内炎症变重,可见大片实变阴影,听诊可闻及管状呼吸音或明显啰音。

(4)合并胸腔积液者较多见,肺外并发症可累及多个系统。

(5)胸部 X 线表现无特异性,可表现为支气管肺炎性改变,间质性肺炎改变,大叶性肺炎改变及肺门淋巴结肿大。

(6)确诊检查:血清 MP-IgM 抗体是临床最常用的特异诊断方法,滴度 > 1:80 为阳性,但确诊 MP 急性感染应强调双份血清(间隔 2 周),恢复期抗体滴度上升 4 倍;单份血清特异性 IgM 抗体滴度持续升高(MP－IgM > 1:160)也有诊断价值。但最好同时有 PCR 法 MP 抗原阳性。

4.衣原体肺炎

衣原体肺炎常见为沙眼衣原体和肺炎衣原体。

(1)沙眼衣原体是引起 6 个月以内婴儿肺炎的重要病原之一。

(2)起病缓慢,早期多有上呼吸道感染症状,如流涕、鼻塞及咳嗽。

(3)约一半患儿有急性结膜炎或该病病史,常伴有鼻咽炎。

(4)咳嗽症状明显,呈间断性或百日咳样咳嗽,婴幼儿常有呼吸急促。

(5)多数患儿无发热,如有高热者提示有或合并其他疾病。

(6)肺部可闻及干湿性啰音,喘鸣音少见。

(7)鼻咽分泌物或血清中,用免疫荧光法可检测出衣原体 IgG 或 IgM 抗体。

(8)确诊肺炎衣原体急性感染应强调双份血清(间隔 2 周),恢复期抗体滴度上升 4 倍。单份血清特异性 IgM 抗体滴度持续升高也有诊断价值,包括肺炎衣原体 IgG > 1:512、沙眼衣原体 IgM > 1:64,但最好同时有 PCR 法肺炎衣原体/沙眼衣原体抗原阳性。

(9)胸部 X 线表现呈弥散性间质性病变,双肺可见气肿,或见斑片状肺浸润病灶;支气管周围变厚或局灶性实变。有的可见胸膜反应,出现少量胸腔积液。

5.葡萄球菌肺炎

葡萄球菌肺炎多由凝固酶阳性的金黄色葡萄球菌引起。新生儿和婴幼儿多由呼吸道传播,2 岁以上小儿多由血行感染。

(1)临床上往往有先期感染征象,如上呼吸道感染,或皮肤等其他感染灶。

(2)高热明显,呈弛张型,中毒症状重,可伴有各型中毒性皮疹。咳嗽频繁、剧烈。

(3)肺部体征出现早,症状与体征相平行。并发脓胸、脓气胸时呼吸困难加剧。

(4)外周血白细胞及中性粒细胞增高。痰液涂片有金黄色葡萄球菌,凝固酶阳性。血培养可阳性。

(5)胸部 X 线检查：早期呈一般支气管肺炎改变，以后依病变部位及性质不同，可出现小(大)片状浸润、肺脓肿、胸腔积液、肺大疱等。

四、治疗

采取综合治疗措施，治疗原则是保持气道通畅、纠正低氧及二氧化碳潴留、积极控制感染、加强支持疗法、及时对症治疗、防止和治疗并发症。

1. 一般治疗

经常通风换气，保持室内空气流通。室温保持在 20 ℃左右，湿度 $55\% \sim 60\%$ 为宜。给予热量丰富、富含维生素并易于消化吸收的食物，保证营养及水分摄入。保持呼吸道通畅，口腔分泌物多或痰液应随时吸出；痰液黏稠者可予以盐酸氨溴索等祛痰药物。定时更换体位，以减轻肺淤血，促进肺部炎症吸收。$SaO_2 \leqslant 92\%$ 时需吸氧。烦躁不安可加重缺氧，必要时需予以镇静。防止交叉感染，注意隔离。

2. 药物治疗

(1)抗生素治疗

1)抗生素的使用指征：细菌性肺炎、非典型微生物肺炎(如肺炎支原体肺炎、衣原体肺炎等)、真菌性肺炎及继发细菌感染的病毒性肺炎。

2)抗生素的使用原则：①根据病原菌培养及其药敏试验的结果选用最敏感性药物；②选用渗透下呼吸道浓度高的药物；③根据药代学和药效学合理使用药物，如给药剂量、间隔时间、疗程等；④重症宜静脉用药及联合用药。

3)病原明确时的抗生素选择：对病原菌明确者，根据其药敏试验结果，选用无临床禁忌证的敏感抗生素最为科学。对青霉素敏感的肺炎链球菌首选青霉素或阿莫西林，不敏感者首选头孢曲松、头孢噻肟，备选万古霉素；流感嗜血杆菌、卡他莫拉菌首选阿莫西林/克拉维酸、氨苄西林/舒巴坦，备选头孢呋辛、头孢曲松、头孢噻肟；甲氧西林敏感的金黄色葡萄球菌首选苯唑西林、氯唑西林，耐药者首选万古霉素、利奈唑胺；铜绿假单胞菌首选亚胺培南、美罗培南；大肠埃希菌肺炎宜选用第三代头孢菌素，必要时可联合氨基糖苷类抗生素等(需注意，氨基糖苷类抗生素在 6 岁以下儿童禁用，6 岁以上者慎用，必须使用者应做药物血浓度和听力的监测)。

4)病原未明确时的抗生素选择：对病原菌尚未明确，属于临床经验性用药阶段，应根据感染的场所、患儿的年龄、临床特点、辅助检查等，初步判断可能的病原。疑为社区获得性细菌性肺炎，应首选青霉素或阿莫西林，治疗 3 d 不见效者可选用头孢菌素类。对一些轻型肺炎，可选用广谱的口服青霉素类或第二代头孢菌素类。对青霉素过敏者可选用大环内酯类。疑为肺炎支原体或衣原体感染者，选用大环内酯类，以红霉素静脉输入为首选，剂量为 $30 \sim 50$ mg/(kg·d)。疑为细菌和肺炎支原体等不典型微生物混合感染者，需青霉素族/头孢菌素类和大环内酯类联合应用。

目前，抗生素尤其头孢菌素类药物发展很快，应根据病原、病情、年龄、免疫功能、有无基础疾病、细菌敏感情况、患者的经济状况等合理选用。滥用抗生素不仅易导致细菌耐药、治疗困难，而且易继发真菌感染及其他并发症。

5)用药疗程：普通肺炎应用药至体温正常 1 周，临床症状基本消失后 3 d。肺炎支原体肺炎用药至少 2~3 周，如临床症状未消失还需继续用药。金黄色葡萄球菌肺炎疗程宜长，体温平稳后应继续用药 2 周,总疗程 4~6 周。

(2)抗病毒治疗:目前尚无理想的广谱抗病毒药物。现认为更昔洛韦(丙氧鸟苷)治疗巨细胞病毒感染疗效较好;奥司他韦、扎那米韦和帕拉米韦是神经氨酶抑制剂,对甲型和乙型流感病毒均有效,尤其是发病 48 h 内应用效果最佳。干扰素 α 具有广谱抗病毒作用,雾化或肌注可用于儿童病毒性肺炎的治疗,且雾化吸入疗效更好,安全性高。

(3)对症治疗

1)吸氧:有缺氧症状或 $SaO_2 \leqslant 92\%$ 时需吸氧。轻者鼻导管低流量吸氧,0.5~1 L/min;重者需面罩给氧,2~4 L/min,吸入氧浓度不宜过高,以 50%~60% 为宜。

2)退热与镇静:高热时予以药物或物理降温,以防惊厥发生,并能减慢心率及呼吸频率;烦躁时予以镇静,以减少氧耗及心脏负担。

3)祛痰平喘:口腔分泌物或痰液应随时吸出,尤其是小婴儿;痰液黏稠者可予以盐酸氨溴索药物治疗,静脉或雾化吸入均可。对有喘憋或有明显支气管痉挛者,治疗上同支气管哮喘急性发作的处理。

4)纠正水、电解质及酸碱平衡紊乱,控制入液量,注意补液速度。

(4)并发其他脏器受累的治疗

1)肺炎合并心力衰竭的治疗:治疗原则是吸氧、镇静、强心、利尿、改善微循环。

2)肺炎合并中毒性脑病的治疗:在综合治疗的基础上,积极控制惊厥、降低颅内压,防治脑水肿,保护脑细胞。

(5)糖皮质激素的应用:在重症肺炎的基础上,出现以下临床表现时可考虑使用全身性糖皮质激素:①高热或超高热;②合并严重脓毒症(脓毒症伴有器官功能障碍,如脓毒性脑病、心肌炎、呼吸衰竭等);③脓毒性休克;④伴有气道痉挛、严重喘憋;⑤合并大量胸腔积液;⑥肺部病变持续恶化。

鉴于全身性糖皮质激素在小儿重症肺炎应用的有效性目前尚缺乏大样本的循证医学证据,以及全身性糖皮质激素可能对患儿带来的风险,因此,要严格把握适应证,不能应用扩大化。剂量及疗程由患儿的基础情况及病情进展而定,通常如下:①地塞米松:0.1~0.3 mg/(kg·d),静脉输注,疗程 3~5 d;②琥珀酸氢化可的松:5~10 mg/(kg·d),静脉输注,疗程 3~5 d;③甲基泼尼松龙:常规剂量 1~2 mg/(kg·d),静脉输注,3~5 d。理论上糖皮质激素的应用有存在胃肠道出血倾向、增加多重感染机会、导致糖代谢紊乱等风险。糖皮质激素应在有效抗生素使用的同时应用,较长时间使用易继发真菌感染及其他激素并发症。

(6)并发症治疗:胸腔积液明显者,需予以胸腔穿刺排液,既有利于减轻呼吸困难,更有助于明确积液性质,以便正确指导治疗。脓胸与脓气胸一经确诊应立即进行胸腔穿刺排脓;3 d内可每日穿刺 1 次,尽量抽尽脓汁;脓汁量不多时可隔日 1 次;对脓汁量多、增长快或黏稠的患儿,应采用胸腔闭式引流方法治疗。对支气管内痰液黏稠、自行咳痰困难,或已经形成阻塞性肺不张儿童,可经纤维支气管镜在可视下进行冲洗吸痰和局部给药治疗。

(7)支持疗法:免疫力弱、营养不良及病情较重的患儿,可酌情给予人丙种球蛋白注射治疗,亦可输血浆;贫血患儿可根据病情少量输血。给予热量丰富、富含维生素并易于消化吸收的食物;进食差者补充维生素 B、维生素 C 等多种维生素;有佝偻病或营养性贫血者及时补充维生素 D_2 及铁剂。

(8)物理疗法:病情迁延,肺部啰音不易吸收者,可辅以超短波、红外线等肺部理疗。肺部理疗可使胸背皮肤受到刺激后充血,从而消减肺部淤血,并能促进肺部渗出物的吸收和啰音的消失。

第六节　支气管哮喘

支气管哮喘(bronchial asthma)是以慢性气道炎症和气道高反应性为特征的异质性疾病,为小儿常见的慢性肺部疾病,近年来发病率在世界范围内呈逐年增加趋势。总体发病规律为发达国家高于发展中国家,城市高于乡村,沿海地区高于内陆。本病以反复发作的喘息、咳嗽、气促、胸闷为主要临床表现,常在夜间和(或)凌晨发作或加剧;呼吸道症状的具体表现形式和严重程度具有随时间而变化的特点,常伴有可变的呼气气流受限。哮喘的病因复杂,目前尚未完全明确,认为是一种多基因遗传病,受遗传因素和环境因素的双重影响。哮喘患者亲属患病率高于群体患病率,并且亲缘关系越近,患病率越高。气道的基本病理改变为肥大细胞、嗜酸性粒细胞、肺巨噬细胞、淋巴细胞、中性粒细胞等多种炎性细胞浸润,晚期可有支气管平滑肌肥厚和增生,即气道重建。支气管哮喘的病理生理特征是气道慢性炎症、气道高反应性(AHR)及气流受限。气道慢性炎症是气道高反应形成的重要基础。

一、临床表现

咳嗽、呼气性呼吸困难、喉部闻及"咝咝"的喘鸣声是其典型的临床表现。上述症状可在诱发因素的刺激下突然出现;在去除诱因后予以良好通风、保持安静时哮喘症状自发性减轻或缓解,反之则可使症状突然加重。"突发突止"是本病区别于肺内其他炎症的重要特征。以接触变应原、冷空气、运动等因素诱发的哮喘,一般无发热;以感染因素诱发的哮喘,可伴有发热及相应的上(下)呼吸道感染症状。咳嗽变异型哮喘的主要症状是持续咳嗽(> 1 个月),常在夜间和(或)清晨发作,在诱发因素刺激后加重,痰少,临床无感染征象。哮喘缓解期可无体征。轻度哮喘发作时呼吸困难多不明显,安静时肺内哮鸣音可消失,但活动后双肺可闻及呼气相的哮鸣音,呼气相延长。严重哮喘发作时可出现明显的呼吸困难,窒迫性咳嗽,三凹征,发绀,烦躁不安,恐惧,嗜睡或昏迷;双肺叩诊呈过清音,肺肝界下移,听诊双肺闻及散在或弥散性以呼气相为主的哮鸣音,呼气相延长。需要特殊强调的是,肺部哮鸣音的强弱并非与哮喘病情完全一致,在严重哮喘时,由于气道阻塞明显,此时哮鸣音可反而减弱甚至消失,该体征应特别注意。

二、辅助检查

1.肺功能检查

肺功能检查主要用于 5 岁以上的哮喘患儿。是判定气流受限的程度、临床病情分度、疗效判定、病情监测、估计预后的重要客观指标;也是评价支气管舒张试验及支气管激发试验的重要检测手段。阻塞性通气功能障碍 FEV_1(第 1 秒用力呼气容积)和 FEV_1/FVC(用力肺活量)等降低;支气管舒张试验以评估气流受限的可逆性;支气管激发试验以评估其气道的反应性。

2.过敏原测试

过敏原测试可发现和明确诱发哮喘的原因,以便避免与之接触,从而预防哮喘发作。变应原皮肤点刺试验或血清变应原特异性 IgE 测定,可协助哮喘诊断及制订环境干预措施和确定变应原特异性免疫治疗方案。

3.其他检测

诱导痰嗜酸性粒细胞分类计数,增高程度与气道阻塞程度及其可逆程度、哮喘严重程度以及过敏状态相关。呼出气一氧化氮、氧化亚氮检测能较客观地反映哮喘气道内嗜酸性粒细胞炎症的变化。但影响因素较多,与过敏状态(如过敏性鼻炎)相关,是非特异性哮喘诊断指标。

4.支气管镜检查

支气管镜检查适用于反复喘息或咳嗽儿童,经规范哮喘治疗无效,怀疑其他疾病,或哮喘合并其他疾病。

5.胸部 X 线检查

胸部 X 线不做常规检查,适用于反复喘息或咳嗽儿童,怀疑哮喘以外其他疾病。

6.血气分析

血气分析对哮喘急性发作期病情的判定非常重要。值得注意的是,轻、中度哮喘时 $PaCO_2$ 表现为减低,如正常或升高预示疾病严重。

三、诊断与鉴别诊断

1.诊断要点

(1)儿童哮喘的诊断

1)反复发作喘息、咳嗽、气促、胸闷,多与接触变应原、冷空气、物理、化学性刺激、呼吸道感染及运动等有关,常在夜间和(或)清晨发作或加剧。

2)发作时双肺可闻及散在或弥散性以呼气相为主的哮鸣音,呼气相延长。

3)上述症状和体征经抗哮喘治疗有效或自行缓解。

4)除外其他疾病所引起的喘息、咳嗽、气促和胸闷。临床症状不典型,如无明显喘鸣及体征,需要做下列检查辅助诊断(同时应至少具备以下一项):①支气管激发试验或运动激发试验阳性。②证实存在可逆性气流受限:a.支气管舒张试验阳性:吸入速效 β_2 受体激动剂后 15 min 第一秒用力呼气量增加≥12%;b.抗炎治疗后肺通气功能改善:给予吸入糖皮质激素和(或)抗白三烯治疗 4～8 周后,FEV_1 增加≥12%;c.最大呼气流量每日变异率(连续监测 2 周)≥13%。

(2)6 岁以下喘息儿童,如具有以下临床特点时高度提示哮喘的诊断

1)多于每月 1 次的频繁发作性喘息。

2)活动诱发的咳嗽或喘息。

3)非病毒感染导致的间歇性夜间咳嗽。

4)喘息症状持续至 3 岁以后。

5)抗哮喘治疗有效,但停药后又复发。

(3)咳嗽变异性哮喘的诊断

1)咳嗽持续 > 4 周,常在运动、夜间和(或)凌晨发作或加重,以干咳为主,不伴有喘息。

2)临床上无感染征象,或经较长时间抗生素治疗无效。

3)抗哮喘药物诊断性治疗有效。

4)排除其他原因引起的慢性咳嗽。

5)支气管激发试验阳性和(或)最大呼气量(PEF)日间变异率(连续监测 2 周)≥13%。

6)个人或一、二级亲属特应性疾病史,或变应原检测阳性。第1~4项为诊断基本条件。

2.鉴别诊断

要注意与其他引起反复喘息或咳嗽的疾病相鉴别:如咽/气管软化、慢性肺疾病(新生儿期呼吸系统疾病后)、先天异常造成的气道狭窄(如血管环等)、胃食管反流、闭塞性毛细支气管炎、肺结核等。咳嗽变异性哮喘应与上气道咳嗽综合征、感染后咳嗽、迁延性细菌性支气管炎、胃食管反流、习惯性咳嗽等相鉴别。

四、治疗

小儿哮喘的治疗原则是去除发病诱因、控制急性发作、预防哮喘复发、防止并发症和药物不良反应。坚持长期、持续、规范个体化的吸入治疗。发作期予以快速缓解症状的抗炎及支气管扩张药物;缓解期给予长期控制炎症、降低气道高反应性的糖皮质激素吸入治疗。

1.急性期治疗

根据患儿年龄、发作的严重程度以及诊疗条件选择合适的初始治疗方案,并不断评估对治疗的反应,在原治疗基础上进行个体化治疗。哮喘急性发作需在第一时间内予以及时恰当的治疗,以迅速缓解气道阻塞症状;如经合理应用支气管舒张剂和糖皮质激素等哮喘缓解药物治疗后,仍有严重或进行性呼吸困难加重者,称为哮喘持续状态;如支气管阻塞未及时得到缓解,可迅速发展为呼吸衰竭,直接威胁生命(危及生命的哮喘发作)。

(1)氧疗:低氧血症者采用鼻导管或面罩吸氧,以维持血氧饱和度 > 94%。

(2)吸入速效 β_2 受体激动剂:是治疗儿童哮喘急性发作的一线药物。如具备雾化给药条件,雾化吸入应为首选。可使用氧驱动(氧气流量 6~8 L/min)或空气压缩泵雾化吸入。雾化吸入沙丁胺醇或特布他林,体重≤20 kg,每次 2.5 mg;体重 > 20 kg,每次 5 mg;第 1 h 可每20 min 1 次,以后根据治疗反应逐渐延长给药间隔,根据病情每 1~4 h 重复吸入治疗。如不具备雾化吸入条件时,可使用压力型定量气雾剂(pMDI)经储雾罐吸药,每次单剂喷药,连用4~10 喷(5 岁及以下 2~6 喷),用药间隔与雾化吸入方法相同。快速起效的长效 β_2－受体激动剂(LABA)(如福莫特罗)也可在 6 岁及以上哮喘儿童作为缓解药物使用,但需要和 ICS 联合使用。经吸入速效 β_2 受体激动剂及其他治疗无效的哮喘重度发作患儿,可静脉应用 β_2 受体激动剂。沙丁胺醇 15 $\mu g/kg$ 缓慢静脉注射,持续 10 min 以上;病情严重需静脉维持时剂量为 $1\sim2$ $\mu g/(kg \cdot min)$ ($\leqslant 5$ $\mu g/(kg \cdot min)$)。静脉应用 β_2 受体激动剂容易出现心律失常和低钾血症等严重不良反应,使用时要严格掌握指征及剂量,并做必要的心电图、血气及电解质等监护。

(3)糖皮质激素:全身应用糖皮质激素是治疗儿童哮喘重度发作的一线药物,早期使用可以减轻疾病的严重度,给药后 3~4 h 即可显示明显的疗效。可根据病情选择口服或静脉途径给药。

1)口服:泼尼松龙每次 1~2 mg/kg,疗程 3~5 d。口服给药效果良好,不良反应较小,但对于依从性差、不能口服给药或危重患儿,可采用静脉途径给药。

2)静脉:注射琥珀酸氢化可的松每次 5~10 mg/kg,或甲泼尼龙每次 1~2 mg/kg,根据病情可间隔 4~8 h 重复使用。若疗程不超过 1 周,可无需减量直接停药。

3)吸入:早期应用大剂量 ICS 可能有助于哮喘急性发作的控制,可选用雾化吸入布地奈德混悬液每次 1 mg,或丙酸倍氯米松混悬液每次 0.8 mg,每 6~8 h 1 次。但病情严重时不能以吸入治疗替代全身糖皮质激素治疗,以免延误病情。

(4)抗胆碱能药物：短效抗胆碱能药物是儿童哮喘中重度发作联合治疗的组成部分，可以增加支气管舒张效应，其临床安全性和有效性已确立，尤其是对 β_2 受体激动剂治疗反应不佳的重症者应尽早联合使用。药物剂量：体重≤20 kg，异丙托溴铵每次 250 μg；体重 > 20 kg，异丙托溴铵每次 500 μg，加入 β_2 受体激动剂溶液做雾化吸入，间隔时间同吸入 β_2 受体激动剂。如果无雾化条件，也可给予抗胆碱能药物气雾剂吸入治疗。

(5)硫酸镁：有助于危重哮喘症状的缓解，安全性良好。硫酸镁 25～40 mg/(kg·d)（≤2 g/d），分 1～2 次，加入 10%葡萄糖溶液 20 mL 缓慢静脉滴注（20 min 以上），酌情使用 1～3 d。不良反应包括一过性面色潮红、恶心等，通常在药物输注时发生。如过量可静脉注射 10%葡萄糖酸钙拮抗。

(6)茶碱：由于氨茶碱平喘效应逊于短效 β_2－受体激动剂（SABA），而且治疗窗窄，从有效性和安全性角度考虑，在哮喘急性发作的治疗中，一般不推荐静脉使用茶碱。如哮喘发作经上述药物治疗后仍不能有效控制时，可酌情考虑使用，但治疗时需密切观察，并监测心电图、血药浓度。氨茶碱负荷量 4～6 mg/kg（≤250 mg），缓慢静脉滴注 20～30 min，继之根据年龄持续滴注维持剂量 0.7～1 mg/(kg·h)，如已口服氨茶碱者，可直接使用维持剂量持续静脉滴注。亦可采用间歇给药方法，每 6～8 h 缓慢静脉滴注 4～6 mg/kg。

(7)辅助机械通气：经合理联合治疗，但症状持续加重，出现呼吸衰竭征象时，应及时给予辅助机械通气治疗。在应用辅助机械通气治疗前禁用镇静剂。

2.哮喘的长期控制治疗

哮喘急性发作按上述综合治疗措施短期内控制后，转为预防哮喘复发的治疗阶段，即哮喘恢复期的长期抗炎治疗。目前首选吸入糖皮质激素。吸入疗法的优点是作用直接，局部抗炎作用强大，奏效迅速，用药量极少，不良反应小，适合较长时间应用。控制性药物主要有吸入性糖皮质激素（ICS）、白三烯受体调节剂（LTRA）、长效 β_2 受体激动剂（LABA）（仅与 ICS 联合使用）、缓释茶碱、抗 IgE 抗体药物、色甘酸钠、口服激素。

(1)吸入型糖皮质激素（ICS）：是哮喘长期控制的首选药物，可有效控制哮喘症状、改善生命质量、改善肺功能、减轻气道炎症和气道高反应性、减少哮喘发作、降低哮喘病死率。

(2)白三烯受体拮抗剂（LTRA）：是一类新的非激素类抗炎药，能抑制气道平滑肌中的白三烯活性，并预防和抑制白三烯导致的血管通透性增加、气道嗜酸粒细胞浸润和支气管痉挛。可单独或与 ICS 联合应用于不同程度哮喘的治疗，但单独应用的疗效不如 ICS。LTRA 可部分预防运动诱发性支气管痉挛。与 ICS 联合治疗中重度持续哮喘患儿，可以减少糖皮质激素的剂量，并提高 ICS 的疗效。LTRA 对 5 岁及以下儿童持续性喘息、反复病毒诱发性喘息及间歇性喘息部分有效，并可降低气道高反应性。

(3)长效吸入型 β_2 受体激动剂（LABA）：主要包括沙美特罗和福莫特罗。LABA 目前主要用于经中等剂量 ICS 仍无法完全控制的 6 岁及以上儿童哮喘的联合控制治疗。由于福莫特罗起效迅速，也可以按需用于急性哮喘发作的治疗。ICS 与 LABA 联合应用具有协同抗炎和平喘作用，可获得相当于（或优于）加倍 ICS 剂量时的疗效，并可增加患儿的依从性、减少较大剂量 ICS 的不良反应，尤其适用于中重度哮喘患儿的长期治疗。鉴于临床有效性和安全性的考虑，不应单独使用 LABA。

(4)抗 IgE 抗体（Omalizumab）：对 IgE 介导的过敏性哮喘具有较好的效果。但由于价格昂贵，仅适用于血清 IgE 明显升高、高剂量吸入糖皮质激素和 LABA 无法控制的 6 岁及以上重度持续性过敏性哮喘患儿。

(5)激素治疗的用药时间及用药原则:根据患儿病情的分度,选择适合的激素剂量开始治疗。在治疗过程中如病情加重,则需要根据病情变化及治疗反应随时进行调整。最初每1个月应至少审核一次治疗方案,如果治疗效果不满意,必须寻找原因,包括吸入方法是否正确、激素剂量是否合适、诱发因素是否避免等。如经治疗哮喘控制达3～6个月以上时,可结合肺功能的改善情况逐步降为下一级治疗。如果哮喘在1～3个月内仍未有效控制,要及时升至上一级治疗。停药的指征是以最低剂量激素治疗且哮喘控制至少达1年以上。如有条件,做支气管诱导痰液中炎性细胞分析、呼出气一氧化氮、氧化亚氮测定或气道高反应性检测等指导激素减量或停药,则更为科学。

(6)控制和预防与哮喘相关的疾病:有些疾病可诱发和加重小儿哮喘的病情,或减低吸入激素及 β_2 受体激动剂的疗效,使哮喘反复发作,不能按期有效控制,如反复上、下呼吸道感染,慢性过敏性鼻炎,胃食管反流等。在治疗哮喘的同时必须积极治疗和预防上述疾病。对机体免疫力低下的哮喘患儿,可适当应用免疫增强剂或中药治疗;对过敏体质较重或对特定过敏原极为敏感且难以避免者,可酌情采用脱敏治疗。

(7)哮喘的管理与教育:哮喘的管理与教育对哮喘的预防、用药的依从性及能否达到满意疗效至关重要。医生应让家属了解什么是哮喘;为什么哮喘需长期治疗;为什么要吸入激素治疗;长期吸入激素为什么不用担心不良反应;为什么激素不能随意减量或停药;吸入的正确方法;峰流速仪的使用和哮喘日志的记录;常见的诱发因素有哪些,帮助回忆和寻找该患儿的特异性诱发因素,制订预防措施。

第十四章 小儿神经系统疾病

第一节 化脓性脑膜炎

急性化脓性脑膜炎(acute purulent meningitis)是由化脓性细菌引起的中枢神经系统急性感染性疾病,以婴幼儿发病居多。尽管对于本病在抗生素治疗、疫苗及支持疗法方面取得了很大进展,但急性细菌性脑膜炎依然是儿童患病和死亡的主要原因之一。许多化脓性细菌都能引起本病,但2/3以上患儿是由肺炎链球菌、流感嗜血杆菌和脑膜炎奈瑟菌三种细菌引起。新生儿以大肠埃希菌、无乳链球菌、葡萄球菌和肠球菌多见;1~3个月的婴儿以溶血性链球菌、大肠埃希菌、肺炎克雷伯菌、肺炎链球菌多见,3个月以上婴儿至青少年易发生肺炎链球菌、脑膜炎奈瑟菌、A型溶血性链球菌和金黄色葡萄球菌脑膜炎;此外,如变形杆菌、铜绿假单胞菌或产气杆菌等亦可引起本病。

一、临床表现

发热、头痛、呕吐是年长儿三大主要症状。新生儿及婴儿颅缝未闭,颅内高压症状可不明显,而表现为发热或体温不升、易激惹或精神萎靡、面色发灰、拒乳及黄疸等。约20%~30%患儿可有部分或全身性惊厥发作。部分患儿出现局限性神经系统体征,如Ⅱ、Ⅲ、Ⅴ、Ⅶ、Ⅷ对脑神经受累或肢体瘫痪症状。

婴儿前囟饱满、颅缝增宽提示颅内压增高。年长儿可有颈抵抗感,布氏征、克氏征等脑膜刺激征阳性,病理反射可阳性。近年来,由于抗微生物治疗的进展,本病的并发症明显减少,但部分患儿延误诊断和治疗,仍可引起硬脑膜下积液、抗利尿激素异常分泌综合征、脑室管膜炎、脑积水等并发症的发生。长期发热的患儿要注意合并病毒感染、医院内感染、血栓性静脉炎或药物不良反应等。

二、辅助检查

1.血常规

白细胞总数明显增高,可达$(20\sim40)\times10^9/L$,分类以中性粒细胞为主。

2.脑脊液检查

脑脊液压力增高,外观混浊或脓性;白细胞计数增高,可 $>1\,000\times10^6/L$,以中性粒细胞为主;糖含量显著降低,常 $<1.1\,mmol/L$,甚至测不出;蛋白质含量增高,常超过$1.0\,g/L$,蛋白含量甚高时可能提示有脑脊液循环阻塞。脑脊液涂片革兰染色找到细菌可明确病因,确定病原菌应做细菌培养。

3.影像学检查

早期做头颅CT和MRI可与其他疾病鉴别,并可发现脑积水、硬膜下积液或积脓、脑脓肿等并发症。

三、诊断与鉴别诊断

1.诊断要点

根据年长儿有发热、头痛、呕吐等症状，新生儿及婴儿表现为发热或体温不升、易激惹或精神萎靡、面色发灰、拒乳及黄疸等非特异性症状；脑膜刺激征阳性；脑脊液结果为白细胞增多，以中性粒细胞为主，糖含量减低，蛋白质含量增高等对本病可以做出诊断；脑脊液涂片革兰染色找到细菌或细菌培养出致病菌可确诊。

2.鉴别诊断

不典型化脓性脑膜炎应与病毒性脑炎、结核性脑膜炎、隐球菌性脑膜炎等相鉴别。

(1)病毒性脑炎：全身感染中毒症状相对较轻，脑脊液外观清亮，细胞数零至数百个，以单核细胞为主，蛋白质正常或轻度升高，糖含量和氯化物正常，细胞学检查阴性。某些病毒性脑炎脑脊液中病毒特异性抗体呈阳性可资鉴别。

(2)结核性脑膜炎：起病较缓慢，常有结核接触史或肺部等其他部位的结核病灶。脑脊液外观呈毛玻璃状，白细胞数少于 $500 \times 10^6/L$，以单核细胞为主，蛋白质较高，糖和氯化物均减低；脑脊液涂片可找到抗酸杆菌。PCR 技术、结核菌培养等均有助于诊断。

(3)隐球菌性脑膜炎：起病隐匿，有明显的颅内高压，故头痛、呕吐明显，视力障碍多见，眼底检查可见视盘水肿；脑脊液结果与结核性脑膜炎相似，脑脊液墨汁染色找到厚荚膜的发亮圆形菌体可以确诊。

四、治疗

1.一般治疗

注意卧床休息，提供足够的热量及液体，维持水、电解质、酸碱平衡及血糖平稳。高热者应降温处理。

2.药物治疗

(1)抗生素治疗

1)用药原则：早期、杀菌、足量、足疗程、能透过血—脑脊液屏障、静脉给药为原则。

2)病原菌未明时的初始治疗：首选头孢曲松钠 100 mg/(kg·d) 或头孢噻肟钠 200 mg/(kg·d)，静脉滴注或大剂量青霉素 40 万～60 万 U/(kg·d)，分 3 次静脉滴注或苯唑西林200～300 mg/(kg·d)，分 3 次静脉滴注。

3)病原菌明确后的治疗和疗程：参照细菌药物敏感实验结果选用抗生素。抗生素疗程依病原菌而确定。流感嗜血杆菌及肺炎链球菌脑膜炎一般静脉用药 10～14 d；流行性脑脊髓膜炎为 7 d；革兰阴性杆菌及金黄色葡萄球菌脑膜炎静脉滴注抗生素应在 3～4 周以上。

(2)及时处理颅内压增高，减轻脑水肿。

1)20%甘露醇：甘露醇是目前临床上使用最广且最有效的高渗性脱水剂，该药不但有脱水、利尿、改善微循环的作用，还具有清除氧自由基、减少脑脊液分泌的作用。甘露醇于静脉注射后 10 min 发生明显的脱水作用，30 min 作用达高峰，降低颅内压作用持续 4～6 h，一般用 20%溶液。用量为每次 0.5～1 g/kg，30 min 内静脉注射完毕，4～6 h 1 次。合并脑疝者可酌情加大剂量(每次最大不超过 2 g/kg)，可每 2 h 1 次，有心、肺、肾功能障碍者，或婴儿、新生儿则一般每次 0.5 g/kg，可于 45～90 min 静脉滴注，甘露醇无肯定的禁忌证，但心脏功能不全者应慎用，同时甘露醇常可导致水、电解质紊乱，故应每天测定电解质与记录出入水量。注射

$3\sim6$ h后,可有反跳现象。新生儿、幼婴或有出血倾向者,在快速降颅内压后,可导致颅内出血。

2)利尿剂:目前临床应用最强的利尿剂是髓襻利尿剂,其中以呋塞米为最常用。呋塞米静脉注射后 $2\sim5$ min,口服 $20\sim30$ min 发生利尿作用,作用持续 $4\sim8$ h,其通过全身脱水而改善脑水肿。呋塞米与甘露醇合用有协同作用,可减少甘露醇的用量与延长间隔时间,防止反跳现象。且特别适用于脑水肿并发心力衰竭、肺水肿、肾衰竭患儿,呋塞米用量每次 $0.5\sim2$ mg/kg 静脉或肌内注射。根据尿量每天 $2\sim4$ 次,呋塞米的毒副作用以水、电解质紊乱最常见,故在使用过程中应测电解质与血压,及时补充钠、钾、钙、镁等。

3)糖皮质激素:目前推荐糖皮质激素应该同时或早于抗生素使用,可以缩短发热时限、减少脑脊液蛋白含量以及降低脑膜炎患儿听力丧失的风险。临床上首选地塞米松,每次 0.15 mg/kg,静脉注射,6 h 1 次,根据病情应用 $2\sim3$ d。感染性脑水肿可适当延长疗程至 $3\sim5$ d。

4)清蛋白:20%清蛋白有增加循环血容量和维持血管胶体渗透压的作用,对脑水肿有明显的脱水作用。剂量为每次 $0.5\sim1$ g/kg,加 10% 葡萄糖稀释至 5%,缓慢静脉滴注,每天 $1\sim2$ 次。清蛋白尤其适用于新生儿及营养不良的患儿。

(3)对症治疗:对高热者可使用退热药,维持水、电解质平衡,有惊厥者可使用抗惊厥药物处理。有昏迷和呼吸衰竭者要保证充足供氧,保持呼吸道通畅,必要时使用人工机械通气。

(4)并发症的治疗

1)硬膜下积液:积液多时应反复进行穿刺放液,一般每次不超过 $20\sim30$ mL,必要时进行外科处理。

2)脑室管膜炎:可做侧脑室控制性引流,减轻脑室内压,并注入抗生素。

3)抗利尿激素异常分泌综合征:适当限制液体入量,酌情补充钠盐。

4)感染性休克:暴发型流行性脑脊髓膜炎易导致感染性休克,在及早使用抗感染、扩容、纠酸、强心的同时,应及时使用血管活性药物,迅速纠正休克。首选山莨菪碱(654-2),每次 $0.3\sim0.5$ mg/kg,重者可用 1 mg/kg,每隔 $10\sim15$ min 静脉注射 1 次,见面色转红,四肢温暖,血压上升后,每隔 $30\sim60$ min 给药 1 次,直至血压正常,病情稳定。逐渐减少剂量,延长给药时间至停药。亦可使用多巴胺,剂量为每分钟 $2\sim6$ μg/kg,根据病情调整药物浓度及速度。如休克未纠正,且伴有肺底出现湿啰音时可考虑应用酚妥拉明,每次 $0.3\sim0.5$ mg/kg(最大剂量不超过 10 mg,静脉滴注,每天 $2\sim3$ 次)。

第二节　病毒性脑炎

病毒性脑炎(viral encephalitis)是指多种病毒引起的颅内急性炎症。由于病原体致病性能和宿主反应过程的差异,形成不同类型的表现。若病变主要累及脑膜,临床为病毒性脑膜炎;若病变主要影响大脑实质,则以病毒性脑炎为临床特征。由于解剖上两者相邻近,若脑膜和脑实质同时受累,此时称为病毒性脑膜脑炎。大多数病毒性脑炎由肠道病毒引起,主要包括柯萨奇病毒及埃可病毒等;其次为虫媒病毒、单纯疱疹病毒、腺病毒、腮腺炎病毒和其他病毒等。中枢神经系统的损伤主要是由于病毒直接侵犯神经组织或宿主对病毒抗原的反应所引起。脑实质和神经元细胞首先受累,部分出现严重的血管炎,感染后脱髓鞘也参与损伤机制。临床上以发热、头痛、呕吐、烦躁、嗜睡、谵妄、昏迷为特征,病变累及脑膜还可出现脑膜刺激征,病程凶险、死亡和致残率高,是严重威胁人类尤其是儿童健康的重要疾病。

一、临床表现

病情轻重差异很大,取决于脑膜或(和)实质受累的相对程度。一般来说,病毒性脑炎的临床经过较脑膜炎严重,重症脑炎更易发生急性期死亡或后遗症。

1.病毒性脑膜脑炎

急性起病,或先有上呼吸道感染或前驱传染性疾病。主要表现为发热、恶心、呕吐、软弱、嗜睡。年长儿会诉头痛,婴幼儿则表现为烦躁不安,易激惹。一般很少有严重意识障碍和惊厥。可有颈项强直等脑膜刺激征,但无局限性神经系统体征。病程大多在1~2周内。

2.病毒性脑炎

通常起病急,但其临床表现因脑实质部位的病理改变、范围和严重程度而有所不同。

(1)大多数患儿因弥散性大脑病变而主要表现为发热、反复惊厥发作、不同程度的意识障碍和颅内压增高症状。惊厥大多呈全身性,但也可有局灶性发作,严重者呈惊厥持续状态。患儿可有嗜睡、昏睡、昏迷,甚至去皮质状态等不同程度的意识改变。若出现呼吸节律不规则或瞳孔不等大,需警惕颅内高压并发脑疝的可能性。部分患儿尚伴偏瘫或肢体瘫痪表现。

(2)部分患儿病变主要累及额叶皮质运动区,临床则以反复惊厥发作为主要表现,伴或不伴发热。多数为全身性或局灶性强直-阵挛或阵挛性发作,少数表现为肌阵挛或强直性发作,皆可出现癫痫持续状态。

(3)若脑部病变主要累及额叶底部、颞叶边缘系统,患儿则主要表现为精神情绪异常,如躁狂、幻觉、失语,以及定向力、计算力与记忆力障碍等。多种病毒可引起此类表现,但由单纯疱疹病毒引起者最为严重,该病毒脑炎的神经细胞内易见含病毒抗原颗粒的包涵体,此时被称为急性包涵体脑炎,常合并惊厥与昏迷,病死率高。其他还有以偏瘫、单瘫、四肢瘫或各种不自主运动为主要表现者,不少患儿可能同时兼有上述多种类型的表现。当病变累及锥体束时出现阳性病理征。全身症状可为病原学诊断提供线索,如手、足、口特异分布的皮疹提示肠道病毒感染,肝脾及淋巴结肿大提示 EB 病毒、巨细胞病毒感染,西尼罗河病毒感染则可能表现为腹泻和躯干皮肤红斑等。

二、辅助检查

1.脑脊液检查

外观清亮,压力正常或稍高;细胞数在$(0\sim500)\times10^6/L$,以淋巴细胞占优势;蛋白质正常或轻度增加,糖及氯化物正常。

2.病原学检查

取咽拭子及脑脊液进行病毒分离。

3.血清学检查

早期及恢复期作可疑病毒的抗体测定。

4.脑电图

急性病毒性脑炎脑电图异常率高达80%~90%,可见弥散性或局限性慢波,也可见到尖波、棘波、尖棘波等。但病毒性脑炎的脑电图异常无特征性,且在脑干脑炎或小脑炎时,脑电图改变较轻微甚至正常,可能因病变位置深,与大脑皮质相距较远有关。

5.神经影像学检查

核磁共振对显示病变比 CT 更有优势。如果病变处于早期阶段,水肿、变性可不明显,头颅 CT 不易检出,尤其是对脑干脑炎和小脑炎则更不敏感。儿童患儿病变更易累及基底核、丘脑和脑干,且病灶较小,头颅 MRI 明显优于头颅 CT。MRI 常呈多发性和对称性长 T_1、长 T_2 信号,常累及颞叶、额叶、顶叶、枕叶、基底核、丘脑、小脑、脑干,且 T_2WI 较 T_1WI 敏感。而 MRI 的快速液体衰减反转回复序列(FLAIR)及弥散加权成像(DWI)优于 T_2WI,能更好地检出早期小病灶。MRI 检查是诊断基底核脑炎的重要方法,可为早期诊断及鉴别诊断提供依据。MRI 检查不仅可为临床提供诊断依据,而且可明确病变部位及范围,对预后判断也有重要意义。

三、诊断与鉴别诊断

1.诊断要点

根据临床表现,包括发热、反复惊厥发作、不同程度的意识障碍和颅内压增高症状,脑脊液培养或定量检测出特异性病毒 DNA 或 RNA,头颅 MRI 符合病毒性脑炎相关病变,同时除外颅内其他非病毒性感染、Reye 综合征等急性脑部疾病,临床可确诊。

2.鉴别诊断

(1)颅内其他病原感染:主要根据脑脊液常规、生化、培养、墨汁染色、抗酸染色及病原学检查,与化脓性、结核性、新型隐球菌脑膜炎鉴别。此外,脑脊液细菌培养阳性,易合并硬膜下积液或脑室管膜炎者支持化脓性脑膜炎;发现颅外结核病灶、皮肤 PPD 皮试阳性及结核斑点试验阳性有助于结核性脑膜炎的诊断;而剧烈头痛、颅内压急剧增高,有鸽粪接触史或免疫缺陷病者更支持隐球菌脑膜炎的诊断。

(2)Reye 综合征:因急性脑病表现和脑脊液无明显异常使两者易相混淆,但依据 Reye 综合征无黄疸而肝功能明显异常,起病后 3～5 d 病情不再进展,部分患儿可有血糖降低,可与病毒性脑炎相鉴别。

(3)其他疾病:可以借助头颅磁共振检查、脑脊液检查及血液免疫学检查等,与急性播散性脑脊髓炎、脑血管病变、脑肿瘤、线粒体脑病、全身性疾病脑内表现(如系统性红斑狼疮)等相鉴别。

四、治疗

病毒性脑炎的治疗主要包括 3 个方面:抗病毒治疗或免疫调节治疗,阻止病情的进展,减轻脑损伤,控制近期并发症,减少后期并发症。

1.对症治疗

高热予以物理降温及药物降温,惊厥者新生儿首选苯巴比妥:负荷量 20 mg/kg,15～30 min内静脉滴入,若不能控制惊厥,1 h 后可加用 10 mg/kg,每天维持量为 5 mg/kg。婴幼儿及年长儿首选地西泮静脉注射,剂量每次 0.3～0.5 mg/kg,注意注射速度宜慢。

2.控制脑水肿和颅内高压

病毒性脑炎可导致血管源性和细胞毒性脑水肿,引起颅内高压,产生头痛、呕吐,视盘水肿,甚至脑疝等表现,控制脑水肿和颅内高压,维持液体平衡是治疗的关键。对婴幼儿,应特别注意保持水、电解质平衡，边脱水边补液，切勿脱水过度。

（1）20％甘露醇，常用剂量每次 $0.5\sim1.0$ g/kg，静脉注射，每 6 h 或每 8 h 1 次，颅内高压明显者可每 4 h 用药 1 次，$2\sim3$ d 后逐渐减少次数，$7\sim10$ d 停用。

（2）甘油氯化钠，每次 $1\sim2$ mL/kg，给药方法每 6 h 或每 8 h 1 次静脉注射。

3. 抗病毒治疗

当临床高度疑似病毒性脑炎时，应尽早予以抗病毒治疗。有证据显示，阿昔洛韦对单纯疱疹病毒（HSV）脑炎（HSE）有效（A 级水平）、对水痘带状疱疹病毒脑炎也可能有效；更昔洛韦和膦甲酸对巨细胞病毒有效，普来可那立对肠道病毒（EV）脑炎有效（Ⅳ级证据）。因此仅 HSE 抗病毒治疗可获得可靠的疗效，而其他多数病毒性脑炎的抗病毒治疗为非特异性。

（1）阿昔洛韦：治疗单纯疱疹病毒脑炎有肯定的疗效，剂量为每次 10 mg/kg，，每 8 h 1 次，静脉注射连用 21 d。不良反应有腹泻、头痛、恶心、呕吐等，还可致转氨酶和肌酐升高，以及血细胞减少。

（2）更昔洛韦：剂量为每次 $3\sim5$ mg/kg，静脉滴注，12 h 1 次，连用 $14\sim21$ d。不良反应主要包括肾功能损害、粒细胞减少和血小板减少，但更昔洛韦诱导的粒细胞减少与剂量有关且为可逆性的，一般在停药后 $5\sim7$ d 内恢复，重者可给予粒细胞集落刺激因子治疗。

4. 其他治疗

（1）糖皮质激素：关于糖皮质激素对于病毒性脑炎急性期治疗的价值仍有争议，一般不推荐应用。激素可抑制干扰素和抗体形成，导致病毒感染不易控制和扩散；但激素作为膜稳定剂，可降低毛细血管通透性，减轻炎症反应，减轻脑水肿，降低颅内压，发挥脑保护作用。对于重症患儿，尤其是合并顽固性颅内高压、中枢性呼吸衰竭及脑疝征兆时，可短期应用激素，以减轻炎症反应，减少并发症的发生，改善预后。

（2）丙种球蛋白：大剂量丙种球蛋白可抑制病毒复制，与抗病毒药物具有协同作用，还能通过多种途径调节免疫，达到减轻炎症反应的作用，对改善病情有一定作用，但目前关于丙种球蛋白治疗病毒性脑炎的随机对照临床试验研究不多，尚待临床进一步证实。推荐剂量为 400 mg/(kg·d)，连用 $3\sim5$ d。

（3）干扰素：有广谱抗病毒活性，可用 α 干扰素，每日 100 万单位肌内注射，连用 $3\sim7$ d；亦可用 β 干扰素治疗。

（4）转移因子：可使淋巴细胞致敏转化为免疫淋巴细胞，剂量为 1 单位皮下注射，每周 $1\sim2$ 次。

第三节　吉兰-巴雷综合征

吉兰-巴雷综合征（Guillain-Barre syndrome，GBS）最早由 Landry 于 1859 年描述，又称急性感染性多发性神经根神经炎，是一种由病毒感染等前驱疾病所诱发的自身免疫性疾病，其基本的病理特征为炎性脱髓鞘，是当前我国和多数国家儿童最常见的急性周围神经病。该病还包括急性炎性脱髓鞘性多发神经根神经病（acute inflammatory demyelinating polyneuropathies，AIDP）、急性运动轴索性神经病（acute motor axonal neuropathy，AMAN）、急性运动感觉轴索性神经病（acute motor-sensory axonal neuropathy，AMSAN）、Miller Fisher 综合征（Miller Fisher syndrome，MFS）、急性泛自主神经病（acute sensoryneuropathy，ASN）等亚型。以肢体对称性弛缓性瘫痪为主要临床特征，多数患儿呈上行性麻痹，肢体麻痹远端重于近端。病程早期可有不同程度的感觉障碍，严重者常伴有脑神经麻痹及呼吸肌麻痹，脑神经常见Ⅶ、Ⅸ、Ⅹ受累，可引起核下性面瘫、吞咽困难、口腔分泌物增多、坠积性肺炎、呼吸困难加重等症状。

该病常有脑脊液蛋白－细胞分离现象，临床症状多在 2 周左右达到高峰，多呈单时相自限性病程，大多会在数周内完全恢复，但严重者急性期可死于呼吸肌麻痹。中国发病率为 0.8/10 万，国外发病率为 0.6/10 万。不受季节、性别、年龄的限制，男性高于女性。

一、临床表现

绝大多数病例呈急性或亚急性起病，症状逐渐加重，1～2 周内病情发展至高峰，极少数病例起病后 2～3 d 达最严重程度。个别患儿起病缓慢，有 3～4 周以上的发展过程。病情进展一般不超过 4 周，超过 4 周继续加重者，应考虑慢性炎症性脱髓鞘性多发性神经病。

1.运动障碍

运动障碍是本病主要的临床表现。表现为四肢对称性、弛缓性瘫痪，病变进行自下而上发展，由下肢开始，有上升趋势，肢体麻痹远端重于近端，严重病例可影响到躯干肌、呼吸肌，整个病程 1～2 周达高峰，然后进入恢复阶段。

2.脑神经障碍

脑神经障碍以第Ⅶ、Ⅸ、Ⅹ、Ⅺ对脑神经最常受累，其次为Ⅱ、Ⅴ、Ⅻ对脑神经，但意识始终清楚。

3.感觉障碍

感觉障碍一般较轻微，主要表现为四肢感觉障碍，包括麻木感、蚁走感、针刺感、烧灼感。肌肉酸胀或疼痛。也可有手套或袜套状麻木感觉障碍。

4.自主神经功能障碍

自主神经功能障碍表现为交感神经或副交感神经活动增强或降低的症状。患儿有多汗、便秘，其他如面部潮红、心动过速、血压不稳定等，严重者可以出现心脏骤停。

5.反射障碍

肌腱反射减弱或消失。因本病往往从双下肢开始麻痹，所以膝反射减弱或消失最早出现。国际上儿童 GBS 的分型标准尚不统一。据报道，在 GBS 中 56%～87% 为 AIDP 型。根据 GBS 的诊断标准及分型标准，其临床分型为：①经典型：即 AIDP。②纯运动型：即急性运动轴索型神经病（AMAN），其主要特点是病情重，多有呼吸肌受累，24～48 h 内迅速出现四肢瘫痪，肌萎缩出现早，病残率高，预后差。国外学者将中国发现这种急性软瘫称"中国瘫痪综合征"。③运动感觉型：即急性运动感觉轴索型神经病（AMSAN），发病与纯运动型相似，除四肢软瘫外，还有感觉障碍，病情常较严重，预后差。④急性感觉神经病。⑤Miller Fisher 综合征：是 GBS 的变异型，表现为眼外肌麻痹，共济失调和腱反射消失三联征。⑥急性泛自主神经病：除四肢软瘫外，主要表现为皮肤黏膜、内脏及括约肌功能障碍。

二、辅助检查

1.脑脊液检查

(1)脑脊液蛋白、细胞分离是 GBS 的特征之一,多数患儿在发病几天内蛋白质含量正常, $2\sim4$ 周内脑脊液蛋白不同程度升高,但较少超过 $1.0\ g/L$;糖和氯化物正常;白细胞计数一般 $<10\times10^6/L$ 。

(2)部分患儿脑脊液出现寡克隆区带。

(3)部分患儿脑脊液抗神经节苷脂抗体阳性。

2.血清学检查

(1)部分 AIDP 患儿血清抗神经节苷脂抗体阳性,部分患儿血清可检测到抗空肠弯曲菌抗体,抗巨细胞病毒抗体等。

(2)部分 AMAN 患儿血清中可检测到抗神经节苷脂 GM1、GD1a 抗体,部分患儿血清可检测到抗空肠弯曲菌抗体。

(3)部分 AMSAN 患儿血清抗神经节苷脂抗体阳性。

(4)部分 MFS 患儿血清中可检测到抗空肠弯曲菌抗体,多数 MFS 患儿血清 GQ1b 抗体阳性,而且其血清滴度在发病第 1 周即可达到高峰。

三、诊断与鉴别诊断

1.诊断要点

(1)常有前驱感染史。

(2)急性或亚急性发病,可见上行性、对称性、弛缓性四肢麻痹,可有感觉异常、末梢型感觉障碍、脑神经受累等。

(3)脑脊液出现蛋白、细胞分离现象。

(4)肌电图示早期 F 波或 H 反射延迟,神经传导速度减慢,运动末梢潜伏期延长及复合肌肉动作电位(CMAP)波幅下降等电生理改变。根据以上所述诊断特点,在排除脊髓病变、重症肌无力、周期性瘫痪、中毒性周围神经病、副肿瘤综合征等疾病后即可诊断。

2.鉴别诊断

(1)多发性神经病:见于危重及败血症患儿,特别合并多脏器衰竭。肢体乏力且严重的肢体疼痛伴呼吸衰竭,脑神经不受累,肌电图示轴索变化,脑脊液检查正常。

(2)急性感觉性神经元神经病:常见于中毒性、副肿瘤性、感染性、自发性及遗传性。深感觉障碍及快速进展感觉性共济失调,远端向近端发展,感觉异常,过敏和麻木,无肌无力及肌萎缩。肌电图示 SCV 减慢,动作电位幅度降低,潜伏期延长,H 反射阙如。MCV 正常或轻度异常。

(3)急性脊髓炎:高位脊髓炎可出现四肢瘫痪,在脊髓休克期表现为肌张力低下,腱反射消失,需注意鉴别。但急性脊髓炎往往有明显的感觉障碍平面和自主神经功能障碍引起的大小便排泄障碍。

(4)Bickerstaff 脑干脑炎:眼肌麻痹,小脑共济失调,部分病例呈蛋白、细胞分离,抗 GQ1b 抗体(阳性率 68%),以上类似于 Miller Fisher 综合征,但有意识障碍,1/3 以上巴氏征阳性,CT 或 MRI 示脑干、丘脑等影像学异常可资鉴别,但二者有合并或重叠。

(5)其他:还应与多发性肌炎、横纹肌溶解症、低血钾性周期性麻痹、全身型重症肌无力等疾病鉴别。

四、治疗

1. 一般治疗

(1)呼吸道管理:有呼吸困难和延髓支配肌肉麻痹的患儿应注意保持呼吸道通畅,尤其注意加强吸痰及防止误吸。若有明显呼吸困难,肺活量明显降低,血氧分压明显降低时,应尽早进行气管插管或气管切开,机械辅助通气。

(2)心电监护:有明显的自主神经功能障碍者,应予以心电监护。

(3)营养支持:延髓支配肌肉麻痹者有吞咽困难和饮水呛咳,需给予鼻饲营养。合并有消化道出血或胃肠麻痹者,给予静脉营养支持。

(4)其他对症治疗:对有神经性疼痛的患儿,适当应用药物缓解疼痛;如出现肺部感染、泌尿系统感染、褥疮、下肢深静脉血栓形成,注意给予相应的处理,以防病情加重。

2. 免疫治疗

(1)静脉注射免疫球蛋白(IVIg):推荐有条件者尽早应用,能够缩短患儿的治疗病程,控制病情发展,尽可能地缩减辅助通气时间,无论是近期疗效,还是远期疗效,是公认的较为理想的治疗方案。目前国内多采用 IVIg 0.4 g/(kg·d)的冲击疗法治疗 GBS,静脉滴注,连续 3～5 d。

(2)血浆置换治疗(PE):临床疗效显著,有条件者尽早使用。每次血浆交换量为 30～50 mL/kg,在 1～2 周内进行 3～5 次。禁忌证主要是严重感染、心律失常、心功能不全及凝血系统疾病等。不良反应主要是导致血流动力学改变可能造成血压变化,心律失常,使用中心导管引发气胸和出血以及合并败血症。一般不推荐 PE 和 IVIg 联合应用。

(3)糖皮质激素:糖皮质激素治疗目前争议较大。国外多项临床研究报道指出,无论口服糖皮质激素或静脉注射甲泼尼松龙均对 GBS 患儿无明显疗效,静脉注射甲泼尼松龙与静脉注射免疫球蛋白联合治疗疗效并不优于单独应用静脉注射免疫球蛋白。因此,国外的 GBS 指南均不推荐糖皮质激素治疗。但在我国,由于经济条件或医疗条件限制,有些患儿无法接受 IVIg 或 PE 治疗,目前部分早期或重症病例仍在接受糖皮质激素治疗。对于糖皮质激素治疗 GBS 的疗效以及对不同类型 GBS 的疗效还有待于进一步探讨。

3. 营养神经

应用 B 族维生素治疗,如维生素 B_1、维生素 B_6 及维生素 B_{12} 等。

第十五章 小儿消化系统疾病

第一节 消化性溃疡

消化性溃疡是指胃和十二指肠的慢性溃疡。各年龄均可发病,学龄儿童多见,婴幼儿多为继发性溃疡,胃溃疡和十二指肠溃疡发病率相近;年长儿多为原发性十二指肠溃疡,男孩多于女孩。

一、病因和发病机制

原发性消化性溃疡的病因复杂,与诸多因素有关,确切发病机制至今尚未完全阐明,目前认为溃疡的形成是由于对胃和十二指肠黏膜有损害作用的侵袭因子(酸、胃蛋白酶、胆盐、药物、微生物及其他有害物质)与黏膜自身的防御因素(黏膜屏障、黏液重碳酸盐屏障、黏膜血流量、细胞更新、前列腺素、表皮生长因子等)之间失去平衡的结果。

(一)胃酸和胃蛋白酶

胃酸和胃蛋白酶是胃液的主要成分,也是对胃和十二指肠黏膜有侵袭作用的主要因素。十二指肠溃疡患者基础胃酸、壁细胞数量及壁细胞对刺激物质的敏感性均高于正常人,且胃酸分泌的正常反馈抑制亦发生缺陷,故酸度增高是形成溃疡的重要原因。因胃酸分泌随年龄而增加,因此年长儿消化性溃疡发病率较婴幼儿为高。胃蛋白酶不仅能水解食物蛋白质的肽链,也能裂解胃液中的糖蛋白、脂蛋白及结缔组织,破坏黏膜屏障。消化性溃疡患者胃液中蛋白酶及血清胃蛋白酶原水平均高于正常人。

(二)胃和十二指肠黏膜屏障

胃和十二指肠黏膜在正常情况下,被其上皮所分泌的黏液覆盖,黏液与完整的上皮细胞膜及细胞间连接形成一道防线,称黏液—黏膜屏障,能防止食物的机械摩擦,阻抑和中和腔内 H^+ 反渗至黏膜,上皮细胞分泌黏液和 HCO_3^-,可中和弥散来的 H^+。在各种攻击因子的作用下,这一屏障功能受损,即可影响黏膜血循环及上皮细胞的更新,使黏膜缺血、坏死而形成溃疡。

(三)幽门螺杆菌(Hp)感染

小儿十二指肠溃疡幽门螺杆菌检出率为 $52.6\% \sim 62.9\%$,被根除后复发率即下降,说明幽门螺杆菌在溃疡病发病机制中起重要作用。

(四)遗传因素

消化性溃疡属常染色体显性遗传病,$20\% \sim 60\%$患儿有家族史,O 型血的人十二指肠溃疡或胃溃疡发病率较其他血型的人高,2/3 的十二指肠溃疡患者家族血清胃蛋白酶原升高。

(五)其他

外伤、手术后、精神刺激或创伤;暴饮暴食,过冷、油炸食品;对胃黏膜有刺激性的药物,如阿司匹林、非甾体抗炎药、肾上腺皮质激素等。继发性溃疡是由于全身疾病引起的胃、十二指肠黏膜局部损害,见于各种危重疾病所致的应激反应。

二、病理

新生儿和婴儿多为急性溃疡,溃疡为多发性,易穿孔,亦易愈合。年长儿多为慢性,单发。十二指肠溃疡好发于球部,胃溃疡多发生在胃窦、胃体交界的弯侧。溃疡大小不等,胃镜下观察呈圆形或不规则圆形,也有呈椭圆形或线形,底部有灰白苔,周围黏膜充血、水肿。球部因黏膜充血、水肿,或因多次复发后,纤维组织增生和收缩而导致球部变形,有时出现假憩室。胃和十二指肠同时有溃疡存在时称复合溃疡。

三、临床表现

年龄不同,临床表现多样,年龄越小,越不典型。

(一)年长儿

以原发性十二指肠溃疡多见,主要表现为反复发作脐周及上腹部胀痛、烧灼感,饥饿时或夜间多发;严重者可出现呕血、便血、贫血;部分病例可有穿孔,穿孔时疼痛剧烈并放射至背部。也有仅表现为贫血、粪便潜血试验阳性者。

(二)学龄前期

多数为十二指肠溃疡。上腹部疼痛不如年长儿典型,常为不典型的脐周围疼痛,多为间歇性。进食后疼痛加重,呕吐后减轻。消化道出血亦常见。

(三)婴幼儿期

十二指肠溃疡略多于胃溃疡。发病急,首发症状可为消化道出血或穿孔。主要表现为食欲差,进食后呕吐。腹痛较为明显,不很剧烈。多在夜间发作,吐后减轻,腹痛与进食关系不密切。可发生呕血、便血。

(四)新生儿期

应激性溃疡多见,常见原发病有早产儿窒息缺氧、败血症、低血糖、呼吸窘迫综合征和中枢神经系统疾病等。多数为急性起病,呕血、黑便。生后 $24\sim48~h$ 亦可发生原发性溃疡,突然出现消化道出血、穿孔或两者兼有。

四、并发症

主要为出血、穿孔和幽门梗阻。常可伴发缺铁性贫血,重症可出现失血性休克。若溃疡穿孔至腹腔或邻近器官,可出现腹膜炎、胰腺炎等。

五、实验室及辅助检查

(一)粪便隐血试验

素食 3 d 后检查,阳性者提示溃疡有活动性。

(二)胃液分析

用五肽胃泌素法观察基础酸排量和酸的最大分泌量,十二指肠溃疡患儿明显增高。但有的胃溃疡患者胃酸正常或偏低。

(三)幽门螺杆菌检测方法

可通过胃黏膜组织切片染色与培养,尿素酶试验,核素标记尿素呼吸试验检测 Hp。或通过血清学检测抗 Hp 的 IgG 和 IgA 抗体,PCR 法检测 Hp 的 DNA。

(四)胃肠 X 线钡餐造影

发现胃和十二指肠壁龛影可确诊;溃疡对侧切迹,十二指肠球部痉挛、畸形对本病有诊断参考价值。

(五)纤维胃镜检查

纤维胃镜检查是当前公认诊断溃疡病准确率最高的方法。内镜 观察可估计溃疡灶大小、溃疡周围炎症的轻重、溃疡表面有无血管暴露和评估药物治疗的效果,同时又可采取黏膜活检做病理组织学和细菌学检查。

六、诊断和鉴别诊断

诊断主要依靠症状、体征、X 线检查及纤维胃镜检查。由于小儿消化性溃疡的症状和体征不如成人典型,常易误诊和漏诊,对有临床症状的患儿应及时进行胃镜检查,尽早明确诊断。有腹痛者应与肠痉挛、蛔虫症、结石等鉴别;有呕血者在新生儿和小婴儿与新生儿出血症、食管裂孔疝、败血症鉴别;年长儿与食管静脉曲张破裂及全身出血性疾病鉴别。便血者与肠套叠、憩室、息肉、过敏性紫癜鉴别。

七、治疗

原则是消除症状,促进溃疡愈合,防止并发症的发生。

(一)一般治疗

饮食定时定量,避免过饥、过饱、过冷,避免过度疲劳及精神紧张。注意饮食,禁忌吃刺激性强的食物。

(二)药物治疗

1. 抗酸和抑酸剂

目的是减低胃、十二指肠液的酸度,缓解疼痛,促进溃疡愈合。

(1)H_2 受体拮抗剂:可直接抑制组织胺、阻滞乙酰胆碱和胃泌素分泌,达到抑酸和加速溃疡愈合的目的。常用西咪替丁,$10\sim15$ mg/(kg·d),分 4 次于饭前 10 min 至 30 min 口服;雷尼替丁,$3\sim5$ mg/(kg·d),每 12 h 一次,或每晚一次口服;或将上述剂量分 $2\sim3$ 次,用 $5\%\sim10\%$ 葡萄糖液稀释后静脉滴注,肾功能不全者剂量减半。疗程均为 $4\sim8$ 周。

(2)质子泵抑制剂:作用于胃黏膜壁细胞,降低壁细胞中的 H^+-K^+-ATP 酶活性,阻抑 H^+ 从细胞浆内转移到胃腔而抑制胃酸分泌。常用奥美拉唑,剂量为 0.7 mg/(kg·d),清晨顿服,疗程 $2\sim4$ 周。

2. 胃黏膜保护剂

(1)硫糖铝:常用剂量为 $10\sim25$ mg/(kg·d),分 4 次口服,疗程 $4\sim8$ 周。肾功能不全者禁用。

(2)枸橼酸铋钾:剂量 $6\sim8$ mg/(kg·d),分 3 次口服,疗程 $4\sim6$ 周。本药有导致神经系统不可逆损害和急性肾衰竭等不良反应,长期大剂量应用时应谨慎,最好有血铋监测。

(3)蒙脱石粉:麦滋林-S 颗粒剂亦具有保护胃黏膜、促进溃疡愈合的作用。

3. 抗幽门螺杆菌治疗

幽门螺杆菌与小儿消化性溃疡的发病密切相关,根除幽门螺杆菌可显著地降低消化性溃疡的复发率和并发症的发生率。临床上常用的药物有:枸橼酸铋钾 $6\sim8$ mg/(kg·d);羟氨苄青霉素 50 mg/(kg·d)；克拉霉素 15～30 mg/(kg·d)；甲硝唑 25～30 mg/(kg·d)。由于幽门螺杆菌栖居部位环境的特殊性，不易被根除，目前多主张联合用药(二联或三联)。以铋剂为中心药物的治疗方案为：枸橼酸铋钾 6 周＋羟氨苄青霉素 4 周，或＋甲硝唑 2～4 周，或＋呋喃唑酮 2 周。亦有主张使用短程低剂量二联或三联疗法者，即奥美拉唑＋羟氨苄青霉素或克拉霉素 2 周，或奥美拉唑＋克拉霉素＋甲硝唑 2 周，根除率可达 95％以上。

第二节　小儿胃炎

胃黏膜炎症是由于物理性、化学性及生物性有害因子作用于人体，引起胃黏膜发生的炎症性病变。占小儿胃病的 80％左右，年龄不同症状表现不同，一般结合病史及胃镜检查确诊，个别依据病理检查确诊。可分为急性和慢性两种。

一、急性胃炎

(一)诊断

1.病因

多为反应性胃黏膜炎症，常见于急性重症感染和创伤的应激反应，特别是缺氧缺血性疾病，服用非甾体类消炎药物，如保泰松、吲哚美辛、阿司匹林或肾上腺皮质激素及胆汁反流、误服腐蚀剂、摄入细菌或毒素污染物等。

2.临床表现

起病较急，症状以腹痛多见，食欲缺乏，恶心、呕吐；重者可有水、电解质紊乱、酸碱失衡等。

3.胃镜检查

胃黏膜充血、水肿、糜烂、出血。

4.病理组织学改变

上皮细胞变性、坏死，固有膜中性粒细胞浸润，无或极少淋巴细胞、浆细胞。腺体细胞变性坏死。

(二)治疗

1.一般治疗

去除病因，治疗原发病，避免刺激性药物和食物。纠正水、电解质紊乱及酸碱失衡。

2.药物治疗

(1)思密达：可以保护胃黏膜并有止血作用。用量：＜1 岁，1 袋/天；1～2 岁，1～2 袋/天；2～3 岁，2～3 袋/天；＞3 岁，3 袋/天。以上均分为 3 次，于每次饭前 1 h 口服。重者首剂加倍。

(2)出血重者可服用复方五倍子液及 H_2 受体拮抗剂，输血。

(3)细菌感染者用抗生素如羟氨苄青霉素或庆大霉素等。

3.急性腐蚀性胃炎

多因吞服或误服强酸、强碱而引起的胃壁坏死，并同时可见唇、口咽、食管膜损伤。不同腐蚀剂可见不同颜色的灼痂，硫酸可致黑色痂，盐酸可致灰棕色痂，硝酸可致深、黄色痂，醋酸可致白色痂。强碱可致透明性水肿。必须及早抢救,立即饮蛋清或牛乳,强酸在牛乳稀释后可用制酸剂。强碱不用酸中和,因酸碱反应所产生的热量加剧损伤。如损伤不重或来诊很及时,可试用细软的硅胶管洗胃,抽出腐蚀剂,但应慎用,防止穿孔。同时给输液、镇静、止痛,维持呼吸道通畅,密切观察病情变化。有胃穿孔者及时外科治疗。

二、慢性胃炎

(一)诊断

1.病因

幽门螺杆菌(Hp)感染;鼻窦及口腔感染病灶,引起细菌和毒素吞入;刺激性食物或药物,如浓茶、咖啡,胆汁反流,精神紧张情绪波动;慢性系统性疾病等。

2.临床表现

持续或间断慢性腹痛,上腹或脐周痛多见,多与进食有关,进食和饭后痛多见,食欲缺乏,恶心、呕吐,腹胀,反酸等。

3.胃镜检查

①黏膜斑;②充血;③水肿;④微小结节,又称胃窦小结节或淋巴细胞样小结节增生;⑤糜烂;⑥花斑;⑦出血斑点。以上①～⑤项中符合一项即可诊断;⑥～⑦两项应结合病理诊断。此外,如发现幽门口收缩不良、反流增多、胆汁反流,常提示胃炎存在。

4.病理组织学改变

上皮细胞变性,小凹上皮细胞增生,固有膜炎症细胞浸润、腺体萎缩。炎症细胞主要是淋巴细胞、浆细胞。

(1)根据有无腺体萎缩诊断为慢性浅表性胃炎或慢性萎缩性胃炎。

(2)根据炎症程度,慢性浅表性胃炎分为轻、中、重三级。

轻度:炎症细胞浸润较多,多限于黏膜的浅表 $1/3$,其他改变均不明显。

中度:病变程度介于轻、重之间,炎症细胞累及黏膜全层的浅表 $1/3\sim2/3$。

重度:黏膜上皮变性明显,且有坏死、胃小凹扩张、变长变深,可伴肠上皮化生,炎症细胞浸润较重,超过黏膜 $2/3$ 以上,可见固有膜内淋巴滤泡形成。

(3)如固有膜炎症细胞浸润,应注明"活动性"。

5.Hp 感染

应常规检测有无 Hp 感染。以下两项中任一项阳性可诊断:①胃窦黏膜组织切片染色见大量典型细菌;②胃黏膜 Hp 培养阳性。以下 4 项中需有 2 项或 2 项以上阳性才能诊断:① ^{13}C 尿素呼气试验阳性;②胃窦黏膜组织切片染色见少量典型细菌;③快速尿素酶试验阳性;④血清学 Hp-IgG 阳性,或粪便 Hp 抗原测定阳性。

(二)治疗

1.一般治疗

合理饮食,按时、适量进餐,避免过凉、过硬、辛辣饮食,不易多饮牛奶,尽量少用或不用损害胃黏膜的药物。

2.药物治疗

(1)抗酸药:氢氧化铝,复方碳酸钙,铝碳酸镁等。

(2)H_2 受体拮抗剂:用于腹痛明显及有上消化道出血者,治疗 2 周。

（3）解痉药：丙胺太林等。

（4）胃肠动力药：胃运动功能异常有呕吐或胆汁反流者，吗叮啉每次 0.3 mg/kg，或西沙比利每次 0.2 mg/kg，3～4 次/天，有十二指肠胃食管反流者用药 1 个月。

（5）胃黏膜保护剂：硫糖铝、麦滋林-S、思密达等。

（6）合并 Hp 感染，应进行抗 Hp 治疗。

（7）中药：胃康胶囊成人 4 粒/次，3 次/天，口服，小儿酌减，有保护胃黏膜、制酸止血、镇痛、促进组织细胞再生的功能。

第三节　小儿腹泻

小儿腹泻病是一组由多病原、多因素引起的以大便次数增多和大便性状改变为特点的儿科常见病，以 6 个月至 2 岁婴幼儿发病率高。临床上分为感染性（病毒、细菌、寄生虫等）和非感染性（饮食性、过敏性、症状性、其他腹泻病）。以腹泻、呕吐为主要表现，严重者可引起脱水、酸中毒及电解质紊乱。

一、诊断

（一）轻型腹泻

多数轻型腹泻是由于饮食不当或肠道外感染引起，少数可因致病性大肠埃希菌或肠道病毒感染所致。

（1）临床症状较轻，腹泻次数多在 10 次/天以内，大便黄色或黄绿色，偶有呕吐。

（2）患儿精神状态较好，无明显脱水及电解质紊乱症状。

（3）大便镜检仅有少量白细胞及脂肪球。

（4）常伴发肠道外感染的病灶，如肺炎等。

（二）重型腹泻

重型腹泻为致病性大肠埃希菌或病毒感染引起，或由轻型转为重型。

1.腹泻

一般每天 20 次左右，大便呈水样或蛋花汤样，黄色或绿色，含水较多，呕吐较频繁，每天可在 10 次以上。

2.全身中毒症状

烦躁、精神萎靡，意识朦胧甚至昏迷。

3.脱水及电解质紊乱

因腹泻与呕吐导致液体丢失及摄入不足而引起。

（1）脱水：按血清中钠离子浓度分为等渗、低渗、高渗性脱水。临床上以等渗性脱水多见；低渗性脱水见于营养不良伴腹泻患儿；高渗性脱水见于高热伴急剧大量腹泻患儿。按脱水程度分为轻、中、重度。

（2）低钾血症：精神萎靡，肌张力低下，心音低钝，腹胀，肠鸣音减少或消失，膝反射迟钝或消失。心电图示 T 波低平、倒置,出现 U 波,Q-T 间期延长,ST 段下移。多见于营养不良儿的慢性腹泻或急性腹泻脱水纠正后。

(3)代谢性酸中毒:轻度仅呼吸增快,恶心、呕吐,口唇呈樱桃红色,重症萎靡、嗜睡、昏迷,当 pH<7.20 时,心率减慢,可发生低血压、心力衰竭。

(三)各型腹泻临床特点

1.轮状病毒性肠炎

(1)多发生于秋冬季节,6 个月至 2 岁小儿多见。

(2)病初常伴发热等呼吸道症状,多出现等渗性脱水。

(3)大便呈蛋花汤样,无腥臭味,有少量黏液,镜检有少量白细胞。

(4)病程 3~8 d,抗生素治疗无效。

2.致病性大肠埃希菌性肠炎

(1)多发生于 5~8 月份。

(2)起病较缓,轻者无全身症状,重者有发热、脱水及电解质紊乱。

(3)大便呈蛋花汤样,有腥臭味,伴黏液。

(4)镜检有少量白细胞。

3.侵袭性大肠埃希菌性肠炎

(1)多发生 5~8 月份,潜伏期 1~2 d。

(2)起病急,腹泻频繁,常伴呕吐、高热、腹痛和里急后重。严重者出现中毒症状或休克。

(3)大便呈胶冻状,有脓血。

4.金黄色葡萄球菌性肠炎

(1)起病急,中毒症状重,多发生于大量应用广谱抗生素后。

(2)有脱水和电解质紊乱,易并发循环衰竭。

(3)大便呈墨绿色,似海水样,每日 10~20 次。

(4)镜检见大量脓细胞和革兰阳性菌。

5.真菌性肠炎

(1)多见于营养不良或长期应用广谱抗生素后。

(2)常伴鹅口疮。

(3)大便黄色,泡沫多,呈豆腐渣样。

(4)镜检见真菌孢子及菌丝。

(四)腹泻病程分类

1.急性腹泻

病程在 2 周之内。

2.迁延性腹泻

持续腹泻,病程在 2 周至 2 个月。

3.慢性腹泻

持续腹泻,病程在 2 个月以上。

二、治疗

治疗原则:调整饮食,合理用药,积极预防感染,防止脱水、酸中毒和电解质紊乱等并发症的发生。

(一)饮食疗法

轻型腹泻可继续平日饮食,鼓励患儿进食、进水,吐泻严重者禁食(6~8 h)。待脱水基本纠正、吐泻好转时逐渐恢复饮食。疑有双糖酶缺乏者,给不含乳糖的食物。

(二)控制感染

(1)侵袭性大肠埃希菌、空肠弯曲菌、耶尔森菌、鼠伤寒杆菌等,用氨苄青霉素、庆大霉素、吡哌酸、呋喃唑酮等。

(2)病毒性肠炎和非侵袭性细菌所致的腹泻,以饮食和支持疗法为主,不宜长期滥用抗生素,以免发生菌群失调。

(3)金黄色葡萄球菌肠炎用万古霉素、苯唑西林。

(4)假膜性肠炎用万古霉素和甲硝唑,真菌性肠炎给制霉菌素或克霉唑。

(三)对症治疗

1. 止泻

可应用思密达、鞣酸蛋白。

2. 腹胀

腹泻时肠道细菌分解糖产气,可用肛管排气;若为缺钾引起,可纠正低钾血症;重症感染时肠道微循环障碍可用酚妥拉明、阿拉明。

3. 呕吐

轻度可随病情好转而自愈,重者可口服吗叮啉等。

(四)微生态制剂

近年来大多被应用,补充肠道正常菌群,恢复微生态平衡,提高肠道抗病原微生物的能力,有利于腹泻的恢复,如金双歧、妈咪爱、乳酶生、促菌生等。

(五)液体疗法

1. 口服补液

WHO 推荐的 ORS 配方:NaCl 3.5g,KCl 1.9g,NaHCO$_3$ 2.5g,Glu 20g,加水至 1 000 mL。适用于腹泻时预防脱水及轻、中度脱水。轻度脱水:50 mL/kg,4 h 内服完;中度脱水:100 mL/kg,6 h 以内服完。<2 岁患儿每 1~2 min 喂 1 小勺,>2 岁患儿每次 10~20 mL,频繁口服。

QRS 溶液为 2/3 张含钠液,在预防脱水和维持输液及病毒性肠炎治疗时,为防止高钠血症的发生,须适当补充水分。

2. 静脉补液

适用于中度以上脱水、吐泻重或腹胀的患儿。

(1)第 1 d 补液量=累积损失量+生理需要量+继续损失量

1)累积损失量:轻度脱水 50 mL/kg,中度脱水 50~100 mL/kg,重度脱水 100~120 mL/kg。液体种类:等渗性脱水用 1/3~1/2 张含钠液;低渗性脱水用 2/3 张含钠液;高渗性脱水用 1/5~1/3 张含钠液。

2)继续损失量:选用 1/5~1/3 张含钠液。

3)生理需要量:60~80 mL/kg,补 1/3 张维持液。

(2)补液速度

1)扩容阶段:适用于各种性质的脱水患儿伴有周围循环障碍者。2:1等张含钠液20 mL/kg,30～60 min 内静脉推注或快速滴注。

2)纠正脱水:补足累积损失量,如无明显周围循环障碍可不必扩容,直接从本阶段开始补液,8～10 mL/(kg·h),8～12 h内滴完。

3)维持补液:补继续损失和生理需要量,5 mL/(kg·h),12～16 h内滴完,1/3～1/2张含钠液体。

(3)纠正离子紊乱:补钾原则为见尿补钾;不能静脉直推;浓度＜0.3%;补钾速度不能过快,每日补钾总量静脉输液时间不少于6～8 h;静脉补钾需维持4～6 d;轻度低钾血症:氯化钾 200～300 mg/(kg·d)口服,重度低钾血症:氯化钾 300～400 mg/(kg·d)静脉。

(4)纠正酸中毒:提高 CO_2-CP 10vol/dL,需 5% $NaHCO_3$ 5 mL/kg。临床常用 5% $NaHCO_3$＝ABE×kg/2,先补 1/2 量,复查血气后再补。

(5)补钙:在脱水纠正后易发生低钙抽搐。10%葡萄糖酸钙 1～2 mL/kg,1 次用量＜10 mL,监测心率,防止外渗。

(6)补镁:补钙抽搐不见缓解,须补镁。

(7)第 2 d 补液:补生理需要量和继续损失量,继续补钾。生理需要量 60～80mL/(kg·d),异常损失量:丢多少补多少,用 1/3～1/2 张含钠液。两部分于 12～24 h 内输入。

3.营养不良

患儿腹泻,须补维生素 A、B、C、D,少量输血。

注意纠正离子紊乱和酸碱平衡。

第四节 肝脓肿

肝脓肿可由溶组织阿米巴原虫及细菌引起。脓肿可为单个或多个,细菌侵入途径除败血症外,在新生儿可由脐部感染经脐血管、门静脉而至肝脏,在较大儿童则可由腹腔内感染直接蔓延所引起。常见细菌有金黄色葡萄球菌、大肠埃希菌、链球菌等。胆道蛔虫亦可是细菌性肝脓肿的诱因。因蛔虫成虫可经胆管入肝,幼虫经门静脉入肝从而继发细菌感染而形成肝脓肿。肝脓肿左右叶均可发病,但右叶占大多数。血源性均为两叶散发病灶。

一、诊断

(一)症状

细菌性肝脓肿起病急,不规则性发热或弛张高热、寒战、多汗、厌食、呕吐,逐渐消瘦、乏力、苍白。阿米巴肝脓肿,起病缓慢,多有阿米巴痢疾史。肝区持续性疼痛,肝顶部脓肿,可出现咳嗽、胸痛、呼吸困难的呼吸道感染。

(二)体征

体温高,可有感染中毒面容,营养状况差,肝肿大,压痛,脓肿表浅时,可触及波动感和局部肿块,并出现肝区叩击痛,上腹部可有肌紧张。阿米巴引起的单发性肝脓肿,在肝区有隆起、波动性肿块。有时有右侧胸膜炎,肝左叶脓肿可有心包炎的体征。

(三)辅助检查

(1)血白细胞和中性粒细胞增高,常有贫血、血红蛋白降低、红细胞减少、红细胞沉降率增快。

(2)大便检查:阿米巴肝脓肿可找到阿米巴滋养体及包囊。

(3)X线检查:右侧膈肌升高活动度受限,有时有右侧胸膜炎。

(4)肝区超声波检查,可确定脓肿部位、大小及数目,但多发性小脓肿者可呈阴性。

(5)肝脏明显肿大有波动感者,肝穿刺可抽得脓液。阿米巴肝脓肿脓液呈棕褐色,能找到溶组织阿米巴滋养体。细菌性肝脓肿脓液涂片或培养可确定病原菌。

(6)十二指肠引流,部分阿米巴肝脓肿在胆汁中可检出阿米巴滋养体。

(7)肝扫描可确定肝脓肿范围、形状及修复情况。

二、治疗

1.一般治疗

一般治疗包括休息,给予高蛋白和高热量饮食,供给足够的维生素 C 和 B 族维生素,以多次少量输全血或血浆以及复方氨基酸等。

2.细菌性肝脓肿的治疗

小的脓肿根据病原菌给予广谱抗生素。通常选用红霉素 30 mg/(kg·d),杆菌肽 600～1 000 U/(kg·d),新青霉素 50～100 mg/(kg·d),静脉注射。也可参考细菌培养药物敏感试验结果选用抗生素。浅表的大脓肿可反复穿刺抽脓,脓液黏稠时用生理盐水冲洗,并且注入抗生素。引流不畅可切开引流。高热、中毒症状严重时应加肾上腺皮质激素。

3.阿米巴肝脓肿的治疗

可选用下列药物:灭滴灵 50 mg/(kg·d),分 3 次口服或静脉滴注,5～7 d 为 1 疗程;磷酸氯喹开始以 15～18 mg/(kg·d),分 3 次口服,连用 2 d,以后 10 mg/(kg·d),分 3 次口服,连用 2～3 周;盐酸吐根碱 0.5～1 mg/(kg·d),分 1～2 次深部皮下或肌内注射,连用 7～10 d。以上 3 种药可任选用一种,并加用卡巴肿 8 mg/(kg·d),分 3 次口服,连用 10 d。

4.手术治疗

在内科治疗基础上,对有较大脓肿、全身中毒症状重、脓肿已破或估计要破的可能,应进行切开引流。常用手术方法,经腹腔切开引流,对较浅的脓肿并与局部胸壁有粘连者,在超声波定位下,直接切开引流,对单个或局限反复发作阿米巴肝脓肿可做部分肝叶切除。

第五节　溃疡性结肠炎

溃疡性结肠炎是一种原发性局限于结肠黏膜的慢性非特异性炎症。病变主要累及直肠和乙状结肠黏膜,严重者也可累及全结肠及回肠末端。小儿时期发病,其病情重,预后差,病因未明。

一、诊断

(一)临床表现

1.全身症状

发热、贫血、营养不良,严重者出现发育迟缓及青春期延迟。

2.胃肠道外症状

关节痛、关节炎、肝肿大、肝功异常、口腔炎。

3.胃肠道症状

食欲差、恶心、呕吐、腹泻、腹胀、腹痛,多数腹泻起病,阵发性加重,血便、脓血便或黏液血便,每日数次至数十次不等,腹痛位于左下腹,便后可缓解。

(二)辅助检查

1.内镜检查

黏膜充血、水肿、粗糙、渗血、息肉形成,严重者见结肠黏膜大片脱落,片状溃疡及出血。慢性见肠腔狭窄、缩短及瘢痕形成。

2.X线钡灌肠

肠壁粗糙,结肠袋不对称、变平或消失,黏膜皱襞锯齿样改变。部分肠管僵化。

3.直肠活检

黏膜下淋巴细胞、浆细胞及炎性细胞浸润,严重者出现脓肿坏死。肉芽组织增生。

4.出现高丙种球蛋白血症

IgG、IgA、IgM 单项或多项升高,淋巴细胞培养显示多克隆 B 细胞异常活化。

二、治疗

尽早控制症状,预防复发,防止并发症。

1.支持疗法

重时严格卧床,给高蛋白、低盐、易消化饮食;给各种维生素和必要的矿物质;腹泻及便血严重者可禁食,予静脉营养;腹痛可给阿托品;补液,纠正水、电解质紊乱;纠正低蛋白血症和贫血。

2.抗生素应用

可据大便培养不同菌选用敏感抗生素。

3.药物治疗

(1)柳氮磺吡啶(SASP):适用于轻中型、慢性患者。$50 \sim 75$ mg/(kg·d)分 3 次口服,可从小剂量 20 mg/(kg·d)开始,减少不良反应。不良反应:呕吐、发热、溶血性贫血、粒细胞减少等。严重病例可同时给肾上腺皮质激素。

(2)激素治疗:具有抗感染、抗过敏、抑制异常的免疫反应和自身抗体形成的作用,适用于全身症状重或柳氮磺吡啶治疗无效者。氢化可的松 10 mg/(kg·d),$6 \sim 10$ d,改口服泼尼松 $1 \sim 2$ mg/(kg·d),$4 \sim 8$ 周后减量。

(3)灌肠治疗

1)氢化可的松 100 mg,5%磺胺噻唑 20 mL,0.25%~0.5%普鲁卡因 $100 \sim 200$ mL 混合,以 $50 \sim 60$ 滴/分钟速度滴入直肠内,保留灌肠,每天 $1 \sim 2$ 次/天,2 周一个疗程。

2)中药:锡类散、生肌散、云南白药等保留灌肠。

(4)对激素和柳氮磺吡啶无效者,可应用免疫抑制剂硫唑嘌呤。

(5)近年研究应用大量免疫球蛋白、干扰素等均有调节免疫、抗病毒作用。

第六节　急性胰腺炎

急性胰腺炎多为年长儿发病,常并发于流行性腮腺炎,病毒、细菌,支原体感染,药物等各种原因所致胰液排除受阻,腹部外伤亦可引发胰腺炎。

一、诊断

(一)临床表现

1. 水肿型

恶心、呕吐、上腹部疼痛为主要症状,腹痛多为持续性剧痛,常放射至背部、左背部,可有腹胀。

2. 出血坏死型

病情重,腹痛剧烈,伴高热、呕吐,腹胀明显,可发生肠麻痹、腹膜炎,于脐周可见紫斑。严重病例出现化脓性腹膜炎、中毒性休克、脱水、电解质紊乱、低钙血症等,当胰头充血、水肿严重时可压迫胆道引起阻塞性黄疸。

(二)实验室检查

(1)血白细胞增高。

(2)血清淀粉酶:发病后 6～12 h 即可增高,24 h 达高峰,2 d 后开始下降,3 d 左右转为正常。

(3)尿淀粉酶:发病后 12～24 h 开始增高,持续约 7～10 d,下降较慢。

(4)低钙血症:病后 2～3 d 出现,若血钙<1.75 mmol/L,提示胰腺坏死,预后不良。

(5)X 线检查:某些病例胸部 X 线见膈肌抬高,运动受限,胸膜反应性积液。

(6)腹部 B 超:胰腺弥散或局限性肿大,回声低,水肿重时回声可增强,胰管有梗阻时可见胰管扩张。

二、治疗

(一)内科治疗

(1)禁食:早期禁食有利于缓解腹痛及呕吐,若腹痛、呕吐严重须行胃肠减压。腹痛控制后,可饮水及进少量流食。以低脂肪、糖类为宜。

(2)抗生素:对腹膜炎症状明显者,应用广谱抗生素、甲硝唑、头孢哌酮等。

(3)积极输液,抗休克,纠正水、电解质紊乱及酸碱平衡。阿托品或 654-2,间隔 4～6 h 交替或合并应用,止痛同时可减少胃酸及胰液分泌。

(4)应用抑肽酶抑制胰酶活性,2 万单位/次,1～2 次/天,可减轻休克及毒血症,止痛,适用于早期出血坏死性胰腺炎。

（5）对重型伴休克、败血症、中毒症状明显者短期应用激素，地塞米松0.25～0.5 mg/(kg·d)。

（6）生长抑素对胰腺分泌有抑制作用，同时抑制血小板活化因子，减少微血管外渗。3.5 μg/(kg·h)，3～7 d。

（二）外科治疗

手术指征如下所示。

（1）疑有出血性坏死性胰腺炎，经短期治疗不缓解。

（2）出血坏死性胰腺炎并发腹膜炎。

（3）出血坏死性胰腺炎并发胰腺脓肿。

（4）阻塞性黄疸加重。

第七节　急性出血性坏死性肠炎

本病称坏死性小肠炎或节段性小肠炎，病变以空肠为主，严重者全部空肠及回肠均可受累，肠腔呈节段性出血性坏死，病部位与健康部位界限分明。此病原因至今未完全明了，可能系一种变态反应，或与感染、蛔虫、饮食有关，呈散发流行，部分病例病势凶险，故早期诊断、及时处理十分重要。

目前认为本病发生与营养不良、暴饮暴食、蛔虫及其毒素以及产气性芽孢荚膜杆菌感染等因素有关。该菌为一种革兰氏阴性厌氧菌。当肠道内氧化-还原能力降低时即可大量繁殖并产生耐热的 β-毒素。正常情况下 β-毒素，易被肠内的胰蛋白酶分解破坏，而不引起组织损害。当小儿以植物性食物（如红薯、玉米等）为主食，少进动物类蛋白时，肠内蛋白溶解酶的活性低下，不能将细菌产生的 β-毒素破坏，因而易诱发出血坏死性肠炎。

一、诊断

1.临床表现

常以急性腹痛、腹胀、便血、呕吐、发热等为主要症状的急性感染性腹泻。不少患儿在1～2 d 内出现严重中毒症状，甚至休克。腹痛常为首发症状，呈持续性，伴阵发性加剧。常为全腹痛，并有压痛而不固定。大便为水样，含黏液。便血量不等，大量便血者为暗红色，伴有特殊腐败腥臭味，呈赤豆汤样或果酱样。腹部可见腹胀、肠型严重者有腹膜炎和肠梗阻的表现。

2.临床分型

（1）腹泻便血型：以黏液渗出性病变为主，腹软无压痛。

（2）肠梗阻型：出现机械性肠梗阻症状。因肠管肌层受到严重损害而浸润肿胀，肠管变僵直，丧失蠕动能力。

（3）腹膜炎型：浆膜层亦有大量炎症浸润与渗出。腹腔内有大量炎症性渗液，临床上出现腹膜炎症状。

（4）感染性休克型：全身中毒症状较重，早期出现面色苍白，精神萎靡，无力，四肢冷厥，脉搏微弱，血压下降或脉压小，甚至测不到血压。

3.辅助检查

血白细胞增高，并有核左移，出血严重者红细胞和血红蛋白下降；大便检查有大量红细胞和少许白细胞，潜血阳性；X线腹部检查可见小肠积气、肠管外形僵硬、肠壁增厚、轮廓模糊、黏膜皱襞变粗、肠间隙增宽，立位可见小液平面。

二、治疗

1.一般内科疗法

主要抢救中毒性休克，纠正脱水和电解质紊乱，禁食减压，减轻消化道负担和改善中毒症状，应用抗生素、激素、止痛药、止血剂、输血以及其他对症治疗。

2.禁食

禁食，尤其是便血时，腹胀减轻，当大便潜血转阴后逐渐恢复饮食。从易消化的流质到半流质软食，正常饮食，过早进食可使症状复发，过晚恢复饮食可导致营养不良。

3.抗休克

休克是本病死亡的主要原因，必须及时进行抢救，开始迅速补充有效血容量改善组织缺氧。以后可用654-2 1～2 mg/kg和低分子右旋糖酐，以及人工冬眠为主抢救方案。

4.纠正脱水和电解质紊乱

重症脱水和电解质失衡很突出，可按低张脱水补充累积损失量，以1/2张液补充继续损失量。并视患儿年龄病程给予生理需要量和少量多次输血。

5.激素的应用

极期可采用氢化可的松5～10 mg/(kg·d)，静滴，或地塞米松0.5～1 mg/(kg·d)，静注。好转后改用强的松1～2 mg/(kg·d)，口服，同时选用适当抗生素抑制和预防感染，激素和抗生素应用不能超过1周。

6.中医中药

血便和禁食时间服中药治疗。以清热解毒、凉血养阴为主，辅以活血化瘀。处方：元参、生地、麦冬、槐花、地榆各15 g，丹皮、秦皮、白头翁各15 g，慢火浓煎，少量多次冷服。

7.外科手术指征

如肠梗阻症状严重，经内科保守治疗无效者，疑有肠坏死、肠穿孔者，X线检查见肠管扩张失去张力，腹腔渗出较显著，中毒性休克虽然经积极治疗仍无好转，或好转后又出现休克，或大量出血不止者，须考虑紧急手术治疗。

第八节　胃食管反流及反流性食管炎

胃食管反流（GER）是指胃内容物，包括从十二指肠流入胃的胆盐或胰酶等反流入食管，引起胃灼热、反酸、呃逆等为主要症状的临床综合征，即胃食管反流病（GERD）。GERD包括非糜烂性反流病、糜烂性食管炎和 Barrett 食管三型,如果不能有效控制症状,胃食管反流可以进一步影响食管、咽喉、肺等器官,发展成糜烂性食管炎、哮喘、Barrett 食管,甚至食管腺癌等病症,其伴发的食管外症状多为胸骨后灼痛、咽部不适、哮喘等症状,并可导致食管炎或咽、喉、气道等食管以外的组织损害。生理情况下,由于小婴儿食管下端括约肌发育不成熟或神经肌肉协调功能差,可出现反流,表现为溢乳,多数胃食管反流不严重,不引起不良后果。随着直立体位时间和固体饮食的增多,到 2 岁时 60% 患儿的症状可自行缓解,部分患儿症状可持续到 4 岁。脑瘫、21-三体综合征以及其他原因的发育迟缓患儿,有较高的 GERD 发生率。

一、临床表现

产生症状和体征的原因,主要是食管上皮细胞暴露于胃内容物中所致。

1. 呕吐

新生儿和婴儿以呕吐为主要表现。

2. 反流性食管炎

常见症状有:①胃灼热:胸骨下段烧灼感;②咽下疼痛:如合并食管狭窄可出现严重呕吐和持续性咽下疼痛;③呕血和便血:食管炎严重者,可出现糜烂或溃疡,出现呕血或黑便症状。年长儿可表达自己胃灼热和咽下疼痛症状,而婴幼儿表现为拒食、喂奶困难、烦躁。

3. Barrette 食管

胃食管反流反复不愈,食管下端的鳞状上皮被增生的柱状上皮所替代,抗酸能力增强,但更易发生溃疡、狭窄和腺癌。溃疡较深者,可发生食管气管瘘。

4. 其他症状

反流物直接或间接刺激,引起反复呼吸道感染、哮喘、肺炎;反流可致喉痉挛而发生窒息、呼吸暂停的危险,甚至猝死;反复呕吐、喂食困难等引起贫血、营养不良,生长发育迟缓。

二、辅助检查

1. 食管钡餐造影

食管钡餐造影观察食管形态、运动状况、钡剂的反流和食管与胃连接部的组织结构、严重病例的食管黏膜炎症改变。

2. 食管 pH 动态监测

食管 pH 动态监测是目前诊断 GERD 最可靠的方法,可区分生理性和病理性,特别适用于症状不典型患儿,或用于查找一些症状如咳嗽、哮喘、呼吸暂停的原因。

3. 食管内镜检查及黏膜活检

食管内镜检查及黏膜活检可确定是否存在食管炎病变及 Barrett 食管。内镜下食管炎可分为 3 度:1 度为充血;2 度为糜烂和(或)浅溃疡;3 度为溃疡和(或)狭窄。

4. 超声学检查

超声学检查可检测食管腹段的长度、黏膜纹理情况、食管黏膜的抗反流作用,可探查有无食管裂孔疝。

三、诊断与鉴别诊断

1. 诊断要点

(1)具有 GERD 的临床表现。

(2)24 h 食管 pH 值监测阳性。

(3)胃镜下食管黏膜无损伤诊断为非糜烂性食管反流病,有损伤诊断为反流性食管炎。

2.鉴别诊断

(1)生理性和病理性胃食管反流:新生儿和小婴儿由于食管下端括约肌发育不成熟或神经肌肉协调功能差,His 角为钝角,可出现反流,往往出现于日间餐食或餐后,表现为溢乳,随年龄增长逐渐好转,不影响生长发育,无不良后果,为生理性;若随年龄增长反流未减轻,患儿拒食、烦躁哭闹、甚至营养不良,生长发育迟缓,或引起咳嗽、窒息等并发症,为病理性,应完善相关检查明确诊断。

(2)胸痛:GERD 严重时患儿会有胸骨后疼痛,与心脏疾病难以区分,需行心电图、心肌酶、心脏超声等相关检查以鉴别。

(3)贲门失弛缓症:又称贲门痉挛,是指食管下端括约肌松弛障碍导致的食管功能性梗阻。婴幼儿出现喂养困难、呕吐,重症可伴有营养不良、生长发育迟缓。年长儿可诉胸痛和胃灼热感、反胃,需与之鉴别,通过食管钡餐造影、食管镜和食管测压等可确诊。

四、治疗

1.一般治疗

(1)体位治疗:将床头抬高 15~30 cm,婴儿采用仰卧位,年长儿左侧卧位。

(2)饮食治疗:适当增加饮食的稠厚度,少量多餐,睡前避免进食。低脂、低糖饮食,避免过饱。肥胖患儿应控制体重。

2.药物治疗

(1)促胃肠动力药:能提高食管下端括约肌张力,增加食管和胃蠕动,促进胃排空,减少反流。常用药物为:①多巴胺受体拮抗剂:多潘立酮,每次 0.2~0.3 mg/kg,每日 3 次,饭前半小时口服;②通过乙酰胆碱起作用的药物:西沙比利,每次 0.1~0.2 mg/kg,每日 3 次。

(2)抗酸药:①H_2 受体拮抗剂:常用西咪替丁,10~30 mg/(kg·d),每日最大剂量 800 mg,婴幼儿期单次剂量不超过 300 mg;雷尼替丁,每日 3~5 mg/kg,每 12 h 一次,每日最大剂量 300 mg;②质子泵抑制剂:常用奥美拉唑,0.6~0.8 mg/kg,清晨顿服。

(3)黏膜保护剂:4~8 周一个疗程,常用的为硫糖铝、蒙脱石散等。

第九节　小儿便秘

小儿便秘(infantile constipation)是指大便干燥坚硬,秘结不通,排便时间间隔较久(> 2 d),或虽有便意而排不出大便。可以分为功能性便秘和器质性便秘两大类。功能性便秘是指结肠、直肠未发现明显器质性病变而以功能性改变为特征的排便障碍,占小儿便秘的90%以上。器质性便秘主要与肛门闭锁、肛门狭窄、先天性骶裂畸形、先天性巨结肠等器质性疾病相关。本病一年四季均可发生,尤以 1~14 岁多见,在小儿胃肠道疾病中占 20%~25%,并呈逐步上升趋势。小儿便秘时,粪便干燥、坚硬,会引起肛裂、痔疮,出血多时可引起小儿贫血;粪便停留于肠道内过久还可反射性地引起全身症状,如精神不振、食欲缺乏、乏力、头晕、头痛,甚至营养不良。

常见病因有饮食因素、情志因素、热病伤津及正虚等因素,分为实秘、虚秘,实秘主要是胃肠积热引起,虚秘则有脾气虚、阴津虚之分。病位在大肠,常与脾、肝、肾三脏相关,病机关键是大肠传导功能失常。

一、临床表现

1.排便异常

临床表现为排便次数减少、排便困难、污便等,大部分便秘患儿表现为排便次数减少。由于排便次数少,粪便在肠内停留时间较长,水分被充分吸收后变得干硬,排出困难,合并肛裂患儿可有血便。污便多见于严重便秘儿童,因大便在局部嵌塞,可在干粪的周围不自觉地流出肠分泌液,酷似大便失禁。

2.腹胀、腹痛

便秘患儿常伴有腹痛、腹胀、食欲缺乏、呕吐等胃肠道症状。腹痛常常位于左下腹和脐周,热敷或排便后可缓解。腹胀患儿常伴有食欲缺乏,周身不适,排便或排气后可缓解。

3.其他

长期便秘可并发痔疮、肛裂或直肠脱垂。

二、辅助检查

1.大便常规+隐血检查

大便常规+隐血检查一般正常,肛裂时可有便血和黏液。

2.甲状腺功能检查

甲状腺功能检查注意除外甲状腺功能减退。

3.胃肠X线钡剂造影

胃肠X线钡剂造影可根据钡剂在胃肠道内运行的情况,了解结肠的运动功能状态,区分张力减退性便秘和痉挛性便秘,并可及时发现器质性病变,如先天性巨结肠等。

4.直肠镜、乙状结肠镜及纤维结肠镜检查

直肠镜、乙状结肠镜及纤维结肠镜检查可直接了解肠黏膜状态。由于便秘,粪便的滞留和刺激,结肠黏膜特别是直肠黏膜常有不同程度的炎症性改变,表现为充血、水肿、血管走向模糊不清。痉挛性便秘可见到肠管的挛缩,肠腔变窄。

5.肛管直肠测压术

肛管直肠测压术是儿科常用的一种了解直肠肛门功能障碍的技术。遇有严重便秘的患儿可用测压术确定直肠扩张时的阻力、肛管的静息紧张度、肛门随意肌收缩的强度以及患儿对直肠扩张的自我感觉,并对肛门括约肌反射做出评价。

6.肌电图

对盆底肌和肛外括约肌进行肌电图观察是评价慢性便秘的有用方法。正常人休息时盆底横纹肌的张力维持紧张状态。应用体表皮肤电极探测,正常小儿排便时肛外括约肌张力下降,而便秘患儿仅42%有耻骨直肠肌或肛外括约肌出现肌电活动下降。

7.X线排粪造影

排粪造影检查可对肛门括约肌和肛门直肠做静态及动态观察,并可快速摄片(每秒2～

4 张),连续观察排粪动作全过程。X 线排粪造影可以发现,部分便秘是由于出口有不同程度的梗阻,如直肠套叠、直肠前突、盆底肌痉挛综合征等,这些梗阻都是临床及内镜检查难以发现的。

三、诊断与鉴别诊断

1.诊断要点

(1)病史:应详细询问病史及排便规律,有无胃肠道伴发症状,如腹痛、腹胀、呕吐,生长障碍,服用药物史等。

(2)儿童功能性便秘诊断标准

1)新生儿、幼儿罗马Ⅲ诊断标准(G7):新生儿至 4 岁幼儿,至少出现以下 2 条症状,达 1 个月。①排便≤2 次/周;②在自己能控制排便后至少有 1 次/周失禁发作;③有大便潴留病史;④有排便疼痛和费力史;⑤直肠内存在大量粪便团块;⑥巨大的粪便曾阻塞过厕所。伴发症状包括易激惹、食欲下降和(或)早饱。随着大量粪便排出,伴随症状可很快消失。

2)儿童、青少年罗马Ⅲ诊断标准(H3a):年龄大于 4 岁儿童,必须满足以下 2 条或更多,且不符合肠易激综合征(IBS)的诊断标准:①排便≤2 次/周;②至少有 1 次/周大便失禁;③有大量粪便潴留或有与粪便潴留有关的病史;④有排便疼痛或困难病史;⑤直肠内存在大粪块;⑥巨大的粪便曾阻塞过厕所。确诊前至少 2 个月满足上述标准;并且发作至少 1 次/周。

(3)器质性便秘的诊断:小儿常见的器质性便秘有先天性巨结肠及巨结肠类缘病、肛门狭窄、甲状腺功能减退,其诊断应结合病史、查体以及相关检查综合考虑。临床上应详细询问患儿是否存在胎便排出延迟、食欲缺乏、腹胀、生长发育迟缓等病史,并行肛门指检(先天性巨结肠有爆破性排便,而肛门狭窄的患儿成人示指通过困难),钡灌肠造影有利于先天性巨结肠及巨结肠类缘病、肛门狭窄的诊断,而甲状腺功能减退有赖于甲状腺功能检查。

2.鉴别诊断

由于便秘的病因较多,因此应区别便秘是由何种原因引起,常见的病因有习惯性便秘、神经系统病变、结肠病变等,急性便秘多由于急性感染或肠梗阻引起。

(1)先天性巨结肠:是一种肠道的先天性发育异常,由于神经节阙如造成,患儿有胎便排出及排尽时间延迟史。主要表现为顽固性便秘及腹胀,腹胀以上腹部为重,常可扪及横结肠,并可摸到粪块。可伴有呕吐、消瘦、生长发育落后等。肛门指诊有空虚感。钡剂灌肠检查显示近直肠-乙状结肠处狭窄,上段结肠异常扩大。

(2)机械性肠梗阻:表现为急性便秘,伴阵发性剧烈腹痛、腹胀、恶心呕吐及肠鸣音亢进,腹部 X 线检查见多个扩张肠袢及较宽液平面,而结肠远端及直肠无气。

(3)其他原因引起的便秘:多见于腹部手术后的肠粘连、中毒性巨结肠、急性腹膜炎、肠套叠、铅中毒、血卟啉病等。

四、治疗

1.一般治疗

有原发病者积极治疗原发病(如先天性巨结肠及巨结肠类缘病、肛门狭窄、甲状腺功能减退等)。单纯性便秘的治疗重在改善饮食结构,多补充水分和富含纤维素的食物(如谷物、蔬菜等),同时养成排便习惯,药物治疗只在必要时临时使用。

(1)饮食调整:母乳喂养婴儿较少发生便秘,如果发生,应及时添加辅食,可加用润肠辅食,

4 个月以上可加菜泥或煮熟的水果泥。人工喂养儿较易便秘,合理添加辅食可避免便秘,可加喂果汁以刺激肠蠕动;较大婴儿可加菜泥、菜末、水果、粥类等辅食;在 1~2 周岁,如已加了各种辅食,每天牛奶量 500 mL 即可,多食粗粮食品;营养不良小儿便秘,要注意补充营养,增加入量,营养情况好转后,排便会逐渐通畅。

(2)习惯训练:排便是条件反射性运动,小儿经过训练能养成按时排便的习惯。一般 3 个月以上婴儿可开始训练,连续按时执行 0.5~1 个月即可养成习惯。养成习惯后不要随意改动时间。对年长儿慢性便秘,除鼓励其多运动、多进纤维素多的食物外,亦应让其按时上厕所,养成良好的排便习惯。

2.药物治疗

(1)乳果糖口服溶液:每次 5~10 mL,每日 3 次。

(2)开塞露(含山梨醇,甘油或硫酸镁):婴幼儿用每支 5 mL,儿童用每支 10 mL,先用少许涂润肛门,然后徐徐插入肛门将药液挤入,数分钟内即排便。

第十六章 小儿肾脏系统疾病

第一节 急性肾小球肾炎

急性肾小球肾炎(acute glomerulonephritis,AGN)是指一组病因不一,临床表现为急性起病,多有前期感染,以血尿为主,伴有不同程度的蛋白尿、水肿、高血压或肾功能不全为特点的肾小球疾患,简称为急性肾炎。临床分为急性链球菌感染后肾小球肾炎和非链球菌感染后肾小球肾炎,以 A 组乙型溶血性链球菌感染为常见,是本节介绍的主要内容。细菌感染多数通过抗原-抗体免疫反应引起肾小球毛细血管炎症病变,而病毒和其他病原体则直接侵袭肾组织而致肾炎,在尿中常能分离到致病原。病理表现为程度不等的肾小球弥散性及增生性炎症。本病任何年龄皆可发病,以 5~14 岁为多见,2 岁以下少见。男女发病比例为 2 ∶ 1。预后一般良好,多数在半年内恢复正常,少数尿轻微改变持续 1 年左右。

一、临床表现

急性肾炎临床表现轻重悬殊,轻者全无临床症状仅发现镜下血尿,重者可呈急进性过程,短期内出现肾功能不全。

1.前驱感染

发病前 1~3 周有上呼吸道或皮肤等前驱感染,经 1~3 周无症状的间歇期而急性起病。

2.典型表现

急性期常有全身不适、乏力、食欲缺乏、发热、头痛、头晕、咳嗽、气急、恶心、呕吐、腹痛及鼻出血等症状。肾炎主要表现为水肿、血尿和高血压。

(1)水肿:70%的病例有水肿,一般仅累及眼睑及颜面部,重者 2~3 d 遍及全身,呈非凹陷性。1 周后常随着尿量的增多而水肿消退。

(2)血尿:50%~70%患儿有肉眼血尿,持续 1~2 周后转为镜下血尿。镜下血尿常维持1~3 个月,少数病例可迁延半年或更久。

(3)蛋白尿:程度不等,多数在＋＋＋以下,约 20%可达到肾病水平。

(4)高血压:30%~80%病例早期可有血压增高,1~2 周后随尿量增多血压可逐渐下降,少数可迁延 1~2 个月。

(5)尿量减少:水肿时尿量减少,肉眼血尿严重者可伴有排尿困难。

3.严重表现

少数患儿在疾病早期(2 周内)可出现下列严重症状。

(1)严重循环充血:常发生在起病 1 周内,由于水、钠潴留,血浆容量增加而出现循环充血。当肾炎患儿出现呼吸急促和肺部有湿性啰音时,应警惕循环充血的可能性,严重者可出现呼吸困难、端坐呼吸、颈静脉怒张、频咳、吐粉红色泡沫痰、两肺满布湿啰音、心脏扩大、甚至出现奔马律、肝大而硬、水肿加剧。少数可突然发生,病情急剧恶化。

(2)高血压脑病:由于脑血管痉挛,导致缺血、缺氧、血管渗透性增高而发生脑水肿。常发生在疾病早期,血压突然上升之后,往往在 $150\sim160$ mmHg/$100\sim110$ mmHg 以上。年长儿可诉有剧烈头痛、呕吐、复视或一过性失明,严重者突然出现惊厥、昏迷。

(3)急性肾功能不全:常发生于疾病初期,出现尿少、尿闭等症状,引起暂时性氮质血症、电解质紊乱和代谢性酸中毒,一般持续 $3\sim5$ d,随尿量增多而好转。

4.非典型表现

(1)无症状性急性肾炎:患儿仅有镜下血尿或仅有血 C3 降低而无其他临床表现。

(2)肾外症状性急性肾炎:有的患儿水肿、高血压明显,甚至有严重循环充血及高血压脑病,此时尿改变轻微或尿常规检查正常,但有链球菌前驱感染和血 C3 水平明显降低。

(3)以肾病综合征表现的急性肾炎:少数患儿以急性肾炎起病,但水肿和蛋白尿突出,伴轻度高胆固醇血症和低清蛋白血症,临床表现似肾病综合征。

二、辅助检查

1.尿常规

尿镜检除见多少不等的红细胞外,可见白细胞、颗粒管型、细胞管型等。尿蛋白多在＋～＋＋＋,且与血尿的程度相平行。

2.血常规

白细胞计数可增高或正常;红细胞沉降率加快。

3.肾功能检查

血尿素氮和肌酐可增高,肌酐清除率降低,随利尿消肿后多数患儿迅速恢复正常。

4.血清补体

急性期绝大多数患儿总补体(CH50)及 C3、C5～C9 下降,90％以上于病后 8 周前恢复。

5.抗链球菌抗体检查

上呼吸道链球菌感染者,其抗链球菌溶血素"O"(ASO)60％～80％滴度升高,一般于 $10\sim14$ d后开始上升,$3\sim5$ 周达高峰,半数患儿半年后恢复正常。皮肤感染后急性链球菌感染性肾小球肾炎(APSGN)者 ASO 升高不明显,抗脱氧核糖核酸和抗透明质酸酶滴度升高。

三、诊断与鉴别诊断

1.诊断要点

根据有前期感染史,急性起病,具备血尿、蛋白尿、水肿及高血压等特点,急性期可以有血清 ASO 滴度升高,C3 浓度暂时性降低,临床可诊断急性肾炎。

2.鉴别诊断

(1)与急性泌尿系感染、急进性肾炎的鉴别。

(2)IgA 肾病:以血尿为主要症状,表现为反复发作性肉眼血尿,多在上呼吸道感染后 $24\sim48$ h出现血尿,多无水肿、高血压,血清 C3 正常。确诊需要肾组织活体检查免疫病理诊断。

(3)慢性肾炎急性发作:既往肾炎史不详,无明显前期感染,除有肾炎症状外,常有贫血,肾功能异常,低比重尿或固定低比重尿,尿改变以蛋白增多为主。

(4)原发性肾病综合征:具有肾病综合征表现的急性肾炎需与原发性肾病综合征相鉴别。若患儿呈急性起病,有明确的链球菌感染的证据,血清 C3 降低,肾组织活体检查病理为毛细血管内增生性肾炎者有助于急性肾炎的诊断。

(5)其他:还应与其他系统性疾病继发的肾炎如紫癜性肾炎、狼疮性肾炎、乙型肝炎病毒相关性肾炎等相鉴别。

四、治疗

1.一般治疗

(1)休息:急性期必须卧床休息2～3周,待肉眼血尿消失、水肿减退、血压正常后方可下床轻微活动。红细胞沉降率正常后可上学,3个月内宜避免剧烈的体力活动。当尿沉渣细胞绝对计数正常后恢复正常活动。

(2)饮食:以低盐、高纤维素、高热量饮食为主。对有水肿、高血压者应限盐及水的摄入,食盐60 mg/(kg·d),水分一般以不显性失水加尿量计算。有氮质血症、肾功能不全者应限制蛋白质摄入,仅予优质蛋白饮食为主,蛋白量0.5 g/(kg·d)计算。尿少尿闭时,应限制高钾食物。

2.药物治疗

西药无特异治疗,主要原则为对症处理,以清除残留感染病灶,防治水钠潴留,控制循环血容量,从而达到减轻症状、预防急性期并发症、保护肾脏功能、促进病肾组织学和功能上的修复。

(1)清除感染灶:存在感染灶时应予青霉素或其他敏感抗生素治疗,疗程7～14 d,以彻底清除体内病灶中残余细菌,减轻抗原抗体反应。

(2)对症治疗

1)利尿:经控制水盐入量仍水肿、少尿者可用氢氯噻嗪和呋塞米等,轻者可口服氢氯噻嗪,每次1～2 mg/kg,每日2次。重症患儿可静脉使用袢利尿剂,如呋塞米及布美他尼等,呋塞米每次1～2 mg/kg,每日1～2次,再视病情酌增,注意使用大剂量呋塞米时可能导致听力及肾脏的严重损害。禁用保钾利尿剂、汞利尿剂及渗透性利尿剂。

2)降压:凡经休息,控制水盐摄入、利尿而血压仍高者均应给予降压药,可选用钙通道阻滞剂和ACEI类药物。如卡托普利每日0.3～0.5 mg/kg起,最大剂量每日5～6 mg/kg,分3次口服,作用较快,15 min即见效,与硝苯地平交替使用降压效果更佳;硝苯地平开始剂量为每日0.25 mg/kg,最大剂量为每日1 mg/kg,分3次口服或舌下含服。

3)高钾血症的治疗:通过限制含钾高的饮食摄入,应用排钾利尿剂均可防止高钾血症的发生,而对于尿量极少,导致严重高钾血症者,尤其是急性肾衰竭时,则应及时应用透析疗法,如血液透析和腹膜透析等。

(3)并发症的治疗

1)高血压脑病:出现高血压脑病征象应快速给予镇静、扩血管、利尿、降压等治疗。降压可选择以下药物:硝普钠5～10 mg加入10%葡萄糖液100 mL中,开始以每分钟1 μg/kg速度静脉滴注,持续滴注20～30 min,无效则每30 min增加1 μg/kg,最大可达每分钟8 μg/kg,严密监测血压,注意防止低血压及亚硝酸盐中毒。也可用肼苯达嗪每次0.1～0.25 mg/kg缓慢静脉注射或肌内注射,4～6 h可重复。抗惊厥可选安定,每次0.3 mg/kg,总量不超过10 mg,静脉注射。快速利尿,可用呋塞米每次1～2 mg/kg,稀释后缓慢静脉推注。同时保持呼吸道通畅,及时给氧。

2)严重循环充血和肺水肿:应卧床休息,严格限制水、钠摄入。尽快利尿,可予呋塞米每次1～2 mg/kg 稀释后缓慢静脉推注。必要时可用酚妥拉明,每次 0.5～1 mg/kg,稀释后静脉缓推,或用硝普钠静脉点滴,以减轻心脏前后负荷。如限制钠水摄入与利尿仍不能控制心力衰竭时,需采用血液透析,以迅速缓解循环过度负荷。

第二节　原发性肾病综合征

肾病综合征(nephrotic syndrome,NS)是由于肾小球滤过膜对血浆蛋白的通透性增高、大量血浆蛋白自尿中丢失而导致一系列病理生理改变的一种临床综合征,以大量蛋白尿、低清蛋白血症、高脂血症和水肿为其主要临床特点,可分为原发性、继发性和先天性 3 种类型。原发性肾病综合征(primary nephrotic syndrome,PNS)约占小儿时期 NS 总数的 90%,是儿童常见的肾小球疾病,多为学龄期儿童发病,其中以 2～5 岁为发病高峰,男女比例为(1.5～3.7)∶1。

一、临床表现

(1)起病缓慢,各种感染可以诱发。

(2)水肿可轻可重,呈凹陷性水肿,始自眼睑颜面,渐及四肢全身,男孩常有阴囊水肿,重者可以出现浆膜腔积液如胸腔积液、腹腔积液、心包积液,甚则大腿、上臂、腹壁皮肤可出现白纹或紫纹。

(3)可出现蛋白质营养不良及营养不良性贫血,可见生长发育迟缓。

(4)常易并发各种感染,以呼吸道感染最为常见,其次为皮肤感染、泌尿道感染及腹膜炎等。

(5)可并发低钠、低钾、低钙血症。

(6)有的病例可以发生低血容量性休克或出现意识不清、视力障碍、头痛、呕吐及抽搐等高血压脑病症状。

(7)有的病例可以发生动脉或静脉血栓,以肾静脉血栓最为常见,可出现血尿、蛋白尿和腰酸等症状。

(8)肾小管功能一般正常,偶可出现糖尿、氨基酸尿和酸中毒等。

二、辅助检查

(1)尿常规检查蛋白定性多在＋＋＋以上,定量≥50 mg/(kg·d),可见透明管型、少数颗粒管型;肾炎性肾病常见镜下血尿,易见细胞管型。

(2)血清总蛋白及清蛋白降低,清蛋白 < 25 g/L。血清蛋白电泳,清蛋白、球蛋白比值倒置。球蛋白中 α_1 正常或降低,α_2 增高明显,β 球蛋白和纤维蛋白相对值和绝对值增高,γ 球蛋白多见降低。IgG 和 IgA 水平下降,IgM 有时增高,部分 IgE 水平增高。

(3)血清胆固醇 > 5.7 mmol/L,可有甘油三酯、低密度脂蛋白、极低密度脂蛋白增高。

(4)肾功能常在正常范围内,部分可因低血容量而出现氮质血症。

(5)红细胞沉降率可增快。

(6)大部分病例血清补体 C3 水平正常,少部分(肾炎型)血清补体 C3 水平持续降低。

(7)部分病例尿纤维蛋白降解产物(FDP)增高,单纯型多表现为低分子蛋白尿,肾炎型则为中、高分子蛋白尿。

(8)高凝状态检查,大多数患儿存在不同程度的高凝状态,血小板增高,血浆纤维蛋白原增加,D-二聚体增高。

(9)肾穿刺活检可见各种类型的病理表现,儿童 PNS 以微小病变型多见,亦可见局灶节段性肾小球硬化、膜增生性肾小球肾炎、膜性肾病等。

三、诊断与鉴别诊断

1. 诊断要点

(1)大量蛋白尿:1 周内 3 次尿蛋白定性(＋＋＋)～(＋＋＋＋),或随机,或晨尿尿蛋白/肌酐(mg/mg)≥2.0;24 h 尿蛋白定量≥50 mg/kg。

(2)低蛋白血症:血浆清蛋白低于 25 g/L。

(3)高脂血症:血浆胆固醇 > 5.7 mmol/L。

(4)不同程度的水肿。

以上 4 项中以(1)和(2)为诊断的必要条件。

2. 临床分型

依据临床表现可分为以下两型。

(1)单纯型 NS(simple type NS):仅有上述表现者。

(2)肾炎型 NS(nephritic type NS):除以上表现外尚具有以下 4 项之 1 或多项者:①2 周内分别 3 次以上离心尿检查 RBC≥10 个/高倍镜视野(HPF),并证实为肾小球源性血尿者;②反复或持续高血压,并除外使用糖皮质激素等原因所致;③肾功能不全,并排除由于血容量不足等所致;④持续低补体血症。

3. 按糖皮质激素(简称激素)反应可分为以下 3 型

(1)激素敏感型 NS(steroid sensitive NS,SSNS):以泼尼松足量 2 mg/(kg・d)或 60 mg/(m² ・ d)治疗≤4 周尿蛋白转阴者。

(2)激素耐药型 NS(steroid resistant NS,SRNS):以泼尼松足量治疗 > 4 周尿蛋白仍阳性者。

(3)激素依赖型 NS(steroid dependent NS,SDNS):指对激素敏感,但连续两次减量或停药 2 周内复发者。

4. 肾病综合征复发与频复发

(1)复发(relaps):连续 3 d 晨尿蛋白由阴性转为(＋＋＋)或(＋＋＋＋),或 24 h 尿蛋白定量≥50 mg/kg 或尿蛋白/肌酐(mg/ mg)≥2.0。

(2)频复发(frequently relaps,FR):指 PNS 病程中半年内复发≥2 次,或 1 年内复发≥3 次。

5. 鉴别诊断

临床上确诊原发性肾病综合征时需要认真排除继发性肾病的可能性,如乙型肝炎病毒相关性肾病、紫癜性肾炎、狼疮性肾炎、药物性肾损害及先天性肾病等,才能诊断为原发性肾病综合征。

四、治疗

1.一般治疗

(1)休息:除高度水肿、并发感染者外,一般不须绝对卧床。病情缓解后活动量逐渐增加,但应避免过度劳累。

(2)饮食:显著水肿和严重高血压时应短期限制水钠摄入,病情缓解后不必继续限盐。活动期病例供盐每日 $1\sim2$ g。蛋白质摄入每日 $1.5\sim2$ g/kg,供给优质蛋白如乳、蛋、鱼、瘦肉等。此外应补充足够的钙剂和维生素 D。

(3)对症治疗

1)利尿:水肿严重、合并高血压者可给予利尿剂。开始可用氢氯噻嗪 1 mg/kg,每日 $2\sim3$ 次,无效者可加至每次 2 mg/kg,并加用螺内酯 1 mg/kg,每日 3 次。必要时静脉给予呋塞米 $1\sim1.5$ mg/kg;对利尿剂无效且血浆蛋白过低者,可给予低分子右旋糖酐 $5\sim10$ mL/kg 扩容,内加多巴胺,滴速控制在每分钟 $2\sim3$ μg/kg,滴毕静脉给予呋塞米 $1\sim1.5$ mg/kg,重症水肿可连用 $5\sim10$ d,但要注意低分子右旋糖酐、利尿剂可能导致肾小管损伤。大剂量利尿还需注意水、电解质紊乱,如低钾及低血容量性休克等并发症。

2)防治感染:注意预防患儿因免疫功能低下而反复发生感染,注意皮肤清洁,避免交叉感染,一旦发生感染应及时治疗。

2.药物治疗

(1)初始治疗

1)初始治疗原则:①诊断确定后即开始治疗;②糖皮质激素选用半衰期 $12\sim36$ h 的中效制剂(如泼尼松、泼尼松龙等),除能较快诱导缓解外,也适用于其后减量时的隔日用药;③尿蛋白转阴后维持治疗阶段以隔日晨顿服投药法为宜,因体内自身肾上腺皮质激素分泌表现为晨高夜低的规律,隔日晨顿服用药与生理昼夜分泌规律相符,对垂体肾上腺轴的反馈抑制作用较小,且对生长激素的影响也最小;④维持阶段不宜过短,待病情稳定再停药。

2)初始治疗方法:①诱导缓解阶段,足量泼尼松 $1.5\sim2$ mg/(kg·d)(按身高的标准体质量),最大剂量 60 mg,分次口服,尿蛋白阴转后巩固 2 周,一般足量不少于 4 周,最长 8 周;②巩固维持阶段,以原足量两天量的 2/3 量,隔日晨顿服 4 周,如尿蛋白持续阴性,然后每 $2\sim4$ 周减量 $2.5\sim5$ mg;至 $0.5\sim1$ mg/kg 时维持 3 个月,以后每 2 周减量 $2.5\sim5$ mg 至停药。

3)疗程:治疗时间 6 个月者为中疗程,多适用于初治患儿;治疗时间达 9 个月者为长疗程,多适用于复发者。

(2)非频反复、复发 SSNS 的激素治疗:①重新诱导缓解:泼尼松(泼尼松龙)每日 60 mg/m^2 或 2 mg/(kg·d)(按身高的标准体重计算),最大剂量 80 mg/d,分次或晨顿服,直至尿蛋白连续转阴 3 d 后改 40 mg/m^2 或 1.5 mg/(kg·d)隔日晨顿服 4 周,然后用 4 周以上的时间逐渐减量;②在感染时增加激素维持量,患儿在巩固维持阶段患上呼吸道感染时改隔日口服激素治疗为同剂量每日口服,可降低复发率。

(3)FRNS/SDNS 的治疗

1)激素的使用:①拖尾疗法:同非频复发重新诱导缓解后泼尼松每 4 周减量 0.25 mg/kg,给予能维持缓解的最小有效激素量($0.5\sim0.25$ mg/kg),隔日口服,连用 $9\sim18$ 个月。②若隔日激素治疗出现反复,可用能维持缓解的最小有效激素量($0.5\sim0.25$ mg/kg),每日口服。

③在感染时增加激素维持量：患儿在巩固维持阶段患上呼吸道或胃肠道感染时改隔日口服激素治疗为同剂量每日口服，连用 7 d，可降低复发率。若未及时改隔日口服为每日口服，出现尿蛋白阳性，仍可改隔日激素为同剂量每日顿服，直到尿蛋白转阴 2 周再减量。如尿蛋白不转阴，重新开始诱导缓解或加用其他药物治疗。④纠正肾上腺皮质功能不全：肾上腺皮质功能减退患儿复发率明显增高，对这部分患儿可静滴促肾上腺皮质激素（ACTH）来预防复发。对 SDNS 患儿可予 ACTH 0.4 U/(kg·d)（总量不超过 25 U）静滴 3~5 d，然后激素减量，同时再用 1 次 ACTH 以防复发。每次激素减量均按上述处理，直至停激素。近年国内报道的 ACTH 用法为：1 U/(kg·d)（最大剂量控制在 50 U 以下），静滴 3~5 d 为 1 疗程，每月 1 疗程。用 2 个疗程后，激素每月减量 1.25~5 mg。一般 ACTH 用 6 个疗程或激素减停后继续用 ACTH 治疗 2 个疗程。⑤更换激素种类：对泼尼松疗效较差的病例，可换用其他糖皮质激素制剂，如地夫可特、甲泼尼龙、地塞米松、曲安西龙、曲安奈德注射液等。

2)免疫抑制剂治疗：①环磷酰胺（CTX）：作为首选免疫抑制剂，8~12 mg/(kg·d)静脉冲击，每 2 周连用 2 d，总剂量≤200 mg/kg，或每月 1 次静脉注射，500 mg/(m²·次)，共 6 次；②环孢素 A(CsA)：3~7 mg/(kg·d)或 100~150 mg/(m²·d)，调整剂量使血药谷浓度维持在 80~120 μg/L(80~120 ng/mL)，疗程 1~2 年。对连续长时间使用 CsA 的患儿应进行有规律监测，包括对使用 2 年以上患儿进行肾活检明确有无肾毒性的组织学证据，如果患儿血肌酐水平较基础值增高 30%，即应减少 CsA 用量或停药；③霉酚酸酯(mmF)：20~30 mg/(kg·d)或 800~1 200 mg/(m²·次)，分两次口服（最大剂量 1 g，每天 2 次），疗程 12~24 个月；④他克莫司（FK506）：0.10~0.15 mg/(kg·d)，维持血药浓度 5~10 μg/L，疗程 12~24 个月；⑤利妥昔布（RTX）：375 mg/(m²·次)，每周 1 次，用 1~4 次。对上述治疗无反应、不良反应严重的 SDNS 患儿，RTX 能有效地诱导完全缓解，减少复发次数，能完全清除 CD19 细胞 6 个月或更长，与其他免疫抑制剂合用有更好的疗效。

(4)重视辅助治疗

1)免疫调节剂左旋咪唑：一般作为激素辅助治疗，适用于常伴感染的 FRNS 和 SDNS。2.5 mg/kg，隔日服用 12~24 个月。

2)抗凝治疗：低蛋白血症、高脂血症及长期使用激素后易合并高凝状态，甚或形成血栓，可使用肝素或低分子肝素抗凝，双嘧达莫抗血小板聚集，血栓形成时可联合使用华法林。

3)血管紧张素转化酶抑制剂（ACEI）和（或）血管紧张素受体拮抗剂（ARB）是重要的辅助治疗药物，不仅可控制高血压，而且可降低尿蛋白和维持肾功能，有助于延缓终末期肾脏疾病的进展。

第三节　急性肾衰竭

急性肾衰竭(acute renal failure, ARF)是指由多种原因导致肾小球滤过率突然和持续性下降，尿素氮和其他代谢产物在血液中蓄积而出现的临床综合征，临床表现为水电解质紊乱、酸中毒和氮质血症等，少尿、无尿及氮质血症是急性肾衰竭的两个主要表现。近年来国际肾脏病和急救医学界趋向于用急性肾损伤(acute kidney injury, AKI)来取代急性肾衰竭的概念。

急性肾损伤是指不超过 3 个月的肾脏功能或结构方面的异常，包括血、尿、肾脏病理组织学检测或影像方面的肾损伤标志物异常，对于早期诊断、早期治疗和降低病死率具有更积极的意义。目前国内外尚缺乏大规模多中心的儿童急性肾损伤流行病学研究。患儿的年龄段不同，急性肾损伤的病因也不同。新生儿急性肾损伤主要为肾前性急性肾损伤，婴幼儿期主要为肾后性急性肾损伤，学龄前及学龄儿童主要为肾性急性肾损伤。

一、临床表现

根据尿量是否减少，急性肾衰竭可分为少尿型和非少尿型。非少尿型肾衰竭多由氨基糖苷类抗生素及（或）造影剂所致，而少尿型肾衰多由手术、休克、肾脏缺血、缺氧所致。常见少尿型急性肾衰竭临床分为三期。

1. 少尿期

少尿期持续时间越长，肾损害越重。一般持续 1～2 周，长者可达 4～6 周。少尿持续 2 周以上或在病程中少尿与无尿间断出现者预后不良。少尿期主要表现如下。

（1）水钠潴留：患儿可表现为全身水肿、高血压、胸腹腔积液，严重者可发生心力衰竭、肺水肿、脑水肿等，有时因水潴留可出现稀释性低钠血症。

（2）电解质紊乱：常见高钾、低钠、低钙、高镁、高磷和低氯血症。

（3）代谢性酸中毒：表现为恶心、呕吐、萎靡、乏力、嗜睡、呼吸深快、食欲缺乏、甚至昏迷，血 pH 降低。

（4）氮质血症：蛋白质代谢产物及细胞分解产物蓄积体内可引起全身各系统中毒症状。高热感染、严重组织损伤可加重氮质血症。病情轻重与血中尿素氮及肌酐增高的浓度相一致。首先出现消化系统症状，如食欲减退、恶心、呕吐及腹部不适等症状，10%～40% 患儿可有消化道出血或黄疸，消化道出血可加重氮质血症；中枢神经系统受累可出现意识障碍、躁动、谵语、抽搐、昏迷和自主神经功能紊乱如多汗或皮肤干燥，还可见意识、行为、记忆、感觉、情感等多种功能障碍；血液系统表现为贫血、出血倾向，贫血为正细胞正色素性贫血，贫血随肾功能恶化而加重；出血多因血小板减少、血小板功能异常和 DIC 引起。急性肾衰竭早期白细胞总数常增高，中性粒细胞比例也增高。

（5）心血管系统：主要因水钠潴留所致，表现为高血压和心力衰竭，还可发生心律失常、心包炎等。

（6）易合并感染：感染是 ARF 最常见的并发症，以呼吸道及泌尿道感染多见，致病菌以金黄色葡萄球菌和革兰阴性杆菌最多见。

2. 多尿期

当急性肾衰竭患儿少尿期后尿量逐渐增多，水肿逐渐减轻，一般 5～6 d 后尿量可达利尿高峰，表明肾功能有所好转，排出体内积存水分，但也可能是肾小管回吸收原尿的功能下降而发生多尿。多尿持续时间不等，1～2 周，部分患儿可长达 1～2 个月。此时入量以尿量 2/3 为宜，否则会延长多尿期。此期由于大量排尿，可出现脱水、低钠和低钾血症。早期氮质血症持续甚至加重，后期肾功能逐渐恢复。

3. 恢复期

多尿期后肾功能逐渐改善，尿量逐渐恢复正常，血尿素氮及肌酐亦逐渐恢复正常。一般肾小球滤过功能恢复较快，而肾小管浓缩功能恢复较慢，常需数月。少数患儿可遗留下不同程度的肾功能损害或转为慢性。此期患儿可表现为虚弱无力、消瘦、营养不良、贫血和免疫功能低下。

二、辅助检查

1.肾功能检查

进行性的氮质血症，在无并发症且治疗正确的病例，每日血尿素氮上升速度较慢，为 $3.1\sim7.1$ mmol/L，血肌酐上升仅为 $44.2\sim88.4$ μmol/L；但在高分解代谢时，如伴有广泛组织创伤、败血症等，每日尿素氮可升高 10.1 mmol/L 或以上，血肌酐升高达 176.8 μmol/L 或以上。

2.尿液检查

尿液检查有助于鉴别肾前性和肾实质性急性肾衰竭。

3.电解质检查

少尿期可出现高钾血症，可伴有低钠血症及高磷血症；多尿期可出现低钾血症、低钠血症等。

4.酸碱平衡

酸碱平衡可出现酸中毒，血二氧化碳结合力下降。

5.肾活检病理检查

对不明原因的急性肾衰竭，肾活检病理是可靠的诊断手段。光镜可见肾小管上皮细胞变性、脱落，管腔内充满坏死细胞、管型和渗出物，部分肾小管腔内可见细胞碎片或颗粒管型堵塞。电镜可见损伤肾小管上皮细胞线粒体和内质网肿胀，溶酶体增多，吞噬空泡增多，微绒毛脱落。坏死细胞的结构消失。

三、诊断与鉴别诊断

1.诊断要点

(1)常有引起急性肾衰竭原发病的临床表现。

(2)少尿是确诊急性肾衰竭的关键。尿量显著减少，出现少尿（每天尿量 < 250 mL/m²）或无尿（每天尿量 < 50 mL/m²）。

(3)氮质血症，血清肌酐 $\geqslant$ 176 μmol/L，BUN $\geqslant$ 15 mmol/L，或血清肌酐每天增加 $\geqslant$ 44 μmol/L，BUN 增加 $\geqslant$ 3.57 mmol/L。血尿素氮及肌酐值对确诊肾衰竭、估计其严重程度及预后极有价值。不过，尿素氮及肌酐常在少尿或无尿持续一段时间以后才升高，因此对于早期诊断并无很大帮助。

(4)有酸中毒、水电解质紊乱等表现。高血钾是急性肾衰竭的主要表现之一，常在少尿或无尿持续一段时间后出现，如高血钾存在，对诊断肾衰竭、判断其严重程度、预后以及指导治疗都有重要意义。但如血钾正常，并不能除外肾衰竭。

(5)肾前性、肾性肾衰竭的鉴别诊断。

2.新生儿急性肾衰竭的诊断

(1)出生后 48 h 内无排尿或出生后少尿（每小时 < 1 mL/kg）或无尿（每小时 < 0.5 mL/kg）。

(2)氮质血症，血清肌酐 $\geqslant$ 88$\sim$142 μmol/L，BUN $\geqslant$ 7.5$\sim$11 mmol/L，或血清肌酐每天增加 $\geqslant$ 44 μmol/L，BUN 增加 $\geqslant$ 3.57 mmol/L。

（3）常伴有酸中毒、水电解质紊乱、心力衰竭、惊厥、拒奶、吐奶等表现。

3. 鉴别诊断

（1）抗利尿激素分泌异常综合征：可由机械通气时静脉回心血量减少引起，也可由颅内高压、颅内出血或药物引起。这类患儿尿量显著减少，但血 BUN 及肌酐正常。血清钠、血浆渗透压非常低而尿钠、尿渗透压明显增高。

（2）腹内压增加引起的少尿或无尿：Thorington 等曾在犬实验中证明当腹压在 15 mmHg（2 kPa）时可引起少尿，在 30 mmHg（4 kPa）时可引起无尿，腹压升高所引起的少尿或无尿是由于下腔静脉压升高而非下尿路梗阻。临床上腹内出血，腹带约束过紧、新生儿脐裂修补术、巨大脐疝还纳术后等，都可引起腹内压的急剧升高而造成少尿或无尿。

四、治疗

治疗原则是去除病因，积极治疗原发病，减轻症状，改善肾功能，防止并发症的发生。

1. 少尿期治疗

（1）控制水摄入：坚持"量出为入"，严格限制水摄入，有透析支持者可适当放宽液体入量。无发热患儿不显性失水按 300 mL/（$m^2 \cdot d$）或婴儿 20 mL/（kg·d），幼儿 15 mL/（kg·d），儿童 10 mL/（kg·d）。体温每升高 1 ℃，不显性失水增加 75 mL/（$m^2 \cdot d$）。内生水在非高分解代谢状态为 $250 \sim 350$ mL/m^2。所用液体均为非电解质液。要根据出入量、血电解质浓度及体重不断调整输液量及输液速度。每天体重减轻 $0.5\% \sim 1\%$ 表示液体控制较好，体重不减甚或增加表示有液体潴留。

（2）饮食和营养：早期只给碳水化合物，供给葡萄糖 $3 \sim 5$ g/（kg·d），静脉点滴可减少机体自身蛋白质分解和酮体产生。情况好转能口服时应及早给予基础代谢热卡〔儿童 125.4kJ/（kg·d），婴儿 209kJ/（kg·d），饮食可给低蛋白、高糖、富含维生素的食物。蛋白质应限制在 $0.5 \sim 1.0$ g/（kg·d）为宜，应以优质蛋白为主，脂肪占总热量 $30\% \sim 40\%$。

（3）纠正代谢性酸中毒：代谢性酸中毒轻症多不需治疗。当血 HCO_3^- < 12 mmol/L 或动脉血 pH < 7.2 时，应给予碳酸氢钠。给药后复查血气分析再决定是否作进一步的补充。给碱性液可使血容量扩大，同时应注意防止诱发低钙抽搐。

（4）纠正电解质紊乱：包括高钾血症、低钠血症、低钙血症和高磷血症的处理。

（5）透析治疗：凡上述保守治疗无效者，均应尽早进行透析。透析指征：①严重水钠潴留，有肺水肿、脑水肿倾向；②血钾≥6.5 mmol/L；③血生化指标 BUN > 28.6 mmol/L，或 Cr > 707.2 μmol/L；④严重酸中毒，血浆 HCO_3^- < 12 mmol/L，或动脉血 pH < 7.2；⑤化学毒物或药物中毒。透析方法包括腹膜透析、血液透析和连续动静脉血液滤过，儿童，婴幼儿以腹膜透析为常用。

2. 多尿期治疗

患者伴随着多尿，可出现低钾和低钠血症等电解质紊乱，故应注意监测尿量、电解质和血压变化，及时纠正水、电解质紊乱，当血浆肌酐接近正常水平时，应增加饮食中蛋白质的摄入量。

3. 恢复期治疗

此期肾功能日趋恢复正常，但可遗留营养不良、贫血和免疫力低下，少数患儿遗留不可逆性肾功能损害，应注意休息和加强营养，防治感染。

第四节 慢性肾衰竭

儿童慢性肾衰竭(chronic renal failure,CRF)是由多种肾脏疾病引起的慢性持久性肾功能减退,属于 CKD 的 NKF-K/DOQI 分期的第五期,是危及患儿生命的重要疾病状态之一。起病可急可缓,临床表现复杂,症状涉及全身多个系统。多种泌尿系统疾病进行性发展、肾功能逐步减退的结果最终都将进展为终末期肾病,具有不可逆性和进行性。小儿慢性肾衰竭的发生率国外报告约为每百万人口中 1~5 人,其中约半数发生于 11~16 岁,在 1 岁以下婴儿中约 1~2/100 万。我国尚无类似报告,但在 2004 年中华医学会儿科学分会肾脏病学组的调查显示,13 年间共确诊 1268 例,约 5.02 人/100 万名住院儿童,占住院各种泌尿系统疾病的 4%,且以年平均 13.67% 的速度逐年增长。男女比例为 3:2,2/3 的患儿来自农村。

一、临床表现

早期除原发病表现外,临床症状不明显,常为潜隐起病,呈非特异表现,如乏力、食欲缺乏、头痛、生长迟滞等,有时临床可询及口渴、夜尿表现。随着病情进展终至氮质血症或尿毒症时出现多系统受累表现。

1. 水代谢障碍

早期慢性肾衰竭患儿可出现口渴、乏力、尿量减少的症状。肾功能进一步恶化,其肾小管浓缩及稀释功能进一步减退,尿比重可固定在 1.010~1.020,出现等渗尿。晚期慢性肾衰竭极度下降,尿量日趋减少,血尿素氮、肌酐迅速上升,患儿烦渴多饮,容易出现严重的水潴留。如此时补液不当或摄盐过多,甚至可致水中毒及急性左心衰竭。

2. 电解质、酸碱紊乱

低钠可加重慢性肾衰竭患儿出现尿毒症症状,患儿常感疲乏无力、头晕、体位性低血压、肌肉抽搐、脉细而速,严重者可发生休克;反之,如钠摄入过多,则会潴留体内,引起水肿、高血压,严重者可发生心力衰竭。慢性肾衰竭患儿常出现低钾血症,临床表现为四肢无力、腹胀、心律失常和腱反射迟钝等。尿毒症并发感染、酸中毒或长期服用保钾利尿剂、输含钾多的库存血或严重少尿时均可致高钾血症,表现心律失常甚至心搏骤停,以及四肢肌肉无力、手足感觉异常等。轻度代谢性酸中毒一般无明显症状,当 $CO_2CP < 13$ mmol/L 时,才会出现明显症状,如呼吸深大而长、食欲缺乏、恶心、呕吐、疲乏、头痛、躁动不安,严重者可发生昏迷。严重的酸中毒可导致呼吸中枢和血管运动中枢麻痹,是尿毒症最常见的死因之一。

3. 中枢神经系统表现

出现注意力减退、容易疲劳、记忆力下降等表现。随着肾功能的进一步恶化,可表现意识障碍、嗜睡、呆滞、幻觉、共济失调等。尿毒症期则可出现尿毒症性脑病,主要表现为嗜睡、谵妄、扑翼样震颤甚至昏迷。

4. 心血管系统表现

80%~90% 的终末期肾衰患儿伴有高血压。常可并发急性肺水肿,轻度发作时表现为活动时呼吸困难,重度时表现为端坐呼吸,咯血咳痰。尿毒症性心肌病主要表现为心脏扩大、舒张前期奔马律、低血压及心律不齐等。尿毒症患儿突发胸痛应注意尿毒症性心包炎,表现为发热、胸痛、低血压、心包摩擦音及心影扩大,该病主要与尿毒素及出血倾向有关。长期透析存活的尿毒症患儿中动脉粥样硬化的发生率较高,是长期透析患儿的主要死亡原因之一。

5.呼吸系统表现

尿毒症时可以出现低氧血症、肺水肿,出现"尿毒症肺",即在双肺门周围出现蝶状分布的浸润灶。患儿常于肺泡隔上出现转移性钙化灶,可能与甲状旁腺功能亢进、高钙血症及碱中毒有一定关系,与肺的纤维化和钙化有关。另外,充血性心功能衰竭及肺部感染常可引起胸膜腔积液。

6.消化系统表现

早期即可出现食欲缺乏、味觉障碍,尿毒症期可出现恶心、呕吐、腹泻、呕血、便血等严重并发症。慢性肾衰竭患儿容易发生胃肠道炎症及溃疡。

7.血液系统表现

尿毒症期患儿容易出现鼻出血、齿龈出血、消化道出血,严重者甚至可有脑出血及硬膜下出血。

8.代谢及内分泌系统表现

代谢及内分泌系统可出现糖耐量异常、甲状旁腺功能亢进、肾性骨病等,表现为低体温、黏液样水肿、基础代谢率低下等。肾性骨病包括骨软化症、囊性纤维性骨炎、骨质疏松症等。

9.免疫系统异常表现

尿毒症患儿的细胞免疫及体液免疫功能明显失衡,表现为T辅助细胞明显减少,NK细胞功能减退,IL-2产生减少;B淋巴细胞数明显降低。故尿毒症患儿容易出现感染,如易患流行性感冒、结核及病毒性肝炎;恶性肿瘤的发生率也明显高于一般人群。另外,尿毒症患儿对疫苗接种反应和移植排斥反应均明显下降。

此外,慢性肾衰竭患儿临床还可表现为生长迟缓、青春期发育延迟等。

二、辅助检查

1.尿检查

尿比重固定于1.010左右,有不等量的蛋白、红细胞、白细胞及管型(除颗粒管型外,有时可见蜡样管型及宽大的肾衰管型)等。

2.血液检查

血液检查表现为小细胞低色素性贫血,部分可出现血小板减少,白细胞计数一般正常。出凝血时间可延长。血尿素氮、肌酐增高,血钙下降,血磷、镁增高,血钠一般低下,血钾至后期尿量减少时常增高,血pH下降,二氧化碳结合力下降,尿液浓缩功能下降,肌酐清除率下降。

3.X线检查

胸片示心影扩大及循环充血表现。肾性骨病时骨改变明显,尤以快速增长区显著,可呈佝偻病样改变,骨质脱钙、骨变形、纤维性骨炎和骨骺分离等改变。显著甲状旁腺功能亢进者有时可见骨外软组织(皮下)钙化。

4.B超检查

B超检查对心功能及心包炎有诊断价值。终末期肾病B超常见肾影缩小,但因梗阻性肾病、多囊性肾脏病、骨髓瘤或淀粉样变所致者肾影可不缩小。

三、诊断与鉴别诊断

1.诊断要点

(1)根据长期慢性肾脏病史,临床显示生长发育迟缓或停滞、乏力、食欲缺乏、恶心、呕吐、多尿夜尿、高血压、贫血、出血倾向。检验尿比重低,固定于 1.010 左右,尿常规异常,血生化呈氮质血症,内生肌酐清除率(Ccr) < 80 mL/min;血肌酐(Scr) > 133 μmol/L,即可做出临床诊断。

(2)慢性肾脏病(CKD)分期:各种原因引起的慢性肾脏结构和功能障碍(肾脏损害病史大于 3 个月),包括肾 GFR 正常和不正常的病理损伤、血液或尿液成分异常及影像学检查异常,或不明原因 GFR 下降[< 60 mL/(min · 1.73m^2)]超过 3 个月,即为慢性肾脏病(CKD)。慢性肾脏病可以分为以下五期:第一期,患者有肾脏损害,肾小球滤过率大于 90 mL/min。第二期,有肾脏损害伴肾小球滤过率轻度下降,肾小球滤过率为 60~89 mL/min。第三期,也就是中度肾小球滤过率下降,肾小球滤过率为 30~59 mL/min。第四期,重度肾小球滤过率下降,肾小球滤过率为 15~29 mL/min。第五期,肾衰竭期,肾小球滤过率小于 15 mL/min。

2.鉴别诊断

尽量明确发生慢性肾衰竭的原发病,因某些原发病(如狼疮肾炎)仍具有某些特异治疗方法,且其中少数经治疗有可能得到部分恢复。同时需要注意下述两种情况。

(1)原患有某些肾脏病,当伴发脱水、高分解状态、感染、发热、消化道出血、皮质激素应用而尿量减少致发生暂时急性肾前性氮质血症。

(2)原有慢性肾功能不全,但处于较稳定的代偿期,在某些诱因作用下,病情迅速恶化进入尿毒症期;常见的诱因有感染(全身性感染或泌尿系感染)、尿路梗阻(如结石)、有效循环血量的突然下降和水电解质紊乱(如呕吐、腹泻、利尿剂的不恰当应用、失血等)、肾毒性药物的应用(常见的是氨基糖苷类抗生素和造影剂)、心力衰竭或严重高血压、骤然的过度高蛋白饮食等。儿童慢性肾衰竭临床表现涉及多系统且多样,常呈非特异症状,如贫血、生长发育差、高血压、代谢性酸中毒等,临床上常易误诊为其他系统疾病。贫血、高血压和胃肠道表现患儿,应行尿液检查、肾功能检查和肾脏超声检查帮助诊断有无慢性肾衰竭;少尿为突出表现者,应注意与急性肾衰竭鉴别,尤其是小年龄组患儿,需注意有无急性泌尿系统梗阻(如结石等)所致肾衰竭;临床上病程短或病程不明确者,无明显贫血、肾脏超声检查肾脏无缩小常为急性肾衰竭表现;对于鉴别困难者,应行肾活检病理检查以明确病因。

四、治疗

儿童 CRF 保守治疗的原则是尽可能针对病因治疗,去除 CRF 进展的风险因素、延缓其慢性进展、纠正内环境失调、加强营养支持、防治并发症等。对已发展至终末期肾衰竭则以透析维持生命,争取行肾移植术。

1.一般治疗

(1)休息:恰当的休息可减低机体的能量消耗、降低肾脏的代谢负荷,尤其在慢性肾衰竭急性加重,如合并感染、急性心力衰竭、恶性高血压、脱水时,应注意休息。

(2)营养治疗:慢性肾衰竭患儿的营养治疗是非透析治疗中最基本和有效的措施。临床研究与动物实验均已证明,低蛋白饮食加必需氨基酸治疗可使大多数慢性肾衰竭患儿的病程得到延缓。国内学者将慢性肾衰竭营养疗法的原则概括为"两低、两高、两适当、一限制",即低蛋白、低磷(< 800 mg/d)、高热量、高生物价蛋白、适当矿物质及适当微量元素、限制植物蛋白。内生肌酐清除率(Ccr)在 55 mL/min 左右时就应开始低蛋白饮食,同时供给足够的热量;当 Ccr < 55 mL/min 时,蛋白供给量不应低于每天 0.6 g/kg,热量不低于 125.4kJ/kg。低蛋白饮食治疗过程中以优质蛋白为主,能量摄入以糖类为主(约 70%),并定期监测患儿的营养状

况,包括体重、精神状态、血浆白蛋白、转铁蛋白等指标,尽可能保证血浆白蛋白 > 40 g/L,转铁蛋白 > 29/L,否则应加大蛋白质的摄入量。一般应在低蛋白饮食 2 周后给予必需氨基酸。多数学者认为 α-酮酸具有比必需氨基酸更多的优点,尤其是无明显的致肾小球滤过率增高的作用,使用方法及剂量与必需氢基酸相似。尿毒症时因恶心、呕吐等胃肠功能下降而导致营养摄入不足或不能经胃肠摄入营养时,可考虑静脉营养疗法。

(3)积极控制高血压、高血脂及蛋白尿等。

2.药物治疗

(1)治疗原发病:治疗慢性肾衰竭时要积极治疗原发病,患儿如存在感染,在抗感染中要综合考虑感染性质、肾功能情况及药理特点合理用药。

(2)去除风险因素:最常见的风险因素如尿蛋白程度、血压高低、有无高脂血症或高凝状态或高代谢综合征、是否伴有感染、尿路梗阻、脱水、心搏出量下降(如充血性心力衰竭、严重的心律失常、出血、体液转入第三间隙而有效循环量下降)、水电解质的紊乱、未能控制的高血压、高分解状态、肾毒性药物的应用、肾静脉血栓形成等。上述这些诱因的及时去除或控制,有助于恢复到急性恶化前的肾功能相对稳定状态。

(3)水、电解质、酸碱失衡的治疗:无水肿及高血压者一般不严格限钠,但一般儿童每日不超过 2 g 氯化钠。因患儿肾浓缩功能差,常有多尿,故一般不必限制水之摄入,而以患儿口渴感为准;但有水肿、高血压、少尿者则应按不显性失水加尿量计算。高钾血症者应限含钾高的食品摄入,当血钾 > 5.8 mmol/L 时则采用药物治疗(如离子交换树脂、胰岛素与葡萄糖输注、钙或碳酸氢钠等)。少数患儿可有低钾血症,则给以口服补充,并行血钾测定及心电图监测。

慢性肾衰竭时经常存在有代谢性酸中毒,当有临床表现(如恶心、呕吐、乏力、呼吸加速等)和血 HCO_3^- < 15 mmol/L 时应予纠正。通常用 5％碳酸氢钠,一般给 2～3 mmol/kg,视临床反应决定是否继续使用或维持治疗。

(4)肾性骨病的治疗:根据 GFR 控制饮食中磷的摄入,适当补充钙剂及应用活性维生素 D 制剂,并治疗继发性甲状旁腺功能亢进。治疗甲状旁腺功能亢进应适时给予活性维生素 D_3,如骨化三醇。治疗中如果 PTH 低反应时,应禁用活性维生素 D_3。应注意监测 PTH 水平,并据此调整活性维生素 D_3 的剂量。对有显著甲旁激素增高、纤维性骨炎者有时需行甲状旁腺切除术。

(5)贫血的治疗:肾性贫血会导致组织缺氧,引起心排出量增大、心肌肥厚,内分泌紊乱,延缓儿童生长发育。重组红细胞生成素(EPO)治疗的靶目标是 Hb 在 110～129 g/L、Hct 33％～36％。但当血红蛋白 < 60 g/L 或红细胞压积 < 20％,有脑缺氧症状,或伴发感染或出血时应输注新鲜血,最好输注红细胞,以免加重循环负荷。

(6)生长障碍的治疗:生长障碍是慢性肾衰竭患儿的常见问题,当身高低于同龄儿童的 3 个标准差时,可注射生长激素。

(7)透析和肾移植治疗:无可逆因素的慢性肾衰竭患儿,经过非透析治疗无效时,应采用透析疗法或肾移植术。透析多采用持续性不卧床腹膜透析治疗,主要适用于:①在肾小球滤过率<10 mL/(min·1.73m²)时、严重的内科保守治疗无效的水、电解质及酸碱平衡紊乱(如严重的循环充血、酸中毒、高血钾等)、充血性心力衰竭(因循环充血、高血压、尿毒症性心肌病致成者)、尿毒症性心包炎、脑病时应给予透析治疗;②等待肾移植手术期;③原有肾功能呈代偿不全,又因某些诱因(如感染)而肾功能急剧恶化时,有时可经短暂透析度过急性恶化期而恢复其恶化前的状态。终末期肾衰竭只能依赖透析维持生命,肾移植则为较好的肾脏替代疗法。

第五节　泌尿道感染

泌尿道感染(urinary tract infection,UTI)是指病原体直接侵入尿路,在尿液中生长繁殖,并侵犯尿路黏膜或组织而引起损伤的感染性疾病。感染可累及上、下泌尿道,因其定位困难,故统称为泌尿道感染。是儿科的常见病、多发病。根据致病微生物种类分为特异性和非特异性尿路感染,前者指由真菌、病毒、结核分支杆菌、淋病奈瑟菌、支原体、衣原体及寄生虫等所致的感染,后者指由一般细菌所引起的尿路感染。本节介绍的是非特异性尿路感染,可发生于小儿时期任何年龄,但以2岁以下婴幼儿较为多见,女孩发病率是男孩的3~4倍,新生儿期男孩发病率较高,可能与血行感染及尿路畸形有关。根据感染途径可分为上行感染、血行感染、淋巴感染和尿路器械检查所致。

一、临床表现

1.急性尿路感染(acute urinary tract infection,AUTI)

急性尿路感染指病程在6个月内,症状因年龄及感染累及部位而异。年长儿与成人相似,年龄越小全身症状越明显,局部排尿刺激症状多较轻或易被忽视。

(1)新生儿期:以血源性感染为主,临床症状极不典型,从败血症到无症状菌尿,症状轻重不一,但以全身症状为主,可见发热或体温不升,拒奶或呕吐,腹泻、腹胀,哭闹,嗜睡,喂养困难等非特异性表现,可有生长发育迟缓,体重增长缓慢,部分患儿有烦躁、嗜睡或抽搐等中枢神经系统症状,有时可见黄疸,而一般尿路刺激症状多不明显,30%的患儿血和尿培养出的致病菌相一致。

(2)婴幼儿期:仍以全身症状为主,局部症状轻微或阙如。表现为发热、精神不振、烦躁不安,食欲减退、腹痛腹泻、呕吐,可有嗜睡、惊厥,排尿时哭闹,尿频,尿布有臭味或顽固性尿布疹或红斑,夜间原无遗尿而出现遗尿。

(3)儿童期:常表现为下尿路感染(急性膀胱炎),与成人相似。临床表现为尿频、尿急、尿痛、排尿困难等尿路刺激症状,尿液混浊,有时可有终末血尿及遗尿,全身症状多不明显。但上尿路感染(急性肾盂肾炎)时除尿路刺激症状外全身症状多较明显,表现为发热,寒战,腹痛,全身不适,可伴腰痛及肾区叩击痛。部分患儿有血尿、少量蛋白尿。

2.慢性尿路感染(chronic urinary tract infection,CUTI)

慢性尿路感染指病程6个月以上,病情迁延者。症状轻重不等,可以无明显症状直至肾衰竭。反复发作可表现为间歇性发热、腰酸、乏力、消瘦,进行性贫血等。局部尿路刺激症状可无或间歇出现。脓尿或细菌尿可有或不明显。患儿多合并尿反流或先天性尿路结构异常,B超检查或静脉肾盂造影可见肾瘢痕或畸形。

3.无症状性菌尿

在常规的尿过筛检查中可以发现健康儿童存在着有意义的菌尿,但无任何尿路感染的症状,这种现象可见于各年龄组,在儿童中以学龄女孩较为常见。

4.复发与再感染

复发指菌尿经治疗后暂时转阴,停药后短期内(一般<6周)原有致病菌又死灰复燃,症状再现,多见于慢性感染或有解剖结构异常者。再感染指一次感染经治疗已愈,停药后较长时间

后(通常 > 6 周)由另一种致病菌侵入尿路而引起。

二、辅助检查

1. 尿液分析

(1)尿常规检查：清洁中段尿离心沉渣检查白细胞≥5 个/HPF，即可怀疑。血尿也很常见，急性肾盂肾炎(acute pyelonephritis，APN)患儿还可出现中等蛋白尿、白细胞管型尿及晨尿的比重和渗透压减低。

(2)试纸条亚硝酸盐试验和尿白细胞酯酶检测：试纸条亚硝酸盐试验对诊断 UTI 的特异度高(75.6%～100%)而敏感度较低(16.2%～88.1%)，若采用晨尿进行检测可提高其阳性率。尿白细胞酯酶检测对诊断 UTI 的特异度和敏感度分别为 69.3%～97.8% 和 37.5%～100%。两者联合检测对诊断 UTI 的特异度和敏感度分别为 89.2%～100% 和30.0%～89.2%。

2. 尿培养细菌学检查

尿细菌培养及菌落计数是诊断 UTI 的主要依据，而尿细菌培养结果的诊断意义与恰当的尿液标本收集方法密切相关。通常认为清洁中段尿培养菌落数 > 10^5/mL 可确诊，(10^4～10^5)/mL 为可疑，< 10^4/mL 系污染。但结果分析应结合患儿性别、尿液收集方法、细菌种类及繁殖力综合评价其临床意义。对临床高度怀疑 UTI 而尿普通细菌培养阴性者，应做 L-型细菌和厌氧菌培养。

3. 影像学检查

(1)B 超：建议伴有发热症状的 UTI 者均行 B 超检查。B 超检查是发现和诊断泌尿系统发育畸形的主要方法。

(2)核素肾静态扫描(^{99m}Tc-DMSA)：此方法是诊断 APN 的金标准。APN 时由于肾实质局部缺血及肾小管功能障碍致对二巯基丁二酸(DMSA)摄取减少。典型表现呈肾单个或多个局灶放射性减低或缺损，但无容量丢失，也可呈弥散的放射性稀疏伴外形肿大。其诊断该病的敏感性与特异性分别为 96% 和 98%。

(3)排泄性膀胱尿路造影膀胱输尿管反流(MCU)：是确诊 VUR 的基本方法及分级的金标准。

三、诊断与鉴别诊断

1. 诊断标准

(1)临床有尿路感染症状或清洁尿沉渣白细胞 > 10 个/HPF，其清洁中段尿细菌定量培养菌落数≥10^5/mL。

(2)无症状者，2 次清洁中段尿细菌定量培养菌落数为 10^5/mL，为同一菌种。

(3)膀胱穿刺尿培养细菌阳性。完整的 UTI 诊断除证实真性细菌尿外，还应进一步明确：①UTI 系初发、复发或再感染；②确定致病菌的类型并做药敏试验；③有无尿路畸形等复杂性 UTI 的存在；④UTI 的定位。

2. 尿路感染的定位诊断

(1)膀胱冲洗法：APN 者有细菌生长，下尿路感染无细菌生长。

(2)肾功能检查：尿浓缩功能障碍可作为肾盂肾炎的定位诊断。

(3)血清大肠埃希菌凝聚试验：滴定度 1∶320 为上尿路感染。

(4)红细胞沉降率、C反应蛋白和四唑氮蓝试验:APN呈阳性改变,膀胱炎则无变化。

(5)尿 N-乙酰-B-D-氨基葡萄糖苷酶(NAG):APN呈阳性。

(6)尿酶:APN呈阳性改变,膀胱炎则无变化。

(7)尿抗体包裹细菌(ACB):APN呈阳性改变,膀胱炎则无变化。

(8)尿 β_2 微球蛋白(β_2-MG):APN呈阳性改变,膀胱炎则无变化。具备下列情况者提示肾盂肾炎:①ACB检查阳性;②膀胱灭菌后的尿标本细菌培养阳性者;③临床有发热 > 38 ℃ 或腰痛、肾区叩击痛或尿出现白细胞管型;④UTI治疗后症状消失但又复发者;⑤UTI治疗后仍有肾功能损害表现,除外其他原因但影像学检查显示肾脏结构有异常改变者。

3.鉴别诊断

(1)急性肾小球肾炎:早期有轻微的尿路刺激症状,但有前驱感染,临床表现为水肿、血尿、少量蛋白尿和高血压等症状,尿培养阴性可资鉴别。

(2)急性尿道综合征:患儿有尿路刺激症状,但多次尿细菌培养检查为无意义性菌尿或无细菌生长。

(3)肾结核:多见于年长儿,常有尿路刺激症状和脓尿。但患儿有结核接触史,或既往有结核病史及结核感染中毒症状,结核菌素试验阳性或体内可找到结核病灶。如病变累及膀胱,可出现血尿、脓尿及尿路刺激症状,尿中可检出结核分支杆菌,静脉肾盂造影可见肾盂肾盏破坏性病变。

四、治疗

治疗的目的是改善临床症状,根除病原体,去除诱发因素,防止再发及肾损害的发生发展。

1.一般治疗

(1)急性期需卧床休息,鼓励患儿多饮水以增加尿量,女童还应注意外阴的清洁卫生。

(2)鼓励患儿进食,供给足够的热卡、丰富的蛋白质和维生素,并改善便秘症状。

(3)对症处理:尿路刺激症状明显者可用抗胆碱药物治疗或口服碳酸氢钠碱化尿液,以减轻症状;对高热、头痛者可给予解热镇痛剂缓解症状。

2.抗生素治疗

(1)治疗原则:①对急性肾盂肾炎应选择血浓度高的药物,对膀胱炎应选择尿浓度高的药物;②选择对肾功能损害小的药物;③根据尿培养及药敏试验结果,同时结合临床疗效选用抗生素;④药物在肾组织、尿液、血液中都应有较高的浓度;⑤选用的药物抗菌能力强,抗菌谱广,最好能用强效杀菌剂,且不易使细菌产生耐药菌株;⑥若没有药敏试验结果,对急性肾盂肾炎推荐使用二代以上头孢菌素、氨苄西林、棒酸盐复合物等。

(2)抗菌药物选择:临床应根据细菌培养阳性结果及药敏试验调整用药。但是患儿如有泌尿系感染的典型临床表现,即可在细菌培养结果出来前给予经验性用药,待培养结果出来后再调整用药;如经试验治疗后,临床症状好转,不必一定依据药敏结果调整抗生素。儿童泌尿系感染临床表现多种多样,从中段尿培养结果来看,仍以革兰氏阴性杆菌为主,球菌比例有所上升,如葡萄球菌属、肠球菌属等。临床常用的药物为复方磺胺制剂、呋喃妥因、阿莫西林、头孢噻肟钠等。近年来,随着耐药菌的增多,以前用的抗菌药物如阿莫西林、磺胺嘧啶、呋喃妥因等有多重耐药性,对青霉素类耐药性增加明显,临床不宜选用。对第二、三代头孢类抗菌药物比较敏感,此外,万古霉素、亚安培南等亦被列为选择之列。

（3）治疗方法：①上尿路感染、急性肾盂肾炎的治疗：≤3 月龄婴儿全程静脉使用敏感抗生素治疗 10～14 d。＞3 月龄患儿，若有中毒、脱水等症状或不能耐受口服抗生素治疗，可先静脉使用敏感抗生素治疗 2～4 d 后改用口服敏感抗生素治疗，总疗程 10～14 d。抗生素治疗 48 h 后需评估治疗效果，包括临床症状、尿检指标等，若抗生素治疗 48 h 后未能达到预期的治疗效果，需重新留取尿液进行尿培养细菌学检查。如影像学相关检查尚未完成，在足量抗生素治疗疗程结束后仍需继续予以小剂量(1/4～1/3 治疗量)的抗生素口服治疗，直至影像学检查显示无 VUR 等尿路畸形。②下尿路感染/膀胱炎的治疗：口服抗生素治疗 7～14 d(标准疗程)，或短疗程方法，口服抗生素 2～4 d。抗生素治疗 48 h 后需评估治疗效果，包括临床症状、尿检指标等。若抗生素治疗 48 h 后未能达到预期的治疗效果，需重新留取尿液进行尿培养细菌学检查。③预防性应用抗生素：由于持续的感染状态会破坏肾脏，逐渐出现肾瘢痕，因此预防性应用抗生素是为了抑制细菌生长，保持尿液的无菌状态，减少肾损害的发生。研究认为在以下几种情况下须预防应用抗生素：对于首次发病的新生儿或小婴儿，在急性期治疗后，更换抗生素继续预防性应用至完成全面影像学检查以除外可能存在的泌尿系畸形为止；有膀胱输尿管反流、免疫耐受、不全尿路梗阻等病史者，应预防性应用抗生素至这些诱因消失，从而减少泌尿系感染的危险性；对不伴尿路功能和解剖异常的反复泌尿系感染的患儿，也应预防性应用抗生素。预防用药从 2 个月至长达 6 年的随访研究中，已经证明预防性应用抗生素可以有效地减少反复泌尿系感染的发生，从而减少并发症的发生。预防性应用的抗生素，应首选口服利用度高、可在尿中达到有效的抗菌浓度、胃肠道不良反应较小、患儿耐受良好的药物。

第十七章 小儿内分泌系统疾病

第一节 儿童糖尿病

糖尿病(diabetes mellitus,DM)是由于胰岛素绝对或相对缺乏而造成的糖、脂肪和蛋白质代谢紊乱。儿童糖尿病包括:1型糖尿病、2型糖尿病、特殊类型糖尿病。儿童一般以1型糖尿病为主,其他类型较少见。儿童1型糖尿病可见于任何年龄组,国内调查女孩的发病率较高,以5～9岁、青春期为发病高峰。1型糖尿病的发生是免疫反应的失控所致,多发生于有遗传倾向的个体,或因拥有特定的易感性基因或缺乏保护性的基因,发病与否决定于基因及环境因素对免疫反应的综合影响。当多种诱因造成患儿免疫调节机制失调时,相应的自身反应性T淋巴细胞活化、增生,发生免疫反应,损伤、破坏胰岛β细胞,导致1型糖尿病。

一、临床表现

1型糖尿病起病较急,多数患儿常因感染、饮食不当或情绪激惹而诱发起病,临床一般表现为多饮、多尿、多食和体重减轻,简称"三多一少"。婴幼儿多饮多尿不易发现,但易发生脱水和酸中毒。学龄儿童亦有因夜间遗尿而就诊者。病史较长的年长儿可见消瘦、精神不振和倦怠乏力等症状。临床约1/3以上的糖尿病患儿出现糖尿病酮症酸中毒,急性感染、过食、诊断延误或突然中断胰岛素治疗等为引发酮症酸中毒的常见诱因。初期表现为突然进食减少,恶心呕吐,腹痛,关节或肌肉疼痛。继而迅速出现皮肤黏膜干燥,不规则深长呼吸,口中有酮味,严重者血压下降,嗜睡,甚至昏迷。常被误诊为肺炎、败血症、急腹症或脑膜炎等。血气分析显示不同程度的代谢性酸中毒,血和尿中酮体明显增高。病程较久的糖尿病患儿可因治疗不当,出现生长发育迟滞而身体矮小、性发育延迟等并发症,后期可出现糖尿病视网膜病、糖尿病肾病等。

二、辅助检查

1.血液检查

(1)血糖:增高,随机检测血糖≥11.1 mmol/L;空腹血糖≥7.0 mmol/L。

(2)血脂:血清胆固醇、甘油三酯均可明显增高。

(3)血气分析和电解质检测:发生酮症酸中毒时血电解质紊乱,应测血 Na^+、K^+、Cl^-、CO_2CP、血 pH、血浆渗透压。

2.尿液检查

(1)尿糖:血糖超过肾阈值(>8.0～10 mmol/L)时,尿糖可阳性。

(2)尿酮体:糖尿病酮症酸中毒时尿酮体阳性。

(3)尿微量清蛋白排泄率(UAE):正常人<20 $\mu g/min$,定量分析尿中清蛋白含量可及时了解肾脏病变情况。

3.糖化血红蛋白(HbA1c)

血红蛋白在红细胞内与血中葡萄糖或磷酸化葡萄糖呈非酶化结合,形成糖化血红蛋白,可以反映红细胞半寿期即 60 d 内的血糖平均水平。正常人 < 6.5%,未治疗患儿常大于正常的 2 倍以上。糖尿病患儿血糖控制水平平均 < 8.3 mmol/L 时,HbA1c 若 < 7%为最理想的控制水平。

4.葡萄糖耐量试验(OGTT)

葡萄糖耐量试验多用于无明显症状、尿糖偶尔阳性,血糖正常或稍高的患儿协助诊断。

5.抗体检测

胰岛细胞自身抗体(ICA)、抗谷氨酸脱羧酶抗体(GAD)、酪氨酸磷酸化酶自身抗体(IA2)和胰岛素自身抗体(IAA),主要用于 1 型糖尿病的诊断与鉴别诊断。

三、诊断与鉴别诊断

1.诊断

世界卫生组织和国际青少年糖尿病联盟的糖尿病诊断标准如下:①空腹血糖 ≥7.0 mmol/L;②随机血糖≥11.1 mmol/L;③糖耐量试验中 120 min 血糖≥11.1 mmol/L。凡符合上述任何一条即可诊断为糖尿病。儿童 1 型糖尿病一旦出现临床症状、尿糖阳性、空腹血糖达 7.0 mmol/L 以上和随机血糖在 11.1 mmol/L 以上,一般不需做糖耐量试验就能确诊;而对于一个无症状的患儿进行糖尿病的临床诊断需要至少 2 个异常的、有诊断价值的、在单独 2 d 测量的葡萄糖值。

2.鉴别诊断

(1)肾性糖尿:无糖尿病症状,多在体检筛查尿常规时发现,血糖及胰岛素分泌正常。病因分为家族性或继发于慢性肾脏疾病,可见于肾小管酸中毒、肾病综合征、范可尼综合征、间质性肾炎等疾病,引起肾小管功能受损,肾糖阈降低,产生糖尿。

(2)应激性血糖增高:常见于高热、严重感染、手术、呼吸窘迫、头部外伤的患儿等,均为应激诱发的一过性高血糖,原发病消除后可恢复正常。

(3)高血糖疾病鉴别:库欣综合征、垂体生长激素瘤、嗜铬细胞瘤、胰高血糖素瘤等分泌升糖激素导致血糖升高,多有原发疾病的症状和相应的激素改变。

四、治疗

1 型糖尿病是需要终身胰岛素治疗的内分泌代谢性疾病。综合性治疗措施需要配合饮食管理,适当运动和精神心理治疗,防治并发症。中医治疗可作为儿童糖尿病的辅助手段,根据临床辨证,以改善临床证候,保证患儿正常生长发育为目的。

1.一般治疗

(1)营养管理:1 型糖尿病的饮食管理是为了使血糖能控制在要求达到的范围内,饮食应基于个人口味和嗜好,且必须与胰岛素治疗同步进行。应满足儿童生长发育和日常生活的热量需要。

(2)运动治疗:糖尿病患儿运动应在血糖控制良好后开始,并坚持每日固定时间运动,有利于热量摄入量和胰岛素用量的调节。运动前应减少胰岛素的用量或运动前后适当加餐,防止发生低血糖。

2.药物治疗

(1)胰岛素治疗

1)胰岛素制剂和作用:目前所用胰岛素从作用时间上分为速效、短效、中效和长效类。

2)胰岛素的常用剂量:新诊轻症患儿开始胰岛素治疗剂量为每日 0.5～1.0 U/kg,青春期患儿则需适当增加。胰岛素治疗方案及剂量需要个体化,参考年龄、病程、生活方式及医师经验等因素确定并调节。每日胰岛素总量的分配一般:早餐前 30％～40％、中餐前 20％～30％、晚餐前 30％、临睡前 10％。

3)胰岛素应用的注意事项:低血糖是胰岛素治疗中最易发生的并发症。当胰岛素用量过大或胰岛素注射后未能及时进餐,或餐前运动量过大均可发生低血糖。当发生低血糖时可饮用含糖饮料。此外,治疗 1 型糖尿病过程中应监控由于慢性胰岛素过量(Somogyi 现象,又称低－高血糖反应),及时调节胰岛素剂量。

(2)酮症酸中毒的治疗

1)纠正脱水、酸中毒及电解质紊乱:补液方法有 48 h 均衡补液和 24 h 传统补液。中重度脱水一般使用 48 h 均衡补液。补液量＝累积丢失量＋维持量。24 h 传统补液法应遵循先快后慢,先浓后淡的原则。

2)应用胰岛素:一般在补液后 1h 开始使用。最好用小剂量胰岛素持续静脉滴入。按每小时 0.1 U/kg 计算,加生理盐水中缓慢输入。输入 1～2 h 后,应复查血糖以调整输入量。当血糖 < 17 mmol/L 时,患儿仍不能进食,应将输入液体换成含 0.2％氯化钠的 5％葡萄糖液,以防止低血糖发生。

3)控制感染:临床上酮症酸中毒时常并发感染,应采用有效的抗生素治疗。

第二节　性早熟

性早熟是指青春期特征在儿童时期提早出现的一类性腺及体格发育表现异常的内分泌疾病,一般国际上把男孩 9 岁以前、女孩 8 岁以前出现性发育征象,归为性早熟。性发育开始的正常年龄在不同的种族之间可以有一定的差异。性早熟是儿科临床最常见的内分泌疾病之一,儿童性早熟的发病率,由于不同国家、种族及地区间的生长发育资料评估的差异,为 0.6％～1.7％,在我国沿海经济发达地区会高一些。特发性性早熟的发生率女孩明显高于男孩,男女比例为 1:5。

一、临床表现

1. 中枢性性早熟

患儿性征发育顺序与正常发育一致。部分患儿性征发育明显提前并且加速,临床称为快速进展型性早熟。女孩可先有乳房发育,扪及乳核,可有触痛,继而大小阴唇发育,阴道分泌物增多,阴毛、腋毛生长,最后月经来潮。月经初潮开始多为不规则阴道出血,亦无排卵,以后逐渐过渡到规则的周期性月经。男孩则开始出现睾丸增大(≥4 mL),逐渐阴茎增长增粗,出现勃起,并有阴毛生长、痤疮、出现变声,继而可有排精。性征发育同时可引起患儿体格发育、身高突增,骨骼生长加速,骨龄提前,骨骺可提前融合,故可造成部分患儿成年终末身高落后。临床绝大多数女孩为特发性性早熟。女性颅内肿瘤引起者早期仅表现为性早熟,后期才可见头痛、呕吐等颅内占位病变表现,若表现视觉损伤、视野缺损和其他神经系统症状常提示颅内器质性病变。部分原发性甲减的患儿虽有女孩乳房发育,男孩睾丸增大,但生长发育仍缓慢,骨龄与其他中枢性性早熟不同,多数延迟。

2.外周性性早熟

不同的病因,临床表现各不相同。

(1)外源性:摄入或接触外源性激素如误服避孕药及含性激素的食品或保健品,男、女孩均可出现乳房发育,女孩呈乳晕及小阴唇有色素沉着,阴道分泌物增多,甚至有不规则阴道出血,但停止摄入后,上述征象会逐渐自行消失。

(2)先天性肾上腺皮质增生症:在男孩引起同性性早熟,但睾丸不增大,女性为异性性早熟(假两性畸形)伴原发性闭经。但男性患儿用皮质激素替代治疗过晚或治疗不足,可进展为中枢性性早熟。

(3)多发性骨纤维发育不良伴性早熟(McCune-Albright综合征):绝大多数发病为女性,有乳房发育,不规则阴道出血等性早熟外,还伴有单侧或双侧多发性的骨纤维结构不良,表现以头面颅骨、颌骨、长骨为主(X线片),同侧肢体皮肤有片状的棕褐色色素沉着(牛奶咖啡斑),可伴有多种内分泌腺的异常。

3.部分性性早熟

(1)单纯性乳房早发育:女孩多见,大多发病于4岁以前。仅表现为乳房增大,但无乳头、乳晕增大或色素沉着,更不伴有其他性发育征象,无生长加速现象。病程往往有自限性,多数发展缓慢,可于数月至年余内回缩,但也有部分发展为中枢性性早熟。

(2)单纯性阴毛早现:男女均可发病,多见于女孩,好发于6岁左右,除阴毛外也可伴有腋毛发育,但无其他副性征出现,无性腺发育,亦无男性化表现。

二、辅助检查

1.骨龄(BA)评定

手(一般为左手)和腕部X线片,评定骨龄是了解患儿骨骼成熟程度,预测生长潜能(身高)的一个可靠手段。

2.超声检查

盆腔超声波测量女孩的卵巢的容积、结构,子宫与宫颈的比例、长度、容积和子宫内膜的厚度等有助于判断女孩内生殖器官发育的程度。腹部超声还可帮助了解睾丸的发育程度和肾上腺病变。

3.MRI与CT检查

对所有中枢性性早熟男孩、年龄过小(≤ 6岁)发病或体检中有神经系统体征的女孩均应进行头颅、垂体MRI扫描排除中枢病变。CT可协助诊断腹腔肿瘤或伴肾上腺等病变。

4.激素测定

测定基础水平FSH、LH、E_2、T、PRL有一定的临床意义,必要时需要测定经GnRH激发后FSH、LH激素水平的变化及比值,以供鉴别中枢性与外周性性早熟。性激素分泌有显著的年龄特点,其水平与发育程度显著相关。性早熟患儿性激素水平较同龄儿显著升高,伴性腺肿瘤者升高更明显。血清17羟孕酮(17-OHP)及尿17酮类固醇升高提示先天性肾上腺皮质增生可能。血T_3、T_4、TSH测定有助于判断有无原发性甲状腺功能减退。

三、诊断和鉴别诊断

1. 诊断标准

性早熟的诊断包括 3 个步骤,首先要按定义确定是否为性早熟;其次是判断性早熟是否属于中枢性或外周性;第三是寻找病因,有无器质性疾病。特发性性早熟的诊断则需要排除其他原因所致的性早熟,特别是与中枢神经系统病变、肾上腺、性腺、肝脏等肿瘤引发的性早熟相鉴别。

中华医学会儿科学分会内分泌遗传代谢学组 2007 年发布的中枢性(真性)性早熟诊治指南。

(1)第二性征提前出现。

(2)血清促性腺激素(Gn)水平升高达青春期水平。①促性腺激素基础值:如果第二性征已达青春中期程度时,LH > 5.0 IU/L,可确定其性腺轴已发动,不必做 GnRH 激发试验;②GnRH 激发试验:对性腺轴功能已启动而 Gn 基础值不升高者是重要的诊断手段;诊断 CPP:放射免疫法,LH 峰值女孩 > 12 IU/L,男孩 > 25 IU/L,LH/FSH 峰值 > 0.6~1.0;免疫化学发光测定法,(ICMA):LH 峰值 > 5.0 IU/L,LH 峰/FSH 峰 > 0.6。

(3)性腺增大:女童 B 超卵巢容积 > 1 mL,并见多个直径 > 4 mm 卵泡;男童睾丸容积≥4 mL,并随病程延长呈进行性增大。

(4)线性生长加速。

(5)骨龄超越实际年龄 1 年或 1 年以上。

(6)血清性激素水平升高至青春期水平。以上诊断依据中(1)~(3)条是重要而且是必备的。但是,如就诊时病程很短,则 GnRH 激发值有时可能达不到以上诊断值,卵巢大小亦然。对此类病例应进行随访,必要时在数月后复查以上检测。

2. 鉴别诊断

(1)中枢性器质性性早熟与特发性性早熟,一般通过 MRI 检查、激素测定可以确定,特发性性早熟无确定病因。

(2)中枢性性早熟和外周性性早熟可以通过 GnRH 兴奋试验鉴别。部分性和外周性性早熟与真性性早熟的区别在于单有乳房增大或阴毛生长,无其他第二性征发育,且不伴有生长加速及骨龄提前变化,B 超检查子宫、卵巢容积无青春期增大。

四、治疗

明确诊断,根据不同的病因给予正确的治疗方案。理想的性早熟治疗目标应是:祛除病因,控制或延缓性成熟速度,抑制性激素引起的骨骺提前成熟,防止骨骺早闭。性早熟病因不同,治疗方法也不同,部分器质性疾病(如颅内、卵巢肿瘤等)引起的性早熟不能单纯应用药物治疗,可结合外科手术治疗。

1. 一般治疗

合理的饮食,及时补充各种营养物质,加强运动,注意儿童的青春期教育以防出现焦虑和恐惧心理,必要时予以适当的心理辅导,防止出现精神心理疾病。

2. 药物治疗

促性腺激素释放激素类似物(GnRHa)是目前最理想的治疗中枢性性早熟的药物,也有采用孕酮类激素反馈抑制治疗,但效果较差,现一般较少使用。

(1)促性腺激素释放激素类似物(GnRHa):此类药物系长效合成激素,由于生物活性较天然显著提高,可导致受体降调节,竞争性抑制自身分泌的 GnRH,减少垂体促性腺激素的分泌。按 50～100 μg/kg 体质量给药,每 4 周皮下或肌内注射一次。本药除控制性征外,可以有效延缓患儿骨骺的愈合,尽早治疗可以改善患儿最终身高,部分患儿注射 GnRHa 后出现的生长减速,可加用生长激素治疗。

(2)性激素:机制是通过大剂量性激素反馈抑制下丘脑垂体激素分泌。甲地孕酮,每日 6～8 mg,每日分次服,出现疗效后减量。缺点是不规则用药可以引起撤退性出血,且单独用仅能控制性征,不能延缓骨骺愈合,若临床使用应定期随访密切监测。

第三节 生长激素缺乏症

生长激素缺乏症(growth hormone deficiency,GHD)是指下丘脑或垂体前叶功能障碍使生长激素分泌不足甚则完全缺乏,或由于 GH 分子结构异常等所致小儿身材矮小的一种内分泌疾病。根据生长激素缺乏的原因,该病可分为原发性、获得性、暂时性三种。原发性生长激素缺乏症是由于生长激素神经分泌功能障碍,或者遗传性生长激素缺陷引起的,包括 GH 基因缺陷引起的生长激素缺乏,下丘脑－垂体发育异常。获得性(继发性)生长激素缺乏症,系由于产伤、新生儿窒息、颅内肿瘤、颅内感染、放射性损伤、创伤、浸润病变等引起。暂时性生长激素缺乏症,包括体质性青春期生长延迟,社会心理性生长抑制。先天性与获得性生长激素缺乏症,有时可伴有其他垂体激素缺乏,称为多种垂体激素缺乏症,其中以伴促性腺激素缺乏最常见,其次为伴促甲状腺激素缺乏,伴促肾上腺皮质激素缺乏者最少见。

一、临床表现

1.身材矮小

患儿身高低于同年龄、同性别、同地区正常健康儿童平均身高 2 个标准差(－2SD)或处于第三百分位数以下者称为身材矮小(short stature)。出生时身高、体重可正常,一般 2～3 岁后身高增长缓慢,3 岁后每年增长低于 5 cm,身高低于正常同年龄、同性别、同地区平均身高 2 个标准差(－2SD)或者处于第三百分位数以下。典型者外观小于实际年龄,头较大而圆,面容略显幼稚,四肢躯干比例正常并与实际年龄相符,皮下脂肪堆积,特别是腹部。牙齿萌出迟缓,排列不齐,手足较小。智力发育正常。

2.相关激素缺乏症状

如伴有其他垂体激素缺乏,可出现尿崩症、伴有 ACTH 缺乏者容易低血糖,伴 TSH 缺乏者有食欲低下、少动等表现,促性腺激素缺乏者,男孩外生殖器发育不良,小阴茎等,大多性发育延迟。

3.其他

可有难产史、新生儿窒息史。器质性生长激素缺乏可见于任何年龄,并伴有原发疾病的表现。

二、辅助检查

1.GH 分泌功能测定

GH 呈脉冲性分泌并受多种因素影响,因此单次测定不能作为诊断依据。GH 储备功能测定如下。

(1)运动试验:空腹 4 h,激烈运动 20 min(跑步、跳跃),使心率 > 120 次/分钟。运动前、运动 20 min 后分别采血测 GH,GH 峰值 > 10 μg/L,可排除 GH 缺乏。运动量不足可出现假阳性结果,此类方法多作为初筛检查,GH 峰值 < 10 μg/L 需做药物激发试验。

(2)GH 激发试验:各种药物激发反应途径不同,敏感性和特异性也有差异,故常用 2 种作用不同的药物进行激发试验以助结果判断。激发试验前需禁食 8 h 以上。一般认为 2 种试验 GH 峰值均 < 5 μg/L,为完全性 GH 缺乏症;GH 峰值在 5.1~9.9 μg/L 为部分性 GH 缺乏;GH 峰值≥10 μg/L 为正常反应。

2.染色体检查

对女性矮小伴青春期发育延迟者应常规做染色体检查,以排除染色体病,如 Turner 综合征等。

3.骨龄(BA)评定

手(一般为左手)和腕部 X 线片,评定骨龄是了解患儿骨骼成熟程度,预测生长潜力(身高)的一个较为可靠的手段。

4.颅脑磁共振显像

MRI 可显示蝶鞍容积大小,垂体前、后叶大小,可诊断垂体不发育,发育不良,空蝶鞍、视中隔发育不全等,并且可发现颅咽管瘤、神经纤维瘤、错构瘤等占位性病变。

5.其他

根据临床表现可选择性检测 TSH、T_3、T_4、PRL、ACTH、皮质醇、LHRH 激发试验等,以判断有无甲状腺、性腺激素缺乏等。

三、诊断与鉴别诊断

1.诊断要点

(1)身高低于正常同种族、同龄、同性别儿童平均身高 2 个标准差,或低于第三百分位以下。

(2)每年身高增长速率,学龄期 < 5 cm,青春期 < 7 cm。

(3)骨龄较实际年龄落后 2 岁以上。

(4)两种药物 GH 激发试验,GH 峰值均 < 10 μg/L。

(5)其他:母亲妊娠期情况、出生史、喂养史、生长发育史、疾病史。并结合其他体格和实验室检查综合诊断。

2.鉴别诊断

(1)体质性青春期生长延迟:多见于男孩,出生时正常,1~5 岁内生长开始减慢,矮小,骨龄落后,性发育延迟,青春期多在 16 岁开始,最终身高达到正常。GH 激发试验正常,父母可有儿童时期身材矮小史。

(2)家族性矮小症:父母身材均矮小,患儿身高多在第三百分位数左右,生长速度≥4 cm/年,骨龄与实际年龄相仿,智力、体型及性发育正常,内分泌激素正常。

(3)宫内发育迟缓:有宫内感染、胎盘病理因素等,出生时多为足月小样儿,体重、身高均低于第10百分位数,体态匀称,骨龄正常。无家族史,内分泌激素正常。

(4)甲状腺功能减退症:身材矮小,有特殊面容、智力低下、躯体长、四肢短,上部量长,下部量短,血甲状腺素减少。

(5)染色体异常

1)Turner 综合征:身材矮小伴性发育不良,颈短、颈蹼、肘外翻、乳距宽,青春期无月经初潮。染色体检查可确诊。

2)21-三体综合征:身材矮小伴智力落后,有特殊面容,染色体检查可确诊。

(6)社会心理生长抑制:长期不良刺激导致小儿精神压抑,生长缓慢,为暂时性,生长激素水平下降,患儿可有食欲亢进,遗尿,痉挛性啼哭,易发脾气,清除不良因素后生长速度可恢复正常。

(7)骨骼发育异常:如各种骨、软骨发育不良,有特殊体态,外貌骨骼畸形。

(8)全身性疾病引起的生长发育落后:心、肝、肾等慢性疾病或长期营养不良、遗传代谢性疾病(如黏多糖、糖原累积症等)所致的生长发育落后,有相应表现。

四、治疗

1.一般治疗

合理的膳食,荤素搭配,保证足够的蛋白质、维生素、钙、锌等营养物质;保证充足的睡眠,每天 9～12 h,晚上 9 点应该上床睡觉;保证每天 1～2 h 的运动,包括打球、跳绳、跑步等。

2.药物治疗

(1)GH 替代治疗:目前对 GHD 的治疗主要采用基因重组人生长激素替代治疗。无论特发性或继发性 GH 缺乏性矮小均可用 GH 治疗。开始治疗年龄越小,效果越好。对颅内肿瘤术后导致的继发性生长激素缺乏症患儿需慎用,对恶性肿瘤或有潜在肿瘤恶变及严重糖尿病患儿禁用。治疗剂量大多采用每日 0.1 U/kg,可根据体重和反应性酌情增减剂量,于每晚睡前半小时皮下注射,可选择在上臂、大腿前侧和腹壁、脐周等部位注射。GH 治疗常见的不良反应:局部反应,抗体产生,低甲状腺素血症,股骨头滑脱与坏死,暂时性视盘水肿,颅内压升高,血转氨酶升高。

(2)IGF-1:GH 受体缺陷者(如 Laron 综合征),由于 IGF-1 产生障碍,外源性 GH 治疗无效,近年来国际上采用 IGF-1 治疗,对促进增长有一定疗效。

(3)其他激素治疗:垂体前叶多种激素不足的患儿同时给予相应激素治疗。

(4)蛋白同化类药物制剂的使用:常与生长激素并用治疗 Turner 综合征,国内大多使用司坦唑醇(康立龙),常用剂量为每日 0.025～0.05 mg/kg,需注意骨龄增长情况。

第四节　先天性甲状腺功能减退症

先天性甲状腺功能减退症(congenital hypothyroidism),是由于甲状腺激素合成不足所造成的一种疾病,其主要临床表现为体格和智能发育障碍。该病是小儿常见的内分泌疾病,根据病因的不同可分为散发性和地方性两类。散发性系先天性甲状腺发育不良、异位或甲状腺激素合成途径中酶缺陷所造成,发生率为(14～20)/10万;地方性多见于甲状腺肿流行的山区,是由于该地区水、土和食物中碘缺乏所致,随着我国碘化食盐的广泛应用,其发病率明显下降。

一、临床表现

1.新生儿期的症状

多数先天性甲状腺功能减退症患儿在出生时并无症状,其症状出现的早晚及轻重与甲状腺功能减退症的强度和持续时间有关,约有1/3患儿出生时大于胎龄儿、头围大、囟门及颅缝明显增宽,可有暂时性低体温、低心率、少哭、少动、喂养困难、易呕吐和呛咳、睡多、淡漠、哭声嘶哑、胎便排出延迟、顽固性便秘、生理性黄疸期延长、体重不增或增长缓慢、腹大,常有脐疝、肌张力减低。由于周围组织灌注不良,四肢凉、苍白、常有花纹。额部皱纹多,似老人状,面容臃肿状,鼻根平,眼距宽、眼睑增厚、睑裂小,头发干枯、发际低、唇厚、舌大,常伸出口外,重者可致呼吸困难。

2.儿童期典型表现

(1)特殊面容,表现为塌鼻、眼距宽、舌厚大常伸出口外、表情呆滞、面容水肿、皮肤粗糙、干燥、贫血貌。面色苍黄,鼻唇增厚,头发稀疏、干脆,眉毛脱落。

(2)智力发育迟缓,神经反射迟钝,言语缓慢,发音不清,声音低哑,多睡懒动。表情呆滞,视力、听力、嗅觉及味觉迟钝。有幻觉、妄想、抑郁、木僵,昏睡,严重者可精神失常。

(3)生长发育落后,骨龄落后,身材矮小,四肢短促,身体上部量大于下部量,行动迟缓,行走姿态如鸭步。可有骨痛和肌肉酸痛,肌张力低下。牙齿发育不全。性发育迟缓,青春期延迟。

(4)可有便秘,全身黏液性水肿状,心脏可扩大,可有心包积液。

3.地方性甲状腺功能减退症

因胎儿期缺碘而不能合成足量的甲状腺激素,严重地影响到中枢神经系统的发育。临床表现有两种:一种以神经系统症状为主,出现共济失调、痉挛性瘫痪、聋哑和智力低下,而甲状腺功能减退的其他表现不明显。另一种以黏液性水肿为主,有特殊的面容和体态,智力发育落后而神经系统检查正常。

二、辅助检查

1.新生儿筛查

我国1995年6月颁布的"母婴保健法"已将本病列入筛查的疾病之一。目前多采用出生后2～3 d的新生儿干血滴纸片检测TSH浓度作为初筛,结果大于20 mU/L时,再检测血清FT_4、TSH以确诊。凡TSH > 20 mU/L,T_4 < 78 nmol/L(6 μg/dL)者为筛查阳性。

2.血清T_4、T_3、TSH测定

任何新生儿筛查结果可疑或临床可疑的小儿都应检测血清T_4、TSH浓度,如T_4降低、TSH明显升高即可确诊。血清T_3浓度可降低或正常。

3.TRH刺激试验

若血清T_4、TSH均低,则疑TRH、TSH分泌不足,应进一步做TRH刺激试验:静脉注射TRH 7 μg/kg,正常者在注射20～30 min内出现TSH峰值,90 min后回至基础值。若未出现高峰,应考虑垂体病变;若TSH峰值出现时间延长,则提示下丘脑病变。

4. X 线检查

膝关节 X 线检查明确股骨骺和胫骨骺是否存在来评估宫内甲减的严重程度。儿童期做左手和腕部 X 线片,评定患儿的骨龄。患儿骨龄常明显落后于实际年龄。

5. 核素检查

采用静脉注射^{99m}Tc 后以单光子发射计算机体层摄影术(SPECT)检测患儿甲状腺发育情况及甲状腺的大小、形状和位置。

6. 甲状腺超声

甲状腺超声可评估甲状腺发育情况,有助于提高诊断准确性。

三、诊断和鉴别诊断

1. 诊断要点

根据典型的临床症状和甲状腺功能测定,诊断并不困难。但在新生儿期不易确诊,应对新生儿进行群体筛查。多数先天性甲减患儿出生时无特异性临床症状或症状轻微。对所有 TSH 升高的新生儿应仔细询问病史和体格检查,排查先天性畸形(主要是心脏相关)。并注意识别任何潜在的畸形综合征或神经发育障碍。

2. 血清 FT$_4$ 和 TSH 水平

FT$_4$ 浓度不受甲状腺结合球蛋白水平影响。若血 TSH 升高、FT$_4$ 降低者,诊断为先天性甲状腺功能减退症。TSH 升高、FT$_4$ 正常者,可诊断为高 TSH 血症。TSH 正常或降低,FT$_4$ 降低者,诊断为继发性或者中枢性甲状腺功能减退症。如果新生儿毛细血管血 TSH≥40 mU/L,同时采静脉血复查甲状腺功能,可不必等静脉血结果即可尽快起始治疗。如果新生儿毛细血管血 TSH < 40 mU/L,同时采静脉血复查甲状腺功能,若静脉 FT$_4$ 水平低于该年龄正常水平,则应立即启动治疗方案。

3. 影像学诊断

新生儿膝关节正位片显示股骨远端骨化中心出现延迟,提示可能存在宫内甲状腺功能减退症。甲状腺超声可评估甲状腺发育情况,有助于提高诊断准确性。

4. 鉴别诊断

年长儿应与下列疾病鉴别。

(1)先天性巨结肠:患儿出生后即开始便秘、腹胀,并常有脐疝,但其面容、精神反应及哭声等均正常,钡灌肠可见结肠痉挛段与扩张段。

(2)21-三体综合征:患儿智能及动作发育落后,但有特殊面容:眼距宽、外眼角上斜、鼻梁低、舌伸出口外,皮肤及毛发正常,无黏液性水肿,常伴有其他先天畸形。染色体核型分析可鉴别。

(3)佝偻病:患儿有动作发育迟缓、生长落后等表现。但智能正常,皮肤正常,有佝偻病的体征,血生化和 X 线片可鉴别。

(4)骨骼发育障碍性疾病:如骨软骨发育不良、黏多糖病等都有生长迟缓症状,骨骼 X 线片和尿中代谢物检查可资鉴别。

四、治疗

由于先天性甲减发病率高,在生命早期对神经系统功能损害重且其治疗容易、疗效佳,因此早期诊断、早期治疗至为重要。

1. 一般治疗

对于先天性甲低患儿由于孩子生长发育迅速,要保证足够的蛋白质,采用加碘食盐,多吃海产品,还应及时补充多种营养物质,如钙片、铁剂、B 族维生素、维生素 C、维生素 A、维生素 D 等,尤其是 B 族维生素。有黏液性水肿,心包积液者,需卧床休息。

2. 药物治疗

(1)胎儿甲状腺功能减退症的治疗:由于羊水周转快,且 T_3、T_4 很容易被胎儿吸收,故对产前检查可疑先天性甲状腺功能减退症胎儿可行羊膜腔内注射 T_4 或者 T_3 进行治疗,或直接给胎儿及宫内注射甲状腺激素。

(2)甲状腺素替代治疗:甲状腺功能减退症一经确诊,应立即开始中西医结合治疗,治疗越早对脑发育越有利,并须足量足疗程治疗,即使怀孕也不例外。治疗开始之后,应定期复查血中甲状腺激素及 TSH。开始每周查一次,血中激素浓度达到正常范围之后,每 3 个月复查一次;病情稳定后,6 个月至 1 年复查一次。每年必须检查腕骨 X 线片,观察骨龄的发育。在治疗一段时间后,有些患儿必须排除暂时性甲状腺功能减退症的可能,一般在持续用药 1 个月至数月后,暂时停药观察 T_3、T_4 及 TSH 变化,若 T_4、TSH 在正常水平则为暂时性甲状腺功能减退症,可以停药,若 T_4 低、TSH 高则为永久性甲状腺功能减退症,应继续治疗。甲状腺发育不良者需治疗时间更长。有家族性酶缺陷引起的甲减还应补碘。

甲状腺制剂有两种:①L-T_4(左旋-甲状腺素钠):100 μg 或 50 μg/片,含 T_4,半衰期为一周,每日仅有 T_4 浓度的小量变动,血清浓度较稳定,每日服一次即可。婴儿用量为每日 8~14 $\mu g/kg$,儿童为每日 4 $\mu g/kg$。②甲状腺片:40 mg/片,是从动物中提取出来的,含 T_3、T_4,若长期服用,可使 T_3 升高,使用时要予以注意。甲状腺片 40 mg 相当于 L-甲状腺素钠 100 μg。开始量应从小至大,间隔 1~2 周加量一次,直至临床症状改善,血清 T_4、TSH 正常,即作为维持量使用。药量过小,会影响智力及体格发育。

先天性甲状腺功能减退症的预后与开始治疗的年龄密切相关,诊断愈早、治疗愈早、预后愈好。如果出生后 3 个月内开始治疗,预后较佳,智能绝大多数可达到正常;如果未能及早诊断,而在 6 个月后才开始治疗,虽然给予甲状腺素可以改善生长状况,但是智能仍会受到严重损害。

第十八章 小儿感染及常见传染性疾病

第一节 幼儿急疹

幼儿急疹(exanthema subitum,ES)又称婴儿玫瑰疹(roseola infantum,RI),是人类疱疹病毒6型或7型引起的急性传染病,是婴幼儿时期常见的发疹性疾病。一年四季均可发生,但好发于冬春季。其特征为高热3～5 d后,体温下降,皮疹出现。预后较好,得病后获得持久免疫力,很少二次得病。

一、临床表现

幼儿急疹多发生于2岁以下的婴幼儿,潜伏期1～2周,平均10 d。起病急,无前驱症状。

1. 发热

常突然发生高热,体温39℃～40℃以上,患儿在高热期间一般情况良好是本病的特征之一,发热持续3～5 d体温下降至正常。全身症状轻微,呼吸道症状以咽炎多见,消化功能紊乱较常见,部分患儿颈部淋巴结肿大。

2. 出疹

热退的同时或次日出皮疹。典型皮疹为红色斑丘疹,直径2～4 mm,压之褪色,很少融合。分布于头面部、颈部及躯干部,24 h内渐波及四肢,持续3～4 d消退,无鳞屑及色素沉着,皮疹无需特殊处理,可自行消退。

3. 其他症状

其他症状包括眼睑水肿、前囟隆起、流涕、腹泻、食欲减退等。部分患儿颈部淋巴结肿大。

二、辅助检查

1. 血常规检查

白细胞总数减少,伴中性粒细胞减少,淋巴细胞计数增高,最高可达90%以上。

2. 病毒分离或PCR(聚合酶链反应)检测

病毒DNA病毒抗原检测适于早期诊断,但病毒血症维持时间短,很难做到及时采取标本。

3. 病毒抗体的测定

病毒抗体的测定是目前最常用和最简便的方法。IgM抗体阳性,高滴度IgG以及恢复期IgG抗体4倍增高等均可说明人类疱疹病毒HHV-6、7感染的存在。当从脑脊液内测到IgM抗体或IgG抗体时,提示中枢神经系统感染的存在。IgM抗体一般产生于感染后5 d,可持续存在2～3周,IgG抗体于感染后7 d产生,4周后达高峰,可持续长时间。但由于疱疹病毒之间存在一定抗原交叉,其他疱疹病毒感染也可引起抗体增高,可用抗补体免疫荧光试验加以鉴别。

三、诊断与鉴别诊断

1. 诊断要点

2 岁以下的婴幼儿突然高热,无其他系统症状,热退时出现皮疹,应该考虑此病。确定诊断主要依据是血清抗 HHV-6 和抗 HHV-7 抗体的检测。

2. 鉴别诊断

(1)麻疹:幼儿急疹症状较轻,患儿在发热期间精神、食欲均较好,其特点是热退疹出。而麻疹大多精神倦怠,不思饮食,具有卡他症状等。当疹出时热势更盛,其疹子的发出一般是从头面、发际开始,遍及全身,出疹时间也比幼儿急疹长。

(2)风疹:两者皮疹相似,但风疹患儿热度不高,发热的同时出现皮疹,耳后和枕部淋巴结肿大更明显。而幼儿急疹是高热 3～5 d 后热退疹出。

(3)水痘:发热 1～2 d 内分批出现全身性皮疹,其分布呈向心性;皮疹在 1～2 d 内经历由斑疹、丘疹、疱疹,继以枯干结痂的阶段,各阶段不同的形态皮疹可同时并存于患儿身体的同一部位。

(4)川崎病:常见持续性发热,5～11 d 或更久,体温常达 39 ℃以上,抗生素治疗无效,常见双侧结膜充血,口唇潮红,有皲裂或出血,见杨梅样舌,指趾末端呈硬性水肿,手掌和足底早期出现潮红,10 d 后出现特征性趾端大片状脱皮,出现于甲床皮肤交界处,还有急性非化脓性一过性颈淋巴结肿胀,发热不久(1～4 d)可出现斑丘疹或多形红斑样皮疹,偶见痱疹样皮疹。

四、治疗

本病一般不重,具有自限性,主要是一般和对症处理。

1. 对症治疗

(1)高热时可给予物理降温或退热剂对乙酰氨基酚、布洛芬降温治疗。

(2)出现高热惊厥时给予降温、镇静止惊。

(3)皮疹一般不需特殊治疗。

2. 社区康复

注意保持患儿充足的睡眠,合理饮食,饮食宜清淡,忌辛辣刺激性食物。如果母乳喂养,乳母应注意加强营养,适当增加高蛋白的食物,同时多吃蔬菜、水果类等富含维生素和纤维素的食物。

第二节　流行性感冒

流行性感冒(influenza),简称流感,是由流感病毒引起的急性呼吸道传染病,病原体为甲、乙、丙三型流行性感冒病毒,通过飞沫传播,传播性强,人群普遍易感,临床上有突然高热、乏力,全身肌肉酸痛和轻度呼吸道症状,病程短,有自限性,伴有慢性呼吸道疾病或心脏病患儿易并发肺炎。流感在流行病学上最显著特点为:突然爆发,迅速蔓延,波及面广,具有一定的季节性(我国北方流行一般均发生在冬季,而南方多发生在夏季和冬季)。

一、临床表现

1. 轻型

一般健康儿童流感多为轻型表现,潜伏期一般为 1~7 d,无并发症者症状多在 3~7 d 缓解,但咳嗽和体力恢复常需 1~2 周。

(1)多突然起病,主要症状为发热,体温可达 39℃~40℃,可有畏寒、寒战,多伴头痛、全身肌肉酸痛、极度乏力、食欲减退等全身症状,常有咳嗽、咽痛、流涕或鼻塞,少部分出现恶心、呕吐、腹泻,儿童消化道症状多于成人。

(2)婴幼儿:流感症状多不典型。

(3)新生儿:流感少见,易合并肺炎,常有脓毒症表现,如嗜睡、拒奶、呼吸暂停等。

2. 重症

患儿病情进展迅速,多在 5~7 d 出现肺炎,体温持续在 39℃以上,呼吸困难伴顽固性低氧血症,可迅速进展为急性呼吸窘迫综合征(ARDS)、脓毒症、感染性休克、心力衰竭、心脏停搏、肾衰竭,甚至多器官功能障碍。其首要死亡原因为呼吸系统并发症。合并细菌感染增加流感病死率,常见细菌为金黄色葡萄球菌、肺炎链球菌及其他链球菌菌属。

二、辅助检查

1. 血常规

白细胞总数正常或减少、淋巴细胞计数及比率增高。C 反应蛋白(CRP)可正常或轻度增高。合并细菌感染时,白细胞及中性粒细胞计数增多。

2. 病原学和血清学检查

病原学和血清学检查包括病毒抗原检测、核酸检测、血清抗体检测和病毒分离与检测。病毒抗原和核酸检测用于疾病的早期快速诊断,是临床上主要的流感实验室诊断方法;血清抗体检测主要用于回顾性诊断,当患儿恢复期血清较急性期血清特异性抗体滴度有 4 倍或 4 倍以上升高时具有诊断价值;病毒分离是流感病例确诊的金标准。

三、诊断与鉴别诊断

1. 诊断要点

(1)流感样病例:发热(腋下体温≥38.5℃),伴咳嗽或咽痛之一,缺乏实验室确定诊断为某种疾病的依据。

(2)疑似流感病例:在流感流行季节,符合下列情况之一者,可考虑疑似流感病例:①发热伴急性呼吸道症状和(或)体征(婴幼儿和儿童可只出现发热,不伴其他症状和体征);②发热伴基础肺疾病加重;③住院患儿在疾病恢复期又出现发热,伴或不伴呼吸道症状。在全年任何时候,出现发热伴呼吸道症状,并且发病前 7 d 与流感确诊病例有密切接触者,应高度怀疑为流感患儿,需及时安排流感病原学检查。

(3)确诊流感病例:符合上述疑似流感病例诊断标准,有以下 1 项或以上实验室检测阳性者,可以确诊流感:①流感病毒核酸检测阳性(可采用 Real timeRT-PCR 或 RTPCR 方法);②流感病毒快速抗原检测阳性,结合流行病学史判断;③流感病毒分离培养阳性;④恢复期较急性期血清抗流感病毒特异性 IgG 抗体水平呈 4 倍或 4 倍以上升高。

(4)重症流感病例:流感病例出现下列 1 项或 1 项以上情况者,为重症流感病例:①神志改变:反应迟钝、嗜睡、烦躁、惊厥等;②呼吸困难和(或)呼吸频率增快:5岁以上儿童 > 30次/分钟,1～5岁 > 40次/分钟,2～12月龄 > 50次/分钟,新生儿至2月龄 > 60次/分钟;③严重呕吐、腹泻,出现脱水表现;④少尿:儿童尿量 < 0.8 mL/(kg·h),或每日尿量婴幼儿 < 200 mL/m²,学龄儿童 < 400 mL/m²,14岁以上儿童 < 17 mL/h,或出现急性肾衰竭;⑤动脉血压 < 90/60 mmHg(1 mmHg＝0.133 kPa),脉压 < 30 mmHg;⑥动脉血氧分压(PaO_2) < 60 mmHg或氧合指数(PaO_2/FiO_2) < 300mmHg;⑦胸片显示双侧或多肺叶浸润影,或入院48 h内肺部浸润影扩大≥50%;⑧肌酸激酶(CK)、肌酸激酶同工酶(CK-MB)等酶水平迅速增高;⑨原有基础疾病明显加重,出现脏器功能不全或衰竭。

2.鉴别诊断

(1)呼吸道感染:起病较缓慢,症状较轻,无明显中毒症状,血清学和免疫荧光等检验可明确诊断。

(2)流行性脑脊脑膜炎(流脑):流脑早期症状往往类似流感,但流脑有明显的季节性,儿童多见,早期有剧烈头痛,脑膜刺激症状,皮肤瘀点等均可与流感相鉴别,脑脊液检查可明确诊断。

四、治疗

临床评估患儿的一般状况、疾病的严重程度、症状起始时间及当地流感流行状况等,以确定治疗方案。在发病48 h内尽早开始抗流感病毒药物治疗,合理使用对症治疗药物,避免盲目或不恰当使用抗生素。

1.一般治疗

呼吸道隔离1周或至主要症状消失。宜卧床休息,多饮水,给予易消化的流质或半流质饮食,保持鼻咽及口腔清洁,补充维生素C、维生素B₁等,预防并发症。

2.对症治疗

(1)对发热、头痛者应予对症治疗;但不宜使用含有阿司匹林的退热药,因为该药可能与Reye综合征的发生有关。

(2)伴随有高热、食欲缺乏、呕吐的患儿应予以静脉补液。补液速度要根据患儿的身体条件、药物性质、补液的总量三个方面来考虑的,要随时观察有无胸闷、气短、心跳快等症状,液体补充速度太快会使心脏负担加重,引起心力衰竭、肺部水肿等严重症状。

3.抗流感病毒药物

(1)神经氨酸酶抑制剂:目前我国批准上市并在临床上主要使用的是口服奥司他韦、吸入扎纳米韦和静脉使用的帕拉米韦氯化钠注射液。最佳给药时间是流感症状出现48 h内,症状出现96 h后给药也有疗效。推荐使用:凡实验室病原学确认或高度怀疑,且有发生并发症高危因素的患儿,不论基础疾病、流感疫苗免疫状态及流感病情严重程度,都应当在发病48 h内给予治疗;实验室确认或高度怀疑流感的住院患儿,不论基础疾病、流感疫苗免疫状态,如果发病48 h后标本流感病毒检测阳性,亦推荐应用抗病毒药物治疗。考虑使用:临床怀疑流感存在并发症高危因素、发病 > 48 h病情无改善和48 h后标本检测阳性的流感门诊患儿;临床高度怀疑或实验室确认流感、无并发症危险因素、发病 < 48 h就诊、但希望缩短病程并进而减低可能出现并发症的危险性,或者与流感高危患儿有密切接触史的门诊患儿,可以考虑使用抗病毒药物治疗,其中症状显著且持续 > 48 h的患儿也可以从抗病毒治疗中获益。

推荐剂量和用法:奥司他韦在早产儿使用剂量要低于足月儿,胎龄 < 38周婴儿,每次剂量

1.0 mg/kg,每日 2 次;胎龄 38～40 周婴儿,每次剂量 1.5 mg/kg,每日 2 次;＞40 周胎龄,每次 3.0 mg/kg,每日 2 次。对于极早产儿(＜28 周胎龄),应咨询儿科专业医师,但其在早产儿中的安全性及疗效尚无前瞻性研究评价。不良反应:奥司他韦不良反应包括胃肠道症状、咳嗽、支气管炎、疲劳及神经系统症状(头痛、失眠、眩晕)。扎纳米韦为吸入剂,不良反应较少,主要为鼻部症状,偶可引起支气管痉挛和过敏反应,有支气管哮喘等基础疾病的患儿要慎重使用。帕拉米韦常见的不良反应为粒细胞计数降低、腹泻和呕吐。

(2)M₂ 离子通道阻滞剂:仅对甲型流感病毒有效,包括金刚烷胺和金刚乙胺,不良反应主要见于神经系统,有神经质、焦虑、注意力不集中和轻度头痛等,不推荐单独应用治疗及预防甲型流感病毒感染。

(3)耐药及临床用药选择:流感病毒随季节变换很容易产生耐药菌株。对奥司他韦治疗无反应或曾经使用奥司他韦预防流感无效的患儿,以下患儿可以考虑使用扎纳米韦替代奥司他韦抗病毒治疗。

4.重症病例

积极治疗原发病,防治并发症,进行有效的器官支持治疗。包括呼吸支持、循环支持、肾脏支持、营养支持,注意治疗和预防胃肠道功能衰竭,纠正内环境紊乱,出现其他脏器功能损害时,给予相应支持治疗。糖皮质激素治疗重症流感患儿目前尚无循证医学证据,流感病毒感染的患儿全身使用大剂量激素会带来严重不良反应,如继发感染和增加病毒复制,仅在血流动力学不稳定时使用,对感染性休克需要使用血管加压药治疗的患儿,可以考虑使用小剂量激素,一般使用甲泼尼龙 1～2 mg/(kg·d)或氢化可的松 5～10 mg/(kg·d)静脉滴注。

第三节　手足口病

手足口病(hand,foot and mouth disease)是由多种肠道病毒引起的常见儿童急性传染病,以婴幼儿发病为主,夏秋季节多见,临床以发热和手、足、口腔等部位的皮疹、疱疹或溃疡为主要特征。绝大部分患儿发病一周左右自行缓解,少数患儿可发展为重症,个别重症患儿病情进展快,可发生死亡。

一、临床表现

潜伏期 2～10 d,平均 3～5 d。病程一般 7～10 d。

1.普通病例

急性起病,可伴有低热、口痛、厌食。手、足、口、臀部可出现斑丘疹或疱疹。皮疹具有不痛、不痒、不结痂、不结疤的特征。手、足、口病损在同一个患儿不一定全部出现。疱疹周围有炎性红晕,疱内液体较少。皮疹一周内消退。

2.重症病例

少数病例(尤其是小于 3 岁者)病情进展迅速,在发病 1～5 d 左右出现脑膜炎、脑炎(以脑干脑炎最为凶险)、脑脊髓炎、肺水肿、循环障碍等,极少数病例病情危重,可致死亡,存活病例可留有后遗症。

(1)神经系统表现:并发中枢神经系统疾病时可见精神差、嗜睡、易惊、头痛、呕吐、谵妄甚至昏迷;肢体抖动、肌阵挛、眼球震颤、共济失调、眼球运动障碍;无力或急性弛缓性麻痹;惊厥。查体可见脑膜刺激征,腱反射减弱或消失,巴氏征阳性。合并有中枢神经系统症状以2岁以内患儿多见。

(2)呼吸系统表现:并发肺水肿时有呼吸浅促、呼吸困难或节律改变,口唇发绀,咳嗽,咳白色、粉红色或血性泡沫样痰液;肺部可闻及湿啰音或痰鸣音。

(3)循环系统表现:并发心肌炎时可见面色苍灰、皮肤花纹、四肢发凉,指(趾)发绀;出冷汗;毛细血管再充盈时间延长。心率增快或减慢,脉搏浅速或减弱甚至消失;血压升高或下降。

二、辅助检查

(1)外周血白细胞数减低或正常,重症病例白细胞计数明显升高。尿、便一般无异常。

(3)重症病例高血糖,肌钙蛋白Ⅰ升高。

(3)病原学检查:柯萨奇病毒 A16 和肠道病毒 EV71 型等肠道病毒特异性核酸阳性或分离到肠道病毒。咽拭子、疱疹液或粪便标本阳性率较高。急性期与恢复期血清柯萨奇病毒 A16 和肠道病毒 EV71 型等肠道病毒中和抗体滴度有 4 倍以上的升高。

三、诊断与鉴别诊断

1.诊断要点

根据流行病学史,好发夏秋季节,常在婴幼儿集聚的场所发生。临床表现为初起发热,继而口腔、手、足等部位黏膜、皮肤出现斑丘疹及疱疹样损害,一般临床诊断较容易。确诊时须有病原学的检查依据。

2.鉴别诊断

(1)单纯疱疹性口炎:四季均可发病,由单纯疱疹病毒引起,以散发病例为主。口腔黏膜出现疱疹及溃疡。但没有手、足部疱疹。

(2)疱疹性咽峡炎:主要由柯萨奇病毒引起,患儿发热、咽痛,口腔黏膜出现散在灰白色疱疹,周围有红色,疱疹破溃形成溃疡。病变在口腔后部,如扁桃体前部、软腭、悬雍垂,很少累及颊黏膜、舌、龈。不典型的患儿须做病原学及血清检查。

(3)水痘:水痘疱疹呈向心性分布,躯干、头面多,四肢少,疱疹呈椭圆形,较手足口病疱疹大,且壁薄易破,疱浆清亮。

四、治疗

1.对症治疗

(1)做好口腔护理,可用生理盐水清洁口腔。

(2)手足部皮疹初期可涂炉甘石洗剂,待有疱疹形成或疱疹破溃时可涂 0.5% 碘伏。

(3)可适当补充 B 族维生素、维生素 C 等。

2.重症治疗

(1)密切监测病情变化,尤其是脑、肺、心等重要脏器功能;危重患儿特别注意监测血压、血气分析、血糖及胸片。

(2)注意维持水、电解质、酸碱平衡及对重要脏器的保护。

（3）有颅内压增高者可给予甘露醇等脱水治疗，重症病例可酌情给予甲基泼尼松龙、静脉用丙种球蛋白等药物。

（4）出现低氧血症、呼吸困难等呼吸衰竭征象者，宜及早进行机械通气。

（5）维持血压稳定，必要时适当给予血管活性药物。

（6）其他重症处理：如出现 DIC、肺水肿、心力衰竭等，应给予相应处理。

（7）预防继发感染。

3.中药成药

（1）小儿豉翘清热颗粒：6 个月至 1 岁 1～2 g；1～3 岁 2～3 g；4～6 岁 3～4 g；7～9 岁 4～5 g；≥10 岁 6 g，每日 3 次。

（2）蒲地蓝消炎口服液：< 1 岁 1/3 支；1～3 岁 1/2 支；3～5 岁 2/3 支；> 5 岁 1 支，每日 3 次。

第四节　流行性腮腺炎

一、概述

流行性腮腺炎是腮腺炎病毒引起的急性呼吸道传染病，其特点为腮腺非化脓性肿胀、疼痛，发热伴咀嚼受限，并可累及各种腺体组织或脏器。

二、诊断

（一）流行病学

患儿和隐性感染者是主要传染源。主要通过飞沫传播。全年均可发病，但以冬春季为高峰，呈流行或散发。患病后有持久的免疫力。发病者以 5～9 岁发病率最高。发病前 7～10 d 常有与腮腺炎患儿接触史。

（二）症状和体征

（1）发热：常有低热，伴有畏寒、食欲下降和全身不适等症状。

（2）腮腺肿大：咀嚼时耳下（腮腺部）疼痛，食欲减退。病程 1～2 d 内出现腮腺肿大，通常先发于一侧，以耳垂为中心，向前、后、下发展，边缘不清，同时伴周围水肿，表面灼热并有触痛。因腮腺管发炎部分阻塞，故进酸性食物促使腺体分泌而疼痛加剧。1～4 d 后对侧也可肿大，也有仅限于一侧者。

（3）腮腺管口（颊黏膜上颌第 2 磨牙处）红肿：压之无脓液分泌。腮腺肿大多在 1～3 d 达高峰，持续 4～5 d 后逐渐消退，全程 10～14 d。

（4）颌下腺、舌下腺肿大：可见舌及颈部肿胀，可触及肿大的颌下腺。少数仅有颌下腺或舌下腺肿大而无腮腺肿大，易被误诊。

（三）并发症

流行性腮腺炎预后好，但注意并发症的发生。

(1)脑膜炎(占 20%～30%):腮腺肿大后 7～10 d 发生,表现为头痛、嗜睡、频繁呕吐,可有脑膜刺激征,严重者抽搐,昏迷。

(2)胰腺炎:较少见,常发生在腮腺肿大后 3～7 d,以中上腹剧痛和压痛为主要症状,伴发热、恶心、呕吐、腹泻或便秘。血清淀粉酶升高做参考。

(3)睾丸炎:双侧睾丸炎可能是将来男性不育症原因之一。所以对男性患儿注意睾丸查体及询问病史。

(四)实验室检查

(1)血常规:白细胞计数正常或稍有增加,淋巴细胞相对增多。有并发症时白细胞计数增高。

(2)血清和尿淀粉酶测定:患儿在疾病早期即有血清和尿淀粉酶增高。淀粉酶增高程度往往与腮腺肿胀程度成正比。

(3)血清学检查:特异性 IgM 抗体阳性,可做早期诊断。

三、治疗

(一)一般治疗

因其为自限性疾病,一般不需特殊处理,大多数患儿门诊部治疗。丙种球蛋白及胎盘球蛋白预防均无效。注意卧床休息,进食易消化食物,避免酸性食物,保持口腔清洁,补充维生素,多喝水,促进毒素的排出和有利于降温。口服板蓝根冲剂。

(二)抗病毒治疗

对重症患儿可选用以下药物。

(1)利巴韦林:10 mg/(kg·d),肌内注射或加葡萄糖液静脉滴注。

(2)阿昔洛韦:5～10 mg/(kg·d),分 2～3 次口服。

(3)α-干扰素:100 万～300 万单位,肌内注射,隔日 1 次。

(三)对症治疗

(1)退热:可给予退热药阿司匹林口服或肌内注射柴胡注射液。

(2)必要时可用镇静药,并加用肾上腺皮质激素。

(3)腮腺炎局部疼痛明显可以外敷消炎拔毒膏;应用去刺的仙人掌外敷;芦荟汁外敷等。

(4)并发症的治疗:脑膜炎脑膜脑炎时可短期使用肾上腺皮质激素,应用脱水药等。并发胰腺炎时应禁食,静脉补充液体及电解质。睾丸炎时用丁字带将阴囊托起,局部间歇冷敷可减少疼痛。

第十九章　小儿血液系统疾病

第一节　营养性缺铁性贫血

营养性缺铁性贫血又称营养性小细胞性贫血,为体内缺乏铁质,使血红蛋白合成减少所致。此种贫血为小儿贫血中最常见的一种,尤以婴幼儿发病率最高。营养性缺铁性贫血是我国儿童重点防治的四病之一。临床表现以低色素性小细胞性贫血,血清铁减少等为其特点。铁剂治疗效果良好。

一、病因

婴幼儿期是生长发育最旺盛的时期,如果饮食中铁的含量不够,消化道吸收的铁不足以补充血容量和红细胞的增加,即可发生贫血。其发病原因与以下因素有关。

(一)铁的储存不足

胎儿晚期由母体所获得的铁和出生后红细胞生理破坏所释放的铁,一般只够生后3～4个月之需。故早产儿、多胎、孕妇缺铁及出生后脐带结扎过早等均易使小儿发生贫血。

(二)铁的入量不足

饮食中铁的供给不足是导致缺铁性贫血的重要原因。人奶和牛奶含铁量均低,不够婴儿所需,如果用奶类喂养又不及时添加含铁较多的辅食,则易发生缺铁性贫血。幼儿及年长儿因偏食也可导致铁不足而发病。

(三)铁的吸收、利用障碍

正常红细胞衰老破坏后所释放的铁质,几乎全部在体内贮存,重新被利用。由食物中供给的铁质,均在小肠内吸收,然后与蛋白结合成铁蛋白,吸收入血,以供组织利用。当小儿患急、慢性感染以及长期腹泻、呕吐等疾病,均可影响铁的吸收和利用。

(四)铁的丢失或消耗过多

钩虫病、肠息肉、憩室可致失血。长期反复感染性疾病致消耗过多而引起贫血。

二、临床表现

任何年龄均可发病,以6个月至2岁者最多见。发病缓慢,多不能确定发病日期,不少患儿因其他疾病就诊时才被发现患有本病。

(一)一般表现

皮肤、黏膜逐渐苍白,以口唇、口腔黏膜及甲床最为明显。易烦躁哭闹或精神不振,疲乏无力,不爱活动,食欲减退。年长儿可诉头晕、眼花、耳鸣等。

(二)造血器官表现

由于骨髓外造血反应,肝、脾、淋巴结常轻度肿大。年龄越小,病程越久,贫血越重,则肝脾大越明显。

（三）其他症状和体征

食欲减退,拒加辅食,时有呕吐或腹泻,少数有异食癖。有些患儿表现有口腔黏膜发炎,舌乳头萎缩。呼吸、脉搏加快,心前区往往可听到收缩期杂音。贫血严重者可有心脏扩大,甚至并发心力衰竭。

三、治疗

（一）一般治疗

加强护理,保证充分的休息,避免交叉感染,积极防治原发病及并发症。应根据胃肠功能逐渐添加营养。轻度贫血往往通过改善喂养可以逐步恢复,但中度以上贫血,必须配合药物治疗,方能奏效。

（二）铁剂治疗

铁剂是治疗营养性小细胞性贫血的特效药,种类很多,吸收程度不同,用药剂量不等,投药方法也不一样。二价铁较三价铁容易吸收,临床上多采用二价铁。硫酸亚铁含铁量约为20％。富马酸铁含铁量约为33％,亦可配成2.5％硫酸亚铁合剂,便于小儿服用。但该药不宜存放过久,以免氧化为三价铁而影响吸收,降低疗效。如用10％枸橼酸铁铵溶液(三价铁),剂量亦为每日每千克体质量2 mL,分3～4次口服。铁的用量,每日4.5～6 mg/kg为宜。应用此量可达到吸收的最高限度,超过此量吸收率反而下降,并增加刺激胃黏膜作用,因而大量无益。一般用至血红蛋白正常后再继续服用1个月左右,以增加铁的贮存。服用铁剂最好从小剂量开始,避免空腹服用,以免刺激胃黏膜而引起恶心、呕吐等不良反应。也可加服胃蛋白酶合剂、维生素C等,均有利于铁剂的吸收。但不宜与牛奶、茶叶、咖啡及钙剂等同时服用,以免影响铁的吸收。口服铁剂后有胃肠严重反应或有胃肠疾病影响铁的吸收,或者口服疗效不满意时,可注射铁剂。常用有右旋糖酐铁;静脉注射有含糖氧化铁。由于铁剂注射副作用较多(表现为恶心、呕吐、腹泻、脱水,重者可发生循环衰竭、休克、昏迷等),临床上应慎用。经铁剂治疗后,网织红细胞迅速增加,常在5～10 d达高峰。若用药1周后,网织红细胞不升,则应考虑诊断是否正确,或有无并发感染等因素。

（三）输血

一般不需输血治疗。重度贫血并有心力衰竭或合并感染者,应采取少量多次的输血方法。每次输血量不超过7 mL/kg。输血速度应慢。

（四）其他疗法

去除病因是根治贫血的关键。慢性失血常是血象不能恢复正常的原因。急慢性感染常妨碍血常规上升,因此应该积极治疗合并症,去除发病原因。

第二节　再生障碍性贫血

再生障碍性贫血简称再障,是由于各种物理、化学、生物因素或不明原因引起的骨髓造血干细胞和骨髓造血微环境严重受损而导致的骨髓造血功能减低或衰竭的疾病。临床以贫血、出血、感染、全血细胞减少为特征。再障可分为先天性和获得性两大类,本节主要叙述获得性再障。

一、临床表现

1.贫血

贫血常表现为逐渐加重的面色苍白、疲乏无力、食欲下降,活动后出现气促、心悸、头晕、耳鸣。

2.出血

因血小板减少可引起皮肤出血点及淤斑、鼻出血、牙龈出血,严重者可出现内脏出血如便血、呕血及血尿。当血小板$<10\times10^9$/L时,易发生颅内出血,是引起患儿死亡的主要原因之一。

3.感染

中性粒细胞减少(粒细胞绝对计数$<1.0\times10^9$/L)常并发感染,以呼吸道感染最常见。粒细胞缺乏者(粒细胞绝对计数$<0.5\times10^9$/L)易并发败血症,病原体以革兰阴性杆菌和金黄色葡萄球菌为主,也易出现绿脓杆菌、阴沟肠杆菌等耐药菌株感染,且感染不易控制。反复应用广谱抗生素可继发真菌感染。感染也是引起患儿死亡的重要原因。

4.体检

一般无肝、脾、淋巴结肿大,但因肝炎所致再障者可有肝大。

5.临床分型

(1)重型再障-Ⅰ型(SAA-Ⅰ):也称为急性再障。临床起病急,贫血呈进行性加剧,常伴严重感染和内脏出血。血常规除血红蛋白下降较快外,须具备下列3项中2项:①网织红细胞$<1\%$,网织红细胞绝对值$<15\times10^9$/L;②中性粒细胞绝对值$<0.5\times10^9$/L;③血小板计数$<20\times10^9$/L;④骨髓象呈多部位增生减低,三系造血细胞明显减少,非造血细胞增多(如脂肪细胞增多)。如增生活跃,须有淋巴细胞增多。骨髓小粒中非造血细胞及脂肪细胞增多。

(2)重型再障-Ⅱ型(SAA-Ⅱ):临床起病时表现同慢性再障,但在病程中病情进行性恶化,临床表现、血常规及骨髓象与急性再障相似,称为重型再障-Ⅱ型。

(3)慢性再障:起病缓慢,贫血、感染和出血均较轻。外周血血红蛋白下降速度较慢,网织红细胞、白细胞、中性粒细胞和血小板值较上述重型再障-Ⅰ型为高。骨髓象:三系或二系减少,至少一个部位增生不良;如增生良好,红系中常有晚幼红细胞比例升高,巨核细胞明显减少;骨髓小粒中非造血细胞及脂肪细胞增加。

二、实验室检查

1.血常规

呈全血细胞减少。血小板下降常最早出现,但无出血发生时一般难以察觉。白细胞计数降低以中性粒细胞降低为主,淋巴细胞比例相对增高。血红蛋白和红细胞成比例下降,呈正细胞、正色素贫血。

2.骨髓象

有核细胞增生低下或极度低下,三系造血细胞减少,红系和粒系比例明显降低,早期造血细胞阙如,巨核系减少尤其显著,多数患者全片无巨核细胞。淋巴细胞比例明显增高,均为成熟淋巴细胞。骨髓小粒内非造血细胞如网状细胞、浆细胞、组织嗜碱细胞、肥大细胞等增多,比例可高达 80%～90%。

3.其他检查

(1)铁代谢:由于骨髓红系增生低下,铁利用减少及反复输血可使血清铁蛋白升高以及血清铁增高、血清总铁结合力下降、运铁蛋白饱和度增高。

(2)胎儿血红蛋白(HbF),多数患儿 HbF 轻度增高。

三、治疗

治疗原则为祛除病因、早期诊治、分型治疗、对症支持及坚持治疗。

1.祛除病因

获得性再障的发病可能与某些药物及毒物(氯霉素类,磺胺类,非甾体抗炎药如保泰松,抗疟药,杀虫剂,苯,射线等)有关,应避免再使用或脱离接触。由病毒感染如肝炎病毒引起者应积极治疗病毒感染。

2.对症支持治疗

严重贫血(Hb<60 g/L)应输血,最好输注红细胞悬液或浓缩红细胞,尽量避免输注全血。当血小板<20×10⁹/L 并有出血倾向时应输注血小板。并发感染时应予以广谱抗生素抗感染,注意应当选择对金色葡萄球菌和绿脓杆菌有效的抗生素。

3.分型治疗

重型再障以免疫抑制治疗为主,慢性再障以雄激素治疗为主。

(1)免疫抑制治疗:可采用抗胸腺细胞球蛋白(ATG)/抗淋巴细胞球蛋白(ALG)、环孢素A(CSA)、大剂量甲泼尼龙(HDMP)治疗。ATG/ALG 是目前治疗再障的各类免疫抑制剂中疗效最为满意的,但价格昂贵,不良反应大。CSA 治疗再障与 ATG/ALG 疗效相当,且使用方便(可口服),不良反应相对较小,已被广泛用于治疗再障。大剂量甲泼尼龙(HDMP)疗效不及 ATG/ALG 和 CSA,且毒副作用较大,目前已较少应用。但 HDMP 能减低 ATG/ALG 的类过敏反应和血清病的发生率和严重程度,又有协同免疫抑制作用,故有时与 ATG/ALG 联合使用。

(2)雄激素治疗:雄性激素对慢性再隆(CAA)的疗效较肯定,可作为慢性再障的首选药物。单用雄性激素治疗重型再障效果极差,但作为免疫抑制治疗的辅助用药,可提高免疫抑制治疗的疗效,特别是对红系造血有效,可减少输血。

4.坚持治疗

治疗再障的免疫抑制治疗和雄性激素等药物明显有效至少需要 2～3 个月。因此,一旦用药应坚持治疗 3～6 个月以上,出现疗效则应坚持继续用药,如疗效不佳应做适当调整或增加其他治疗,切忌疗程不足而频繁换药。

5.药物选择

(1)环孢素 5～8 mg/(kg·d),分早、晚 2 次,口服,疗程至少 3～6 个月。

(2)司坦唑醇(康力龙)0.1～0.2 mg/(kg·d),分 2～3 次,口服,疗程 3～6 个月。

第二十章　小儿重症

第一节　新生儿窒息

新生儿窒息是指由于产前、产时或产后的各种病因,使胎儿发生宫内窘迫或娩出过程中发生呼吸、循环障碍,导致生后 1 min 内无自主呼吸或未能建立规律呼吸,以低氧血症、高碳酸血症和酸中毒为主要病理生理改变的疾病。

新生儿窒息是导致新生儿死亡和儿童伤残的重要原因之一,有些患者留有不同程度的神经系统后遗症。

一、病因

产前或产程中,常见的因素如下。

1. 母亲因素

任何导致母体血氧含量降低的因素都会引致胎儿缺氧,如急性失血、贫血(Hb<100g/L)、一氧化碳中毒、低血压、妊娠期高血压病、慢性高血压或心、肾、肺疾患、糖尿病等。

另外要注意医源性因素:①孕妇体位,仰卧位时子宫可压迫下腔静脉和腹主动脉,前者降低回心血量,后者降低子宫动脉血流;②孕妇用药:保胎用吲哚美辛可致胎儿动脉导管早闭,妊娠期高血压病用硝苯地平(心痛定)可降低胎盘血流,孕妇用麻醉药,特别是腰麻和硬膜外麻可致血压下降。

2. 脐带因素

脐带>75 cm(正常 30～70 cm)时易发生打结、扭转、绕颈、脱垂等而致脐血流受阻或中断。

3. 胎盘因素

胎盘功能不全,胎盘早剥,前置胎盘等。

4. 胎儿因素

宫内发育迟缓,早产,过期产,宫内感染。

5. 生产和分娩因素

常见的因素是滞产,现代妇产科学将第一产程分潜伏期和活跃期,初产妇潜伏期正常约需 8 h,超过 16 h 称潜伏期延长,初产妇活跃期正常需 4 h,超过 8 h 称活跃期延长,或进入活跃期后宫口不再扩张达 2 h 以上称活跃期停滞;而第二产程达 1 h 胎头下降无进展称第二产程停滞。以上情况均可导致胎儿窘迫。其他因素有急产、胎位异常、多胎、头盆不称、产力异常等。

少数婴儿出生后不能启动自主呼吸,常见的原因是:中枢神经受药物抑制(母亲分娩前 30 min 至 2 h 接受镇静剂或麻醉药),早产儿,颅内出血,先天性中枢神经系统疾患,先天性肌肉疾患,肺发育不良等。

二、病理生理

(一)生化改变

由于缺氧,糖原进入无氧酵解,导致大量乳酸堆积,即代谢性酸中毒。同时二氧化碳潴留致高碳酸血症,即呼吸性酸中毒。故婴儿出现严重混合性酸中毒和低氧血症,血气分析可见 $PaO_2\downarrow$、$SaO_2\downarrow$、$PaCO_2\downarrow$、$pH\downarrow$、$BE\downarrow$。此外,很快出现低血糖(由于糖原耗竭)、低血钙和高血钾,并见氧自由基、心钠素等释放,及血清肌酸激酶同工酶(CK-MB)和乳酸脱氢酶增高。

(二)血流动力学改变

新生儿窒息后,回复到胎儿型循环,此时肺血管收缩,阻力增加,肺血流量减少,故左心房血流量亦减少,压力降低,通过卵圆孔右向左分流增加,新生儿即出现青紫。如此状态持续则可诊断为"持续胎儿循环"或"肺动脉高压"。另外,窒息初期,血液重新分配,肠、肾、皮肤、肌肉、肺血管收缩,心输出量和血压基本正常,保持了脑、心、肾上腺的血液供应。但这种代偿时间短暂,随着窒息持续,缺氧、酸中毒和低血糖等代谢紊乱造成脑和心等重要脏器损伤,血压、心率下降,加重缺氧、酸中毒和器官损伤,形成恶性循环。

(三)再灌注损伤

近年来研究发现,窒息过程的缺氧、缺血、酸中毒等对重要脏器(如脑)的损伤只是初步的,更重要的损伤往往发生在经过复苏、血液再灌注之后,由于一些有害的兴奋氨基酸的释放、钙内流及大量氧自由基产生,造成重要脏器更多细胞凋亡和坏死。

(四)重要脏器损伤

1.脑

脑对缺氧最敏感。动物实验发现,窒息 8 min,部分动物出现脑损伤;窒息 12.5 min,全部动物发生脑损伤。主要改变是脑水肿、出血、脑实质坏死和白质软化。

2.心脏

缺氧、酸中毒、ATP 减少、钙离子内流,及心肌糖原耗竭均可致心肌受损,使心输出量、血压和心率下降。有报道缺氧可致心脏乳头肌坏死,导致房室瓣反流而发生心力衰竭。

3.肾脏

窒息后不少新生儿出现少尿[尿量<1 mL/(kg·h)]、血尿、蛋白尿和管型尿,少数因重度窒息致肾皮质及(或)肾小管坏死而致肾衰竭,监测尿 α_1 及 β_2 微球蛋白有助早期发现肾功能减退。

4.胃肠道

胃肠道可发生应激性溃疡并出血,早产儿窒息可诱发坏死性小肠结肠炎。

5.肝脏

缺氧可全面影响肝脏功能,包括转氨酶升高、黄疸加重、凝血因子生成障碍而引起出血等。

6.肺脏

缺氧、酸中毒可引起肺血管收缩及血管活性介质释放,而导致持续肺动脉高压;又由于肺泡上皮细胞坏死、脱落,形成透明膜,而发生肺透明膜病;同时肺毛细血管亦受损伤,如凝血因子减少(肝脏受损所致),加上医源性因素(如心功能受损情况下,仍大量输入碳酸氢钠、全血、清蛋白等),可发生肺出血;如窒息同时有胎粪吸入,则可发生肺不张、张力性气胸等严重并发症。

三、临床表现

正常分娩过程,胎儿要经历短暂缺氧,这是由于子宫阵阵收缩,子宫、胎盘和脐带受到挤压而使血流间歇性减少甚或中断,致胎儿间歇性缺氧即窒息。但时间短暂,每次宫缩平均历时50~75 s,宫缩停止,血流便恢复。90%的胎儿可以耐受此过程,娩出后2~5 s内便发出第一声哭声,起动自主呼吸,1 min内出现规律呼吸。约10%的胎儿受到一些病理因素的影响,出生后起动自主呼吸有困难,表现为轻或中度窒息:发绀,心率100次/分钟左右,肌张力尚可或稍差,需简单复苏支持。其中约1%则因缺氧严重,表现为重度窒息:中央性发绀,甚或肤色苍白,肌张力低,心率<100次/分钟甚至<60次/分钟,需强有力的复苏措施。90%的新生儿窒息发生在产前或产时,前者称孕期胎儿窘迫,多为慢性缺氧,后者称产时胎儿窘迫,多为急性缺氧或慢性缺氧急性加重。

(一)慢性缺氧或慢性窒息

慢性缺氧或慢性窒息较多见。由于上述各种致病因素影响,使胎儿间歇发生缺氧缺血。开始通过血液重新分配进行代偿,如病因不去除,胎儿由于缺氧和酸中毒逐渐加重,出现胎动异常,胎心率不规则(<120或>160次/分钟),排出胎粪。如生物物理学监测(biophysical profile,BPP,生物物理学监测包括胎儿呼吸、胎动、肌张力、胎儿心率反应、羊水量等)、心音图(cardiotocograph,CTG)异常或胎儿头皮血pH<7.2(正常7.25~7.35),如接近足月,应考虑结束妊娠。此时婴儿娩出,多为轻度窒息,发绀可能主要是外周性(四肢末端),呼吸轻度抑制,对复苏反应良好,少有后遗症。如胎儿窘迫持续,发展为严重酸中毒和低血压,必然导致重要脏器损伤。此时婴儿娩出,虽经积极复苏抢救,难免发生并发症和后遗症。可见,早期检出胎儿窘迫并密切观察十分重要,这有待产科、儿科医师密切合作,共同研究,必要时提早分娩,即宁要一健康的、接近足月的早产儿,而不应等发生了脑损伤才让婴儿娩出,此时娩出的可能是一个足月儿,但将来可能是个智残儿,这是我们一定要避免发生的。

(二)急性缺氧或急性窒息

临床上并不少见,如产程中突然发现持续的脐血流受阻或中断。急性窒息的典型过程,根据在猕猴所做的实验(正常、足月猕猴胎儿剖宫产娩出,未开始呼吸便将其头放入一袋盐水内),分为4个时期:

1.原发性呼吸增快

1~2 min,一阵阵喘气,肢体挣扎,皮色红,反应良好、活跃。

2.原发性呼吸停止

约1 min,发绀,心率下降,约100次/分钟,肌张力及对刺激反应尚可,刺激它可恢复自主呼吸。

3.继发性呼吸增快

5~6 min,深而不规则的连续喘气,发绀加重,血压开始下降。

4.继发性(终末性)呼吸停止

约在窒息开始后8 min出现,呼吸动作完全停止,刺激不能诱发自主呼吸,肌张力进行性降低,显著苍白,心率和血压进一步下降。如不复苏抢救,于数分钟内死亡。

在实验性窒息过程中,PaO_2在3 min内从25 mmHg(3.33kPa)降至0,$PaCO_2$按10 mmHg(1.33kPa)次/分钟速度升高,即在10 min内从45 mmHg(6kPa)升至150 mmHg(20kPa),血中乳酸含量从1.5 mmol/L升至10 mmol/L,pH在10 min内从7.3降至6.8~6.5。终末期出现高钾血症,血钾高达15 mmol/L。

临床上很难准确判定一名窒息婴儿是处在原发性呼吸停止或继发性(终末性)呼吸停止。

凡婴儿出生后无呼吸或只阵发性喘气(无效的呼吸动作),说明婴儿极需辅助通气,故均应认真进行复苏抢救。有条件者,可测血中 pH,如 pH>7.25,则多属原发性呼吸停止,即轻或中度窒息,经处理很快出现自主呼吸;如 pH 在 7.0～7.10,可能是原发性也可能是继发性呼吸停止,经刺激,可能出现微弱自主呼吸,但不足以建立肺泡通气,需短时间的复苏支持;如 pH<7.0,多为严重窒息,肌肉松弛,心率<60 次/分钟,肯定是处在继发性(终末性)呼吸停止阶段,如仍得不到正确的复苏抢救,婴儿最终死亡,全过程在足月儿约 20 min。

四、辅助检查

(1)血气分析可测定脐动脉血气或出生后 1 h 内动脉血血气。主要表现为低氧血症、高碳酸血症、代谢性酸中毒。早期 $PaO_2 < 6.5 kPa(50\ mmHg)$,$PaCO_2 > 8kPa(60\ mmHg)$,pH<7.20,BE<-5.0 mmol/L。

(2)血清电解质测定:窒息患者可发生电解质和血糖紊乱,特别是血钙和血糖,应测定血清钾、钠、氯、钙、磷、镁和血糖。

(3)由于窒息患者可能导致急性肝肾损伤,应监测肝肾功能。

(4)窒息可导致心肌损伤,必要时可检测心肌酶及其同工酶、肌钙蛋白。心电图 P-R 间期延长,QRS 波增宽、波幅降低,T 波升高,ST 段下降。

(5)胸部 X 线可表现为边缘不清、大小不等的斑状阴影,灶性肺气肿,类似肺炎改变及胸腔积液等。

(6)B 超或 CT/MRI 能发现颅内出血的部位和范围及是否存在缺血缺氧性脑病(HIE)。

五、诊断

新生儿窒息发生的本质是母体和胎儿间血液循环和气体交换障碍,导致胎儿抑制和低氧血症伴或不伴高碳酸血症、代谢性酸中毒。因此仅凭单一的 Apgar 评分诊断窒息存在一定的局限性和主观性,需要结合临床病史和实验室检查的证据进行诊断。美国妇产科和儿科学会的定义为:脐动脉血提示严重的代谢性或混合型酸中毒(PH<7.0);5 min Apgar 0～3 分;存在新生儿脑病症状;多器官失代偿受累(肾脏、肺、肝脏、心脏、消化道等)表现。目前国内对"新生儿窒息"的诊断仍然仅靠 Apgar 评分,1 min Apgar 8～10 分定义为正常,4～7 分为轻度窒息,0～3 分为重度窒息。随着监测手段和评估方法的改进,仅靠 Apgar 诊断新生儿窒息的局限性越来越明显,因此建议改为与国外一致的诊断标准即 5 min Apgar 0～3 分。

六、治疗

窒息复苏是产、儿科医护人员必须掌握的技术,需严格培训合格才能上岗。为指导新生儿复苏,美国儿科学会和心脏协会制订了新生儿复苏指南,每 5 年修订 1 次;我国也在原卫生部的主导下,建立了新生儿复苏项目。

(一)复苏准备

(1)每次分娩时有 1 名熟练掌握新生儿复苏技术的医护人员在场,其职责是照顾新生儿。

(2)复苏 1 名严重窒息儿需要儿科医师和助产士(师)各 1 名。

(3)多胎分娩的每名新生儿都应有专人负责。

(4)复苏小组每个成员需有明确的分工,均应具备熟练的复苏技能。

(5)新生儿复苏设备和药品齐全,单独存放,处于备用状态,且要定期核查。

(二)复苏的基本程序

复苏的基本程序就是评估－决策－措施在整个复苏过程中不断地重复。评估主要基于3个体征:心率、呼吸、右上肢氧饱和度。通过评估这3个体征中的每一项来确定每一步骤是否有效,其中,心率对于决定进入下一步骤尤为重要。

(三)复苏步骤

1.快速评估

出生后立即用几秒钟的时间快速评估4项指标:①足月吗？②羊水清吗？③有哭声或呼吸吗？④肌张力好吗？以上4项中有1项为"否",则进行以下初步复苏。

2.初步复苏步骤如下

(1)保暖:将新生儿放在辐射保暖台上或因地制宜采取保温措施,如用预热的毯子裹住新生儿以减少热量散失等。对体重<1 500 g的极低出生体重,有条件的医疗单位可将其头部以下躯体和四肢放在清洁的塑料袋内,或盖以塑料薄膜置于辐射保暖台上,摆好体位后继续初步复苏的其他步骤。因高温会引发呼吸抑制,也应避免。

(2)体位:①置新生儿头轻度仰伸位(鼻吸气位);②建立通畅的呼吸道:摆正体位;③仰卧体位、头略后仰、"鼻吸气"位。"鼻吸气"位使咽后壁、喉和气管成一直线,颈部伸仰过度及不足均阻碍气体进入,而体位正确则使呼吸道保持最佳开放状态。

(3)吸引:肩娩出前助产者用手挤出新生儿口、咽、鼻中的分泌物。娩出后,用吸球或吸管清理分泌物,先口咽后鼻腔。过度吸引可能导致喉痉挛和迷走神经性心动过缓,并使自主呼吸出现延迟。应限制吸管的深度和吸引时间(10 s),吸引器的负压不应超过100 mmHg。

(4)羊水胎粪污染时处理:当羊水有胎粪污染时,无论胎粪是稠或稀,新生儿一娩出先评估有无活力;有活力时(自主呼吸良好或哭声响,HR>100 次/分钟,肌张力正常)继续初步复苏;如无活力,采用胎粪吸引管进行气管内吸引。

(5)擦干:快速擦干全身,拿掉湿毛巾。

(6)刺激:用手拍打或轻弹新生儿足底或摩擦背部2次,以诱发自主呼吸。如这些努力无效,表明新生儿处于继发性呼吸暂停需要正压通气。

(7)有关用氧的推荐:产房应具备空氧混合仪及脉搏氧饱和度监测仪。无论足月儿或早产儿,正压通气均要在氧饱和度的监测指导下进行。足月儿可用空气复苏,早产儿开始给30%的氧,并根据氧饱和度调整给氧浓度,使氧饱和度达到目标值。如果有效通气90 s心率不增加或氧饱和度增加不满意,应考虑将氧浓度提高到100%。脉搏氧饱和度监测仪的传感器应放在导管前位置(右上肢)。

3.正压通气

新生儿复苏成功的关键在于建立充分的正压通气。

(1)指征:①呼吸暂停或喘息样呼吸;②心率 100 次/分钟。

(2)正压通气方法:①通气压力需要 1.96～2.45kPa(20～25 cmH$_2$O),少数病情严重的初生儿可用2～3 次 2.94～3.92kPa(30～40 cmH$_2$O)压力通气,以后通气压力维持在 1.96kPa(20 cmH$_2$O)。②频率40～60 次/分钟(胸外按压时为 30 次/分钟)。③有效的正压通气应显示心率迅速增快,由心率、胸廓起伏、呼吸音及氧饱和度来评价。④如正压通气达不到有效通气,需检查面罩和面部之间的密闭性,是否有气道阻塞(可调整头位、清除分泌物、使新生儿的口张开)或气囊是否漏气。面罩型号应正好封住口鼻,但不能盖住眼睛或超过下颌。⑤经 30 s

充分正压通气后,如有自主呼吸,且心率≥100 次/分钟,可逐步减少并停止正压通气;如自主呼吸不充分,或心率<100 次/分钟,须继续用气囊面罩或气管插管施行正压通气,并检查及矫正通气操作;如心率<60 次/分钟,气管插管正压通气并开始胸外按压。⑥持续气囊面罩正压通气(>2 分钟)可产生胃充盈,应常规经口插入 8 F 胃管,用注射器抽气并保持胃管远端处于开放状态。⑦国内使用的新生儿复苏囊为自动充气式气囊(250 mL),使用前要检查减压阀。有条件最好配备压力表。

4.喉镜下经口气管插管

(1)气管插管的指征:①需要气管内吸引清除胎粪;②气囊面罩正压通气无效或需要延长;③胸外按压;④经气管注入药物;⑤特殊复苏情况,如先天性膈疝或超低出生低体重儿。

(2)准备喉镜:物品首先选择适当型号的镜片。早产儿用 0 号,足月儿用 1 号。检查喉镜光源,调节吸引器的吸引压力到 100 mmHg,连接 10 F(或 10 F 以上)吸引管和导管,使其能吸出口鼻内的分泌物。

(3)喉镜下经口气管插管方法

1)左手持喉镜,使用带直镜片(早产儿用 0 号,足月儿用 1 号)的喉镜进行经口气管插管。将喉镜夹在拇指与前 3 个手指间,镜片朝前。小指靠在新生儿骸部提供稳定性。喉镜镜片应沿着舌面右边滑入,将舌头推至口腔左边,推进镜片直至其顶端达会厌软骨谷。

2)暴露声门:采用一抬一压手法,轻轻抬起镜片,上抬时需将整个镜片平行朝镜柄方向移动,使会厌软骨抬起即可暴露声门和声带。如未完全暴露,操作者用自己的小指或由助手的食指向下稍用力压环状软骨,使气管下移,有助于看到声门。在暴露声门时不可上撬镜片顶端来抬起镜片。

3)插入有金属管芯的气管导管,将管端置于声门与气管隆凸之间,接近气管中点。

4)整个操作要求在 20 s 内完成插入导管时,如声带关闭,可采用 Hemlish 手法,助手用右手食、中两指在胸外按压的部位向脊柱方向快速按压 1 次促使呼气产生,声门就会张开。

(4)确定导管位置正确的方法

1)胸廓起伏对称。

2)听诊双肺呼吸音一致,尤其是腋下,且胃部无呼吸音。

3)无胃部扩张。

4)呼气时导管内有雾气。

5)心率、肤色和新生儿反应好转。

6)有条件可使用呼出 CO_2 检测器,可有效确定有自主循环的新生儿气管插管位置是否正确。

5.胸外按压

(1)指征:充分正压通气 30 s 后心率<60 次/分钟,在正压通气同时须进行胸外按压。

(2)方法:在新生儿两乳头连线中点的下方,即胸骨体下 1/3 进行按压。按压地方法有拇指法和双指法两种。按压的深度约为前后胸直径的 1/3,产生可触及脉搏的效果。胸外按压和正压通气需默契配合,二者的比例应为 3∶1,即 90 次/分钟按压和 30 次/分钟呼吸。30 s 重新评估心率,如心率仍<60 次/分钟,除继续胸外按压外,考虑使用肾上腺素。

6.药物

新生儿复苏时,很少需要用药。新生儿心动过缓通常是因为肺部充盈不充分或严重缺氧,而纠正心动过缓的最重要步骤是充分的正压通气。

(1)肾上腺素:①指征:心搏停止或在 30 s 的正压通气和胸外按压后,心率持续<60 次/分钟。②剂量:静脉 0.1～0.3 mL/kg 的 1∶10 000 溶液;气管注入 0.5～1 mL/kg 的 1∶10 000 溶液,必要时 3～5 min 重复 1 次。③用药方法:首选脐静脉注入,有条件的医院可经脐静脉导管给药。如脐静脉插管操作过程尚未完成时,可首先气管内注入肾上腺素 1∶1 000,一次 0.5～1 m/kg,若需重复给药则应选择静脉途径;无条件开展脐静脉置管的单位,根据指征仍可采用气管内注入。

(2)扩容剂:①指征:低血容量、怀疑失血或休克的新生儿对其他复苏措施无反应时,考虑扩充血容量。②扩容剂的选择:可选择等渗晶体溶液,推荐使用生理盐水。大量失血则需要输入与患者交叉配血阴性的同型血或 O 型红细胞悬液。③方法:首次剂量为 10 mL/kg,经外周静脉或脐静脉缓慢推入(>10 min)。在进一步的临床评估和观察反应后可重复注入 1 次。给窒息新生儿和早产儿不恰当的扩容会导致血容量超负荷或发生并发症,如颅内出血。

新生儿复苏时一般不推荐使用碳酸氢钠。如按复苏流程规范复苏,患者情况无改善,应积极寻找原因。应特别注意正压人工呼吸是否合适。同事注意鉴别其他原因导致的复苏困难。

(四)复苏后监护

新生儿窒息复苏又称心肺脑复苏,脑细胞存活具有时间依赖和不可逆的特点,而窒息缺氧是一个动态的连续过程。因此,存在窒息的预防、窒息时复苏和复苏后监护的链式管理过程。为确保复苏成功和把可能的靶器官损伤降到最低点,应严格遵循新生儿复苏-复苏后稳定(NRP-STABLE)项目的内容,积极做好复苏成功后的处理,也是决定最终复苏成功和远期预后的重要因素。

复苏后的新生儿可能有多器官损害的危险,应继续监护,包括:①体温管理;②生命体征监测;③早期发现并发症。复苏后立即进行血气分析,有助于估计窒息的程度。及时对脑、心、肺、肾及胃肠等器官功能进行监测,早期发现异常并适当干预,以减少窒息造成的死亡和伤残。一旦完成复苏,为避免血糖异常,应定期监测血糖,低血糖者静脉给予葡萄糖。对 36 孕周以上出生、患有进行性加重的中、重度 HIE 患者,建议采用低温治疗。

第二节 充血性心力衰竭

充血性心力衰竭(congestiveheart failure,CHF)是指心脏工作能力(心肌收缩或舒张功能)下降,即心排出量绝对或相对不足,不能满足全身组织代谢需要的病理生理状态。心力衰竭是儿科危重症之一。

一、病因

小儿时期心力衰竭 1 岁以内发病率最高,其中尤以先天性心脏病引起者最多见。先天性心脏病中,流出道狭窄即可导致后负荷(afterload)(压力负荷)增加,某些流入道狭窄的作用相同。左向右分流和瓣膜反流则导致前负荷(preload)(容量负荷)增加。心力衰竭也可继发于缺血性心脏病或原发性心肌病变所引起的心肌收缩障碍,常见有病毒性或中毒性心肌炎、川崎病、心肌病、心内膜弹力纤维增生症等。儿童时期以风湿性心脏病和急性肾炎所致的心力衰竭最为多见。另外,贫血、营养不良、电解质紊乱、严重感染、心律失常和心脏负荷过重等都是儿童心力衰竭发生的诱因。

二、病理生理

心功能从正常发展到心力衰竭,要经过一段代偿(compensation)的过程,这一过程中,心脏的主要改变是心肌肥厚、心脏扩大和心率增快。由于心肌纤维伸长和增厚使收缩力增强,排出量增多。如基本病因持续存在或有所发展,则代偿性改变相应发展,出现心肌能量消耗增多,冠状动脉血供相对不足,心肌收缩速度减慢和收缩力减弱。心率增快超过一定限度时,舒张期缩短,心排出量反而减少。心排出量通过代偿不能满足身体代谢需要时,即出现心力衰竭。

心力衰竭时,心排出量较代偿期低,一般均减少到低于正常休息时的心排出量,故称为低输出量心力衰竭。但由甲状腺功能亢进、组织缺氧、严重贫血、动静脉瘘等引发的心力衰竭,在发展过程中由于体循环量增多,静脉回流量和心排出量高于正常。心力衰竭发生后,心排出量虽然较代偿期为低,但仍可超过正常休息时的心排出量,故称为高输出量心力衰竭。心力衰竭时由于心室收缩期排出量减少,心室内残余血量增多。舒张期充盈压力增高,可同时出现组织缺氧以及心房和静脉淤血。组织缺氧通过交感神经活性增加,引起皮肤内脏血管收缩,血液重新分布,以保证重要器官的血供。

肾血管收缩后肾血流量减少,肾小球滤过率降低,肾素分泌增加,继而醛固酮分泌增多,使近端肾曲小管和远端肾曲小管对钠的再吸收增多,体内水钠潴留,引起血容量增多,组织间隙等处体液淤积。近年来对神经内分泌在心力衰竭发生发展中的调节作用有了新的认识。心力衰竭时心排出量减少,可通过交感神经激活肾素-血管紧张素-醛固酮系统,从而引起受体-腺苷酸环化酶系统调节紊乱,使外周血管收缩,水钠潴留,以致加剧心室重塑,促进心力衰竭恶化。心室负荷过重可分为容量负荷过重和压力负荷过重。前者在轻度或中度时心肌代偿能力较后者好些,例如房间隔缺损虽然有时分流量很大,但属舒张期负荷过重,在儿童期很少发生心力衰竭;肺动脉瓣狭窄属收缩期负荷过重,心力衰竭出现更早些。主动脉缩窄伴动脉导管未闭则兼有收缩和舒张期负荷过重,故在新生儿时期可发生死亡。

三、临床表现

年长儿心力衰竭的症状与成人相似,主要表现为乏力、活动后气急、食欲减低、腹痛和咳嗽。安静时心率增快,呼吸浅表、增速,颈静脉怒张,肝增大、有压痛,肝颈静脉反流试验阳性。病情较重者尚有端坐呼吸、肺底部可听到湿啰音,并出现水肿,尿量明显减少。心脏听诊除原有疾病产生的心脏杂音和异常心音外,常可听到心尖区第一心音减低和奔马律。婴幼儿心力衰竭的临床表现有一定特点。常见症状为呼吸快速、表浅、频率可达 50~100 次/分钟,喂养困难,体质量增长缓慢,烦躁多汗,哭声低弱,肺部可闻及干啰音或哮鸣音,肝脏呈进行性增大。水肿首先见于颜面、眼睑等部位,严重时鼻唇三角区呈现青紫。

四、诊断

1.临床诊断依据

(1)安静时心率增快,婴儿>180 次/分钟,幼儿>160 次/分钟,不能用发热或缺氧解释者。

（2）呼吸困难,青紫突然加重,安静时呼吸达 60 次/分钟以上。

（3）肝大达肋下 3 cm 以上或在密切观察下短时间内较前增大,而不能以横膈下移等原因解释者。

（4）心音明显低钝或出现奔马律。

（5）突然烦躁不安,面色苍白或发灰,而不能用原有疾病解释。

（6）尿少、下肢水肿,已除外营养不良、肾炎、维生素 B_1 缺乏等原因所造成者。

2. 其他检查

上述前 4 项为临床诊断的主要依据。尚可结合其他几项及以下 1～2 项检查进行综合分析。

（1）胸部 X 线检查:心影多呈普遍性扩大,搏动减弱,肺纹理增多,肺门或肺门附近阴影增加,肺部淤血。

（2）心电图检查:不能表明有无心力衰竭,但有助于病因诊断及指导洋地黄的应用。

（3）超声心动图检查:可见心室和心房腔扩大,M 型超声心动图显示心室收缩时间间期（systolic time interval）延长,射血分数（ejectionfraction）降低。心脏舒张功能不全时,二维超声心动图对诊断和引起心力衰竭的病因判断有帮助。

五、治疗

应重视病因治疗。如为先天性心脏病所致,则内科治疗往往是术前的准备,而且手术后亦需继续治疗一个时期;心肌病患者,内科治疗可使患儿症状获得暂时的缓解;心力衰竭由甲状腺功能亢进、重度贫血或维生素 B_1 缺乏、病毒性心肌炎或中毒性心肌炎等引起者需及时治疗原发疾病。

心力衰竭的内科治疗如下。

1. 一般治疗

心力衰竭时,充分地休息和睡眠可减轻心脏负担,可以平卧或取半卧位。应尽力避免患儿烦躁、哭闹,必要时可适当应用苯巴比妥等镇静剂,吗啡（0.05 mg/kg）皮下或肌内注射常能取得满意效果,但需警惕抑制呼吸。应给予易消化及富有营养的低盐饮食。供氧往往是需要的。心力衰竭时,患儿易发生酸中毒、低血糖和低血钙,新生儿时期更是如此,应及时纠正水电解质紊乱及酸碱失衡。限制输液量及速度,婴幼儿 60～80 mL/(kg·d),年长儿 40～60 mL/(kg·d),全天液量匀速泵入。应用改善心肌代谢药物,如能量合剂、果糖等。

2. 洋地黄类药物

迄今为止以洋地黄为代表的强心苷,仍是儿科临床上广泛使用的强心药物之一。洋地黄作用于心肌细胞上的 Na^+-K^+-ATP 酶,抑制其活性,使细胞内 Na^+ 升高,通过 Na^+-Ca^{2+} 交换使细胞内 Ca^{2+} 升高,从而加强心肌收缩力,使心室排空完全,心室舒张终末期压力明显下降,从而静脉淤血症状减轻。以往多强调洋地黄对心肌的正性肌力作用,近年更认识到它对神经内分泌和压力感受器的影响。洋地黄能直接抑制过度的神经内分泌活性（主要抑制交感神经活性作用）。除正性肌力作用外,洋地黄还具有负性传导、负性心率等作用。洋地黄对左心瓣膜反流、心内膜弹力纤维增生症、扩张型心肌病和某些先天性心脏病所致的充血性心力衰竭均有效,尤其是合并心率增快、房扑、房颤者更有效,而对贫血、心肌炎引起者疗效较差。

小儿时期常用的洋地黄制剂为地高辛（Digoxin）,它既可口服,又能静脉注射,作用时间较快,排泄亦较迅速,因此剂量容易调节,药物中毒时处理也比较容易。地高辛酏剂口服吸收率更高。早产儿对洋地黄比足月儿敏感,后者又比婴儿敏感。婴儿的有效浓度为 $2\sim4$ ng/mL,大年龄儿童为 $1\sim2$ ng/mL。由于洋地黄的剂量和疗效的关系受到多种因素的影响,所以洋地黄的剂量要个体化。

(1)洋地黄化法:如病情较重或不能口服者,可选用毛花苷丙或地高辛静脉注射,首次给洋地黄化总量的 1/2,余量分 2 次,每隔 $4\sim6$ h 给予,多数患儿可于 $8\sim12$ h 内达到洋地黄化;能口服的患者开始给予口服地高辛,首次给洋地黄化总量的 1/3 或 1/2,余量分 2 次,每隔 $6\sim8$ h 给予。

(2)维持量:洋地黄化后 12 h 可开始给予维持量。维持量的疗程视病情而定:急性肾炎合并心力衰竭者往往不需用维持量或仅需短期应用;短期难以去除病因者,如心内膜弹力纤维增生症或风湿性心瓣膜病等,则应注意随患儿体质量增长及时调整剂量,以维持小儿血清地高辛的有效浓度。

(3)使用洋地黄注意事项:用药前应了解患儿在 $2\sim3$ 周内的洋地黄使用情况,以防药物过量引起中毒。各种病因引起的心肌炎患儿对洋地黄耐受性差,一般按常规剂量减去 1/3 且饱和时间不宜过快。未成熟儿和 <2 周的新生儿因肝肾功能尚不完善,易引起中毒,洋地黄化剂量应偏小,可按婴儿剂量减少 $1/3\sim1/2$。钙剂对洋地黄有协同作用,故用洋地黄类药物时应避免用钙剂。此外,低血钾可促使洋地黄中毒,应予注意。

(4)洋地黄毒性反应:心力衰竭越重、心功能越差者,其治疗量和中毒量越接近,故易发生中毒。肝肾功能障碍、电解质紊乱、低钾、高钙、心肌炎和大剂量利尿之后的患儿均易发生洋地黄中毒。小儿洋地黄中毒最常见的表现为心律失常,如房室传导阻滞、室性期间收缩和阵发性心动过速等;其次为恶心、呕吐等胃肠道症状;神经系统症状,如嗜睡、头昏、色视等较少见。洋地黄中毒时应立即停用洋地黄和利尿剂,同时补充钾盐。小剂量钾盐能控制洋地黄引起的室性期间收缩和阵发性心动过速。轻者每日用氯化钾 $0.075\sim0.1$ g/kg,分次口服;严重者每小时 $0.03\sim0.04$ g/kg 静脉滴注,总量不超过 0.15 g/kg,滴注时用 10% 葡萄糖稀释成 0.3% 浓度。

3.利尿剂

钠、水潴留为心力衰竭的一个重要病理生理改变,故合理应用利尿剂为治疗心力衰竭的一项重要措施。当使用洋地黄类药物而心力衰竭仍未完全控制或伴有显著水肿者,宜加用利尿剂。对急性心力衰竭或肺水肿者可选用快速强效利尿剂如呋塞米或依他尼酸,其作用快而强,可排除较多的钠,而钾的损失相对较少。慢性心力衰竭一般联合使用噻嗪类与保钾利尿剂,并采用间歇疗法维持治疗,防止电解质紊乱。

4.血管扩张剂

近年来应用血管扩张剂治疗顽固性心力衰竭取得一定疗效。小动脉的扩张使心脏后负荷降低,从而可能增加心搏出量,同时静脉的扩张使前负荷降低,心室充盈压下降,肺充血的症状亦可能得到缓解,对左室舒张压增高的患者更为适用。

(1)血管紧张素转换酶抑制剂:通过血管紧张素转换酶的抑制,减少循环中血管紧张素 Ⅱ 的浓度发挥效应。近年来,通过国际大规模多中心的随机对照临床试验证明该药能有效缓解心力衰竭的临床症状,改善左室的收缩功能,防止心肌重构,逆转心室肥厚,降低心力衰竭患者的病死率。

目前儿科临床的中、长期疗效还有待观察。卡托普利（巯甲丙脯酸）开始按 0.3 mg/kg，每日 3 次，必要时每隔 8～24 h 增加0.3 mg/kg，求得最低有效量。依那普利（苯酯丙脯酸）剂量为每日 0.05～0.1 mg/kg，1 次口服。

（2）硝普钠：硝普钠能释放 NO，使 cGMP 升高而松弛血管的平滑肌，扩张小动脉、静脉的血管平滑肌，作用强、起效快、持续时间短。硝普钠对急性心力衰竭（尤其是急性左心力衰竭、肺水肿）伴周围血管阻力明显增加者效果显著。在治疗体外循环心脏手术后的低心排综合征时联合多巴胺效果更佳。应在动脉压力监护下进行。剂量为每分钟 0.5～8 μg/kg，以 5% 葡萄糖稀释后滴注，以后每隔 5 min，可增加每分钟 0.1～0.2 μg/kg，直到获得疗效或血压有所降低。最大剂量不超过每分钟 8 μg/kg。如血压过低则立即停药，使用时间尽可能短。

（3）酚妥拉明（苄胺唑啉）：α-受体阻滞剂，以扩张小动脉为主，兼有扩张静脉的作用。剂量为每分钟 2～6 μg/kg，以 5% 葡萄糖稀释后静脉滴注。

5.其他药物治疗

其他药物治疗包括心力衰竭伴有血压下降时可应用多巴胺，每分钟 5～10 μg/kg，这有助于增加心搏出量、提高血压而心率不一定明显增快。必要时剂量可适量增加，一般不超过每分钟 30 μg/kg。如血压显著下降，给予肾上腺素每分钟 0.1～1.0 μg/kg 持续静脉滴注。

第三节　小儿颅内高压

颅内压为颅内容物对密闭、容量相对固定的颅腔所施加的压力。颅内容物包括脑组织、脑脊液和血液，由于颅内容量几乎是不可压缩的，上述任何一种成分的增加均会导致颅内压增高。

一、病因

1.脑脊液的循环障碍

脑脊液的循环障碍如各种原因引起的不同类型的脑积水。

2.脑组织的容量增加

脑组织的容量增加如创伤、毒素、代谢、低氧、感染等引起的脑水肿，占位性病变。

3.颅内血容量的增加

颅内血容量的增加如上腔静脉综合征、静脉栓塞等引起的静脉回流受阻；低氧、高碳酸血症等代谢因素引起的颅内血流增加；高血压、血容量过多、疾病状态下的脑血流自动调节功能丧失等。

二、病理生理

脑灌注压为平均动脉压与颅内压之差值，脑血管有自动调节能力，在脑灌注压波动在一定范围时，可通过脑血管直径自身调节来维持脑血流相对稳定。当这个机制不能代偿严重的颅内高压或存在明显的全身低血压时，即出现颅内压增高或降低。脑血管还对血液氧和二氧化碳浓度的改变有反应，可因代谢需要而增加脑血流。

脑位于头颅骨腔内而受到保护,但由于骨骼的包围而限制了其内容物的任何容量变化,颅腔内任何组织或液体成分的增加都不可避免地会增加颅内压。在新生儿和婴儿期有未闭合的囟门和骨缝,对颅内压的增高起到部分的缓冲作用。

颅内容物的增加与颅内压力增加并非呈线性关系,较小的容量增加可通过颅骨腔的增大或增加脑脊液进入脊髓管代偿调节。当损伤引起的脑容量增加进一步发展时,颅内压快速增加,这时任何容量的增加将导致不成比例的颅内压显著增高。

颅内高压最直接和危险的后果是脑血流减少,而脑疝的发生相对较晚。有效灌注压等于动脉压与颅内压的差,故颅内压升高可直接影响脑血流,即脑血流随颅内压的升高而减少。当颅内压增高使脑灌注压低于脑血管自身调节范围时,将导致脑缺血。脑缺血可以产生或加重脑水肿,而脑水肿又是颅内高压的最常见原因,因此脑水肿和脑缺血往往互为因果,形成恶性循环。

三、临床表现

小儿颅内压增高的临床表现与发病原因、发展速度及病变所在的部位有密切关系。

1.头痛

因脑膜、血管或神经受挤压及炎症刺激引起,常为弥散性、持续性。清晨较重。可因咳嗽、用力、大量输液加重。婴儿不会诉说头痛,常表现为烦躁不安、尖声哭叫,有时拍打头部。

2.呕吐

呕吐与进食无关,常不伴恶心,以喷射性呕吐多见。

3.头颅改变

婴儿前囟隆起是颅内高压的早期表现。晚期可出现骨缝裂开、头颅增大、浅表静脉怒张等。

4.血压升高

血压升高为颅内压增高的代偿反应。

5.眼部改变

虽然头痛、呕吐、视盘水肿是成人颅内高压的三大主症,但因小儿急性颅内压增高多见,故少见视盘水肿。严重颅内压增高可有眼球突出、球结膜水肿、眼外肌麻痹、视野缺损等。重症脑积水可出现落日眼。意识障碍、瞳孔扩大、血压增高伴缓脉称 Cushing 三联征。

6.其他常见症状

其他常见症状如意识障碍、体温调节障碍、肌张力改变、呼吸障碍及惊厥等在重症患儿均可见到。

7.脑疝

小脑幕切迹疝因动眼神经受累,患侧瞳孔先缩小后扩大,对光反应迟钝或消失,眼睑下垂;由于脑干受压,可出现中枢性呼吸衰竭、意识障碍加重,继而血压、心率不稳定。枕骨大孔疝因延髓受压,患儿昏迷迅速加深,双瞳孔散大,光反应消失,眼球固定,常因中枢性呼吸衰竭而死亡。

四、诊断

(1)病史中存在导致脑水肿或颅内压增高的原因,如感染、脑缺氧、中毒、外伤、颅内出血和占位性病变等。

(2)患儿有颅内高压的症状和体征,如头痛、呕吐、前囟饱满、血压升高、视盘水肿,甚至脑疝表现等。

(3)颅内压的监测,若有条件及时测定颅内压力。小儿颅内压正常值随年龄增长而变化,新生儿为 0.75～1.47 mmHg,婴儿 2.21～5.88 mmHg,幼儿 2.94～11.03 mmHg,年长儿 4.41～13.2mmHg。一般认为,颅内压 11～20 mmHg 为轻度增高,21～40 mmHg 为中度增高,>40 mmHg 为重度增高。

五、治疗

除积极的降低颅内压之外,应尽快寻找病因并给予相应治疗。

(一)一般治疗

应保持患儿安静、抬高头位。密切观察病情变化,及时给予各种对症治疗和支持疗法,如吸氧、止惊、降温、纠正水电解质平衡紊乱、保护和维持脑代谢功能等。

(二)病因治疗

如控制感染、纠正缺氧、及时去除颅内占位病变等。

(三)脱水疗法

1.清蛋白

清蛋白可以提高血管内胶体渗透压,在静脉滴注结束后 30 min 内给予呋塞米利尿脱水可使降压作用更持久。

2.利尿剂

重症患儿可用利尿剂配合,如呋塞米每次 0.5～1.0 mg/kg,每日 2～4 次。

3.渗透性脱水剂

如 20%的甘露醇,每次 0.5～1.0 g/kg,根据病情需要每 4～8 h 1 次。

4.糖皮质激素

常用于治疗脑水肿,它对肿瘤或感染引起的脑水肿有效,而对外伤和缺氧缺血性损伤效果较差。

(四)其他

如头部低温疗法、控制性脑脊液引流等,可根据情况选用。

第四节 小儿休克

休克是儿科领域经常遇到的急危重症,是儿童死亡的主要原因之一。其发生是一个复杂的病理生理过程,是由多种病因引起的全身有效循环血量不足并导致急性微循环障碍,使重要生命器官的供血不足、严重缺血缺氧而产生代谢障碍与细胞受损,进而导致多器官功能障碍或衰竭的临床综合征。

一、休克的病因

引起休克的病因很多,根据不同病因将休克分为:低血容量性休克、分布异常性休克和心源性休克。

1.低血容量性休克

低血容量性休克多由于大量失血或体液丢失所致。如大量出血、频繁呕吐腹泻、大面积烧伤等。

2.分布异常性休克

分布异常性休克又称血管源性休克,该类型休克没有体液的大量丢失,是由于体内血液分布异常导致有效循环血量相对不足所致。如脓毒性休克、过敏性休克、神经源性休克等。

3.心源性休克

心源性休克是由于心脏泵血功能不足、心排出量降低所致,如爆发性心肌炎、心脏压塞、心律失常、各种先天性心脏病所致心力衰竭等。

二、休克的发病机制

休克时微血管与微血流发生功能或器质性紊乱,出现血液灌注障碍。根据微循环改变将休克分为三期:代偿期、失代偿期和难治期。

1.休克代偿期

此期内源性儿茶酚胺如肾上腺素、去甲肾上腺素等大量增加,使微动脉、毛细血管前括约肌、微小静脉发生痉挛性收缩,血液经过动静脉间交通支直接流入静脉而不经过毛细血管,形成短路,组织缺血缺氧,但毛细血管内流体静力压下降,故此时血压大致正常,但脉压降低,少数患儿交感神经兴奋,可出现一过性血压偏高。

2.休克失代偿期

随着休克的进展,组织缺氧加重,糖无氧酵解过程加强,乳酸等酸性代谢产物大量积聚而引起酸中毒。毛细血管床大量开放,大量血液淤滞在毛细血管中。同时微血管周围的肥大细胞因缺氧而释放组胺,使毛细血管通透性增高,液体大量进入组织间隙,有效循环血容量减少,回心血量及心输出量显著减少。

3.休克难治期

组织持续低灌注及液体向组织间隙漏出,血液浓缩,黏稠度增加,血流迟缓。血小板和红细胞易于聚集而形成血栓,毛细血管内皮细胞广泛受损,内皮细胞下胶原暴露,激活内源性凝血系统从而引起弥散性血管内凝血(DIC)。严重酸中毒和缺氧可使溶酶体酶释放,使细胞自溶,致使重要脏器发生不可逆损伤,成为难治性休克。

三、临床表现

1.原发病的临床表现

如脓毒性休克有感染中毒症状,低血容量性休克有大出血贫血表现,心源性休克有心脏原发病的症状和体征。

2.组织器官低灌注

组织器官低灌注包括皮肤、脑、肾及心率和脉搏等的改变。皮肤低灌注表现为皮肤苍白、发花或青灰,四肢凉,毛细血管再充盈时间(CRT)延长;脑低灌注表现可为烦躁、淡漠、意识不清或昏迷甚至惊厥;肾低灌注表现为尿量减少甚至无尿;脉搏是反映心输出量及灌注的重要指标,休克时脉率加快、微弱,早期外周动脉搏动减弱,心率加快,血压尚可维持在正常,晚期中心动脉搏动减弱或消失是心搏即将停止的危险信号。一旦血压下降即为失代偿表现。

3.多器官功能衰竭

可出现心力衰竭、呼吸衰竭、胃肠、肝、肾、脑功能障碍和 DIC 等。

四、诊断

根据休克的临床表现不难做出诊断,但应尽早诊断以改善预后,在休克代偿期及时干预治疗可明显降低患儿病死率。故休克代偿期的诊断非常重要。

1.休克代偿期

(1)意识改变:烦躁不安或精神萎靡、表情淡漠、意识模糊,甚至昏迷惊厥。

(2)面色灰白,唇周、指趾发绀,皮肤花纹,四肢凉。

(3)心率脉搏增快。

(4)毛细血管再充盈时间>3 s(除外环境温度影响)。

(5)尿量<1 mL/(kg·h)。

(6)代谢性酸中毒。符合上述 6 项中之 3 项即可诊断。

2.休克失代偿期

上述代偿期症状加重,伴血压下降,收缩压 1~12 月龄<70 mmHg,1~10 岁<70 mmHg+(年龄×2),>10 岁<90 mmHg。

五、实验室检查

1.血气分析

休克时代谢性酸中毒的严重程度直接与疾病的严重程度及预后相关,也是纠酸治疗的重要依据。

2.血乳酸

血乳酸反映组织缺血、缺氧及脏器损伤程度的指标,血乳酸高低及清除速率反映疾病严重程度及预后。

3.血常规、CRP 及 PCT

血常规、CRP 及 PCT 反映感染的严重程度,对细菌与病毒的鉴别诊断具有重要参考价值。

4.血生化

血生化反映各脏器受损程度及血清电解质、血糖等情况。

5.其他检查

尿便常规、胸部 X 线、血培养、心脏超声、凝血功能等常规辅助检查对判定病因及脏器功能状况具有重要意义。

六、治疗

治疗原则:液体复苏、呼吸支持、纠正酸中毒、血管活性药物应用、维持脏器功能。在最短时间内终止休克进展。

休克治疗目标:①毛细血管再充盈时间<2 s;②心音、脉搏有力;③四肢温暖;④意识清楚;⑤血压正常;⑥尿量>1 mL/(kg·h);⑦中心静脉压:8~12 mmHg,MAP:65 mmHg,乳酸正常。针对不同病因的休克除共性治疗外也有特殊的治疗,如心源性休克重点是强心,减轻心脏负担,不能大量补液同时要注意输液速度;脓毒性休克要给予有效抗感染治疗;过敏性休克则要给予抗过敏治疗。因脓毒性休克在临床有较高的发病率和病死率，属于治疗的难点，故以下主要介绍脓毒性休克治疗。为便于记忆采用 ABC 治疗法则：开放气道（A）、提供氧气（B）、改善循环（C）。

（一）呼吸支持

确保气道畅通（A），给予高流量鼻导管供氧或面罩氧疗（B）。如鼻导管或面罩氧疗无效，则予以无创正压通气或尽早气管插管机械通气。脓毒性休克对液体复苏和外周正性肌力药物输注没有反应者应尽早机械通气治疗。

（二）循环支持（C）

通过液体复苏达到最佳心脏容量负荷，应用正性肌力药以增强心肌收缩力，或应用血管舒缩药物以调节适宜的心脏压力负荷，最终达到改善循环和维持足够的氧输送。

1. 液体治疗

（1）液体复苏：首剂首选等渗晶体液（常用 0.9％氯化钠）20 mL/kg（如体质量超重患儿，按理想体质量计算），5～10 min 静脉输注。然后评估体循环灌注改善情况（意识、心率、脉搏、CRT、尿量、血压等）。若循环灌注改善不明显，则再予第 2、3 次液体，可按 10～20 mL/kg，并适当减慢输注速度，1 h 内液体总量可达 40～60 mL/kg。如仍无效或存在毛细血管渗漏或低蛋白血症可给予等量 5％清蛋白。接近成人体质量的患儿液体复苏量为：每次晶体液 500～1 000 mL 或 5％清蛋白300～500 mL，30 min 内输入。液体复苏期间应密切关注心功能状态和是否有肺水肿，一旦出现肝大和肺部啰音（容量负荷过度）则停止液体复苏并利尿。第 1 h 液体复苏不用含糖液，若有低血糖可用葡萄糖 0.5～1 g/kg 纠正。

（2）继续和维持输液：继续输液可用 1/2～2/3 张液体，根据血电解质测定结果进行调整，6～8 h 内输液速度 5～10 mL/（kg·h）。维持输液用 1/3 张液体，24 h 内输液速度 2～4 mL/（kg·h），24 h 后根据情况进行调整。根据患儿清蛋白水平、凝血状态等情况，适当补充胶体液，如清蛋白或血浆等。也要动态观察循环状态，评估液体量是否恰当，随时调整输液方案。

2. 纠正酸中毒

严重酸中毒影响组织细胞代谢及器官功能，因此在保证通气前提下，根据血气分析结果给予碳酸氢钠，使 pH＞7.15 即可。所需 5％碳酸氢钠量（mL）＝（−BE）×kg×0.3，一般先用 1/2 量，稀释成 1.4％浓度滴入。

3. 血管活性药物

经液体复苏后仍然存在低血压和低灌注，需考虑应用血管活性药物提高和维持组织灌注压，改善氧输送。

（1）多巴胺：用于血容量足够和心脏节律稳定的组织低灌注和低血压患儿。多巴胺对心血管作用与剂量相关，中剂量（5～9 μg/（kg·min））增加心肌收缩力，用于心输出量降低者；大剂量（10～20 μg/（kg·min））使血管收缩、血压增加，用于失代偿型休克。根据血压监测调整剂量，最大不宜超过 20 μg/（kg·min）。

（2）多巴酚丁胺：正性肌力作用，用于心输出量降低者。剂量 5～20 μg/（kg·min）。多巴酚丁胺无效者，可用肾上腺素。

（3）肾上腺素：小剂量（0.05～0.3 μg/（kg·min））正性肌力作用；较大输注剂量（0.3～2.0 μg/（kg·min））用于多巴胺抵抗型休克。

(4)去甲肾上腺素：暖休克时首选去甲肾上腺素，输注剂量 $0.05\sim1.0\ \mu g/(kg\cdot min)$，当需要增加剂量以维持血压时，建议加肾上腺素或用肾上腺素替换去甲肾上腺素。

(5)米力农：属磷酸二酯酶抑制剂，具有增加心肌收缩力和扩血管作用，用于低排高阻型休克。可先予以负荷量 $25\sim50\ \mu g/kg(>10\ min，静脉注射)$，然后维持量 $0.25\sim1.0\ \mu g/(kg\cdot min)$ 静脉输注。

(6)硝普钠：当心输出量降低、外周血管阻力增加、血压尚正常时，可给予正性肌力药物加用扩血管药物，以降低心室后负荷，有利于心室射血和心输出量增加。一般使用短效制剂硝普钠 $0.5\sim8\ \mu g/(kg\cdot min)$ 从小剂量开始，避光使用。

(三)积极抗感染治疗

诊断脓毒性休克后的 1 h 内应静脉使用有效抗微生物制剂。需依据流行病学和地方病原流行特点选择覆盖所有疑似病原微生物的经验性药物治疗。

尽可能在应用抗生素前获取血培养(外周、中央或深静脉置管处各 1 份)或其他感染源培养(如尿、脑脊液、呼吸道分泌物、伤口、其他体液等)，尽快确定和去除感染灶，如采取清创术、引流、冲洗等措施。

(四)肾上腺皮质激素

对液体复苏无效、儿茶酚胺(肾上腺素或去甲肾上腺素)抵抗型休克，或有暴发性紫癜、慢性病接受肾上腺皮质激素治疗、垂体或肾上腺功能异常的脓毒性休克患儿应及时应用肾上腺皮质激素替代治疗，可用氢化可的松，应急剂量 $50\ mg/(m^2\cdot24h)$，维持剂量 $3\sim5\ mg/(kg\cdot d)$，最大剂量可至 $50\ mg/(kg\cdot d)$ 静脉输注(短期应用)。也可应用甲泼尼龙 $1\sim2\ mg/(kg\cdot d)$，分 $2\sim3$ 次给予。一旦升压药停止应用，肾上腺皮质激素逐渐撤离。

(五)控制血糖

脓毒性休克可诱发应激性高血糖，如连续 2 次血糖超过 $10mmol/L(180\ mg/dL)$，可予以胰岛素静脉输注，剂量 $0.05\sim0.1\ U/(kg\cdot h)$，血糖控制目标值 $<10mmol/L$。根据血糖水平和下降速率随时调整胰岛素剂量防止低血糖。最初每 $1\sim2\ h$ 监测血糖 1 次，稳定后可 4 h 监测 1 次。小婴儿由于糖原储备及肌肉糖异生相对不足，易发生低血糖，严重低血糖者可给予 25% 葡萄糖 $2\sim4\ mL/kg$ 静脉输注。

(六)连续血液净化

脓毒性休克常因组织低灌注导致急性肾损伤(AKI)或急性肾衰竭。在下列情况行连续血液净化治疗(CBP)：①AKI Ⅱ期；②脓毒症至少合并一个器官功能不全时；③休克纠正后存在液体负荷过多经利尿剂治疗无效，可予以 CBP，防止总液量负荷超过体质量的 10%。

(七)抗凝治疗

脓毒性休克患儿因内皮细胞损伤常诱发凝血功能异常，尤其易导致深静脉栓塞。对高危患儿(如青春期前)可应用普通肝素或低分子肝素预防深静脉血栓的发生。如出现血栓紫癜性疾病(包括弥散性血管内凝血、继发性血栓性血管病、血栓性血小板减少性紫癜)时，给予新鲜冰冻血浆治疗。

(八)体外膜肺(ECMO)

对于难治性休克或伴有 ARDS 的严重脓毒症患儿，如医疗机构有条件并患儿状况允许可行体外膜肺治疗。

(九)其他

1.血液制品

若红细胞压积(Hct)＜30％伴血流动力学不稳定,应酌情输红细胞悬液或鲜血,使血红蛋白维持100 g/L以上。当病情稳定后或休克和低氧血症纠正后,则血红蛋白目标值70 g/L即可。血小板＜$100×10^9$/L(没有明显出血)、或血小板＜$200×10^9$/L(伴明显出血),应预防性输血小板;当活动性出血、侵入性操作或手术时,需要维持较高血小板($300×10^9$/L)。

2.丙种球蛋白

对严重感染患儿可静脉输注丙种球蛋白。

3.镇痛镇静

脓毒性休克机械通气患儿应给予适当镇痛镇静治疗,可降低氧耗和有利于器官功能保护。

4.营养支持

能耐受肠道喂养的严重脓毒症患儿及早予以肠内营养支持,如不耐受可予以肠外营养。

第五节 儿童脓毒症

2002年,在成人医学定义的基础上,结合儿童不同年龄的生理特点,确定了全身炎症综合征(SIRS)、感染(infection)、脓毒症(sepsis)、严重脓毒症(severe sepsis)、脓毒性休克(septic shock)的定义。2005年正式把脓毒症更新为感染＋SIRS的概念。统一认识有利于大规模多中心地对脓毒症进行临床研究,对提高其治疗效果、改善预后有积极的作用。

一、概念

脓毒症这一概念目前已被大多数学者理解和接受,但也有学者认为脓毒症只是表示了由细菌引起的化脓感染,并不能反映由其他微生物如病毒、支原体等感染所致者,且易误导临床滥用抗生素,因此建议是否用"感染综合征"这一名词更合适些。在脓毒症的发病方面,也认为把生物医学的整体观与以器官病理学为基础的疾病观两者结合起来,在治疗策略和治疗效果上可能会有更大的优越性。

1.脓毒症

由感染导致的SIRS即称为脓毒症。SIRS/sepsis是参与多种疾病发生发展的基本病理生理过程,其发病机制是多层次的,包括神经内分泌免疫网络、凝血/纤溶平衡、应激反应等,近年来已将脓毒症视为独立的疾病,而SIRS仍被视为疾病发展过程中的一个环节。

2.严重脓毒症

即脓毒症＋器官功能障碍,在脓毒症的基础上具有下列情况之一者:心血管功能障碍,急性呼吸窘迫综合征,两个或或多个器官功能障碍。

3.脓毒性休克

脓毒症并有心血管功能障碍者。

二、诊断

(一)感染与实验室证据

目前尚缺乏确切的实验室依据,近年来发现降钙素原水平的变化对评价脓毒症有一定的价值。降钙素原(procalcitonin,PCT),是一个具有高度特异性和敏感性的新诊断指标,是一种无激素活性的降钙素前肽物质,严重感染时 PCT 水平异常升高,且与感染的严重程度和预后有关,因此 PCT 对脓毒症的诊断和预后判断有临床价值。

Boussekey 报告细菌性感染的患儿,PCT 水平高于非细菌性感染者,但 PCT 不能区分感染的细菌种类。有学者对比观察了脓毒症组与非脓毒症组血 PCT、CRP、WBC 的变化,结果发现脓毒症组水平显著高于非脓毒症,严重脓毒症组高于脓毒症组,在鉴别脓毒症与非脓毒症组时 PCT 优于 CRP、WBC。检测血 PCT 水平有助于评价脓毒症的严重度,PCT 值越高,危重评分越低,两者呈负相关。PCT 值异常增高,提示预后不良。

(二)器官功能障碍标准

1. 心血管功能障碍

1 h 内静脉输注 0.9% 氯化钠液 >40 mL/kg。

(1)血压下降且小于该年龄组第 5 个百分位或收缩压小于该年龄组正常值 2 个标准差以下。

(2)需用血管活性药物才能维持血压在正常范围(多巴胺 >5 μg/(kg·min)),或任何剂量的多巴酚丁胺、肾上腺素、去甲肾上腺素。

(3)具备下列 5 条中的 2 条:①不可解释的代谢性酸中毒,碱缺失(BE)>5 mmol/L;②动脉血乳酸增加,为正常上限的 2 倍以上;③无尿:尿量 <0.5 mL/(kg·h);④毛细血管再充盈时间延长 >5 s;⑤中心与周围温差 >3℃。

2. 呼吸

PaO_2/FiO_2 <300 mmHg,无青紫型先天性心脏病,病前无肺部疾病 $PaCO_2$ >65 mmHg,或超过基线 20 mmHg 以上,证明需要高氧或 FiO_2 >0.5 才能维持氧饱和度 ≥92%,需要紧急侵入或非侵入性机械通气。

3. 神经

Glasgow 昏迷评分 ≤11,精神状态急性改变,伴 Glasgow 昏迷评分从基线下降 ≥3 分。

4. 血液

血小板计数 <80×10^9/L(80 000/mm^3)或在过去 3 d 内从最高值下降 50%,国际标准化比值 >2(标准化的 PT)。

5. 肾脏

血清肌酐为各年龄组正常值上限的 2 倍,或较基线增加 2 倍。

6. 肝脏

总胆红素 ≥68 μmol/L(4 mg/dL),谷丙转氨酶(ALT)2 倍于同龄正常值上限。

三、治疗

脓毒症是过度全身反应、凝血/纤溶系统功能障碍、免疫功能紊乱等多因素相互作用的结果。经多中心的研究与大量临床病例的观察,认为炎症反应介质超常释放引起机体的过度炎症反应与凝血功能障碍,是决定脓毒症病情与预后的关键,与病死率密切相关。围绕着两个问题,学者们做了大量的研究和探索,使用了多种抗感染措施和多项抗凝治疗的探索,均未获得降低病死率的预期效果,也没有改善脓毒症的预后。DIC 发生可致血管内凝血活化,使纤维蛋白沉积,导致 MODS 发生甚至死亡。因此选用既有抗感染又有抗凝双重作用的药物是较理想的治疗措施。

1. 肝素治疗

肝素是传统的有效抗凝剂,是治疗 DIC 的常用药物,在体内通过增强抗凝血酶(AT)的作用而发挥其抗凝的效果。也有学者认为肝素除抗凝作用外,还具有抗感染的作用,但对其抗感染机制尚不清楚。亦有学者认为肝素治疗对抑制凝血酶激活有效,但未能证实肝素能降低 MODS 的发生率。肝素半衰期短,分次给药达不到持续性肝素化的目的,如剂量适当,持续静脉点滴,24 h 后血管内皮细胞凝血活性下降 36%,抗凝能力增强,使凝血障碍好转,脓毒症的病情改善。但仅有脓毒症尚无 DIC 者不宜使用。目前临床上有使用中、低分子肝素取代普通肝素的倾向,引起出血的机会较普通肝素少。

2. 肾上腺皮质激素的使用

用肾上腺皮质激素治疗脓毒症或脓毒性休克方面,长期以来一直存在争议,在儿童和成人脓毒症使用大剂量肾上腺皮质激素,都没有取得改善病情降低病死率的效果,经循证医学研究证实,大剂量短疗程肾上腺皮质激素疗法,并不能提高患儿的生存率,且增加了再感染的机会,使病情恶化。而小剂量肾上腺皮质激素可获取良好的效果,提高脓毒性休克的存活率,降低血管阻力,缩短了血管活性药物使用的时间,且不增加二次感染的机会。

推荐方案主张小剂量、中疗程,可用氢化可的松 3～5 mg/(kg・d)或甲泼尼龙 2～3 mg/(kg・d)分 2～3 次给予,分次给药与持续静脉给药两种方式均可,一般疗程 5～7 d,以后 2～3 d 减半量至停药。观察到脓毒性休克时肾上腺皮质功能不全的发生率可达 60%,甚至部分患儿存在对皮质醇耐受和抵抗现象,此为临床使用肾上腺皮质激素提供了理论依据。

3. 血液净化治疗(continuous blood purification,CBP)

血液净化应用于临床已有多年的历史,但主要是用于肾衰竭的替代、支持治疗。近年来国内外已将该项技术用于脓毒症的治疗,并取得了效果,使病死率从 64% 下降至 28.3%。该疗法尚处于起步阶段,技术的难度和操作的程序,尚待熟练和健全。CBP 偶可见的不良反应有出血、血栓、感染、心血管并发症等。

4. 抗感染治疗

针对致病菌选用有效抗生素,联合用药,兼顾 G^-、G^+ 菌,清除病灶。选用抗生素时应注意。

(1)用药应适当,抗生素选择不当或剂量不足,影响对炎性反应的控制,如果滥用抗生素,又易导致菌群失调,引起内源性感染。

(2)根据药敏试验选药是重要依据,但有时临床用药效果好而与药敏试验结果不一致,这时应多重视临床治疗效果。

(3)发生脓毒症时,抗生素起重要作用,但在病情发展过程中,炎性介质超常释放,是使病情加重的重要原因。因此应对病情全面分析,不要片面地因病情加重就频繁地调整抗生素。

(4)在针对 G^- 菌治疗过程中,有可能因内毒素的释放量增加而加重病情,此因 G^- 菌细胞壁上的青霉素结合蛋白(PBP)有 3 种类型即 PBP_1、PBP_2、PBP_3,β-内酰胺类抗生素治疗 G^-

感染时,由于不同的抗生素与 PBP 亲和的类型不同,内毒素的释放量也不一样,如氨曲南、头孢噻肟、头孢他啶与 PBP_3 亲和,释放的内毒素量多;泰能与 PBP_2 亲和,释放的内毒素量少,虽都属于 β-内酰胺类抗生素,但临床治疗效果不一样。

5.其他治疗

如液体疗法、血管活性药物对症治疗等可参看脓毒性休克治疗推荐方案。

第六节 全身炎症反应综合征

全身炎症反应综合征(systemic inflammatory response syndrome,SIRS)是指机体在各种严重感染、创伤、烧伤、缺氧及再灌注损伤等感染与非感染因素刺激产生的一种失控的全身炎症反应的统称。SIRS 一词的提出是对急性感染与炎症某些传统观念的更新与发展,同时还将多脏器功能衰竭(multiple organ failure,MOF)改为多脏器功能不全(multiple organ disfunctionsyndrome,MODS)。

一、SIRS 与 MODS 的病理生理变化

既往认为炎症与细菌感染有关。当细菌感染达到一定数量并在血中生长、繁殖、释放毒素出现临床症状,就可以引发败血症。随着危重病医学的发展,使医学家认识到,单纯从机体某器官或某系统受损来描述危重症已不能全面反映疾病本质。

1.SIRS 的实质是机体过多释放炎症介质

随着免疫学研究的进展,对炎症的认识已从单纯微生物侵入致病发展到细胞分子生物学的观点。从细胞、分子水平对严重感染和非感染强烈刺激引起的体内系列变化研究表明:SIRS 实质是机体过多地释放多种炎症介质与细胞因子使许多生理生化及免疫通路被激活,引起炎症免疫失控和免疫紊乱。

其发生发展决定于:①刺激的大小;②机体反应的强弱。

2.SIRS 是机体对各种刺激的失控反应

现已知机体在启动炎症免疫反应的同时,抗感染反应也同时发生。正常炎症反应可防止组织损伤扩大,促进组织修复,对人体有益,但过度炎症反应对人体有害。从炎症-SIRS-MODS-MOF 机体内可发生 5 种炎症免疫反应如下。

(1)局部炎症反应(local response):体内炎症反应和抗炎症反应程度对等,仅形成局部反应。

(2)有限的全身炎症反应(initial systemic response):机体内炎症反应和抗炎症反应程度加重形成全身反应,但仍能保持平衡。

(3)失控的全身炎症反应(massive systemic inflammation):炎症反应和抗炎症反应不能保持平衡,形成过度炎症反应即 SIRS。

(4)代偿性抗炎症反应综合征(compensatory anti-inflammatory response syndrome,CARS):过度免疫抑制使机体免疫功能降低和对感染易感性增加引起全身感染。

（5）失代偿性炎症反应综合征（mixed antagonist response syndrome，MARS）：免疫失衡导致 MODS。

上述 5 种炎症免疫结果表明：SIRS 既可能是促炎症反应的失控，抗炎症机制的受抑，也可能是两种机制的平衡失调。但不论是 SIRS，还是 CARS、MARS 均表明体内免疫系统功能失去稳定性，继续发展，最终造成器官功能不全的临床表现，即发生 MODS 或 MOF。

3. SIRS 的临床表现酷似全身感染

上述 SIRS 的发生与发展过程，是由大量炎症介质、细胞因子与炎性细胞相互作用共同介导的、造成组织和器官损伤而出现的功能异常。因此，SIRS 是体内炎症反应系统和抗炎症系统的严重失衡即过度炎症反应所致。最终不论原发因素是何种原因，一旦发生 SIRS 其临床表现酷似全身感染。

4. SIRS 是炎症介质增多引发的介质病

严重感染时细菌毒素激活单核-巨噬细胞等炎症细胞释放大量炎症介质和细胞毒素。已证实无论感染或非感染因素侵袭机体后，体内均可产生炎症介质和细胞毒素，如肿瘤坏死因子（TNF-α）、白介素 1（IL-1）、白介素 6（IL-6）、白介素 8（IL-8）等激活粒细胞使内皮细胞损伤，血小板黏附，进一步释放氧自由基和脂质代谢产物，并在体内形成"瀑布效应"（cas cade effects）样连锁反应，引起组织损伤。SIRS 发生后，随着 SIRS 连续发展与恶化，最后还可发生 MODS。

5. MODS 的实质是 SIRS 进一步发展与恶化

临床观察表明 SIRS 与 MODS 关系密切，是因果关系。促成 SIRS 发展与恶化原因是多方面的，有：①炎症介质过度释放；②微循环障碍使血容量分布异常，DIC、血栓形成；③肠道细菌毒素移位；④基因多态形-基因排列序位变化。而"两次打击"学说奠定了 SIRS 病理基础。首次打击（感染、炎症或创伤）使炎症细胞活化、肠屏障功能受损、机体抵抗力减弱、炎症组织反应与代谢产物在体内蓄积引起 SIRS 预激反应，若再遭第二次打击（缺氧、内毒素、感染持续加剧、再灌注损伤）则导致 MODS 发生。

二、SIRS 的临床特点

（一）SIRS 的临床表现

1. 原发病与诱因

SIRS 是 PICU 危重患儿中常见的一组疾病的综合征。在其发生之前都有较重的原发病和诱发因素存在，如感染、炎症、窒息、中毒、低氧血症、低灌注与再灌注损伤等。其中由感染引起的 SIRS 称为全身感染或脓毒症，此种感染临床上必须要查到感染病灶，而血培养不一定阳性。

2. 临床表现

在原发病基础上，笔者将其概括为：两个加快（婴儿也可出现呼吸、心率减慢）、两个异常与两高、一低一过度。

（1）两个加快与两个异常：即呼吸频率与心率加快（婴儿也可出现呼吸、心率减慢），体温与外周血白细胞总数或分类异常（见诊断标准）。

（2）两高：①机体呈高代谢状态：高耗氧量，通气量增加，高血糖，蛋白质分解增强，呈负氮平衡；②高动力循环状态：高心输出量和低外周阻力。

（3）一低一过度：①一低：脏器低灌注。患儿出现低氧血症、急性神志改变（如兴奋、烦躁或嗜睡）、少尿、高乳酸血症。②一过度：即过度炎症反应使血中多种炎症介质和细胞因子如 TNF-α、IL-1、IL-6、IL-8 的含量及内源性一氧化氮浓度与 C-反应蛋白等急性时相蛋白的测定数值过度高于正常值。

（二）SIRS 的诊断

1996 年世界第二届儿科大会上 Hayden 提出了小儿 SIRS 的诊断标准：

（1）体温（T）＞38 ℃或＜36 ℃。

（2）心率（HR）＞各年龄组正常均值加 2 个标准差。

（3）呼吸（R）＞各年龄组正常均值加 2 个标准差或 $PaCO_2$＜4.3 kPa（32 mmHg）。

（4）血白细胞（WBC）总数升高，＞12.0×10^9/L 或＜4.0×10^9/L 或杆状核细胞＞0.10。

关于 SIRS 的诊断，凡患儿入院 24 h 临床表现具备上述 2 项或 2 项以上者为基本条件即可诊断。实践中体会到此诊断标准比较宽松，但有利于医务人员对危重病早期发现、早期诊治。研究显示，病情随 4 项诊断标准中符合项目增多而加重，发生 MODS 或 MOF 的机会也增多。2005 年国际儿科脓毒症论坛对儿科 SIRS 标准进行了修订，在一定程度上增加了儿童 SIRS 的特异性。儿童全身炎症反应综合征（SIRS）标准：至少出现下列四项标准的两项，其中一项为体温或白细胞计数异常。

（1）中心温度＞38.5 ℃或＜36.0 ℃。

（2）心动过速，平均心率＞同年龄组正常值 2 个标准差以上（无外界刺激、慢性药物或疼痛刺激），或不可解释的持续性增快超过 0.5～4 h；或＜1 岁出现心动过缓，平均心率＜同年龄组正常值第 10 百分位以下（无外部迷走神经刺激及先天性心脏病，亦未使用 β-阻滞剂药物），或不可解释的持续性减慢超过 0.5 h。

（3）平均呼吸频率＞各年龄组正常值 2 个标准差以上，或因急性病程需机械通气（无神经肌肉疾病，也与全身麻醉无关）。

（4）血白细胞计数升高或下降（非继发于化疗的白细胞减少症），或未成熟中性粒细胞＞10％。

（三）SIRS 的临床分期

SIRS 是一个总称，因感染或非感染因素引起的 SIRS 临床表现类似，故根据临床表现将其分以下 6 期。

1. 全身感染或脓毒症（sepsis）

为 SIRS 早期。体温异常，过高或过低；HR 及 R 频率加快；血 WBC 异常，增高或减少。

2. 脓毒症综合征（sepsis syndrome）

全身感染或脓毒症加以下任意一项：①精神状态异常（兴奋、烦躁或嗜睡）；②低氧血症；③高乳酸血症；④少尿。

3. 早期脓毒性休克（early septic shock）

脓毒症综合征加血压下降，微循环充盈差，对输液和（或）药物治疗反应良好。

4. 难治性脓毒性休克（refractory septic shock）

脓毒性休克加血压下降，微循环充盈差持续大于 1 h，需用正性血管活性药物。

5. 发生多脏器功能不全综合征（multiple organ dysfunction syndrome，MODS）

如 DIC、ARDS、心、肝、肾及脑功能障碍及其中的任何脏器功能障碍的序贯出现。

6. 死亡(death)

近年国内临床诊断与治疗结果证明,SIRS患儿中80%以上经恰当治疗可停止在早期阶段而痊愈,只有少数患儿因伴有心肺以及营养障碍等基础疾病、免疫功能低下或延误诊断与治疗使病程迁延而使SIRS进一步发展至严重SIRS(中、晚期),发生脏器低灌注至脏器功能不全,严重者发展为衰竭者仅占全部SIRS的5%～10%而危及生命。

三、治疗

早期要针对原发病(感染与非感染因素)而采取抗感染与抗炎症等治疗措施。当病情发展到严重SIRS则应密切监测生命体征变化,并依据血气分析结果判定通换气功能有无障碍;针对患儿机体内环境紊乱纠正脱水,补充有效循环血量,纠正酸碱平衡及离子紊乱与渗透压改变;并依据凝血功能状况判定有无DIC;依据生化检查结果判定脏器功能受损程度。调节免疫功能同时给予呼吸、循环、营养代谢支持治疗,保护肝、肾功能等中西医综合治疗措施。

SIRS概念的提出与各期的综合治疗原则的实施,符合祖国医学在疾病的不同阶段要遵循"同病异治与异病同治"的辨证施治的整体思想,在临床治疗中取得了较好疗效,降低了危重患儿及严重SIRS的病死率。

第七节　氧中毒

氧对细胞生物效应具有双重作用,组织细胞有氧代谢产生足够能量才能维持正常生理功能,随着氧分压降低,影响细胞有氧代谢,损害细胞。相反,过高的氧分压同样会损伤细胞,0.5个大气压以上的氧对任何细胞都有毒性作用。1873年,英国科学家Paul Bert首先系统研究氧中毒,并报告高压氧对机体中枢神经和肺组织等器官的损害。由于吸入气体氧分压过高而出现的临床综合征称为氧中毒(oxygen intoxication)。氧中毒常由高压氧吸入或常压(1个大气压)高浓度氧的持续吸入所引起,尤其高压氧吸入更易导致氧中毒。

一、临床表现

氧中毒的危险性由吸入气体中的氧分压及吸氧时间两个因素所决定。吸入气体氧分压越高,氧中毒发病时间越早;吸入气体氧分压越高,吸入时间越长,病变越严重。

(一)肺型氧中毒

吸入一个大气压左右的氧8 h以后,临床上可出现胸骨后疼痛、呼吸困难、咳嗽、咯血、呼吸窘迫、肺活量减少、PaO_2下降。病理学改变呈进行性,早期出现肺实质改变如毛细血管内皮细胞损伤,伴有X线改变的间质水肿和对氧敏感的肺Ⅰ型细胞的破坏。继之肺Ⅱ型细胞功能抑制,肺泡水肿,透明膜形成。新生儿会出现弥漫的间质改变和细支气管上皮改变,转为慢性临床过程,称为"支气管肺发育不良"。

此外,部分患儿可出现肺不张及呼吸抑制,吸入高浓度氧后,氮的比例减少,氧被吸收后,肺泡萎陷出现肺不张。慢性二氧化碳增高伴低氧时,呼吸依靠低氧驱动,氧疗后PaO_2上升,低氧驱动作用消失,出现呼吸抑制。

(二)脑型氧中毒

吸入 2~3 个大气压以上的氧气,短时间内患儿可出现恶心,听觉、视觉障碍,抽搐、晕厥,甚至昏迷、死亡。

(三)晶状体后视网膜病

该病多见于<32 周龄的早产儿,由于长时间的高 PaO_2($>$10.6 kPa)使视网膜的毛细血管受损,导致其闭塞,造成晶状体后纤维组织增生,视力丧失。轻者可完全恢复,重者可致盲。

二、诊断

根据患儿有吸入高浓度氧的病史,结合临床表现即可诊断。但同时要警惕应用肾上腺皮质激素、甲状腺功能亢进、发热、维生素 E 缺乏等可以加速氧中毒的过程。

三、治疗

氧中毒有效的治疗是降低吸氧浓度,使吸入氧分压在安全范围之内。一般认为吸氧浓度大于 40%($FiO_2$$>$0.4)称为高浓度氧;吸氧浓度小于 40%($FiO_2$$<$0.4)称为低浓度氧。在常压下吸入 40%,甚至低于 60%的氧是安全的。

吸纯氧一般不应超过 8~12 h,吸入高压氧应严格控制氧压和使用时间。一旦发生氧中毒,除应立即中断吸入高压氧以外,还应注意以下方面。

(一)病因治疗

积极治疗引起缺氧的原发病,维持足够的血红蛋白含量和循环功能的改善,提高患儿血液携氧能力。

(二)综合治疗

1.保持呼吸道通畅

湿化气道、体位引流、吸出分泌物。可雾化吸入 β_2 激动剂扩张支气管。

2.利尿剂

在电解质和血容量许可的情况下,应用呋塞米等利尿剂可减轻肺间质、肺泡及支气管黏膜的水肿,改善换气功能。

3.自由基清除剂及抗氧化剂

超氧化物歧化酶(SOD)、过氧化氢酶(CAT)、维生素 E、β-胡萝卜素、铁螯合剂等,维生素 E 既有抗氧化作用,亦有保护细胞膜的功能,但对于治疗早产儿视网膜病和支气管发育不良的疗效仍有争议。脂质胶囊型 SOD、CAT,在动物实验中已取得一定疗效,但在临床的应用还需进一步的研究。

4.对症及营养支持

发热者应给予降温,以降低组织的需氧量;同时调节水、电解质平衡,加强营养,给予微量元素及多种维生素,特别是维生素 C、B 族维生素,增强机体抵抗力、免疫力和抗氧化能力。

四、监测和护理

(一)临床监护

动态监测患儿神志、精神、发绀、呼吸频率及呼吸节律、心率、血压情况。

(二)监护指标

1.动脉血氧饱和度(SaO_2)

正常值为92%～98%。

2.肺泡-动脉血氧分压差(PA-aO_2)

正常值为吸入空气时<1.3 kPa,最高不超过3.3 kPa;吸入纯氧时为4.7～6.7 kPa,最高不超过13.3 kPa。

3.动脉血气

动脉血气包括酸碱度、二氧化碳分压、血氧分压等。

4.吸入氧浓度(FiO_2)监测

采用氧分析仪监测FiO_2,根据患儿的PaO_2来调整FiO_2,使其维持在一个适当的水平;一般纯氧(100%)吸入不得超过6 h,80%的氧不宜超过12 h,60%的氧不宜超过24 h,在常压下长期给氧,应小于40%为宜。

5.动态监测氧分压与氧饱和度

动态监测氧分压与氧饱和度使PaO_2保持在9.3～13.3 kPa(新生儿应维持在6.61～10.6 kPa)。

6.氧流量

一般鼻导管或鼻塞给氧流量为1～5 L/min,则可使氧浓度达到20%～40%,而面罩吸氧流量6 L/min,可提供50%的氧。

7.肺功能

氧中毒者肺活量减少,肺顺应性降低,死腔/潮气量比值增加,(A-a)DO_2明显增加。

8.X线胸部检查

X线胸部检查可见双侧肺呈小片状阴影。

第二十一章　孕产妇及儿童保健

第一节　产褥期保健

产褥期(puerperium)是指从胎盘娩出至产妇全身各器官除乳腺外恢复或接近正常未孕状态所需的一段时期,一般规定为6周。为了保护产妇及新生儿的健康,应了解产褥期康复的生理变化过程,观察产妇的临床表现,进行卫生教育和实施保健,预防和处理各种异常产褥情况。

一、产褥期母体生理变化

(一)生殖系统的变化

1.子宫

胎盘娩出后的子宫逐渐恢复至未孕状态的过程称子宫复旧。分娩结束时,子宫大约1 000g,随着肌纤维不断缩复,宫体逐渐缩小,产后6周,子宫缩小至50~60 g,比非孕期稍大。

2.子宫内膜的再生

胎盘附着处蜕膜海绵层随胎盘排出。产后2~3 d,基底层蜕膜分化成2层。表层坏死脱落,随恶露排出,其深层新的子宫内膜层形成,需10 d。而胎盘附着处新子宫内膜覆盖需时较长,约在产后第3周,完全恢复需6周。若复旧不全,可能发生晚期产后出血。产后随着子宫蜕膜,特别是胎盘附着处蜕膜的脱落和修复,子宫腔内的血液、坏死蜕膜组织等经阴道排出,称为恶露。在产褥期不同时间,恶露的性状不同,可分为3种。

(1)血性恶露:量多、色红。含大量血液、小血块及坏死蜕膜组织。红色恶露历时约4 d。

(2)浆性恶露:色淡红,似浆液。含少量血液,有较多的坏死蜕膜、宫颈黏液及白细胞。浆性恶露历时约10 d。

(3)白色恶露:产后约2周转为白色恶露,含大量白细胞、退化蜕膜、表皮细胞及细菌。可持续2~3周。正常恶露有血腥味,但无臭。若产后子宫复旧不良,恶露增多,持续时间长,并有臭味,子宫有压痛等,多为宫腔内胎盘或胎膜残留并发宫腔感染的表现。

3.阴道及盆底组织

分娩后阴道由松变紧,阴道腔由大变小,3周后阴道皱襞重现。产褥期阴道壁肌张力逐渐恢复,但不能完全恢复至孕前状态。产时外阴轻度水肿,产后23 d内自行消退,处女膜因分娩时裂伤,仅留黏膜残痕,称处女膜痕。产后大阴唇不再完全覆盖阴道口,致阴道口暴露于外阴部,多产妇更为明显。产时盆底肌肉及其筋膜由于过度扩张而失去弹力,且常有部分肌纤维撕裂。虽能逐渐恢复,但极少能恢复原状。如能坚持产后运动,盆底肌肉弹力有望恢复到接近孕前状态。如盆底肌肉及其筋膜有严重撕裂,未经修补,或产褥期内过早劳动,可导致产后阴道壁膨出,甚至子宫脱垂。

(二)乳房的变化

产褥期乳房的变化主要是泌乳。产后垂体分泌泌乳素,加之婴儿吸吮,乳腺分泌增多。哺乳有利于母体生殖器官及有关器官组织得以更快地恢复。产后 7 d 内分泌的乳汁为初乳,含蛋白质较多,脂肪较少;产后 7~14 d 内分泌的乳汁为过渡乳,蛋白质含量逐渐减少,脂肪、乳糖含量增加;产后 14 d 以后分泌的乳汁为成熟乳,富含蛋白质、乳糖、脂肪等多种营养素。母乳含大量免疫抗体,如 SIgA,经新生儿摄入后,存胃肠道内不被胃酸及消化酶破坏,大部分黏附于胃肠道黏膜,故母乳喂养的新生儿患肠道感染者甚少。但多数药物可经母血渗入乳汁中,故产妇于哺乳期用药时,应考虑药物对新生儿有无不良影响。

(三)循环系统的变化

产后由于胎盘循环停止,组织间液回收,血容量在产后最初 3 d 增加 15%~25%,心脏负担加重,故心脏病患者在产后 24 h 内极易发生心力衰竭。血液高凝状态在产后早期仍存在,应注意适当活动,避免静脉血栓,产后 23 周内降至正常。

(四)消化系统变化

产后胃酸分泌减少,胃肠肌张力及蠕动力减弱,易便秘。此时应采用流质或半流质饮食。

(五)泌尿系统变化

妊娠期体内潴留的多量水分经肾排出,产后最初数日尿量增多。这时需特别注意因分娩过程中膀胱受压水肿、充血、肌张力减低、膀胱敏感性差、会阴伤口疼痛等引起的残余尿增加、尿潴留。因此,在产程中避免膀胱过度充盈,助产手术前导尿,产后 2 h 内排尿。

(六)内分泌系统变化

分娩后,肾上腺素(E)、黄体酮(P)、胎盘升乳素骤降。哺乳产妇泌乳素于产后数日降至 60 g/L,不哺乳产妇降至 20 g/L。不哺乳产妇 6~10 周月经复潮,哺乳产妇推迟或一直不来。不哺乳产妇产后 10 周排卵,而哺乳产妇可能推迟至 16 个月。产后较晚恢复月经者,首次月经来潮前多有排卵,故哺乳产妇未见月经来潮却有受孕的可能。

二、产褥期保健分娩

虽是妊娠的结束,但产褥期仍是围产保健的重要一环。分娩给产妇在精力和体力上造成了极大的消耗,抵抗力也有所减弱,若再加上分娩损伤的影响,体质会更差,容易引起产褥期感染,影响正常恢复,严重者甚至危及生命。为了保证产妇和新生儿的健康,及时发现异常并进行处理非常重要,必须做好产褥期保健。

1.预防产后出血

产后出血是引起产妇死亡的重要原因之一,尤其是产褥期的最初 2 h,要严密观察血压、脉搏、阴道出血量及子宫收缩情况,因为这时可能发生严重的产后出血。如有产后出血等情况发生,应迅速通知医师查明原因,及时作出处理。

2.产褥期卫生指导

为了预防感染和有利于康复,居住环境应舒适、整洁、安静、空气新鲜、光线柔和;室内理想温度为 22℃~25℃,相对湿度为 50%~60%;可定时开窗通风换气,产妇和婴儿要避开窗口,并防止过多的探视。产妇要注意个人卫生,坚持刷牙、洗手、勤洗澡、勤换衣裤,特别要保持外阴部清洁。产后早下床活动,多喝水,多吃含纤维素丰富的蔬菜,并养成定时排便的习惯,保持大便畅通。不要憋尿,以免胀大的膀胱影响子宫收缩,引起产后出血。

3.保护乳房

婴儿出生后 30 min 内在母婴接触的同时,婴儿开始吸吮母亲乳头,每次哺乳都要吸吮干净。一旦发现乳头破裂，应在哺乳间隔时暴露乳头。哺乳结束时，在乳头上留一滴奶，以促进破裂皮肤的愈合。产后 3～4 d，乳房膨胀、变硬、疼痛、发热等，应将乳房托起，改善局部血液循环，用热毛巾敷，轻轻按摩，直至乳房变软，腺管通畅为止。乳头平、凹陷，可用手或负压吸引器经常往外牵拉。

4. 母乳喂养指导

母乳是婴儿最好的天然营养品，哺乳能促进子宫的复旧和正常体型的恢复，因此要提倡母乳喂养。虽在孕期已对母亲进行母乳喂养教育，但在产褥期内仍需不断地给产妇以鼓励、支持和指导，使她们能至少坚持纯母乳喂养 4～6 个月。指导的重点：应做到母婴同室，按需哺乳；哺乳姿势要正确，乳晕含进婴儿口内，乳房不要阻碍婴儿鼻孔；哺乳后将婴儿立起抱好，轻拍后背，以防胃中胀气。

5. 心理保健

防治产后心理障碍。产妇中 50%～70% 会发生郁闷，表现为从开始分娩至产褥期 7 d 内，出现一过性哭泣或忧郁状态，产妇往往仅因一时激动便可泪流不止，但病程较短暂，一般 24 h 内可恢复如常。抑郁的原因一般与婴儿或丈夫有关，自责自罪，甚至有自杀企图或他杀念头。产妇心理障碍的原因是多方面的，与分娩后体内内环境发生改变、性激素比例重新调配以及家庭关系、家庭环境等因素都可能有关。因此，做好产褥期产妇的心理适应工作及保健是非常必要的。可在孕晚期用心理评定量表测试产妇的抑郁状态，对具有抑郁倾向的妇女，特别是孕晚期易激惹、情绪不稳定表现明显者实施孕期心理干预，可明显降低产后抑郁症的发生率。首先应向孕妇提供与分娩有关的知识，帮助孕妇了解分娩的过程，并教会一些分娩过程中的放松技术，以减轻孕妇分娩过程中的紧张、恐惧心理。根据孕妇的个性心理特征，给予相应的心理指导。发挥社会支持系统的作用，家庭尤其是丈夫的关爱和协调作用最为重要，改善夫妻、婆媳关系，努力为产妇营造一个温馨的生活环境。产后不仅要给产妇补充营养和充分休息，还要给予更多的情感支持和关怀，以促使其早日康复。

6. 注意饮食营养

产褥期的饮食应以高热量、高蛋白、营养丰富的食物和汤汁为主，以利于身体恢复和乳汁分泌。主食不应过于精细，应粗细粮搭配。多吃蔬菜、水果、蜂蜜等富含维生素、矿物质和粗纤维的食物。不宜饮酒或吃辛辣和过于油腻的食物。

7. 适度休息与活动

产后卧床休息 24 h 可以起床活动，并逐渐加大活动量或做产褥保健操，以促进子宫复旧、腹部及骨盆肌肉张力恢复、增进食欲，对防止尿失禁，膀胱、直肠膨出及子宫脱垂有重要作用。

8. 产后访视和健康检查

产妇在产后 28 d 和 42 d，应带婴儿去医院进行健康检查。如在产褥期发生产褥感染、破伤风、晚期产后出血、产褥中暑、产后抑郁症等疾病，应及时到医院治疗，不可延误病情。

9. 性生活与计划生育

为了产妇的身心健康，产后 2 个月内应禁止性生活，以免发生产褥期感染。不论是否哺乳，只要开始恢复性生活后，就应及时采取避孕措施。因产后妇女卵巢恢复排卵功能是在月经来潮之前，所以同房时如果不采取避孕措施，很容易怀孕，而此时子宫充血、柔软，一旦做人工流产，极易造成子宫穿孔。如产后哺乳，应选用避孕工具；不哺乳也可选用口服避孕药进行避孕。

第二节 预防接种

小儿出生后，从母体带来的抗体逐渐消失，对各种传染病容易感染。接受过预防注射者，经过一定时间后，抗体也会逐渐下降，故需要复种或加强。为了迅速有效地使易感儿童获得牢固的免疫力，科学地安排接种对象和时间，避免重种、漏种和错种，对儿童开展有计划的免疫接种。

一、免疫预防方法及种类

免疫预防是根据特异性免疫产生的原理，运用人工接种的方法，使机体产生或获得特异性免疫能力，达到预防疾病的目的。

1. 预防接种的种类

预防接种可分为自动免疫接种和被动免疫接种。

（1）自动免疫接种：即人工自动免疫，是应用人工接种的方法给机体接种疫苗、类毒素等抗原物质，刺激机体产生特异性免疫应答。施行自动免疫接种后，经 1～4 周诱导期，机体即可产生针对相应抗原的特异性免疫力。其特点为：①特异性，即产生针对免疫原的特异免疫力；②多样性，可产生针对该病原体多种抗原的多种反应，包括细胞免疫和体液免疫；③回忆反应性；④发挥作用较缓慢，需要一定潜伏期，但一经建立，可维持较长时间，约半年至数年不等，自动免疫接种为预防、控制传染病起了非常重要的作用。

（2）被动免疫接种：即人工被动免疫，是给机体输入由他人或动物产生的含特异性抗体的免疫血清，使机体获得特异性免疫力，以达到紧急预防某些疾病或对某些疾病进行治疗的目的。经人工被动免疫输入的特异性抗体，可立即发挥免疫作用，但因抗体不是由自身免疫系统产生，易被当作异物而清除，故在体内维持时间较短，2 月至数月。因此被动免疫接种主要用于治疗或应急预防。

2. 预防接种常用的生物制品

人工免疫采用的抗原或抗体制剂、诊断用品细胞制剂等统称为生物制品。免疫接种常用的生物制品按其性质和用途可分为人工自动免疫制剂和人工被动免疫制剂两类。不同的病原体其致病因素及致病机理不同，故免疫接种应用的生物制品也不尽相同。针对主要由外毒素致病的病原微生物的预防制剂常用类毒素，而对主要由于病原体本身造成损伤的病原微生物则常用疫苗类制品。

此外，生物制品根据制法和物理性状的不同，各类制品中又有"原制和精制""液体和干燥""单价和多联多价""吸附和不吸附"等之分。

（1）自动免疫制剂：有菌苗和疫苗。菌苗是用细菌菌体制成的生物制剂；疫苗是以病毒、立克次体、螺旋体等制成的生物制剂。二类制剂也可统称为疫苗，疫苗又可分为死疫苗和活疫苗。

（2）被动免疫制剂：①免疫血清：是抗毒素、抗细菌血清、抗病毒血清的总称。抗毒素是用类毒素多次给马注射，待马体中产生大量抗毒素后采血再浓缩纯化而制成的。抗毒素主要用于外毒素所致疾病的治疗和应急预防。常用的有破伤风抗毒素、白喉抗毒素、气性坏疽抗毒素等。免疫血清主要用于治疗，注射后可立即获得免疫力。由于抗生素的大量应用，目前极少使用抗菌血清治疗疾病。对一些病毒性疾病,如狂犬病、流行性乙型脑炎、婴幼儿的腺病毒肺炎等,必要时可考虑使用相应抗病毒血清治疗。②丙种球蛋白:由胎盘血液或健康人血液中提取的含抗体的溶液,可用来做被动免疫。若在接触麻疹、甲型肝炎后早期注射可以防止发病或减轻症状。③特异性免疫球蛋白:选择对某种疾病有较高浓度抗体的人血制品,如乙型肝炎免疫球蛋白。上述制品注射后,人体即可获得特异性免疫力,但保持时间不长,约3～4周。因免疫血清是异相蛋白,使用前应作皮试,以防过敏反应。

3.常用的接种途径

自动免疫的预防接种途径,常根据生物制品的性质、种类以及接种儿童的年龄等来决定,常采用的途径有:①皮肤划痕法,如卡介苗皮肤划痕法;②皮内注射法,如卡介苗的皮内注射法;③皮下注射法,如百白破三联菌、麻疹疫苗等预防接种法;④口服法,如小儿麻痹糖丸口服预防法。

4.常用疫苗简介

(1)卡介苗(BCG):是经过多次传代已失去毒性和致病性,但仍保留抗原性的牛型结核菌,接种后可获得一定的对抗结核菌的免疫力。有效期很短,在制造后2周内使用有效,且应保存在冷暗处(2℃～8℃)。接种对象为健康足月新生儿以及结核菌素呈阴性反应的小儿。接种BCG后免疫力可持续数年,在初种后宜每隔3～4年复种一次(当结素试验转为阴性时)。近有趋势延长到每隔6～7年复种一次。一般在成年后不需复种。

(2)百白破三联制剂:是由百日咳菌苗、白喉类毒素和破伤风类毒素三种生物制品混合而成。接种成功可预防百日咳、白喉及破伤风。2℃～10℃保存。

接种对象为3个月至7岁的儿童。第一年为基础免疫,间隔4～8周注射1次,共注射3次,每次均为0.5 mL。以后每1～2年注射1次,作为加强免疫。本菌苗第三次注射后,一个月即产生抗体,一般可维持1～2年。

(3)脊髓灰质炎活疫苗糖丸:脊髓灰质炎疫苗,是将减毒的脊髓灰质炎病毒株接种在猴肾细胞上,待大量繁殖后,收集培养液,鉴定合格后加工成糖丸,并规定Ⅰ型糖丸是红色的,Ⅱ型是黄色的,Ⅲ型是绿色的。Ⅱ、Ⅲ型混合在一起是蓝色的,Ⅰ、Ⅱ、Ⅲ型混合在一起是白色的。每个糖丸是一个人份。疫苗糖丸是活病毒制品,如保存在冰冻状态(−20℃)有效期2年,2℃～10℃5个月,20℃～22℃仅保存12 d左右,30℃～32℃只能保存2 d。2个月以上的健康婴儿为主要对象。应先服Ⅰ型,一个月后再服Ⅰ＋型,于第二、三年依同样方法再口服一次,到7岁时以同样方法服用一次,作为加强免疫。服用后2周左右即可产生抗体,免疫力至少可保持3年以上。

(4)麻疹疫苗是减毒活疫苗,2℃～10℃暗处保存。接种对象为8个月以上未患过麻疹的正常小儿,6～7岁时加强1次。注射丙种球蛋白后,至少1～3个月后才能注射。接种后即可产生免疫力,可持续4～6年。

(5)乙肝疫苗:目前使用的有乙肝血源疫苗和基因工程乙肝疫苗两种,均用于预防乙型肝炎。乙型肝炎血源疫苗系由无症状乙型肝炎表面抗原(HBsAg)携带者血浆提取的HBsAg经纯化灭活及加佐剂吸附后制成。基因工程乙肝疫苗是一种乙型肝炎亚单位疫苗,系采用现代生物技术将乙肝病毒中表达表面抗原的基因克隆进入酵母菌中,通过培养这种重组酵母菌来获取HBsAg亚单位,经纯化加佐剂吸附后制成。这种新一代乙肝疫苗具有安全、高效等优点。2℃～8℃暗处保存。

其接种对象为新生儿及易感者。全程免疫:5～10 μg 按 0,1,6 个月各肌肉注射 1 次,新生儿首次应在生后 24 h 内注射,HBsAg、HBeAg 均阳性的母亲的新生儿首次须 10 μg,并可先注射 HBIG 2～4 周后再开始 0,1,6 方案。全程免疫后抗体产生不佳者可再加强免疫 1 次,免疫期 5～9 年。

(6)乙脑疫苗:乙脑疫苗系将流行性乙型脑炎病毒感染地鼠肾细胞,培育后收获病毒液冻干制成减毒活疫苗,用于预防流行性乙型脑炎。2℃～10 ℃暗处保存。接种对象为 6 个月至 10 岁的儿童;免疫期 1 年,以后每年加强 1 次。

(7)流脑菌苗:系用 A 群脑膜炎双球菌,以化学方法提取多糖抗原冻干制成。专供预防 A 群脑膜炎球菌所引起的流行性脑脊髓膜炎之用。2℃～10 ℃保存。接种对象为 15 岁以下儿童及流行区的成人,免疫期 0.5～1 年。

(8)流感疫苗:目前在我国使用的流感疫苗有三种:全病毒灭活疫苗、裂解疫苗和亚单位疫苗。每种疫苗均含有甲 1 亚型、甲 3 亚型和乙型 3 种流感灭活病毒或抗原组分。我国卫生行政主管部门推荐接种的人群包括:60 岁以上;慢性病患者及体弱多病者;医疗卫生机构工作人员,特别是一线工作人员;小学生和幼儿园儿童;养老院、老年人护理中心、托幼机构的工作人员;服务行业从业人员,特别是出租车司机,民航、铁路、公路交通的司乘人员,商业及旅游服务的从业人员等;经常出差或到国内外旅行的人员。怀孕 3 个月以上的孕妇慎用。禁止接种的人群包括对鸡蛋或疫苗中其他成分过敏者;格林巴利综合征患者;怀孕 3 个月以内的孕妇;急性发热性疾病患者;慢性病发作期;严重过敏体质者。12 岁以下儿童不能使用全病毒灭活疫苗。由于接种疫苗后人体内产生的抗体水平会随着时间的延续而下降,并且每年疫苗所含毒株成分因流行优势株不同而有所变化,所以每年都需要接种当年度的流感疫苗。在流感流行高峰前 1～2 个月接种流感疫苗能更有效发挥疫苗的保护作用。我国推荐接种时间为 9 至 11 月份。但各地应根据当地流行的高峰季节及对疫情监测结果的分析预测,确定当地的最佳接种时间。

三、预防接种的禁忌症

各种生物制品接种的禁忌症,可分为两种。

1.一般禁忌症

对各种制品均禁忌接种,如急性传染病、活动性结核、活动性风湿热、较重的心脏病、高血压、肝脏疾病、肾炎,有哮喘、荨麻疹等过敏史者,孕妇、哺乳期妇女等。有的未列为一般禁忌症,如已控制的糖尿病患者、急性传染病恢复期患者等,可根据制品的性质、一般使用情况和患者健康情况,慎重考虑是否进行接种。

2.特殊禁忌症

如有免疫缺陷病、白血病、恶性肿瘤或使用降低免疫反应药物者不要用活疫苗免疫;有过敏史的人,使用动物血清制品,容易发生过敏性休克及血清病;有癫痫、抽搐史者接种百日咳菌苗,容易引起抽搐;有高血压、代偿不全的心脏病者接种霍乱菌苗,容易发生休克、脑溢血、心力衰竭等。正确掌握禁忌症,对防止严重反应或事故的发生,具有十分重要的意义。一般说来,对特殊禁忌症应从严掌握,不能放松。

第三节　学前儿童心理健康的意义

一、婴幼儿心理健康的意义

从出生到入学前的儿童期包含婴儿期和幼儿期,在发展心理学中,对婴幼儿的年龄范围,广义上包括出生后0～3岁的婴幼儿期和4～6岁的学前幼儿期。从0～3岁的婴幼儿期到4～6岁学前幼儿期是一个连续发展的过程,谈及学前期的幼儿也必须了解婴幼儿期的特征,尤其对于幼儿的心理健康,而且,近年来学前教育的范畴也正在将3岁前的婴幼儿期纳入进来,使幼儿的发展和学前教育计划更具有连贯性。因此,本教材全面覆盖0～3岁的婴幼儿期和4～6岁学前幼儿期的心理健康内容。0～6岁广义的婴幼儿时期虽然是儿童早期,在人的一生中只占据短短的几年,但却是一生中心理发展最快速和最富于变化的时期,也是一生发展的基础,众多研究显示长大或成人后的很多心理问题起源于儿童早期,儿童早期的心理健康与未来的人格发展、心理行为健康状况有着密切的联系。

1989年联合国世界卫生组织(WHO)对健康作了新的定义,即"健康不仅是没有疾病,而且包括躯体健康、心理健康、社会适应良好和道德健康"。心理健康(mentalhealth),又称精神健康,是关于保护和增进人的心理健康的心理学原则、方法和措施。狭义的心理健康旨在预防心理疾病的发生,广义的心理健康则以促进的心理健康、发挥更大的心理效能为目标。WHO对心理健康制定了7条标准:智力正常,善于协调和控制情绪,具有较强的意志和品质,人际关系和谐,主动地适应并改善现实环境,保持人格的完整和健康心理及行为符合年龄特征。婴幼儿心理健康的核心是与生物学特征、社会关系和文化背景相适应的情绪和社会能力发展,涉及情绪体验、情绪调控、情绪表达形成亲密和安全的人际关系,以及探索环境和学习的能力,并与认知能力的发展密切相关。

人的心理活动自一出生就开始发展起来,包括感知觉、记忆、注意、思维、言语、情绪、意志行动等方面。儿童的心理能力随着大脑的发育处于不断地发展变化之中,并且各方面都有自身的发展特点和关键时期。这些心理特点既有普遍的共性又有个体的差异,例如,一般儿童在1～2岁开始学说话,3岁时能说完整的简单句,但有的儿童说话更早些,有的则更晚些;儿童的特点是活泼好动但有的孩子特别好动,有的则十分安静;有的孩子胆小害羞,有的大胆主动;有的孩子喜欢发脾气、攻击他人、违抗大人;有的则孤僻、怕见人,等等。儿童的心理活动更多地反映于外在的行为中,随着长大成熟而逐渐内化,并在不同年龄阶段会表现出特有的心理行为现象和问题,只有了解儿童的心理发展特点,才能透过现象看本质。儿童心理健康和教育相辅相成。

在幼儿的抚养教育中,每个阶段的教养任务是什么?如何寓教于乐?如何能令孩子在接受教育的过程中开朗、合群、自信?学前儿童教育的任务是强调多认字、会计算,还是重视游戏?如何根据儿童气质因材施教?什么是儿童孤独症?学前儿童有注意缺陷多动障碍吗?教育方案既应遵循儿童认知的发展特点,也要考虑儿童情绪、个性的心理发展特征。放任不管的孩子难以健康成长,过度教育也无异于拔苗助长,不恰当的教养方式都不利于儿童的心理健康发展。随着社会的发展和进步,以及儿童躯体健康保健体制的逐步完善,对儿童心理健康的要求逐渐得到重视。儿童的健康,包括心理健康,是教育得以实施的前提。即使有健康的身体,但没有健康的心理,如无精打采、心不在焉、坐立不安、讨厌学习的儿童,也难以接受教育或完成学习任务。因此,幼儿的教育不仅在于增加知识,也应在乎促进儿童的健康发展,尤其是心理的健康发展。教育的核心不仅仅是学习文化知识,也涵盖学习社会适应技能、培养恰当的行为和良好的人格。

二、婴幼儿心理健康促进

儿童健康促进的概念已经不再仅是关注躯体健康保健,儿童的心理健康也日益被重视,促进心理健康发展已成为一项重要内容。根据 WHO 对心理健康的标准,针对学前儿童的年龄特点,促进学前儿童心理健康达到以下标准。

1.智力发展正常

智力发展正常是学前儿童心理健康的重要标志。智力发展正常是指与正常的生理发展,特别是与大脑的正常发育相协调的各种能力的发展正常。智力发展正常的幼儿应该表现出与其年龄段相符合的行为和能力。例如:能够认知周围日常事物,有数的概念;能够自理简单的日常生活,自己穿衣、吃饭;能够用语言与他人进行交流,表达自己的意愿或想法;能够较客观地了解和评价他人,与同伴合作等。学前阶段是智力发展最为迅速的阶段。但是,由于先天性疾患产伤、婴幼儿期疾病感染等原因所致的脑损伤及早期的社会文化剥夺,都可引起儿童智能障碍,导致感知觉和记忆异常、思维水平低下和心理紊乱,从而影响儿童的正常生活。

2.情绪反应适度

积极健康的情绪是学前儿童保持身心健康和行为适应的重要条件。健康儿童的情绪应基本上是愉快、稳定的,很少无理取闹,不无故发怒摔东西;生活起居有规律,睡眠安稳,少梦魇;基本上能听从成人的合理嘱咐。愉快、欢乐、喜悦等积极的情绪能使儿童获得较高的活动效能,有助于儿童对社会生活环境保持良好的适应状态;而愤怒、恐惧、悲伤等消极情绪则可使儿童的生活、学习和人际交往受到损害,这些情绪的长期积累,还可使儿童产生神经活动的功能失调及躯体的某些病变。

3.性格特征

良好性格反映在对客观现实的稳定态度和习惯化的行为方式之中。学前儿童的性格是儿童与周围环境的相互作用中逐渐形成的,并且相对稳定。性格特征良好是指幼儿在对现实的态度和日常的行为方式中表现出积极稳定的心理特征。具体表现为对新鲜事物感到好奇,勤奋好学;具有一定的自我意识,寻求独立;开朗、热情、大方、尊重他人、乐于助人等。心理不健康的幼儿则常常表现出胆怯、冷漠、固执、自卑等不良的性格特征。

4.人际关系和谐

人际关系和谐是指幼儿在一定的情境下能够表现出亲社会行为,在现实生活中会扮演不同的角色。具体表现为有良好的亲子关系、同伴关系、师生关系,有一定的人际交往能力,会分享,会合作,会保护自己和别人。

心理健康的儿童乐于与人交往,善于理解别人、接受别人,善于与人合作、分享,尊重别人。心理不健康的儿童则与此相反,对人漠不关心,沉默寡言,性情孤僻,做事斤斤计较,无同情心甚至侵犯别人等。心理健康促进是预防性地、主动地采取措施以促进儿童的心理健康,并对超出正常范围的心理行为给予关注,或等到出了问题再进行心理咨询或看儿童精神科医生。对儿童的养育者和教育工作者而言,是主动采取适当的养育和教育方式,即积极的教养,来维护和促进儿童的心理健康发展,尽最大努力使儿童处于健康发展的轨道中。只有了解幼儿的心理发展特点,使幼儿的养育和教育方法遵循心理发展的特点,养育才能做到有的放矢、因材施教,心理健康的儿童才能乐于学习、有效学习,获得最佳的发展。只有了解幼儿心理问题或障碍的知识,养育者和教育者才能尽早发现问题而给予及时干预,尽量降低心理问题或障碍给儿童发展带来的损害。除了家长和儿科医生,幼教人员是幼儿促进心理健康发展的最早参与者,幼儿心理问题的最早面对者和发现者。幼儿从业人员不仅要会运用恰当的幼儿教育理念,也应能对家长进行初级的指导,告诉家长合理的教养方式,监测儿童心理状态,及时发现超出正常范围的心理行为问题并给予必要的初级干预,使儿童向良好的方向发展。

为此,幼教老师应怎么做?以下几点值得考虑:①充分认识儿童心理健康的重要意义;②全面了解儿童心理发展的基本特点和关键点;③了解儿童在不同时期中的常见心理问题,以及预防和初步的处理方法;④会用几种筛查方法,能快速而方便地了解儿童的心理特点和问题;⑤对家长进行心理健康教育,提供给家长应知道的内容并指导家长;⑥将有明显心理问题的幼儿转介给专业的儿童心理专家、儿童精神科医生。

第四节　儿童睡眠与心理健康

一、睡眠状态

人的正常睡眠有两种状态,即快眼动睡眠(REM)和非快眼动睡眠(NREM)。REM 为活跃的睡眠状态,在此状态下,全身肌肉松弛,心率和呼吸加快,躯体活动较多,眼球快速运动。NREM 为安静的睡眠状态,无眼球快速运动,心率和呼吸慢而规则,身体运动少,为安静睡眠的时期。此期又分为 4 期:第一期为打盹浅睡期;第二期为中睡期,对外界刺激已无反应,第三和第四为深睡期,难以叫醒。新生儿:无明显昼夜节律,眼非快动睡眠分期也不明显,2 个月后才能分清。6 个月后的睡眠是从觉醒状态到非快眼动睡眠再到快眼动睡眠,两大时期循环进行,构成整个一夜的睡眠。

二、睡眠时限

随年龄增长,婴儿清醒的时间逐渐延长,睡眠的时间减少,连续睡眠时间延长但每日总量减少。新生儿通常睡 3~4 h、醒 1~2 h,5 个月婴儿可不间断地睡 7 个小时,1 岁时每日睡眠时间约 14 h、白天需 2 次小睡,2~3 岁时每日睡 12~13 h,4~5 岁时每日睡 11~12 h,白天小睡 1 次,6 岁时每日约睡 10 h。

睡眠多少才算足够不能一概而论,应因人而异。有的幼儿虽然比一般儿童睡的时间少,但白天精神好、食欲好、情绪好,体格生长和精神心理发育都在正常范围,则不算异常,不必强求这样的孩子睡的同别人一样多。有的幼儿即使睡眠比同龄儿童多,但仍然白天萎靡不振、发育不良,则也需要及时就诊检查。

三、睡眠行为

家长经常抱怨宝宝夜间睡眠不安,但需要指导家长分清婴儿睡眠时的活动与完全清醒的状态。婴儿在睡眠中每 1 个小时左右就会动一动或发出声音,显得较活跃,但并未清醒,也没有任何需求。不要因婴儿一有响动就忙着喂奶或抱起来哄,这样不仅会延缓婴儿发展连续的睡眠,还会使婴儿容易形成夜间哭吵的习惯,醒来就要吃或要抱,否则就哭闹。应等待婴儿完全清醒后视需要而采取行动,有的婴儿会很快又自行入睡。儿童在睡觉时要抱一个宠物玩具或被子等物的现象十分普遍,这是学前期儿童进行自我安慰的常见方式,4 岁儿童中至少 70％曾有过这种现象,至少一半经常有,6 岁儿童中也至少有 1/4 的孩子经常有,无需对此采取阻止措施。儿童不愿睡觉是很常见的现象,很多孩子晚上会以种种理由拖延上床睡觉,解决这个问题的重点在于重视从小建立规律的睡眠时间,养成良好的作息习惯,例如,每晚的活动内容大致相同,睡前至少半小时开始做睡觉的准备(洗澡、刷牙,上厕所等),调暗灯光,上床后讲故事或听音乐等。严重打鼾、睡眠呼吸暂停、睡前情绪紧张或兴奋过度、人为干扰睡眠等原因,都会导致睡眠异常或障碍,从而影响儿童的身心发展。睡眠问题可令儿童在清醒状态出现情绪烦躁、注意力下降,长时间的睡眠剥夺会妨碍儿童的脑发育,影响认知能力的发展,导致学习障碍、好动不安。给学前儿童施加学习压力造成情绪紧张,用睡眠时间换取学习时间,都会严重影响幼儿的心理健康发展。

参 考 文 献

[1] 郎景和. 妇产科学新进展[M]. 北京:人民军医出版社,2011.

[2] 周伟生,赵萍. 妇产科影像诊断与介入治疗[M]. 北京:人民军医出版社,2012.

[3] 汪秀芹,丁涛,程美. 现代妇产科与儿科诊疗学[M]. 北京:科学技术文献出版社,2012.

[4] 邓姗,郎景和. 协和妇产科操作备忘录[M]. 北京:人民军医出版社,2015.

[5] 王楠. 怀孕安产专家指导[M]. 北京:中国纺织出版社,2015.

[6] 魏丽惠. 妇产科[M]. 北京:中国医药科技出版社,2014.

[7] 廖秦平,乔杰,郑建华. 妇产科学[M]. 北京:北京大学医学出版社,2013.

[8] 廖秦平. 妇产科学学习指导[M]. 北京:北京大学医学出版社,2015.

[9] 王淑梅. 妇产科疾病用药手册[M]. 北京:人民军医出版社,2011.

[10] 冯琼,廖灿. 妇产科疾病诊疗流程[M]. 北京:人民军医出版社,2014.

[11] 石一复,郝敏. 子宫体疾病[M]. 北京:人民军医出版社,2011.

[12] 刘元姣. 妇产科医师手册[M]. 北京:北京科学技术出版社,2014.

[13] 张怡. 妇产科临床心得[M]. 北京:科学出版社,2011.

[14] 邹积艳. 妇产科经典病例分析[M]. 北京:人民军医出版社,2012.

[15] 单鸿丽,刘红. 妇产科疾病防治[M]. 西安:第四军医大学出版社,2015.

[16] 王琪. 孕产妇保健一日一页[M]. 北京:中国妇女出版社,2012.